中华妇产科杂志
临床指南荟萃
2015 版

郎景和　主编

《中华妇产科杂志》编委会
中华医学会妇产科学分会
中华医学会妇科肿瘤学分会　组织编写
中华医学会计划生育学分会
中华医学会围产医学分会

人民卫生出版社

图书在版编目（CIP）数据

中华妇产科杂志临床指南荟萃：2015版／郎景和主编.
—北京：人民卫生出版社，2015
ISBN 978-7-117-20258-9

Ⅰ.①中…　Ⅱ.①郎…　Ⅲ.①妇产科学－指南
Ⅳ.①R71-62

中国版本图书馆 CIP 数据核字（2015）第 021452 号

人卫社官网　www.pmph.com	出版物查询，在线购书	
人卫医学网　www.ipmph.com	医学考试辅导，医学数据库服务，医学教育资源，大众健康资讯	

中华妇产科杂志临床指南荟萃（2015版）

主　　编：郎景和
出版发行：人民卫生出版社（中继线 010-59780011）
地　　址：北京市朝阳区潘家园南里 19 号
邮　　编：100021
E - mail：pmph @ pmph.com
购书热线：010-59787592　010-59787584　010-65264830
印　　刷：三河市君旺印务有限公司
经　　销：新华书店
开　　本：850×1168　1/32　印张：19.5
字　　数：552 千字
版　　次：2015 年 2 月第 1 版　2018 年 8 月第 1 版第 12 次印刷
标准书号：ISBN 978-7-117-20258-9/R·20259
定　　价：58.00 元

打击盗版举报电话：010-59787491　E-mail：WQ @ pmph.com
（凡属印装质量问题请与本社市场营销中心联系退换）

写在前面

我们高兴地把 59 个妇产科常见疾病或问题的临床指南奉献给同道，也可以作为 2015 年的新年礼物给大家。

2013 年，为纪念《中华妇产科杂志》创刊 60 周年，我们编撰了《中华妇产科杂志临床指南荟萃》，汇集了 32 个妇产科常见疾病和问题的临床指南，反响甚好，同时，也促进了诊治规范化，以及对临床诊治专家共识与指南制定的工作进程。

一年多的时间，中华医学会妇产科分会的各学组、协作组及其他专业分会，又完成了 27 项，包括妇科肿瘤学分会 2014 年出版的《常见妇科恶性肿瘤诊治指南》，总共 59 项，形成了现今新版的临床指南荟萃。

这批"指南"的制定、出台，表明妇产科学界对规范化诊治的高度重视，表明妇产科医生实施规范化诊治的强烈愿望，表明妇产科专业队伍的健康发展。我也相信，这些指南的贯彻实施必将有力地推动妇产科临床诊治工作，并提升其效果和水平。

我们常说，做人行事要"通天理、近人情、达国法"，其实，做医生、行医事也应以此为准则。通天理，就是遵照自然规律办事，或以认识的疾病的发生发展规律行医；近人情，就是尊重病人的思想、感情和意愿，考虑其家庭与社会背景；达国法，就是遵守相应的规范、规矩、原则、准则。当然，这其中已经含蕴了个体化、人性化，也提示指南和规范要适时修改、补充与完善。

全学科的、高质量的"临床指南"制度和推行，仍然是个艰巨的工程。除了需要有良好的临床实践和实验研究以外，还应该有良好的循证医学、转化医学、价值医学的支托和保障，有妇产科医生的团结合作、科学精神及社会责任感。

我期冀，我们的学科临床指南会做的更多、更好、更高。并借此向指南的讨论专家及起草者、向全体妇产科同道致谢！

郎景和　院士
二〇一五年元月

临床医学的规范、接轨、转化与发展（代序）

医学的发展是连续性的，也有阶段性的，诚如 100 多年前，医学研究的主要目标是对人体的认识，而 100 年以来的主要任务是对疾病的认识。近二三十年，医学基础研究发展迅速，特别是遗传学、免疫学等，并已深入到基因学、蛋白质组学等，又在其他学科的渗入和推动下，临床医学的诊断与治疗发生了巨大的变化，检测技术、影像技术及内镜技术为医生认识疾病、处理问题提供了新的手段和途径。而医学的社会性和人文性，又带来了如何适应社会发展与公共需求等问题，为达到优化诊疗、安全诊疗和经济诊疗的目的，随之而来的便是全球性的医疗卫生体制改革。

在这种情形下，临床医学要解决的策略问题是诊断治疗的规范化、既与国际接轨又与国情接轨，临床实践与基础研究的相互转化以及综合发展与重点突出相结合等问题。

一、以规范化引领个体化、人性化与微创化

医学的长足发展、丰富的临床研究、骄人的研究成果、不断引入的新观念和新技术等，无疑促进和活跃了临床工作，但也难免鱼龙混杂、泥沙俱下，诚如大潮袭来，汹涌澎湃而又令人头晕目眩。于是，过度诊治与诊治不足颇为常见，有时甚至是混乱的。加之非医疗原因的驱动也会造成技术应用的扭曲。作为"规矩"的临床规范或指南于此时尤为需要，也非常必要，而指南却常常是滞后的。规范或指南是建立在优良而深厚的基础研究、大样本而较长时间的循证且合乎具体情况而求得共识的前提下，由专家切磋讨论拟定，经广泛采纳同行批评建议而完成的。指南具有保证医疗质量、维系合理医疗消费和提高医疗价值、强化组织监督和服务的功能。使临床缜密的诊治决策、恰当优良的实施方法及可操作的监督完善地结合起来，达到上述的优化、安全和经济诊疗之目的。

为此，中华医学会妇产科学分会组织各学组制定和推行常见妇产科疾病的诊治规范，《中华妇产科杂志》在2009年推出的13种疾病（或问题）的诊治指南汇编的基础上，为庆祝与纪念建刊60周年又增加到32余种，作为正式出版物出版，旨在强力推动临床诊治规范化。

在此，也应强调以下几点：

1. 指南虽有，需要循之；指南再好，当应蹈之。不可我行我素，自以为是。当然，也会由于条件限制，有时难以完全执行指南，但指南的原则当应掌握。

2. 在推行指南同时，也应注意个体化、人性化。近年来也推崇微创化，但此"三化"是在符合此规范化基础上实施的，离开或违背规范化，无疑于削足适履，也必然达不到"三化"的目的。

3. 指南系动态发展的，要不断引入新经验、新证据、新观念、新技术、新方法，进行相应修订。

4. 指南的制定、实施与监督，应有相应的组织管理和政策干预，现在进行的医疗卫生体制改革及有关措施规定有利于规范的推广。

二、既与国际接轨又与国情接轨

在医疗实践和诊治规范制定与推行中，我们常常提到与国际接轨，这一提法是合理的，国际上报告的新的研究成果和进展，建立在循证医学基础上的诊治规范也是有益的。如国际妇产科联盟（FIGO）颁布的各种指南（或报告）、（美国）国家癌症网络（NCCN）及欧洲生殖感染及肿物研究组织（EUROGIN）等，都会定期地将不断修改的规范和会议纪要予以公布，以提供指南和讨论。中国学者都进行了及时的翻译、解读和讨论，旨在接轨。

他山之石，可以攻玉。这种接轨是必要的。况且多数情况下，疾病的诊治有共通性，有的国家医疗和研究中心实力雄厚，成果突出，有的国际学术组织如FIGO、美国妇科肿瘤学组（GOG）协作良好，报告可靠，对我们有重要的学习和借鉴价值，会促进国内诊治的规范化和技术与研究水平的提高。

接轨的另一个重要意义是有利于国际交流与合作，如疾病分期有了统一标准，便于治疗比较。有了明确的概念、定义和方法，可以进行有效的流行病学调查。有了共同的"语言"(不完全指中文与英文)和一致的"目标"(不完全在于形式的组织合作),就会有方便、和谐的共识。

在这一过程中,目前遇到的要害问题是如何接轨和什么是好的接轨?关键在于符合国情与具体问题具体分析、具体实施。解决的方法有3个方面。

1. 所谓国情就是我国的医疗卫生状况,即诊治水平和研究基础,完全挪用国外的诊治方案、技术和方法有时是行不通的。目前的引入主要适宜于较大医疗单位,而这些医疗单位和学者也有自己的具体诊治经验和方法,应该参照、融合、变通而用之,如NCCN的规范,我们是形成的"中国版",而不仅仅是译成的"中文版"。

2. 所谓国情就是我国幅员广大,人口众多,经济文化与卫生发展不平衡,特别是有广大的农村、基层和边远地区,卫生状况较为落后,诊治水平较为低下。所以,完全照搬国外经验,更是接不上轨,走不上正道。应该有适宜于上述地区的规范制定,不仅有中国版,而且有基层版,这将是极有意义的学术定位和工作重点。

3. 所谓国情还包括我国的医疗体制,包括医药管理、医疗卫生经济学及政府职能,不完全是医疗技术本身(当然医疗技术是上述功能和目标的重要依据)。所以规范的接轨和推行可能不完全是医生的医疗行为,应该考虑和审慎的方面会更多。

可见,接轨是学术的、社会的;是医生的、更是民生的。

三、转化促进发展,发展带动转化

转化作为一种新名词,现今被推崇,即强调从实践(临床,Bed)到基础(实验室,Bench),反之亦然,所谓B to B。转化作为一种观念,早已有之,就是从实验理论到实际应用,从实际应用到实验研究,即理论与实践相结合。这是科学研究,包括医学研究的宗旨和根本所在。

之所以被重提或被强调,乃是由于脱离实际的研究倾向,或忽视研究成果的实际应用,这种倾向包括课题设置、基金招标、临床导引等方面,致使人力、物力、财力的浪费,甚至临床与研究方向的迷茫。

优秀的研究从来不是象牙塔的玩艺,应对医学发展产生巨大影响,如"DNA双螺旋"、"某些高危型HPV是子宫颈癌的致癌病毒"、"幽门螺杆菌引起的胃部病变"等等。这其中重要的环节是转化，转化的观念、转化的方法及转化的实践都非常重要。

优秀的转化在于基础研究科学家和临床医学家的紧密结合，这种结合包括思想与命题、设施与材料，人才与队伍的交流、整合以及有利于此的转化医学与转化医学中心，整合医学与整合医学中心的建立。

优秀的临床医师不应鄙薄基础研究，把研究和教学作为医疗实体的翅膀，只有翅膀坚强，才能高飞远翔。大医院或医学院校附属医院的医师不仅应该只是好的临床医师，也应该是好的临床医学家，临床医学必须有与临床密切结合的研究（包括临床研究、临床基础研究，纯基础研究则很少）。

优秀的临床与基础研究的结合和转化才会促进医学发展，所谓以转化促进发展，以发展带动转化。在这一过程中，创新的观念、创新的实践、创新的成果才会产生，也是转化和发展的根本目的。妇产科学领域近年发展较快的产前诊断、生殖内分泌、妇科肿瘤防治、内异症、习惯性流产、女性盆底学等，都是在转化、创新引领下完成的。

在医学研究和实践中，始终有一个命题萦绕于我们的脑海，那就是科学问题的民生考虑，也即医学的本源、社会责任和人文理念，把握这点才会使我们真正有了方向，有了力量。

郎景和　院士

中华医学会妇产科学分会　主任委员

《中华妇产科杂志》　总编辑

二〇一三年一月

目　录

产 科 专 业

妇 科 专 业

妇科肿瘤专业

生殖内分泌专业

计划生育专业

产 科 专 业

编者按 近年来，我国妊娠合并糖尿病发生率逐年增加，通过及时孕期诊断和积极控制孕妇血糖，母儿结局有了明显改善。由于国内外妊娠期糖尿病（GDM）、妊娠期糖耐量受损（GIGT）的诊断标准尚不统一，我国尚缺乏妊娠合并糖尿病的治疗规范，所以，临床管理相对比较混乱，以至于此病仍是导致围产儿病率甚至围产儿死亡率升高的主要原因之一。对此，中华医学会妇产科学分会产科学组以及中华医学会围产医学分会妊娠合并糖尿病协作组起草了妊娠合并糖尿病临床诊治推荐指南，供临床医师参考。现推荐指南中有关妊娠合并糖尿病的筛查、诊断标准是基于美国的标准制定的，目前缺乏基于循证医学的适合我国的诊断标准，将来随着国内外新的研究结果问世，将会不断进行该推荐指南的修改。另外，2000年美国基于前瞻性、随机对照研究（RCT）结果已经显示，第二代磺脲类口服降糖药，用于妊娠中、晚期糖尿病的治疗安全、有效，随后国外许多医疗中心已将该药用于临床。同时，欧洲围产医学会在2006年制定的妊娠合并糖尿病的诊治规范中，也将该药列为孕期治疗方案中，由于国内缺乏该药用于妊娠期的经验，故暂未列入该临床推荐指南（草案）中。

妊娠合并糖尿病临床诊断与治疗推荐指南（草案）

中华医学会妇产科学分会产科学组
中华医学会围产医学分会妊娠合并糖尿病协作组

妊娠合并糖尿病，包括在原有糖尿病的基础上合并妊娠（也称为糖尿病合并妊娠），以及妊娠期糖尿病（gestational diabetes mellitus，GDM）。GDM是指妊娠期首次发生或发现的糖尿病,包含了一部分妊娠前已患有糖尿病但孕期首次被诊断的患者,1979 年 WHO 将 GDM 列为糖尿病的一个独立类型。

诊　　断

一、糖尿病合并妊娠

妊娠前已确诊为糖尿病患者。妊娠前从未进行过血糖检查,孕期有以下表现者应高度怀疑为孕前糖尿病,待产后进行血糖检查进一步确诊。(1)孕期出现多饮、多食、多尿,体重不增加或下降,甚至并发酮症酸中毒,伴血糖明显升高,随机血糖≥11.1mmol/L(200mg/dl)者。(2)妊娠 20 周之前,空腹血糖(fasting plasma glucose,FPG)≥7.0mmol/L(126mg/dl)。

二、GDM

1. 50g 葡萄糖负荷试验:(1)50g 葡萄糖负荷试验(50g glucose challenge test,GCT)的时间:所有非糖尿病孕妇,应在妊娠 24~28 周,常规行 50g GCT 筛查。具有下列 GDM 高危因素的孕妇,首次孕期检查时,即应进行 50g GCT,血糖正常者,妊娠 24 周后重复 50g GCT。GDM 的高危因素如下:肥胖、糖尿病家族史、多囊卵巢综合征患者,早孕期空腹尿糖阳性、巨大儿分娩史、GDM 史、无明显原因的多次自然流产史、胎儿畸形史、死胎史及足月新生儿呼吸窘迫综合征分娩史等。(2)方法:随机口服 50g 葡萄糖(溶于 200ml 水中,5min 内服完),1h 后抽取静脉血或微量末梢血检查血糖。血糖≥7.8mmoL(140mg/dl)为 50g GCT 异常,应进一步行 75g或 100g 葡萄糖耐量试验(oral glucose tolerance test,OGTT);50g GCT 1h 血糖≥11.1mmol/L(200mg/dl)的孕妇,应首先检查 FPG,FPG≥5.8mmol/L(105mg/dl),不必再做 OGTT,FPG正常者,应尽早行 OGTT 检查。

2. OGTT:OGTT 前 3d 正常饮食,每日碳水化合物量在150~200g 以上,禁食 8~14h 后查 FPG,然后将 75g 或 100g葡萄糖溶于 200~300ml 水中,5min 内服完,服后 1、2、3h 分别抽取静脉血,检测血浆葡萄糖值。空腹、服葡萄糖后 1、2、3h 4 项血糖值分别为 5.8、10.6、9.2、8.1mmol/L(105、190、165、145mg/dl)。OGTT 的诊断标准也可以参考美国糖尿病学会(American Diabetes Association,ADA),空腹、服葡萄糖

后 1、2、3h 血糖分别为 5.3、10.0、8.6、7.8mmol/L（95、180、155、140mg/dl）。

3. GDM 的诊断：符合下列标准之一，即可诊断 GDM。（1）两次或两次以上 FPG≥5.8mmol/L（105mg/dl）。（2）OGTT 4 项值中二项达到或超过上述标准。（3）50g GCT 1h 血糖≥11.1mmol/L（200mg/dl），以及 FPG≥5.8mmol/L（105mg/dl）。

4. GDM 的分级：（1）A1 级：FPG<5.8mmol/L（105mg/dl），经饮食控制，餐后 2h 血糖＜6.7mmol/L（120mg/dl）。（2）A2 级：FPG≥5.8mmol/L（105mg/dl）或者经饮食控制，餐后 2h 血糖≥6.7mmol/L（120mg/dl），需加用胰岛素。

三、妊娠期糖耐量受损

妊娠期糖耐量受损（gestational impaired glucose tolerance，GIGT）：OGTT 4 项指标中任何一项异常即可诊断，如果为 FPC 异常应重复 FPC 检查。

治　疗

一、糖尿病患者计划妊娠前的咨询

糖尿病患者妊娠前进行全面体格检查，包括血压、心电图、眼底、肾功能，以及糖化血红蛋白（HbA1c），确定糖尿病的分级，决定能否妊娠。糖尿病患者已并发严重心血管病变、肾功能减退或眼底有增生性视网膜病变者应避孕，若已妊娠，应尽早终止。糖尿病肾病者，如果 24h 尿蛋白定量<1g，肾功能正常者；或者增生性视网膜病变已接受治疗者，可以妊娠。准备妊娠的糖尿病患者，妊娠前应将血糖调整到正常水平，HbA1c 降至 6.5% 以下。在孕前使用口服降糖药者，最好在孕前改用胰岛素控制血糖达到或接近正常后再妊娠。

二、妊娠期治疗原则

门诊确诊为 GDM 者，指导患者控制饮食并收入院。GIGT 者，可在门诊进行饮食控制，并监测 FPG 及餐后 2h 血糖，血糖仍异常者，收入院。

1. 饮食控制：（1）妊娠期间的饮食控制标准：既能满足孕妇及胎儿能量的需要，又能严格限制碳水化合物的摄入，维持血糖在正常范围，而且不发生饥饿性酮症。（2）孕期每日总热量：7531～9205kJ，其中碳水化合物占 45%～55%，蛋白质 20%～25%，脂肪 25%～30%。应实行少量、多餐制，每日分

5～6 餐。饮食控制 3～5d 后测定 24h 血糖（血糖轮廓试验）：包括 0 点、三餐前 0.5h 及三餐后 2h 血糖水平和相应尿酮体。严格饮食控制后出现尿酮体阳性，应重新调整饮食。

2. 胰岛素治疗：根据血糖轮廓试验结果，结合孕妇个体胰岛素的敏感性，合理应用胰岛素。孕期血糖理想水平控制标准，见表 1。

表 1　妊娠期血糖控制标准[mmol/L（mg/dl）]

类别	血糖
空腹	3.3～5.6（60～100）
餐后 2h	4.4～6.7（80～120）
夜间	4.4～6.7（80～120）
餐前 30min	3.3～5.8（60～105）

凡血糖高于上限时，应用胰岛素或增加胰岛素用量。胰岛素调整后，复查血糖。血糖调整到正常后，每周监测血糖变化，血糖异常者，重新调整胰岛素用量。

3. 酮症的治疗：尿酮体阳性时，应立即检查血糖，若血糖过低，考虑饥饿性酮症，及时增加食物摄入，必要时静脉滴注葡萄糖。因血糖高、胰岛素不足所并发的高血糖酮症，治疗原则如下：小剂量胰岛素持续静脉滴注，如果血糖 >13.9mmol/L（250mg/dl），应将普通胰岛素加入生理盐水，以每小时 4～6U 的速度持续静脉滴注，每 1～2h 检查 1 次血糖及酮体；血糖低于 13.9mmol/L（250mg/dl）时，应用 5% 的葡萄糖或糖盐，加入胰岛素（按 2～3g 葡萄糖加入 1U 胰岛素）持续静脉滴注，直至尿酮体阴性。然后继续应用皮下注射胰岛素，调整血糖。

补充液体和静脉滴注胰岛素治疗后，应注意监测血钾、及时补充钾。严重的酮症患者，应检查血气，了解有无酮症酸中毒。

4. 孕期实验室检查及监测：动态监测糖尿病孕妇血糖，建议采用末梢微量血糖测定、血糖控制不理想时查尿酮体。孕期监测尿糖意义不大，因孕妇肾糖阈下降，尿糖不能准确反映孕妇血糖水平。（1）HbA1c：糖尿病合并妊娠者，每 1～2 个月测定 1 次；GDM 确诊后检查，之后根据孕期血糖控制情况，决定是否复查。（2）肝肾功能：糖尿病伴有微血管病变合并妊娠者应在妊娠早、中、晚3个阶段进行肾功能、眼底检查和血脂测定。GDM者在确诊时查血脂,血脂异常者定期复查。GDM A2级者,孕期应检查眼底。(3)NST:糖尿病合并妊娠者以及GDM A2级,孕32周起,每周1次NST,孕36周后每周2次NST。GDM A1级或GIGT,孕36周开始做NST,NST异常者进行超声检查,了解羊水指数。(4)B超检查:妊娠20~22周常规B超检查,除外胎儿畸形。妊娠28周后应每4~6周复查1次B超,监测胎儿发育、羊水量以及胎儿脐动脉血流等。(5)胎儿超声心动检查:孕前糖尿病患者于孕26周至28周进行胎儿超声心动检查为合适孕周。主要了解胎儿心脏情况并除外先天性心脏病。(6)羊膜腔穿刺:GDM确诊晚,或血糖控制不满意,以及其他原因需提前终止妊娠者应在计划终止妊娠前48h,行羊膜腔穿刺术,了解胎儿肺成熟情况,同时羊膜腔内注射地塞米松10mg,以促进胎儿肺成熟。

5. 分娩时机及方式:(1)分娩时机:①无妊娠并发症的GDM A1以及GIGT,胎儿监测无异常的情况下,可孕39周左右收入院,在严密监测下,等到预产期终止妊娠;②应用胰岛素治疗的孕前糖尿病以及GDM A2级者,如果血糖控制良好,可孕37~38周收入院,妊娠38周后检查宫颈成熟度,孕38~39周终止妊娠;③有死胎、死产史;或并发子痫前期、羊水过多、胎盘功能不全者确定胎儿肺成熟后及时终止妊娠;④糖尿病伴微血管病变者,孕36周后入院,促胎儿肺成熟后及时终止妊娠。(2)分娩方式:糖尿病本身不是剖宫产的指征,决定阴道分娩者,应制定产程中分娩计划,产程中密切监测孕妇血糖、宫缩、胎心变化,避免产程过长。(3)选择性剖宫产手术指征:糖尿病伴微血管病变、合并重度子痫前期或胎儿生长受限(FGR)、胎儿窘迫、胎位异常、剖宫产史、既往死胎、死产史。孕期血糖控制不好,胎儿偏大者尤其胎儿腹围偏大,应放宽剖宫产指征。

6. 产程中及产后胰岛素的应用:择期剖宫产或临产后,应停用所有皮下注射的胰岛素,密切监测产程中血糖,每2小时测定血糖,维持血糖在4.4~6.7mmol/L(80~120mg/dl)。血糖升高时检查尿酮体的变化,根据血糖水平决定静脉滴注胰岛素的用量,见表2。

产后胰岛素应用:GDM A2级者,产后复查FPG,FPG≥

表2 产程中持续静脉滴注小剂量短效胰岛素用量

血糖 [mmol/L(mg/dl)]	胰岛素量 (U/h)	静脉滴注液体 (125ml/h)
<5.6(<100)	0.0	5%葡萄糖乳酸林格液
>5.6(100~)	1.0	5%葡萄糖乳酸林格液
>7.8(140~)	1.5	生理盐水
>10.0(180~)	2.0	生理盐水
>12.2(>220)	2.5	生理盐水

7.0mmol/L（126mg/dl），检查餐后血糖，根据血糖水平决定胰岛素用量。孕前糖尿病产后胰岛素用量减少1/2～2/3，并结合产后血糖水平调整胰岛素的用量。GDM A2级或孕前糖尿病患者产后输液可按每3～4g葡萄糖加入1U胰岛素的比例，输液过程中，动态监测血糖水平。产后应用抗生素预防感染。应鼓励糖尿病患者产后母乳喂养。

7. 新生儿的处理：新生儿生后易出现低血糖，出生后30min内进行末梢血血糖测定；新生儿均按高危儿处理，注意保暖和吸氧等；提早喂糖水、喂奶，动态监测血糖变化以便及时发现低血糖，必要时10%的葡萄糖缓慢静脉滴注；常规检查血红蛋白、血细胞比容、血钾、血钙及镁、胆红素；密切注意新生儿呼吸窘迫综合征的发生。

三、GDM的产后随访

所有GDM孕妇产后应检查空腹血糖，空腹血糖正常者产后6～12周进行口服75g OGTT（空腹以及服糖后2h血糖），根据血糖水平确诊为糖尿病合并妊娠、葡萄糖耐量受损（IGT）合并妊娠或GDM。

（通信作者：杨慧霞）

（本文刊载于《中华妇产科杂志》2007年第42卷第6期第426-428页）

早产的临床诊断与治疗推荐指南（草案）

中华医学会妇产科学分会产科学组

一、早产的定义

妊娠满 28 周至不足 37 周间分娩称为早产。分为自发性早产和治疗性早产两种，自发性早产包括未足月分娩和未足月胎膜早破，治疗性早产为妊娠并发症或合并症而需要提前终止妊娠者。

二、早产的诊断及预测

1. 早产的诊断：(1) 早产：妊娠满 37 周前分娩称为早产；(2) 早产临产：妊娠晚期（< 37 周）出现规律宫缩（每 20 分钟 4 次或 60 分钟 8 次），同时伴有宫颈的进行性改变（宫颈容受度≥80%，伴宫口扩张）。

2. 早产的预测：当妊娠不足 37 周，孕妇出现宫缩可以应用以下两种方法进行早产临产的预测：(1) 超声检测宫颈长度及宫颈内口有无开大：利用宫颈长度预测早产应首选经阴道测量，但在可疑前置胎盘和胎膜早破及生殖道感染时，应选择经会阴测量或经腹测量。妊娠期宫颈长度的正常值为：经腹测量为 3.2～5.3cm；经阴道测量为 3.2～4.8cm，经会阴测量为 2.9～3.5cm。对先兆早产孕妇或具有早产高危因素孕妇的早产预测认为：宫颈长度 > 3.0cm 是排除早产发生的较可靠指标。对有先兆早产症状者应动态监测宫颈长度。漏斗状宫颈内口，可能是暂时的，伴有宫颈长度的缩短才有临床预测意义。(2) 阴道后穹隆分泌物中胎儿纤维连接蛋白（fFN）的测定：fFN 为糖蛋白，由羊膜、蜕膜和绒毛膜合成分泌，对胎膜起到黏附作用。正常妊娠 20 周前阴道后穹隆分泌物中可以呈阳性改变，但妊娠 22～35 周间阴道后穹隆分泌物中应为阴性，孕 36 周后可以为阳性。孕 24～35 周有先兆早产症状者如果 fFN 阳性，预测早产的敏感度 50% 左右，特

异度为 80%～90%。1 周内分娩的敏感度为 71%,特异度为
89%。孕 24～35 周有先兆早产症状,但 fFN 阴性,1 周内不
分娩的阴性预测值为 98%,2 周之内不分娩为 95%。其重要
意义在于它的阴性预测值和近期预测的意义。(3)宫颈长度
和 fFN 检测联合应用:有先兆早产症状者,胎膜未破,宫颈长
度<3.0cm 者可以进一步检测 fFN,如果 fFN 阳性,则早产风
险增加。(4)注意事项:fFN 检测前不能行阴道检查及阴道超
声检测,24h 内禁止性交。

三、早产的高危因素

早产的高危因素包括:(1)早产史;(2)晚期流产史;(3)年
龄<18 岁或>40 岁;(4)患有躯体疾病和妊娠并发症;(5)体
重过轻(体重指数≤18kg/m²);(6)无产前保健,经济状况差;
(7)吸毒或酗酒者;(8)孕期长期站立,特别是每周站立超过
40h;(9)有生殖道感染或性传播感染高危史,或合并性传播
疾病如梅毒等;(10)多胎妊娠;(11)助孕技术后妊娠;(12)生
殖系统发育畸形。

四、早产临产的治疗

早产临产的治疗包括卧床休息、糖皮质激素、宫缩抑制
剂、广谱抗生素的应用及母胎监护等。

(一)卧床休息

(二)糖皮质激素

糖皮质激素的作用是促胎肺成熟,同时也能促进胎儿其
他组织发育。对于治疗性早产前及有早产风险的孕妇应用糖
皮质激素可以降低新生儿呼吸窘迫综合征(RDS)、脑室内出
血(IVH)、新生儿坏死性小肠结肠炎等风险,降低新生儿死亡
率,并不增加感染率。

1. 糖皮质激素的应用指征:(1)妊娠未满 34 周、7d 内有
早产分娩可能者;(2)孕周>34 周但有临床证据证实胎肺未
成熟者;(3)妊娠期糖尿病血糖控制不满意者。

2. 糖皮质激素的应用方法:地塞米松 5mg,肌内注射,每
12 小时 1 次连续 2d,或倍他米松 12mg,肌内注射,每天 1 次
连续 2d,或羊膜腔内注射地塞米松 10mg 1 次,羊膜腔内注射
地塞米松的方法适用于妊娠合并糖尿病患者。多胎妊娠则适
用地塞米松 5mg,肌内注射,每 8 小时 1 次连续 2d,或倍他米
松 12mg,肌内注射,每 18 小时 1 次连续 3 次。

3. 糖皮质激素的副作用:(1)孕妇血糖升高;(2)降低母、儿免疫力。多疗程应用可能对胎儿神经系统发育产生一定的影响,因此不推荐产前反复、多疗程应用。

4. 糖皮质激素的禁忌证:临床已有宫内感染证据者。

(三)宫缩抑制剂

宫缩抑制剂能使孕周延长 2~7d,但并不降低早产率。这将有助于延长胎儿在宫内的时间,以便及时转运到有新生儿重症监护室(NICU)设备的医疗中心,并能保证产前糖皮质激素应用。所有宫缩抑制剂均有不同程度的副作用而不宜长期应用,目前无一线用药。常用的宫缩抑制剂包括:硫酸镁、β- 肾上腺素能受体激动剂、吲哚美辛、硝苯地平和缩宫素拮抗剂等。

1. 硫酸镁:钙离子拮抗剂,抑制神经肌肉冲动,松弛平滑肌。孕期用药属于 B 类。(1)用法:硫酸镁的首次剂量为 5g,半小时内静脉滴入,此后以 2g/h 的速度静脉滴注,宫缩抑制后继续维持 4~6h 后可改为 1g/h,宫缩消失后继续滴注 12h,同时监测呼吸、心率、尿量、膝腱反射。有条件者监测血镁浓度。血镁浓度 1.5~2.5mmol/L 可抑制宫缩,但血镁浓度过高可抑制呼吸,严重者可使心跳停止。(2)禁忌证:重症肌无力、肾功能不全、近期心肌梗死史和心肌病史。(3)副作用:①孕妇:发热、潮红、头痛、恶心、呕吐、肌无力、低血压、运动反射减弱、严重者呼吸抑制、肺水肿、心跳停止;②胎儿:无负荷试验(NST)无反应型增加,胎心率变异减少,基线下降,呼吸运动减少;③新生儿:呼吸抑制、低 Apgar 评分、肠蠕动降低、腹胀。(4)监测指标:孕妇尿量、呼吸、心率、膝腱反射,Mg^{2+} 浓度;应用硫酸镁时需准备 10% 葡萄糖酸钙 10ml 用于解毒备用。

2. β- 肾上腺素能受体激动剂:利托君(其他名称:羟苄羟麻黄碱)刺激子宫及全身的肾上腺素能 β 受体,降低细胞内钙离子浓度,从而抑制子宫平滑肌的收缩。孕期用药属于 B 类。(1)用法:将利托君 100mg 溶于 500ml 葡萄糖液体中,开始时 0.05mg/min 的速度静脉滴注,以后每隔 10~15min 增加 0.05mg,直至 0.35mg/min,至宫缩停止。其后继续维持 12h,逐渐减量后改口服。如心率≥140 次 / 分应停药。(2)绝对禁忌证:孕妇心脏病、肝功能异常、子痫前期、产前出血、未控制的糖尿病、心动过速、低血钾、肺动脉高压、甲状腺功能亢进症、绒毛膜羊膜炎。(3)相对禁忌证：糖尿病、偏头痛、偶发心动过速。(4)副作用：①孕妇：心动过速、震颤、心悸、心肌缺血、焦虑、气短、头痛、恶心、呕吐、低血钾、高血糖、肺水肿；②胎儿：心动过速、心律失常、心肌缺血、高胰岛素血症；③新生儿：心动过速、低血糖、低钙、高胆红素血症、低血压、颅内出血。(5)监测指标：心电图、血糖、血钾、心率、血压、肺部情况、用药前后动态监测心绞痛症状及尿量，总液体限制在 2400ml/24h。

3. 硝苯地平：钙通道阻滞剂，使细胞内钙离子浓度下降而抑制宫缩。孕期用药属于 C 类。(1)用法：首次负荷量 30mg 口服或 10mg 舌下含服，1 次 20min 连续 4 次。90min 后改为 10～20mg/4～6h 口服，或 10mg/4～6h 舌下含服，应用不超过 3d。(2)副作用：血压下降、心悸、胎盘血流减少、胎心率减慢。(3)禁忌证：心脏病、低血压和肾脏病。

4. 吲哚美辛：为非甾体类抗炎药，前列腺素(PG)合成酶抑制剂，有使 PG 水平下降、减少宫缩的作用。孕期用药属于 B/D 类。(1)用法：150～300mg/d，首次负荷量为 100～200mg，直肠给药，吸收快；或 50～100mg 口服，以后 25～50mg/4～6h，限于妊娠 32 周前短期内应用。(2)副作用：①孕妇：主要是消化道反应，恶心、呕吐和上腹部不适等，阴道出血时间延长，分娩时出血增加；②胎儿：如果在妊娠 34 周后使用，PG 水平下降使动脉导管收缩、狭窄，胎儿心脏衰竭和肢体水肿，肾脏血流减少，羊水过少等。(3)禁忌证：消化道溃疡、吲哚美辛过敏者、凝血功能障碍及肝肾疾病。

5. 阿托西班(缩宫素受体拮抗体剂)：阿托西班为缩宫素衍生物，与缩宫素竞争缩宫素受体而起到抑制宫缩的作用。与其他 3 种不同的 β 拟交感神经药物相比，阿托西班的副作用发生率较低，在欧洲已作为子宫收缩抑制剂应用于临床，但其更广泛的应用有待进一步评估。

(四)抗生素

研究显示，抗生素并不能延长孕周及降低早产率。(1)对有早产史或其他早产高危孕妇，应结合病情个体化地应用抗生素。(2)对胎膜早破的先兆早产孕妇建议常规应用抗生素预防感染(见早产的胎膜早破处理)。

（五）胎儿的监测

主要监护胎儿状态，包括羊水量和脐动脉血流监测及胎儿生物物理评分，及时发现胎儿窘迫，并可通过超声测量评价胎儿生长发育和估计胎儿体重。

（六）孕妇的监测

包括生命体征的监测，尤其体温和脉搏的监测，常可早期发现感染的迹象。定期复查血、尿常规及C反应蛋白等。

（七）分娩时机的选择

分娩时机的选择包括：(1)对于不可避免的早产，应停用一切宫缩抑制剂。(2)当延长妊娠的风险大于胎儿不成熟的风险时，应选择及时终止妊娠。(3)妊娠<34周时根据个体情况决定是否终止妊娠。如有明确的宫内感染则应尽快终止妊娠。对于≥34周的患者可以顺其自然。

（八）分娩方式的选择

分娩方式的选择应与孕妇及家属充分沟通：(1)有剖宫产指征者可行剖宫产术结束分娩，但应在估计早产儿有存活可能性的基础上实施。(2)阴道分娩应密切监测胎心，慎用可能抑制胎儿呼吸的镇静剂。第二产程常规行会阴侧切术。

（九）其他

应用宫缩抑制剂者，需防止产后出血。早产儿转新生儿ICU（NICU）或请有经验医师进行新生儿诊治。

五、早产胎膜早破

1. 早产胎膜早破的定义：指在妊娠37周以前，未临产而发生的胎膜破裂，主要由感染引起。

2. 早产胎膜早破的诊断：通过临床表现、病史和简单的试验来进行。(1)病史对于早产胎膜早破的诊断十分重要，因而不应忽视，应详细了解病史。(2)阴道分泌物的二硝基苯基偶氮萘酚二磺酸钠试纸试验，检测pH≥7。(3)取阴道穹隆液池内的液体置玻璃片，干后显微镜下观察有羊水结晶。上述试验均为阳性，其诊断早产胎膜早破的准确率为93.1%。

3. 宫内感染的诊断：判断有无绒毛膜羊膜炎主要依据临床诊断。分娩后胎盘、胎膜和脐带行病理检查，剖宫产术中行宫腔及新生儿耳拭子做细菌培养可以帮助确诊，并可作为选用抗生素时的参考。宫内感染的临床诊断指标如下（有以下3项或3项以上者即可诊断）：(1)体温升高≥38℃；(2)脉

搏≥110 次；(3)胎心率 >160 次 / 分或 <120 次 / 分；(4)血白
细胞升高达 15×10⁹/L 或有核左移；(5)C 反应蛋白水平上升；
(6)羊水有异味；(7)子宫有压痛。

4. 早产胎膜早破的处理：药物治疗前需要作阴道细菌
培养。(1)抗生素：其作用肯定，可以降低新生儿病率和病死
率，以及产褥感染的发生率。首选青霉素类药物，青霉素过
敏者改用头孢类抗生素。(2)糖皮质激素：临床上无明显宫内
感染征象，即可应用，方法和剂量同早产。(3)宫缩抑制剂：
如无宫缩不必应用，如有宫缩而妊娠 <34 周，无临床感染征
象可以短期应用。(4)终止妊娠：妊娠 <34 周者，如果无宫内
感染应期待，使用糖皮质激素和抗生素，并应严密监测母、儿
状况，如发现感染，应立即终止妊娠。对于无 NICU 的医院，
如果患者短期内无分娩的可能，应尽早转至有 NICU 的医院。
妊娠 >34 周，不需常规进行保胎，顺其自然。

六、早产的预防

早产的预防包括：(1)个人因素、社会 - 经济因素的改善。
(2)规范的产前保健。具有早产高危因素者在妊娠 20～24
周常规超声检查时注意测量宫颈长度，检测阴道或宫颈分泌
物中 fFN。(3)孕妇疾病的治疗，如妊娠期高血压疾病、系统
性红斑狼疮、肾病、全身性感染(如肾盂肾炎、肺炎及阑尾炎
等)、梅毒、下生殖道感染等。(4)预防性的宫颈环扎术仅适
用于宫颈内口松弛者。(5)重视孕妇的健康教育与宫缩监测。

(边旭明　董　悦　整理)

(本文刊载于《中华妇产科杂志》2007 年第 42 卷第 7 期
第 498-500 页)

妊娠晚期促宫颈成熟与引产指南（草案）

中华医学会妇产科学分会产科学组

妊娠晚期引产是在自然临产前通过药物等手段使产程发动，达到分娩的目的。主要是为了使胎儿及早脱离不良的宫内环境，解除与缓解孕妇合并症或并发症所采取的一种措施。妊娠晚期引产是产科处理高危妊娠最常用的手段之一，引产是否成功主要取决于宫颈成熟程度。但如果应用不得当，将危害母儿健康，对母儿都存在潜在的风险，如增加剖宫产率、胎儿窘迫发生率等，因此，应严格掌握引产的指征、规范操作，以减少并发症的发生。本指南主要是提供妊娠晚期促宫颈成熟和引产方面、符合循证医学的建议。

一、引产的主要指征[1]

1. 延期妊娠（妊娠已达41周仍未临产）或过期妊娠。
2. 母体疾病，如严重的糖尿病、高血压、肾病等。
3. 胎膜早破，未临产者。
4. 胎儿因素，如可疑胎儿窘迫、胎盘功能不良等。
5. 死胎及胎儿严重畸形。

二、引产禁忌证

1. 绝对禁忌证：孕妇严重合并症及并发症，不能耐受阴道分娩或不能阴道分娩者，如（1）子宫手术史，主要是指古典式剖宫产、未知子宫切口的剖宫产术、穿透子宫内膜的肌瘤剔除术、子宫破裂史等。（2）前置胎盘和前置血管。（3）明显头盆不称。（4）胎位异常，横位，初产臀位估计不能经阴道分娩者。（5）宫颈浸润癌。（6）某些生殖道感染性疾病，如疱疹病毒感染活动期等。（7）未经治疗的获得性免疫缺陷病毒（HIV）感染者。（8）对引产药物过敏者。

2. 相对禁忌证：（1）子宫下段剖宫产史。（2）臀位。（3）羊水过多。（4）双胎或多胎妊娠。（5）经产妇分娩次数≥5次者。

三、引产前的准备

1. 严格掌握引产的指征。

2. 仔细核对预产期，防止人为的早产和不必要的引产。

3. 判断胎儿成熟度：如果胎肺未成熟，如情况许可，尽可能先促胎肺成熟后再引产。

4. 详细检查骨盆大小及形态、胎儿大小、胎位、头盆关系等，排除阴道分娩禁忌证。

5. 在引产前应行胎心监护和超声检查，了解胎儿宫内状况。

6. 妊娠合并内科疾病及产科并发症者，在引产前，充分估计疾病严重程度及经阴道分娩的风险，并进行相应检查，制定详细防治方案。

7. 医护人员应熟练掌握各种引产方法及其并发症的早期诊断和处理，要严密观察产程，做好详细记录，引产期间需配备有阴道助产及剖宫产的人员和设备。

四、评价宫颈成熟度

目前公认的评估宫成熟度常用的方法是 Bishop 评分法，评分≥6 分提示宫颈成熟[2]。评分越高，引产成功率越高。评分 <6 分提示宫颈不成熟，需要促宫颈成熟。

五、促宫颈成熟方法

（一）前列腺素制剂促宫颈成熟

如果宫颈评分 <6 分，则应进行促宫颈成熟。常用的促宫颈成熟药物主要是前列腺素制剂（prostagandins，PG）。PG 促宫颈成熟的主要机制，一是通过改变宫颈细胞外基质成分，软化宫颈，如激活胶原酶，使胶原纤维溶解和基质增加；二是影响宫颈和子宫平滑肌，使宫颈平滑肌松弛，宫颈扩张，宫体平滑肌收缩，牵拉宫颈；三是促进子宫平滑肌细胞间缝隙连接的形成。目前临床使用的前列腺素制剂有：（1）PGE$_2$ 制剂，如阴道内栓剂（可控释地诺前列酮栓，商品名：普贝生）；（2）PGE$_1$ 类制剂，如米索前列醇。上述药物均在西方国家用于促宫颈成熟。目前，可控释地诺前列酮栓已通过美国食品与药品管理局（FDA）和中国食品药品监督管理局（SFDA）批准，可用于妊娠晚期引产前的促宫颈成熟。近年来，米索前列醇被广泛用于促宫颈成熟，我国与美国对其进行了大量的研究，证明合理使用是安全有效的[1, 3]，2003 年美国 FDA 已将米索前列醇禁用于晚期妊娠的条文删除[4]。

1. 可控释地诺前列酮栓：是一种可控制释放的前列腺素 E_2 栓剂，含有 10mg 地诺前列酮，以 0.3mg/h 的速度缓慢释放，低温保存。（1）优点：可以控制药物释放，在出现宫缩过频或过强时能方便取出。（2）应用方法：外阴消毒后将可控释地诺前列酮栓置于阴道后穹隆深处，将其旋转 90°，使栓剂横置于阴道后穹隆，宜于保持原位。在阴道外保留 2～3cm 终止带以便于取出。在药物置入后，嘱孕妇平卧 20～30min 以利栓剂吸水膨胀。2h 后复查，仍在原位后可活动。（3）出现以下情况时应及时取出：①临产；②放置 12h 后；③如出现过强和过频的宫缩、过敏反应或胎心率异常时；④如取出后宫缩过强、过频仍不缓解，可使用宫缩抑制剂。

2. 米索前列醇：是一种人工合成的前列腺素 E_1 类似物，有 100μg 和 200μg 两种片剂，主要用于防治消化道溃疡，大量临床研究证实其可用于妊娠晚期促宫颈成熟[1,3]。使用米索前列醇促宫颈成熟具有价格低、性质稳定易于保存、作用时间长等优点，尤其适合基层医疗机构应用。米索前列醇用于妊娠晚期促宫颈成熟虽未经 FDA 和 SFDA 认证，但美国妇产科学会（ACOG）2003 年又重申对米索前列醇在产科领域使用的规范[4]，参考 ACOG（2003）的规范并结合我国米索前列醇临床使用经验[1]，中华医学会妇产科学分会产科学组成员与相关专家经多次讨论，制定米索前列醇在妊娠晚期促宫颈成熟的应用常规如下：（1）用于妊娠晚期需要引产而宫颈不成熟的孕妇。（2）每次阴道放药剂量为 25μg，放药时不要将药物压成碎片。如 6h 后仍无宫缩，在重复使用米索前列醇前应作阴道检查，重新评价宫颈成熟度，了解原放置的药物是否溶化、吸收，如未溶化和吸收者则不宜再放。每日总量不超过 50μg，以免药物吸收过多。（3）如需加用缩宫素，应该在最后一次放置米索前列醇后 4h 以上，并阴道检查证实药物已经吸收。（4）使用米索前列醇者应在产房观察，监测宫缩和胎心率，一旦出现宫缩过强或过频，应立即进行阴道检查，并取出残留药物。（5）有剖宫产史者或子宫手术史者禁用。

3. 应用前列腺素制剂促宫颈成熟的注意事项：（1）孕妇患有心脏病、急性肝肾疾病、严重贫血、青光眼、哮喘、癫痫者禁用。（2）有剖宫产史和其他子宫手术史者禁用。（3）胎膜早破者禁用前列腺素制剂。（4）主要的副作用是宫缩过频、过强,要专人观察和记录,发现宫缩过强或过频及胎心率异常者及时取出阴道内药物,必要时使用宫缩抑制剂。(5)已临产者及时取出促宫颈成熟药物。

(二)其他促宫颈成熟的方法

主要是机械性扩张,种类很多,包括低位水囊、Foleys管、昆布条、海藻棒等,需要在阴道无感染及胎膜完整时才可使用。主要是通过机械刺激宫颈管,促进宫颈局部内源性前列腺素合成与释放而促进宫颈软化成熟。其缺点是有潜在感染、胎膜早破、宫颈损伤的可能。

六、缩宫素静脉滴注引产

小剂量静脉滴注缩宫素为安全常用的引产方法,但在宫颈不成熟时,引产效果不好。其特点是:可随时调整用药剂量,保持生理水平的有效宫缩,一旦发生异常可随时停药,缩宫素作用时间短,半衰期约为5~12min。

1. 引产方法:静脉滴注缩宫素推荐使用低剂量,最好使用输液泵。起始剂量为2.5mU/min开始,根据宫缩调整滴速,一般每隔30min调整一次,直至出现有效宫缩。有效宫缩的判定标准为10min内出现3次宫缩,每次宫缩持续30~60s。最大滴速一般不得超过10mU/min,如达到最大滴速,仍不出现有效宫缩可增加缩宫素浓度。增加浓度的方法是以5%葡萄糖500ml中加5U缩宫素即1%的缩宫素浓度,相当于每毫升液体含10mU缩宫素,先将滴速减半,再根据宫缩情况进行调整,增加浓度后,最大增至20mU/min,原则上不再增加滴数和浓度。

2. 注意事项:(1)要专人观察宫缩强度、频率、持续时间及胎心率变化并及时记录,调好宫缩后行胎心监护。破膜后要观察羊水量及有无胎粪污染及其程度。(2)警惕过敏反应。(3)禁止肌内注射、皮下穴位注射及鼻黏膜用药。(4)用量不宜过大,以防止发生水中毒。(5)宫缩过强及时停用缩宫素,必要时使用宫缩抑制剂。

七、人工破膜术引产

用人工方法使胎膜破裂,引起前列腺素和缩宫释放,诱发宫缩。适用于宫颈成熟的孕妇。缺点是有可能引起脐带脱垂或受压、母婴感染、前置血管破裂和胎儿损伤。不适用于头浮的孕妇。破膜前要排除阴道感染。应在宫缩间歇期破膜，以避免羊水急速流出引起脐带脱垂或胎盘早剥。破膜前后要听胎心，破膜后观察羊水性状和胎心变化情况。单纯应用人工破膜术效果不好时，可加用缩宫素静脉滴注。

八、引产中的产程管理及注意事项

1. 引产时应严格遵循操作规程，严格掌握适应证及禁忌证，严禁无指征的引产。

2. 根据不同个体选择适当的引产方法及药物用量、给药途径。

3. 不能随意更改和追加剂量。

4. 操作准确无误。

5. 密切观察产程，仔细记录。

6. 一旦进入产程常规行胎心监护，随时分析监护结果。

7. 若出现宫缩过强、过频、过度刺激综合征、胎儿窘迫及梗阻性分娩、子宫先兆破裂、羊水栓塞等征候，应：（1）立即停止使用催引产药物。（2）立即左侧卧位、吸氧、静脉输液（不含缩宫素）。（3）静脉给子宫松弛剂，如羟苄羟麻黄碱或25%硫酸镁等。（4）立即行阴道检查，了解产程进展，未破膜者并给以人工破膜、观察羊水有无胎粪污染及其程度。

经上述综合处理，尚不能消除危险因素，短期内又无阴道分娩的可能，或病情危重，应迅速选用剖宫产终止妊娠。

参 考 文 献

[1] 曹泽毅. 中华妇产科学. 上册. 2版. 北京：人民卫生出版社，2004：958-960.

[2] Cunningham FG, Gant NF, Leveno KJ, et al. Williams Obstetrics, 22nd. New York: McGraw-Hill, 2004: 537-539.

[3] ACOG Committee Opinion No.228: Induction of labor with Misoprostol. Obstet Gynecol, 1999, 94: 1-2.

[4] ACOG Committee Opinion No.283: New U.S. Food and drug administration labeling on cytotec（Misoprostol）use and pregnancy. Obstet Gynecol, 2003, 101: 1049-1050.

（赵三存　董　悦　整理）

（本文刊载于《中华妇产科杂志》2008年第43卷第1期第75-76页）

产后出血预防与处理指南（草案）

中华医学会妇产科学分会产科学组

产后出血是指胎儿娩出后24h内出血量>500ml，是目前我国孕产妇死亡的首要原因。绝大多数产后出血所导致的孕产妇死亡是可避免或创造条件可避免的，其关键在于早期诊断和正确处理[1]。因此，有必要制定产后出血预防与处理指南。本指南的制定主要参考了加拿大、美国和英国等国家关于产后出血的诊断与治疗指南以及最新的循证医学证据，并结合国内外有关临床经验，旨在规范和指导妇产科医师对产后出血的预防和处理。

一、产后出血的原因与高危因素

产后出血的四大原因是宫缩乏力（占70%～90%）、产道损伤（占20%）、胎盘因素（占10%）和凝血功能障碍（占1%）；四大原因可以合并存在，也可以互为因果；每种原因又包括各种病因和高危因素，见表1。所有产妇都有发生产后出血的可能，但有一种或多种高危因素者更易发生[2]。值得注意的是有些产妇即使未达到产后出血的诊断标准，也会出现严重的病理生理改变，如妊娠期高血压疾病、妊娠合并贫血、脱水或身材矮小的产妇等。

二、产后出血的诊断

诊断产后出血的关键在于对失血量有正确的测量和估计，错误低估将丧失抢救时机。突然大量的产后出血易得到重视和早期诊断，而缓慢的持续少量出血和血肿易被忽视。失血量的绝对值对不同体重者意义不同，因此，最好能计算出失血量占总血容量的百分数，妊娠末期总血容量（L）的简易计算方法为非孕期体重（kg）×7%×（1＋40%），或非孕期体重（kg）×10%。

常用的估计失血量的方法有：（1）称重法或容积法；（2）监测生命体征、尿量和精神状态[3]，见表2；（3）休克指数法，休克

表1 产后出血的原因和高危因素

原因	病因	高危因素
宫缩乏力	全身因素	产妇体质虚弱、合并慢性全身性疾病或精神紧张等
	药物	过多使用麻醉剂、镇静剂或宫缩抑制剂等
	产程因素	急产、产程延长或滞产、试产失败等
	产科并发症	子痫前期等
	羊膜腔内感染	胎膜破裂时间长、发热等
	子宫过度膨胀	羊水过多、多胎妊娠、巨大儿等
	子宫肌壁损伤	多产、剖宫产史、子宫肌瘤剔除术后等
	子宫发育异常	双子宫、双角子宫、残角子宫等
产道损伤	宫颈、阴道或会阴裂伤	急产、手术产、软产道弹性差、水肿或瘢痕等
	剖宫产子宫切口延伸或裂伤	胎位不正、胎头位置过低
	子宫破裂	前次子宫手术史
	子宫内翻	多产次、子宫底部胎盘、第三产程处理不当
胎盘因素	胎盘异常	多次人工流产或分娩、子宫手术史、前置胎盘、胎盘早剥
	胎盘、胎膜残留	产次多,既往有胎盘粘连史
凝血功能障碍	血液系统疾病	遗传性凝血功能疾病、血小板减少症
	肝脏疾病	重症肝炎、妊娠急性脂肪肝
	产科DIC	羊水栓塞、Ⅱ～Ⅲ度胎盘早剥、死胎滞留时间长、重度子痫前期及休克晚期

指数＝心率／收缩压（mmHg），见表3；（4）血红蛋白含量测定，血红蛋白每下降 10g/L，失血 400～500ml。但是在产后出血早期，由于血液浓缩，血红蛋白值常不能准确反映实际出血量。

表2　产后出血的临床表现

失血量占血容量比例(%)	脉搏（次）	呼吸（次）	收缩压
<20	正常	14～20	正常
20～30	>100	>20～≤30	稍下降
31～40	>120	>30～≤40	下降
>40	>140	>40	显著下降

脉压差	毛细血管再充盈速度	尿量（ml/h）	中枢神经系统症状
正常	正常	>30	正常
偏低	延迟	20～30	不安
低	延迟	<20	烦躁
低	缺少	0	嗜睡或昏迷

表3　休克指数与估计失血量

休克指数	估计失血量（ml）	估计失血量占血容量的比例(%)
<0.9	<500	<20
1.0	1000	20
1.5	1500	30
≥2.0	≥2500	≥50

值得注意的是失血速度也是反映病情轻重的重要指标，重症的情况包括：失血速度 >150ml/min；3h 内出血量超过血容量的 50%；24h 内出血量超过全身血容量。

三、产后出血的预防

1. 加强产前保健：产前积极治疗基础疾病，充分认识产后出血的高危因素，高危孕妇应于分娩前转诊到有输血和抢救条件的医院。

2. 积极处理第三产程：循证医学研究表明，第三产程积极干预能有效降低产后出血量和发生产后出血的危险度。积极处理第三产程包含 3 个主要的干预措施 [4, 5]:(1)头位胎儿前肩娩出后、胎位异常胎儿全身娩出后、多胎妊娠最后一个胎儿娩出后,预防性应用缩宫素(Ⅰa 级证据),使用方法为缩宫素 10U 肌内注射或 5U 稀释后静脉滴注,也可 10U 加入500ml 液体中,以 100~150ml/h 静脉滴注;(2)胎儿娩出后(45~90s)及时钳夹并剪断脐带,有控制地牵拉脐带协助胎盘娩出;(3)胎盘娩出后按摩子宫。产后 2h 是发生产后出血的高危时段,应密切观察子宫收缩情况和出血量变化,并应及时排空膀胱。

四、产后出血的处理流程

产后出血的处理可分为预警期、处理期和危重期,分别启动一级、二级和三级急救方案,见图 1。产后 2h 出血量>400ml为预警线,应迅速启动一级急救处理,包括迅速建立两条畅通的静脉通道、吸氧、监测生命体征和尿量、向上级医护人员求助、交叉配血,同时积极寻找出血原因并进行处理;如果继续出血,应启动相应的二、三级急救措施。病因治疗是产后出血的最重要治疗,同时兼顾抗休克治疗,并可求助麻醉科、重症监护室(ICU)、血液科医师等协助抢救。在抢救产后大出血时,团体协作十分重要。

五、产后出血的处理原则

(一)一般处理

应在寻找出血原因的同时进行一般处理,包括向有经验的助产士、上级产科医师、麻醉医师和血液科医师求助,通知血库和检验科做好准备;建立双静脉通道维持血液循环,积极补充血容量;进行呼吸管理,保持气道通畅,必要时给氧;监测出血量和生命体征,留置尿管,记录尿量;交叉配血;进行基础的实验室检查(血常规、凝血功能、肝肾功能检查等)并行动态监测[6]。

(二)针对产后出血原因的特殊处理

病因治疗是最根本的治疗,检查宫缩情况、胎盘、产道及凝血机制,针对原因进行积极处理。

1. 宫缩乏力的处理:(1)子宫按摩或压迫法:可采用经腹按摩或经腹经阴道联合按压,按摩时间以子宫恢复正常收缩并能保持收缩状态为止,要配合应用宫缩剂。(2)应用宫缩剂:①缩宫素:为预防和治疗产后出血的一线药物。治疗产后

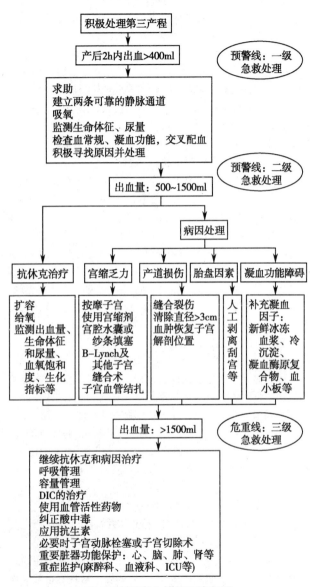

图1　产后出血的处理流程图

出血方法为：缩宫素 10U 肌内注射、子宫肌层或宫颈注射，以后 10～20U 加入 500ml 晶体液中静脉滴注，给药速度根据患者的反应调整，常规速度 250ml/h，约 80mU/min[7]。静脉滴注能立即起效，但半衰期短（1～6min），故需持续静脉滴注。缩宫素应用相对安全，大剂量应用时可引起高血压、水钠潴留和心血管系统副作用；快速静脉注射未稀释的缩宫素，可导致低血压、心动过速和（或）心律失常。因缩宫素有受体饱和现象，无限制加大用量反而效果不佳，并可出现副作用，故 24h 总量应控制在 60U 内。②卡前列素氨丁三醇：为前列腺素 F2α 衍生物（15-甲基 PGF2α），引起全子宫协调有力的收缩。用法为 250μg（1 支）深部肌内注射或子宫肌层注射，3min 起作用，30min 达作用高峰，可维持 2h；必要时重复使用，总量不超过 2000μg（8 支）。哮喘、心脏病和青光眼患者禁用，高血压患者慎用[8]；副作用轻微，偶尔有暂时性的恶心、呕吐等。③米索前列醇：系前列腺素 E_1 的衍生物，可引起全子宫有力收缩，应用方法：米索前列醇 200～600μg 顿服或舌下给药[9]。但米索前列醇副作用较大，恶心、呕吐、腹泻、寒战和体温升高较常见；高血压、活动性心、肝、肾脏病及肾上腺皮质功能不全者慎用，青光眼、哮喘及过敏体质者禁用。(3)手术治疗：在上述处理效果不佳时，可根据患者情况和医师的熟练程度选用下列手术方法。①宫腔填塞：有宫腔水囊压迫和宫腔纱条填塞两种方法，阴道分娩后宜选用水囊压迫，剖宫产术中选用纱条填塞。宫腔填塞后应密切观察出血量、子宫底高度、生命体征变化等，动态监测血红蛋白、凝血功能的状况，以避免宫腔积血，水囊或纱条放置 24～48h 后取出，要注意预防感染[10]。② B-Lynch 缝合：适用于宫缩乏力、胎盘因素和凝血功能异常性产后出血，子宫按摩和宫缩剂无效并有可能切除子宫的患者[11]。先试用两手加压观察出血量是否减少以估计 B-Lynch 缝合成功止血的可能性，应用可吸收线缝合[12]。B-Lynch 缝合术后并发症的报道较为罕见，但有感染和组织坏死的可能，应掌握手术适应证。如合并凝血功能异常，除手术外，需补充凝血因子等。③盆腔血管结扎：包括子宫动脉结扎和髂内动脉结扎。子宫血管结扎适用于难治性产后出血，尤其是剖宫产术中宫缩乏力或胎盘因素的出血，经宫缩剂和按摩子宫无效，或子宫切口撕裂而局部止血困难者。推荐五步血管结扎法[13]：单侧子宫动脉上行支结扎；双侧子宫动脉上行支结扎；子宫动脉下行支结扎；单侧卵巢子宫血管吻合支结扎；双侧卵巢子宫血管吻合支结扎，见图2。髂内动脉结扎术手术操作困难，需要对盆底手术熟练的妇产科医师操作。适用于宫颈或盆底渗血、宫颈或阔韧带出血、腹膜后血肿、保守治疗无效的产后出血，结扎前后需准确辨认髂外动脉和股动脉，必须小心勿损伤髂内静脉[14]，否则可导致严重的盆底出血。④经导管动脉栓塞术（transcatheter arterial embolization，TAE）：适应证：经保守治疗无效的各种难治性产后出血（包括宫缩乏力、产道损伤和胎盘因素等），生命体征稳定。禁忌证：生命体征不稳定、不宜搬动的患者；合并有其他脏器出血的DIC；严重的心、肝、肾和凝血功能障碍；对造影剂过敏者[15]。⑤子宫切除术：适用于各种保守性治疗方法无效者。一般为子宫次全切除术，如前置胎盘或部分胎盘植入宫颈时行子宫全切除术。操作注意事项：由于子宫切除时仍有活动性出血，故需以最快的速度"钳夹、切断、下移"，直至钳夹至子宫动脉水平以下，然后缝合打结，注意避免损伤输尿管[16]。对子宫切除术后盆腔广泛渗血者，用大纱条填塞压迫止血并积极纠正凝血功能障碍。

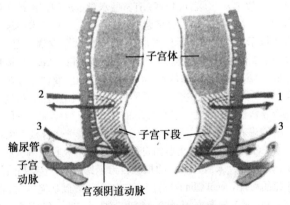

图2　子宫血管结扎步骤示意图

1：单侧子宫动脉上行支结扎
2：双侧子宫动脉上行支结扎
3：子宫动脉下行支结扎

2. 产道损伤的处理：应在良好的照明下，查明损伤部位，注意有无多处损伤，缝合时尽量恢复原解剖关系，并应超过裂伤顶端 0.5cm 缝合。血肿应切开清除积血，缝扎止血或碘仿纱条填塞血肿压迫止血，24～48h 后取出。小血肿可密切观察，采用冷敷、压迫等保守治疗。

子宫内翻：如发生子宫内翻，产妇无严重休克或出血，子宫颈环尚未缩紧，可立即将内翻子宫体还纳（必要时可在麻醉后还纳），还纳后静脉滴注缩宫素，直至宫缩良好后将手撤出。如经阴道还纳失败，可改为经腹子宫还纳术，如果患者血压不稳定，在抗休克同时行还纳术[17]。

子宫破裂：立即开腹行手术修补或行子宫切除术。

3. 胎盘因素的处理：(1)对胎盘未娩出伴活动性出血可立即行人工剥离胎盘术。术前可用镇静剂，手法要正确轻柔，勿强行撕拉，防胎盘残留、子宫损伤或子宫内翻。(2)对胎盘、胎膜残留者应用手或器械清理，动作要轻柔，避免子宫穿孔。(3)胎盘植入伴活动性出血者，采用子宫局部楔形切除或子宫全切除术[18]。

4. 凝血功能障碍的处理：一旦确诊应迅速补充相应的凝血因子。(1)血小板：血小板低于 $(20～50)×10^9/L$ 或血小板降低出现不可控制的渗血时使用。(2)新鲜冰冻血浆：是新鲜抗凝全血于 6～8h 内分离血浆并快速冰冻，几乎保存了血液中所有的凝血因子、血浆蛋白、纤维蛋白原。使用剂量 10～15ml/kg。(3)冷沉淀：输注冷沉淀主要为纠正纤维蛋白原的缺乏，如纤维蛋白原浓度高于 150g/L 不必输注冷沉淀。冷沉淀常用剂量为 1～1.5U/10kg。(4)纤维蛋白原：输入纤维蛋白原 1g 可提升血液中纤维蛋白原 25g/L，1 次可输入纤维蛋白原 2～4g。

参 考 文 献

[1] Oyelese Y, Scorza WE, Mastrolia R, et al. Postpartum hemorrhage. Obstet Gynecol Clin North Am, 2007, 34: 421-441.

[2] American College of Obstetricians and Gynecologists. ACOG practice bulletin: clinical management guidelines for obstetrician-gynecologists number 76, October 2006: postpartum hemorrhage. Obstet Gynecol, 2006, 108: 1039-1047.

[3] Cohen WR. Hemorrhagic shock in obstetrics. J Perinat Med, 2006, 34: 263-271.

[4] Elbourne DR, Prendiville WJ, Carroli G, et al. Prophylactic use of oxytocin in the third stage of labour. Cochrane Database Syst Rev, 2001, (4): CD001808.

[5] Mc Donald S. Management of the third stage of labor. J Midwifery Womens Health, 2007, 52: 254-261.

[6] Anderson JM, Etches D. Prevention and management of postpartum hemorrhage. Am Fam Physician, 2007, 75: 875-882.

[7] Wedisinghe L, Macleod M, Murphy DJ. Use of oxytocin to prevent haemorrhage at caesarean section-a survey of practice in the United Kingdom. Eur J Obstet Gynecol Reprod Biol, 2008, 137: 27-30.

[8] Lamont RF, Morgan DJ, Logue M, et al. A prospective randomised trial to compare the efficacy and safety of hemabate and syntometrine for the prevention of primary postpartum haemorrhage. Prostaglandins Other Lipid Mediat, 2001, 66: 203-210.

[9] Gülmezoglu AM, Forna F, Villar J, et al. Prostaglandins for preventing postpartum haemorrhage. Cochrane Database Syst Rev, 2007, 18: CD000494.

[10] Dabelea V, Schultze PM, McDuffie RS. Intrauterine balloon tamponade in the management of postpartum hemorrhage. Am J Perinatol, 2007, 24: 359-364.

[11] El-Hamamy E, B-Lynch C. A worldwide review of the uses of the uterine compression suture techniques as alternative to hysterectomy in the management of severe post-partum haemorrhage. J Obstet Gynaecol, 2005, 25: 143-149.

[12] Price N, B-Lynch C. Technical description of the B-Lynch brace suture for treatment of massive postpartum hemorrhage and review of published cases. Int J Fertil Womens Med, 2005, 50: 148-163.

[13] Abd Rabbo SA. Stepwise uterine devascularization: a novel technique for management of uncontrolled postpartum hemorrhage with preservation of the uterus. Am J Obstet

Gynecol，1994，171：694-700.

[14] Papathanasiou K，Tolikas A，Dovas D，et al. Ligation of internal iliac artery for severe obstetric and pelvic haemorrhage：10 year experience with 11 cases in a university hospital. J Obstet Gynaecol，2008，28：183-184.

[15] Vegas G，Illescas T，Muñoz M，et al. Selective pelvic arterial embolization in the management of obstetric hemorrhage. Eur J Obstet Gynecol Reprod Biol，2006，127：68-72.

[16] Glaze S，Ekwalanga P，Roberts G，et al. Peripartum hysterectomy：1999 to 2006. Obstet Gynecol，2008，111：732-738.

[17] Achanna S，Mohamed Z，Krishnan M. Puerperal uterine inversion: a report of four cases. J Obstet Gynaecol Res，2006，32：341-345.

[18] Sumigama S，Itakura A，Ota T，et al. Placenta previa increta/percreta in Japan: a retrospective study of ultrasound findings，management and clinical course. J Obstet Gynaecol Res，2007，33：606-611.

(通信作者：刘兴会)

备注：中华医学会妇产科学分会产科学组参与执笔"产后出血预防与处理指南(草案)"的专家组成员：杨慧霞、刘兴会、贺晶、胡娅莉、时春艳、段涛、张为远、赵三存、陈敦金、董悦、黄醒华

（本文刊载于《中华妇产科杂志》2009 年第 44 卷第 7 期第 554-557 页）

孕前和孕期保健指南(第1版)

中华医学会妇产科学分会产科学组

  孕前和孕期保健(prenatal care and antenatal care)是降低孕产妇死亡和出生缺陷的重要措施。传统孕期保健特别是产前检查的次数、内容、孕周及间隔时间等缺乏循证医学证据的支持,已经不能适应现代产前保健的要求,我国各地区和不同医院产前检查的方案存在较大差异,甚至同一医院不同的产科医师提供的产前检查方案也不一致,这也是导致目前我国孕产妇死亡率和新生儿出生缺陷率较高的重要原因。

  近年来,随着对围产期并发症认识的深入和产前筛查技术的进步,美国[1-3]、英国[4]、加拿大[5]和WHO[6]等制定的孕前和孕期保健指南不断更新。因此,有必要制定适宜我国国情的孕前和孕期保健指南。本指南的制定参考了美国、英国、加拿大和WHO最新发布的孕前和孕期保健指南以及循证医学证据,并遵循《中华人民共和国母婴保健法》,国家人口和计划生育委员会《国家免费孕前优生健康检查项目试点工作技术服务规范(试行)》(2010年)[7],国家卫生部《孕前保健服务工作规范(试行)》(2007年)[8],国家卫生部《产前诊断技术管理办法》及相关配套文件(2002年)[9],国家卫生部《我国城市围产保健管理办法》(1987年)[10]和《农村孕产妇系统保健管理办法》(1989年)[11],也充分考虑了卫生经济学的要求。本指南的内容包括:健康教育及指导、常规保健内容、辅助检查项目(分为必查项目和备查项目),其中健康教育及指导、常规保健内容和辅助检查的必查项目适用于所有的孕妇,辅助检查项目中,有条件的医院或有指征时可开展备查项目。

孕前保健(孕前3个月)

  孕前保健是通过评估和改善计划妊娠夫妇的健康状况,降低或消除导致出生缺陷等不良妊娠结局的危险因素,预防出生缺陷发生,提高出生人口素质,是孕期保健工作的前移。

一、健康教育及指导

遵循普遍性指导和个性化指导相结合的原则,对计划妊娠的夫妇进行孕前健康教育及指导,主要内容包括:(1)有准备、有计划的妊娠,避免高龄妊娠。(2)合理营养,控制体质量增加。(3)补充叶酸 0.4～0.8mg/d[12],或经循证医学验证的含叶酸的复合维生素[13]。既往发生过神经管缺陷(NTD)的孕妇,则需每天补充叶酸 4mg[3]。(4)有遗传病、慢性疾病和传染病而准备妊娠的妇女,应予以评估并指导。(5)合理用药,避免使用可能影响胎儿正常发育的药物。(6)避免接触生活及职业环境中的有毒有害物质(如放射线、高温、铅、汞、苯、砷、农药等),避免密切接触宠物[3]。(7)改变不良的生活习惯(如吸烟[14]、酗酒[15]、吸毒[16]等)及生活方式[17];避免高强度的工作、高噪音环境[1, 3]和家庭暴力[18-19]。(8)保持心理健康,解除精神压力,预防孕期及产后心理问题的发生[20-21]。(9)合理选择运动方式[3-4, 22]。

二、常规保健

1. 评估孕前高危因素:(1)询问准备妊娠夫妇的健康状况。(2)评估既往慢性疾病史,家族和遗传病史,不宜妊娠者应及时告知。(3)详细了解不良孕产史。(4)了解生活方式、饮食营养、职业状况及工作环境、运动(劳动)情况、家庭暴力、人际关系等。

2. 身体检查:(1)包括测量血压、体质量,计算体质指数(BMI),BMI = 体质量(kg)/身高(m)^2。(2)常规妇科检查。

三、辅助检查

1. 必查项目:包括以下项目[7-8]:(1)血常规;(2)尿常规;(3)血型(ABO 和 Rh);(4)肝功能;(5)肾功能;(6)空腹血糖;(7)HBsAg;(8)梅毒螺旋体;(9)HIV 筛查;(10)宫颈细胞学检查(1年内未查者)。

2. 备查项目:包括以下项目:(1)弓形虫、风疹病毒、巨细胞病毒和单纯疱疹病毒(TORCH)筛查[1, 3-4, 7-8]。(2)宫颈阴道分泌物检查(阴道分泌物常规、淋球菌、沙眼衣原体)[1-3, 7-8]。(3)甲状腺功能检测[2]。(4)地中海贫血筛查(广东、广西、海南、湖南、湖北、四川、重庆等地)[1-4, 7, 23-24]。(5)75g 口服葡萄糖耐量试验(OGTT;针对高危妇女)[2, 25]。(6)血脂检查[1]。

(7)妇科超声检查。(8)心电图检查。(9)胸部 X 线检查[1]。

孕 期 保 健

　　孕期保健的主要特点是要求在特定的时间,系统提供有证可循的产前检查项目。产前检查的时间安排要根据产前检查的目的来决定[1-5]。

一、产前检查的次数及孕周

　　合理的产前检查次数及孕周不仅能保证孕期保健的质量,也能节省医疗卫生资源。针对发展中国家无合并症的孕妇,WHO(2006 年)建议至少需要 4 次产前检查,孕周分别为妊娠＜16 周、24～28 周、30～32 周和36～38 周[6]。根据目前我国孕期保健的现状和产前检查项目的需要,本指南推荐的产前检查孕周分别是:妊娠 6～13 周[+6], 14～19 周[+6], 20～23 周[+6], 24～28 周,30～32 周,33～36 周,37～41 周。有高危因素者,酌情增加次数。

二、产前检查的内容

　　(一)首次产前检查(妊娠 6～13 周[+6])

　　1. 健康教育及指导:(1)流产的认识和预防[1]。(2)营养和生活方式的指导(卫生、性生活、运动锻炼、旅行、工作)[3-4, 26]。(3)继续补充叶酸 0.4～0.8mg/d 至孕 3 个月,有条件者可继续服用含叶酸的复合维生素[1, 3-4, 12-13]。(4)避免接触有毒有害物质(如放射线、高温、铅、汞、苯、砷、农药等),避免密切接触宠物[3]。(5)慎用药物,避免使用可能影响胎儿正常发育的药物。(6)必要时,孕期可接种破伤风或流感疫苗[1-3, 27-30]。(7)改变不良的生活习惯(如吸烟[14]、酗酒[15]、吸毒[16] 等)及生活方式[17];避免高强度的工作[1, 3]、高噪音环境和家庭暴力[18-19]。(8)保持心理健康,解除精神压力,预防孕期及产后心理问题的发生[4]。

　　2. 常规保健:(1)建立孕期保健手册。(2)仔细询问月经情况,确定孕周,推算预产期[1-4]。(3)评估孕期高危因素。孕产史,特别是不良孕产史如流产、早产、死胎、死产史,生殖道手术史,有无胎儿的畸形或幼儿智力低下,孕前准备情况,本人及配偶家族史和遗传病史[1-2]。注意有无妊娠合并症,如慢性高血压、心脏病、糖尿病、肝肾疾病、系统性红斑狼疮、血液病、神经和精神疾病等,及时请相关学科会诊,不宜继续妊娠者应告知并及时终止妊娠;高危妊娠继续妊娠者,评估是否转诊[2]。本次妊娠有无阴道出血,有无可能致畸的因素。(4)身体检查。包括测量血压、体质量,计算 BMI[31];常规妇科检查(孕前 3 个月未做者)[1,4];胎心率测定(采用多普勒听诊,妊娠12 周左右)。

3.必查项目:(1)血常规;(2)尿常规;(3)血型(ABO 和Rh);(4)肝功能;(5)肾功能;(6)空腹血糖;(7)HBsAg[32-35];(8)梅毒螺旋体[33-35];(9)HIV 筛查[1-5, 34-35]。(注:孕前 6 个月内已查的项目,可以不重复检查)。

4.备查项目:(1)丙型肝炎病毒(HCV)筛查[1, 3-4, 32]。(2)抗 D 滴度检查(Rh 阴性者)[1-3]。(3)75g OGTT(高危孕妇或有症状者)[1, 5]。(4)地中海贫血筛查(广东、广西、海南、湖南、湖北、四川、重庆等地)[1-4, 7, 23-24]。(5)甲状腺功能检测[2]。(6)血清铁蛋白(血红蛋白 <105g/L 者)检测[2]。(7)结核菌素(PPD)试验(高危孕妇)[1-3]。(8)宫颈细胞学检查(孕前 12 个月内未检查者)[2-3, 33]。(9)宫颈分泌物检测淋球菌和沙眼衣原体(高危孕妇或有症状者)[1-3, 34-35]。(10)细菌性阴道病(BV)的检测(早产史者)[2-3]。(11)胎儿染色体非整倍体异常的早孕期母体血清学筛查[妊娠相关血浆蛋白 A(PAPP-A)和游离 β-hCG,妊娠 10～13 周 +6][1-2, 4, 36-40]。注意事项:空腹;超声检查确定孕周;确定抽血当天的体质量。高危者,可考虑绒毛活检或联合中孕期血清学筛查结果再决定羊膜腔穿刺检查[1, 36-40]。(12)超声检查。在早孕期行超声检查:确定宫内妊娠和孕周,胎儿是否存活,胎儿数目或双胎绒毛膜性质,子宫附件情况。在妊娠 11～13 周 +6 超声检查测量胎儿颈后透明层厚度(nuchal translucency, NT)[1-2, 4, 41-43];核定孕周[3-4]。NT 测量按照英国胎儿医学基金会标准进行[42]。(13)绒毛活检(妊娠 10～12周,主要针对高危孕妇)[1, 5]。(14)心电图检查[33]。

(二)妊娠 14～19 周 +6 产前检查

1.健康教育及指导:(1)流产的认识和预防。(2)妊娠生理知识。(3)营养和生活方式的指导。(4)中孕期胎儿染色体非整倍体异常筛查的意义。(5)血红蛋白 <105g/L,血清铁蛋白 <12μg/L,补充元素铁 60～100mg/d[2, 4]。(6)开始补充钙剂,600mg/d[1, 3]。

2.常规保健:(1)分析首次产前检查的结果。(2)询问阴道出血、饮食、运动情况。(3)身体检查,包括血压、体质量,评估孕妇体质量增长是否合理;宫底高度和腹围,评估胎儿体质量增长是否合理;胎心率测定。

3. 必查项目:无。

4. 备查项目:(1)胎儿染色体非整倍体异常的中孕期母体血清学筛查(妊娠 15~20 周,最佳检测孕周为 16~18 周)[1-2, 4, 37-40, 44-45]。注意事项:同早孕期血清学筛查。(2)羊膜腔穿刺检查胎儿染色体核型(妊娠 16~21 周;针对预产期时孕妇年龄≥35 岁或高危人群)[9]。

(三)妊娠 20~23 周 +6 产前检查

1. 健康教育及指导:(1)早产的认识和预防。(2)营养和生活方式的指导。(3)胎儿系统超声筛查的意义。

2. 常规保健:(1)询问胎动、阴道出血、饮食、运动情况。(2)身体检查同妊娠 14~19 周 +6 产前检查。

3. 必查项目:(1)胎儿系统超声筛查(妊娠 18~24 周)[33, 46-49],筛查胎儿的严重畸形。(2)血常规、尿常规。

4. 备查项目:宫颈评估(超声测量宫颈长度)[1-2, 50]。

(四)妊娠 24~28 周产前检查

1. 健康教育及指导:(1)早产的认识和预防。(2)妊娠期糖尿病(GDM)筛查的意义。

2. 常规保健:(1)询问胎动、阴道出血、宫缩、饮食、运动情况。(2)身体检查同妊娠 14~19 周 +6 产前检查。

3. 必查项目:(1)GDM 筛查。先行 50g 葡萄糖筛查(GCT),如血糖为 7.2~11.1mmol/L,则进行 75g OGTT;若 >11.1mmol/L,则测定空腹血糖 [1-5, 25]。国际最近推荐的方法是可不必先行 50g GCT,有条件者可直接行 75g OGTT,其正常上限为空腹血糖 5.1mmol/L,餐后 1h 血糖为 10.0mmol/L,餐后 2h 血糖为 8.5mmol/L[51];或者通过检测空腹血糖作为筛查标准。(2)尿常规。

4. 备查项目:(1)抗 D 滴度检查(Rh 阴性者)[1-3]。(2)宫颈阴道分泌物检测胎儿纤维连接蛋白(fFN)水平(早产高危者)[2, 50, 52]。

(五)妊娠 30~32 周产前检查

1. 健康教育及指导:(1)分娩方式指导。(2)开始注意胎动 [1-2, 4]。(3)母乳喂养指导 [4]。(4)新生儿护理指导 [4]。

2．常规保健：(1)询问胎动、阴道出血、宫缩、饮食、运动情况。(2)身体检查同妊娠 14~19 周[+6] 产前检查；胎位检查。

3．必查项目：(1)血常规、尿常规。(2)超声检查：胎儿生长发育情况、羊水量、胎位、胎盘位置[3-4]。

4．备查项目：早产高危者，超声测量宫颈长度[1-2, 50] 或宫颈阴道分泌物检测 fFN 水平[2, 50, 52]。

（六）妊娠 33~36 周产前检查

1．健康教育及指导：(1)分娩前生活方式的指导。(2)分娩相关知识(临产的症状、分娩方式指导、分娩镇痛)[2]。(3)新生儿疾病筛查[4]。(4)抑郁症的预防[1-2, 53]。

2．常规保健：(1)询问胎动、阴道出血、宫缩、皮肤瘙痒、饮食、运动、分娩前准备情况。(2)身体检查同妊娠 30~32 周产前检查。

3．必查项目：尿常规。

4．备查项目：(1)妊娠 35~37 周 B 族链球菌(GBS)筛查：具有高危因素的孕妇(如合并糖尿病、前次妊娠出生的新生儿有 GBS 感染等)，取肛周与阴道下 1/3 的分泌物培养[54-55]。(2)妊娠 32~34 周肝功能、血清胆汁酸检测[妊娠期肝内胆汁淤积症(ICP)高发病率地区的孕妇]。(3)妊娠 34 周开始电子胎心监护[无负荷试验，(NST)]检查(高危孕妇)[4]。(4)心电图复查(高危孕妇)。

（七）妊娠 37~41 周产前检查

1．健康教育及指导：(1)分娩相关知识(临产的症状、分娩方式指导、分娩镇痛)[1-2]。(2)新生儿免疫接种指导[1, 4]。(3)产褥期指导。(4)胎儿宫内情况的监护。(5)妊娠≥41 周，住院并引产[2, 4, 56]。

2．常规保健：(1)询问胎动、宫缩、见红等。(2)身体检查同妊娠 30~32 周产前检查；行宫颈检查及 Bishop 评分[1-2]。

3．必查项目：(1)超声检查：评估胎儿大小、羊水量、胎盘成熟度、胎位和脐动脉收缩期峰值和舒张末期流速之比(S/D 比值)等[2, 4]。(2)NST 检查(每周 1 次)[2, 4, 33]。

4．备查项目：无。

三、孕期不推荐常规检查的内容

1．骨盆外测量：已有充分的证据表明骨盆外测量并不能预测产时头盆不称。因此，孕期不需要常规检查骨盆外测量[1-2]。

对于阴道分娩的孕妇,妊娠晚期可测定骨盆出口径线。

2. 弓形虫、巨细胞病毒和单纯疱疹病毒血清学筛查:目前,对这3种病原体没有成熟的筛查手段,孕妇血清学特异性抗体检测均不能确诊孕妇何时感染、胎儿是否受累及有无远期后遗症,也不能依据孕妇的血清学筛查结果来决定是否需要终止妊娠。建议孕前筛查或孕期有针对性的筛查,不宜对所有的孕妇进行常规筛查,避免给孕妇带来心理的恐惧和不必要的干预[1-3, 34]。

3. BV筛查:妊娠期BV的发生率为10%~20%,与早产发生有关,早产高危孕妇可筛查BV,但不宜针对所有孕妇进行常规BV筛查[1-3]。

4. 宫颈阴道分泌物检测fFN及超声检查评估宫颈:早产高危孕妇,这两项筛查的价值在于阴性结果提示近期内无早产可能,从而减低不必要的干预。但是尚没有足够的证据支持对所有孕妇进行宫颈阴道分泌物fFN检测及超声宫颈评估[1-2]。

5. 每次产前检查时检查尿蛋白和血常规:不需要每次产前检查时进行尿蛋白和血常规检查,但妊娠期高血压疾病和妊娠期贫血的孕妇可反复进行尿蛋白和血常规检查[1-2]。

6. 甲状腺功能筛查:孕妇甲状腺功能减退影响儿童神经智能的发育,有专家建议筛查所有孕妇的甲状腺功能[游离三碘甲状腺原氨酸(FT_3)、游离甲状腺素(FT_4)和促甲状腺素(TSH)],但是目前尚没有足够的证据支持对所有孕妇进行甲状腺功能的筛查,孕期应保证充足的碘摄入[2]。

7. 结核病筛查:目前,尚没有足够的证据支持对所有孕妇进行结核病的筛查(包括PPD试验和胸部X线检查)。高危孕妇(结核病高发区、居住条件差、HIV感染、药瘾者)可以在妊娠任何时期进行结核病筛查[3]。

参 考 文 献

[1] Institute for Clinical Systems Improvement. Health care guideline: routine prenatal care. 14th ed. Minnesota: ICSI, 2010: 1-97.

[2] National CPG Council. VA/DoD clinical practice guideline for pregnancy management.2nd ed. Washington, DC: The Pregnancy Management Working Group, 2009: 1-60.

[3] Vincenzo B. Obstetric cvidence based guidelines. London: Informa, 2007: 3-16.

[4] National Institute for Health and Clinical Excellence. Antenatal care routine care for the healthy pregnant woman. NICE clinical guideline 62. London: NICE, 2008: 1-56.

[5] British Columbia Reproductive Care Program. Antenal screening and diagnostic testing for singleton pregnancies. Obstetric guideline 17. Vancouver: BCRCP, 2003: 1-6.

[6] World Health Organization. Pregnancy, childbirth, postpartum and newborn care: a guide for essential practice. 2nd ed. Geneva: WHO, 2006: 44-63.

[7] 国家人口和计划生育委员会. 国家免费孕前优生健康检查项目试点工作技术服务规范（试行）[EB/OL]. [2010-05-14]. http://www.docin.com/p-96280828.html.

[8] 国家卫生部. 孕前保健服务工作规范（试行）[EB/OL]. [2007-02-06]. http://www.moh.gov.cn/publicfiles/business/htmlfiles/mohbgt/pw10703/200804/18835.htm.

[9] 国家卫生部. 产前诊断技术管理办法[EB/OL]. [2002-12-13]. http://www.moh.gov.cn/publicfiles/business/htmlfiles/mohfybjysqwss/s7899/200804/17612.htm.

[10] 国家卫生部. 我国城市围产保健管理办法[EB/OL]. [1987-04-20]. http://www.docin.com/p-14221121.html.

[11] 国家卫生部. 农村孕产妇系统保健管理办法[EB/OL]. [1989-02-10]. http://www.docin.com/p-509568.html.

[12] Wolff T, Witkop CT, Miller T, et al. Folic acid supplementation for the prevention of neural tube defects: an update of the evidence of the U.S. Preventive Services Task Force. Ann Intern Med, 2009, 150: 632-639.

[13] Czeizel AE, Dudás I. Prevention of the first occurrence of neural-tube defects by periconceptional vitamin supplementation. N Engl J Med, 1992, 327: 1832-1835.

[14] Wisborg K, Henriksen TB, Jespersen LB, et al. Nicotine patches for pregnant smokers: a randomized controlled study. Obstet Gynecol, 2000, 96: 967-971.

[15] Chang G, Wilkins-Haug L, Berman S, et al. Brief intervention

for alcohol use in pregnancy: a randomized trial. Addiction, 1999, 94: 1499-1508.

[16] Howell EM, Heiser N, Harrington M. A review of recent findings on substance abuse treatment for pregnant women. J Subst Abuse Treat, 1999, 16: 195-219.

[17] Mayet S, Groshkova T, Morgan L, et al. Drugs, alcohol and pregnant women changing characteristics of women engaging with a specialist perinatal outreach addictions service. Drug Alcohol Rev, 2008, 27: 490-496.

[18] Sarkar NN. The impact of intimate partner violence on women's reproductive health and pregnancy outcome. J Obstet Gynaecol, 2008, 28: 266-271.

[19] Gazmararian JA, Lazorick S, Spitz AM, et al. Prevalence of violence against pregnant women. JAMA, 1996, 275: 1915-1920.

[20] American College of Obstetricians and Gynecologists. Committee on Obstetric Practice. Committee opinion no.453: Screening for depression during and after pregnancy. Obstet Gynecol, 2010, 115: 394-395.

[21] National Institute for Health and Clinical Excellence. Antenatal and postnatal mental health: clinical management and service guidance. NICE Clinical Guideline 45. London: NICE, 2007: 1-48.

[22] Bungum TJ, Peaslee DL, Jackson AW, et al. Exercise during pregnancy and type of delivery in nulliparae. J Obstet Gynecol Neonatal Nurs, 2000, 29: 258-264.

[23] ACOG Committee on Obstetrics. ACOG Practice Bulletin No. 78: hemoglobinopathies in pregnancy. Obstet Gynecol, 2007, 109: 229-237.

[24] 何冰. 妊娠合并地中海贫血的筛查和产前诊断. 实用妇产科杂志, 2003, 19: 136-137.

[25] 中华医学会妇产科分会产科学组, 中华医学会围产医学分会妊娠合并糖尿病协作组. 妊娠合并糖尿病临床诊断与治疗推荐指南(草案). 中华妇产科杂志, 2007, 42: 426-428.

[26] Exercise during pregnancy and the postpartum period. ACOG Technical Bulletin Number 189-February 1994. Int J Gynaecol

Obstet,1994,45:65-70.

[27] Centers for Disease Control and Prevention. Pregnant women and novel influenza A(H1N1)considerations for clinicians [EB/OL]. http://www.guideline.gov/content.aspx?id=14649.

[28] Murphy TV, Slade BA, Broder KR, et al. Prevention of pertussis, tetanus, and diphtheria among pregnant and postpartum women and their infants recommendations of the Advisory Committee on Immunization Practices(ACIP). MMWR Recomm Rep, 2008, 57: 1-51.

[29] American College of Obstetricians and Gynecologists Committee on Obstetric Practice. ACOG Committee Opinion No. 468: Influenza vaccination during pregnancy. Obstet Gynecol, 2010, 116: 1006-1007.

[30] ACOG Committee on Obstetric Practice. ACOG committee opinion number 305, November 2004. Influenza vaccination and treatment during pregnancy. Obstet Gynecol, 2004, 104: 1125-1126.

[31] American College of Obstetricians and Gynecologists. ACOG Committee Opinion number 315, September 2005. Obesity in pregnancy. Obstet Gynecol, 2005, 106: 671-675.

[32] American College of Obstetricians and Gynecologists. ACOG Practice Bulletin No. 86: Viral hepatitis in pregnancy. Obstet Gynecol, 2007, 110: 941-955.

[33] 裘佳敏, 刘铭, 段涛. 产前检查. 中华全科医师杂志, 2007, 6: 334-336.

[34] 董悦. 对围产期TORCH感染筛查的重新评价. 中华妇产科杂志, 2004, 39: 725-728.

[35] 漆洪波, 罗欣. 产前检查应规范化. 中国实用妇科与产科杂志, 2009, 25: 725-727.

[36] 李之朋, 杨春艳, 陈敏. 唐氏综合征的早期筛查. 中国实用妇科与产科杂志, 2008, 24: 87-90.

[37] ACOG Committee on Practice Bulletine. ACOG Practice Bulletin No.77: screening for fetal chromosomal abnormalities. Obstet Gynecol, 2007, 109: 217-227.

[38] Wald NJ, Rodeck C, Hackshaw AK, et al. First and second

trimester antenatal screening for Down syndrome: the results of the serum, urine and ultrasound screening study(SURUSS). Health Technol Assess, 2003, 7: 1-77.

[39] Malone FD, Canick JA, Ball RH, et al. First trimester or second trimester screening, or both, for Down's syndrome. N Engl J Med, 2005, 353: 2001-2011.

[40] Wald NJ, Nuttly WJ, Hackshaw AK. Antenatal screening for Down syndrome with the quadruple test. Lancet, 2003, 361: 835-836.

[41] 严英榴. 胎儿结构异常的早孕期超声筛查. 中国实用妇科与产科杂志, 2008, 24: 102-106.

[42] Nicolaides KH. Increased nuchal translucency with normal karyotype // Nicolaides KH. The 11-13^{+6} weeks scan. London: Fetal Medicine Foundation, 2004: 71-94.

[43] American Institute of Ultrasound in Medicine. AIUM practice guideline for the performance of an antepartum obstetric ultrasound examination[EB/OL]. [2007-10-01]. http://www.aium.org/publications/guideline/obstetric.pdf.

[44] 周建军, 胡娅莉. 唐氏综合征的中孕期筛查. 中国实用妇科与产科杂志, 2008, 24: 90-93.

[45] 边旭明, 刘俊涛, 戚庆炜, 等. 对孕中期妇女行血清学二联指标筛查胎儿唐氏综合征的多中心前瞻性研究. 中华妇产科杂志, 2008, 43: 805-809.

[46] Abuhamad AZ; ACOG Committee on Practice Bulletins-Obstetrics. ACOG Practice Bulletin, clinical management guidelines for obstetrician-gynecologists number 98, October 2008. Ultrasonography in pregnancy. Obstet Gynecol, 2008, 112: 951-961.

[47] 陈敏. 胎儿结构异常的中孕期超声筛查. 中国实用妇科与产科杂志, 2008, 24: 106-110.

[48] 严英榴. 先天性心脏病的产前筛查及诊断. 中华临床医师杂志, 2010, 4: 706-710.

[49] Pilu G, Nicolaides KH, Ximenes R, et al. Stansard views for examination of the fetus: the 18-23 weeks scan. London: ISUOG Fetal Medicine Foundation, 2002: 1-3.

[50] 中华医学会妇产科分会产科学组. 早产的临床诊断与治疗推荐指南（草案）. 中华妇产科杂志, 2007, 42: 498-500.

[51] International Association of Diabetes and Pregnancy Study Groups Consensus Panel. International association of diabetes and pregnancy study groups recommendations on the diagnosis and classification of hyperglycemia in pregnancy. Diabetes Care, 2010, 33: 676-682.

[52] 时春艳, 杨慧霞, 金燕志, 等. 胎儿纤维连接蛋白对先兆早产孕妇发生早产的预测价值. 中华围产医学杂志, 2006, 9: 2-5.

[53] American College of Obstetricians and Gynecologists Committee on Health Care for Undeserved Women. ACOG Committee Opinion No. 343: psychosocial risk factors: perinatal screening and intervention. Obstet Gynecol, 2006, 108: 469-477.

[54] 马延敏, 吴连方, 黄醒华, 等. 孕妇B族溶血性链球菌带菌与母婴预后的关系. 中华妇产科杂志, 2000, 35: 32-35.

[55] American College of Obstetricians and Gynecologists. ACOG Committee Opinion: number 279. Prevention of early-onset group B streptococcal disease in newborns. Obstet Gynecol, 2002, 100: 1405-1412.

[56] 中华医学会妇产科学分会产科学组. 妊娠晚期促宫颈成熟与引产指南（草案）. 中华妇产科杂志, 2008, 43: 75-76.

（通信作者：漆洪波）

备注：中华医学会妇产科学分会参与执笔"孕前和孕期保健指南（第1版）"的专家组成员：漆洪波，常青，李力。审阅专家组成员：杨慧霞，张为远，黄醒华，胡娅莉，刘兴会，时春艳，刘彩霞，董悦

（**本文刊载于《中华妇产科杂志》2011年第46卷第2期第150-153页**）

妊娠期肝内胆汁淤积症诊疗指南（第1版）

中华医学会妇产科学分会产科学组

妊娠期肝内胆汁淤积症（intrahepatic cholestasis of pregnancy，ICP）是一种严重的妊娠期并发症，是导致围产儿病死率升高的主要原因之一。其发生有明显的地域和种族差异，目前，我国无确切的 ICP 流行病学资料，迄今国际上尚无有关 ICP 的一致诊治意见，也缺乏基于循证医学并适合于我国的诊治指南。为此，中华医学会妇产科学分会产科学组组织国内有关专家，制定了"妊娠期肝内胆汁淤积症诊疗指南（第1版）"。本指南旨在帮助临床医师对 ICP 诊疗做出合理的临床决策，并非强制性标准，也不可能包括或解决 ICP 诊治中的所有问题。对此，在针对某一具体患者时，临床医师在参考本指南基础上，需全面评估患者具体病情及检查结果，制定合理的诊治方案。随着有关 ICP 新研究结果和循证医学证据的出现，本指南将不断更新和完善。

ICP 曾有过许多命名，如妊娠期黄疸、妊娠期复发性黄疸、妊娠期肝功能障碍或妊娠期肝损害、妊娠期良性胆汁淤积、特发性妊娠期黄疸、妊娠瘙痒、产科胆汁淤积症、妊娠合并肝内胆汁淤积等。这些名称的改变是特定时期对疾病某方面特征片面认识的体现，反映了人们对 ICP 认识的演变过程。相对而言，ICP 更符合该病的病理生理过程，鉴于国内教科书及文献大多采用 ICP 这一名称，本指南推荐使用该命名。

高 危 因 素

具有 ICP 高危因素的人群其发生率明显升高，因此，认识高危因素对提高该病的识别具有临床价值。

一、孕妇因素

能从常规产前保健中获得，为相对有效、可靠的因素。包括:(1)孕妇年龄 >35 岁[1];(2)具有慢性肝胆疾病,如丙型肝炎、非酒精性肝硬变、胆结石和胆囊炎、非酒精性胰腺炎、有口服避孕药诱导的肝内胆汁淤积病史[2-4];(3)家族中有 ICP者[5];(4)前次妊娠有 ICP 史,据报道再次妊娠 ICP 复发率在40%~70%[5-6]。

二、本次妊娠因素

(1)双胎妊娠孕妇 ICP 发病率较单胎显著升高,而 ICP发病与多胎妊娠的关系仍需进一步积累[7];(2)人工受精后孕妇 ICP 发病相对危险度增加[8]。

临 床 表 现

一、皮肤瘙痒

为主要首发症状,初起为手掌、脚掌或脐周瘙痒,可逐渐加剧而延及四肢、躯干、颜面部。瘙痒程度各有不同,夜间加重,严重者甚至引起失眠。70% 以上发生在妊娠晚期,平均发病孕周为 30 周[9],也有少数在孕中期出现瘙痒的病例。瘙痒大多在分娩后 24~48h 缓解,少数在 1 周或 1 周以上缓解。

二、黄疸

瘙痒发生后 2~4 周内部分患者可出现黄疸,发生率为20%~50%[10],多数仅轻度黄疸,于分娩后 1~2 周内消退。

三、皮肤抓痕

ICP 不存在原发皮损,而是因瘙痒抓挠皮肤出现条状抓痕,皮肤活检无异常表现[11]。尽管 ICP 不存在原发皮损,但由于该病的特殊性和对胎儿造成的风险,有学者提出将 ICP的皮肤表现归属于妊娠期皮肤病的一种[11]。

四、其他表现

少数孕妇可有恶心、呕吐、食欲不振、腹痛、腹泻、轻微脂肪痢等非特异性症状[12]。极少数孕妇出现体质量下降及维生素 K 相关凝血因子缺乏,而后者可能增加产后出血的风险。

辅 助 检 查

一、胆汁酸系列

胆汁酸改变是 ICP 最主要的实验室证据[13-14]。目前,血清胆汁酸的测定主要包括总胆汁酸和甘胆酸。近年文献报道中对胆汁酸系列比较一致的评价是:(1)ICP 孕妇总胆汁酸水平较健康孕妇显著上升,可用于评估 ICP 严重程度。(2)甘胆酸敏感性强,可作为筛查和随访 ICP 的指标。

二、肝酶系列

1. 丙氨酸氨基转移酶和天冬氨酸氨基转移酶:丙氨酸氨基转移酶和天冬氨酸氨基转移酶水平正常或轻度升高,与胆汁酸水平升高无明显先后顺序,其变化与血清总胆汁酸、胆红素变化不平行。升高波动在正常值的 2～10 倍,分娩后 10d 左右转为正常,不遗留肝脏损害。

2. α-谷胱甘肽转移酶:血清 α-谷胱甘肽转移酶水平上升是反映肝细胞损害快速而特异的指标。其在 ICP 诊断中的敏感度及特异度可能优于胆汁酸和肝酶[15-16]。

3. α-羟丁酸脱氢酶:研究发现,ICP 孕妇血清 α-羟丁酸脱氢酶水平较健康孕妇有显著升高,且其升高水平与总胆红素、直接胆红素及碱性磷酸酶呈正相关[17],但能否作为评估 ICP 严重程度的指标未见支持性的证据。

三、胆红素系列

有关胆红素升高的研究报道结果相差颇大。一般而言,血清总胆红素水平正常或轻度升高,平均 30～40μmol/L,最高不超过 170μmol/L,以直接胆红素升高为主。

四、肝炎病毒学系列检查

单纯 ICP 者,其肝炎病毒学系列检查结果为阴性。

五、肝脏 B 超检查

ICP 肝脏无特征性改变,因此,肝脏 B 超检查对于 ICP 诊断意义不大,仅对排除孕妇有无肝胆系统基础疾病有重要意义。

六、肝脏病理检查

肝组织活检是有创性操作,临床少用,仅在诊断不明,而病情严重时进行。

七、胎盘病理检查

ICP 孕妇的胎盘组织光镜及电镜检查:胎盘绒毛板及羊膜均有胆盐沉积,合体滋养细胞肿胀、增生、合体芽增多,血管合体膜减少,绒毛间质水肿、绒毛间隙狭窄、新生绒毛较多,有的绒毛内无血管生长,绒毛小叶间新绒毛互相粘连,占据了绒毛间腔的有限空间,使绒毛间腔更加狭窄。

但尚无证据显示 ICP 胎盘重量、体积及厚度与健康孕妇的胎盘存在差异。

诊　　断

一、妊娠期筛查

由于 ICP 发病率较高,临床无特征性表现,一旦疾病进展,又已对胎儿造成严重影响,因此,在 ICP 高发地区有筛查的必要。

(1)产前检查应常规询问有无瘙痒,有瘙痒者即测定并跟踪血清甘胆酸或总胆汁酸水平变化;(2)发现妊娠合并黄疸、肝酶和胆红素水平升高者,即测定血清甘胆酸和总胆汁酸水平;(3)有 ICP 高危因素者,孕 28 周时测定血清甘胆酸水平,测定结果正常者 3～4 周后重复;(4)一般孕妇孕 32～34 周常规测定血清甘胆酸或总胆汁酸水平。

二、诊断的基本要点

(1)起病大多数在妊娠晚期,少数在妊娠中期;(2)以皮肤瘙痒为主要症状,以手掌、脚掌及四肢为主,程度轻重不等,无皮疹,少数孕妇可出现轻度黄疸;(3)患者全身情况良好,无明显消化道症状;(4)可伴肝功能异常,主要是血清丙氨酸氨基转移酶和天冬氨酸氨基转移酶水平轻、中度升高;(5)可伴血清胆红素水平升高,以直接胆红素为主;(6)分娩后瘙痒及黄疸迅速消退,肝功能也迅速恢复正常。

三、确诊要点

鉴于甘胆酸敏感度强而特异度弱,总胆汁酸特异度强而敏感度弱这一特点,在确诊 ICP 时可根据临床表现并结合这 2 个指标综合评估。一般空腹检测血清甘胆酸水平升高≥10.75μmol/L(正常值 5.61μmol/L)或总胆汁酸水平升高≥10μmol/L 可诊断为 ICP。

四、疾病严重程度判断

制定 ICP 疾病分度有助于临床监护和管理,常用的分度指标包括瘙痒程度和时间、血清甘胆酸、总胆汁酸、肝酶、胆红素水平,但没有一项指标能单独预测与不良围产儿结局间的确切关系。比较一致的观点认为,总胆汁酸水平与疾病程度的关系最为相关[18-20]。

1. 轻度:(1)生化指标:血清总胆汁酸 10～39μmol/L,甘胆酸 10.75～43μmol/L,总胆红素 <21μmol/L,直接胆红素 <6μmol/L,丙氨酸氨基转移酶 <200U/L,天冬氨酸氨

基转移酶<200U/L。(2)临床症状:瘙痒为主,无明显其他症状。

2. 重度:(1)生化指标:血清总胆汁酸≥40μmol/L,血清甘胆酸≥43μmol/L,总胆红素≥21μmol/L,直接胆红素≥6μmol/L,丙氨酸氨基转移酶≥200U/L,天冬氨酸氨基转移酶≥200U/L。(2)临床症状:瘙痒严重,伴有其他症状;<34孕周发生ICP、合并多胎妊娠、妊娠期高血压疾病、复发性ICP、曾因ICP致围产儿死亡者。

治　疗

一、治疗的目标

治疗的目标是缓解瘙痒症状,降低血清总胆汁酸水平,改善肝功能;最终达到延长孕周,改善妊娠结局的目的。

二、病情监测

(一)孕妇生化指标监测

1. 血清甘胆酸10.75~21.5μmol/L、总胆汁酸10~20μmol/L或丙氨酸氨基转移酶<100U/L且无宫缩者,若孕周<32周,1~2周复查;若孕周>32周,1周复查。

2. 血清甘胆酸>21.5μmol/L、总胆汁酸>20μmol/L或丙氨酸氨基转移酶>100U/L者,无论孕周大小,需1周复查。

(二)胎儿宫内状况监测

强调发现胎儿宫内缺氧并采取措施与治疗同样重要。

1. 胎动:评估胎儿宫内状态最简便及时的方法。胎动减少、消失、频繁或无间歇的躁动是胎儿宫内缺氧的危险信号,应立即就诊。

2. 胎儿电子监护:无应激试验(NST)在ICP中的价值研究结果不一致,鉴于NST的特点,仍可将其作为ICP胎儿的监护方法,推荐孕33~34周,每周1次,34周后每周2次。但更应认识到胎心监护的局限性,并强调ICP有无任何预兆胎死宫内的可能,而产程初期缩宫素激惹试验(OCT)异常对围产儿预后不良的发生有良好的预测价值,因此,ICP阴道分娩者必须在产程初期常规做宫缩负荷试验[21-22]。

3. 脐动脉血流分析:胎儿脐动脉收缩期最大血流与舒张末期最大血流比值(S/D)对预测围产儿预后可能有意义,建议孕34周后每周检测1次[23-24]。

4. 产科B超检查:在胎心监护出现不可靠图形,临床又难于做出确切判断时,选用B超进行生物物理评分,但只能作为了解胎儿宫内情况的瞬间指标,其对ICP胎儿在宫内安危的敏感度、特异度有待进一步研究。

5. 羊膜腔穿刺和羊膜镜检查:不建议将羊膜腔穿刺和羊膜镜检查作为ICP孕妇的常规检查,仅建议在了解羊水性状、胎儿成熟度甚至宫内注药时应用[25]。

三、门诊管理

1. 门诊管理患者的标准:无症状或症状较轻、血清甘胆酸 < 21.5μmol/L 或总胆汁酸 < 20μmol/L、丙氨酸氨基转移酶 < 100U/L,且无规律宫缩者。

2. 方法:口服降胆酸药物,7～10d 为1个疗程。

3. 评估:口服药物治疗后根据症状是否缓解及实验室检查结果综合评估,如治疗有效,则继续服药治疗直至血清甘胆酸或总胆汁酸水平接近正常。

4. 随访:适当缩短产前检查间隔,重点监测血清甘胆酸及总胆汁酸指标,加强胎儿电子监护,如病情无好转,则需住院治疗。

四、住院治疗患者的标准

(1)血清甘胆酸≥21.5μmol/L 或总胆汁酸≥20μmol/L,丙氨酸氨基转移酶 > 100U/L 和(或)出现黄疸;(2)ICP 患者出现规律宫缩;(3)ICP 患者瘙痒严重者;(4)门诊治疗无效者;(5)伴其他情况需立即终止妊娠者;(6)孕周在28～32周后的ICP患者。

五、一般处理

(1)低脂饮食[10];(2)适当休息,左侧卧位为主,增加胎盘血流量,计数胎心、胎动;(3)每日吸氧3次,每次30min,以改善胎儿胎盘氧供;(4)局部皮肤涂抹含有薄荷醇的润肤霜、炉甘石制剂,能缓解瘙痒症状,无副作用,但其疗效不确切[26];(5)重视其他不良产科因素治疗,如妊娠期高血压疾病、妊娠期糖尿病的治疗。

六、药物治疗

(一)基本原则

尽可能遵循安全、有效、经济和简便的原则。目前,尚无一种药物能治愈ICP,临床医师应恰当掌握用药的风险与效益比。鉴于对 ICP 病理生理过程认识的局限性和环境、遗传等所导致的孕妇体质异质性，急切需要大规模多中心临床试验指导循证用药。无论选用何种治疗方案，治疗前必须检查总胆汁酸系列、肝功能、胆红素及凝血功能，治疗中及治疗后需及时监测治疗效果、观察药物不良反应，及时调整用药。

（二）降胆酸基本药物

1. 熊脱氧胆酸：(1)疗效评价：熊脱氧胆酸（ursodeoxy-cholic acid，UDCA）缺乏大样本量随机对照试验，在 Cochrane 数据库中只有一篇相关的系统评价，认为 UDCA 在治疗 ICP 中的疗效仍不确切，属于 A 级证据 [27]。但与其他药物对照治疗相比，在缓解瘙痒、降低血清学指标、延长孕周、改善母儿预后方面具有优势 [28-31]，推荐作为 ICP 治疗的一线药物，但停药后可出现反跳情况。(2)剂量：建议按照 15mg·kg^{-1}·d^{-1} 的剂量，分 3 次口服，常规剂量疗效不佳，而又未出现明显副作用时，可加大剂量为每日 1.5～2.0g[32]。(3)胎儿安全性：动物实验证明，UDCA 在羊水和脐血中的蓄积量很低，对胚胎和出生的幼仔无直接损害 [33]。目前，尚未发现 UDCA 造成人类胎儿毒副作用和围产儿远期不良影响的报道，妊娠中晚期使用安全性良好 [34]。

2. S-腺苷蛋氨酸：(1)S-腺苷蛋氨酸（S-adenosylmethionine，SAMe）疗效评价：虽有较多的临床研究，但尚无良好的循证医学证据证明其确切疗效和改善围产结局方面的有效性（Ⅰ/A级），国内就其治疗 ICP 疗效的荟萃分析（Meta 分析）显示，该药可以改善某些妊娠结局，如降低剖宫产率、延长孕周等，停药后也存在反跳现象。建议作为 ICP 临床二线用药或联合治疗（Ⅳ/C 级）[35-38]。(2)剂量：静脉滴注每日 1g，疗程 12～14d；口服 500mg，每日 2 次。对总胆汁酸和甘胆酸水平较高的患者，推荐使用静脉滴注每日 2g[39]。(3)胎儿安全性：尚未发现 SAMe 有对胎儿的毒副作用和对新生儿的远期不良影响。

3. 地塞米松：(1)疗效评价：地塞米松在改善症状和生化指标、改善母儿结局方面疗效不确切（Ⅲ/B 级）[40]。同时由于激素对母胎的副作用，在距离分娩时间尚远时使用更应该慎重。主要应用在妊娠 34 周之前，估计在 7d 之内可能发生早产的 ICP 患者，或疾病严重需计划终止妊娠者的促胎肺成熟（Ⅲ/C 级）[30]。(2)剂量：推荐用量为地塞米松 6mg，肌内注射, 每 12 小时 1 次, 共 4 次。(3)胎儿安全性: 孕期单疗程地塞米松促进胎肺成熟是安全有效的(Ⅰ/A 级), 多疗程对新生儿近远期有不良影响(Ⅱ/B 级)。

(三)降胆酸药物的联合治疗

联合治疗报道的文章样本量小或药物组合复杂, 因此, 目前尚无统一的联合治疗方案。比较集中的联合方案是: UDCA 250mg 每日 3 次口服, 联合 SAMe 500mg 每日 2 次静脉滴注, 能改善瘙痒症状及生化指标, 认为可能存在协同作用。建议对于重症、进展性、难治性 ICP 患者可考虑两者联合治疗[35, 41]。

(四)辅助治疗

1. 护肝治疗: 对于血清肝酶水平升高而其他指标未见明显异常者, 在降胆酸治疗基础上使用护肝药物, 不宜同时应用多种抗炎护肝药物, 以免加重肝脏负担及因药物间相互作用而引起的不良反应。

2. 改善瘙痒症状: 薄荷类、抗组胺药物、苯二氮䓬类药物对瘙痒有缓解作用, 以薄荷类药物较为安全。

3. 血浆置换: 血浆置换用于治疗 ICP 和其他妊娠合并胆汁淤积性疾病, 有良好疗效[42-44], 这为重症 ICP 治疗开辟了新的思路, 但存在医疗资源昂贵及血制品副作用问题, 不列入诊疗常规。

4. 维生素 K 的应用: 支持产前使用维生素 K 减少出血风险[10]。

产 科 处 理

ICP 孕妇会发生临床上无任何先兆的胎心消失, 通过恰当治疗顺利过渡到妊娠晚期后, 选择最佳的分娩方式和时机, 最终获得良好的围产结局是对 ICP 整个孕期管理的最终目的。关于 ICP 终止妊娠时机, 至今没有很好的评价体系, 无良好的循证医学证据, 一般认为终止妊娠的时机和方法需结合孕周、病情严重程度及治疗后变化趋势等综合因素, 遵循个体化评估的原则而实施。

一、终止妊娠时需考虑的因素

1. 孕周: 是 ICP 孕妇终止妊娠时必须考虑的主要指标。根据英国皇家妇产科学院(RCOG)2006 年指南中的观点, 尚无充分的循证医学证据证明孕 37 周前终止妊娠能改善 ICP

孕妇的不良围产结局（Ⅱ/B 级），但可以肯定的是，足月后尽早终止妊娠可以避免继续待产可能出现的死胎风险[45]。

2. 病情严重程度：病情程度的判断应当包括发病孕周、病程、瘙痒程度、生化指标（特别是血清甘胆酸、总胆汁酸、肝酶、胆红素）最高值和治疗后变化等，但至今无具体标准，更无涉及多个重要参考指标的评分标准，产前总胆汁酸水平＞40μmol/L者是预测围产结局不良的较好指标[46-47]。

3. 胎儿监护指标：目前，无证据证明胎儿宫内死亡与胎儿监护指标异常之间有相关性（Ⅱ/B 级）。

二、ICP 孕妇的产科处理

1. 继续妊娠并严密观察：（1）血清甘胆酸＜43μmol/L 或总胆汁酸＜30μmol/L，肝酶水平正常或轻度升高，无黄疸，孕周＜40 周，可等待自然临产经阴道分娩；（2）孕周＜34 周时，尽可能延长孕周。

2. 尽早终止妊娠：（1）孕周＞37 周：血清甘胆酸≥43μmol/L 或总胆汁酸＞30μmol/L，伴有黄疸，总胆红素＞20μmol/L；（2）孕周 34～37 周：血清甘胆酸≥64.5μmol/L 或总胆汁酸＞40μmol/L；伴有黄疸，总胆红素＞20μmol/L；或既往因 ICP 致围产儿死亡者，此次妊娠已达 34 周，又诊断为重度 ICP；（3）孕周 32～34 周：重度 ICP，宫缩＞4 次/h 或强度＞30mmHg（1mmHg=0.133kPa），保胎药物治疗无效者；（4）重度 ICP：孕周＞28 周，高度怀疑胎儿宫内窘迫。

3. 权衡后综合考虑：（1）孕周 34～37 周：血清甘胆酸 43～64.5μmol/L 或总胆汁酸 30～40μmol/L；（2）孕周＜34 周：血清甘胆酸≥64.5μmol/L 或总胆汁酸＞40μmol/L；（3）ICP 合并其他产科合并症：如双胎妊娠、子痫前期等。

三、阴道分娩

1. 阴道分娩指征：（1）ICP 轻度；（2）无产科其他剖宫产指征者；（3）孕周＜40 周。

2. 引产和产程管理：（1）引产：有观点认为，引产可能减少胎死宫内风险，但证据水平极低[48]。在引产过程中注意避免宫缩过强加重胎儿缺氧。（2）产程管理：制定产程计划，产程初期常规行 OCT 检查，产程中密切监测孕妇宫缩、胎心率变化，避免产程过长，做好新生儿窒息的复苏准备，若存在胎儿窘迫状态，放宽剖宫产指征。

四、剖宫产指征

（1）重度 ICP；（2）既往死胎死产、新生儿窒息或死亡史；（3）胎盘功能严重下降或高度怀疑胎儿窘迫；（4）合并双胎或多胎、重度子痫前期等；（5）存在其他阴道分娩禁忌证者。

参 考 文 献

[1] Heinonen S, Kirkinen P. Pregnancy outcome with intrahepatic cholestasis. Obstet Gynecol, 1999, 94: 189-193.

[2] Kaaja RJ, Greer IA. Manifestations of chronic disease during pregnancy. JAMA, 2005, 294: 2751-2757.

[3] Hardikar W, Kansal S, Oude Elferink RP, et al. Intrahepatic cholestasis of pregnancy: when should you look further? World J Gastroenterol, 2009, 15: 1126-1129.

[4] Paternoster DM, Fabris F, Palù G, et al. Intra-hepatic cholestasis of pregnancy in hepatitis C virus infection. Acta Obstet Gynecol Scand, 2002, 81: 99-103.

[5] Eloranta ML, Heinonen S, Mononen T, et al. Risk of obstetric cholestasis in sisters of index patients. Clin Genet, 2001, 60: 42-45.

[6] Muehlenberg K, Wiedmann K, Keppeler H, et al. Recurrent intrahepatic cholestasis of pregnancy and chain-like choledo-cholithiasis in a female patient with stop codon in the ABDC4-gene of the hepatobiliary phospholipid transporter. Z Gastroenterol, 2008, 46: 48-53.

[7] Mazhar SB, Rahim F, Furukh T. Fetomaternal outcome in triplet pregnancy. J Coll Physicians Surg Pak, 2008, 18: 217-221.

[8] Wanggren K, Sparre LS, Wramsby H. Severe jaundice in early IVF pregnancy. Eur J Obstet Gynecol Reprod Biol, 2004, 112: 228-229.

[9] Laifer SA, Stiller RJ, Siddiqui DS, et al. Ursodeoxycholic acid for the treatment of intrahepatic cholestasis of pregnancy. J Matern Fetal Med, 2001, 10: 131-135.

[10] Al-Fares SI, Jones SV, Black MM. The specific dermatoses of pregnancy: a re-appraisal. J Eur Acad Dermatol Venereol, 2001, 15: 197-206.

[11] Ambros-Rudolph CM, Müllegger RR, Vaughan-Jones SA, et al. The specific dermatoses of pregnancy revisited and reclassified: results of a retrospective two-center study on 505 pregnant patients. J Am Acad Dermatol, 2006, 54: 395-404.

[12] Geenes V, Williamson C. Intrahepatic cholestasis of pregnancy. World J Gastroenterol, 2009, 15: 2049-2066.

[13] Barth A, Rost M, Kindt A, et al. Serum bile acid profile in women during pregnancy and childbed. Experimental Clin Endocrinol Diabetes, 2005, 113: 372-375.

[14] Castano G, Sookoian S, Burgueno A, et al. Association between single nucleotide polymorphisms in exon 28 of the ABC-transporter encoding gene MRP2 (ABCC2) with intrahepatic cholestasis of pregnancy: a tagging single nucleotide polymorphism approach. Hepatology, 2006, 44: 10.

[15] Joutsiniemi T, Leino R, Timonen S, et al. Hepatocellular enzyme glutathione S-transferase alpha and intrahepatic cholestasis of pregnancy. Acta Obstet Gynecol Scand, 2008, 87: 1280-1284.

[16] Dann AT, Kenyon AP, Seed PT, et al. Glutathione S-transferase and liver function in intrahepatic cholestasis of pregnancy and pruritus gravidarum. Hepatology, 2004, 40: 1406-1414.

[17] Wojcicka J, Sienko J, Smolarczyk R, et al. Alpha-hydroxybutyrate dehydrogenase activity in intrahepatic cholestasis of pregnancy. Int J Gynaecol Obstet, 2005, 89: 247-250.

[18] 谈月娣. 443 例妊娠期肝内胆汁淤积症临床分析. 华西医科大学学报, 1999, 30: 210-213.

[19] 漆洪波, 邵勇, 吴味辛, 等. 妊娠肝内胆汁淤积症分度诊断和处理的临床意义. 中华妇产科杂志, 2004, 39: 14-17.

[20] Glantz A, Marschall HU, Mattsson LA. Intrahepatic cholestasis of pregnancy: relationships between bile acid levels and fetal complication rates. Hepatology, 2004, 40: 467-474.

[21] 黄晓萍, 邵建兰, 姜荣娅. 胎心率电子监护与脐血流测定对妊娠肝内胆汁淤积症胎儿监护的临床价值. 临床和实验医学杂志, 2008, 7: 59-60.

[22] 孙红兵, 梅劼, 岳军, 等. 妊娠期肝内胆汁淤积症胎儿监护与围产儿预后关系分析. 实用妇产科杂志, 2007, 23: 424-427.

[23] 梁青, 邓学东, 殷林亮. 妊娠期肝内胆汁淤积症的脐动脉超声多普勒变化. 中国医学影像技术, 2006, 22: 1233-1235.

[24] 梁萍. 妊娠期肝内胆汁淤积症的脐动脉超声多普勒变化. 医学影像学杂志, 2008, 18: 529-531.

[25] Roncaglia N, Arreghini A, Locatelli A, et al. Obstetric cholestasis: outcome with active management. Eur J Obstet Gynecol Reprod Biol, 2002, 100: 167-170.

[26] Kroumpouzos G. Intrahepatic cholestasis of pregnancy: what's new. J Eur Acad Dermatol Venereol, 2002, 16: 316-318.

[27] Burrows RF, Clavisi O, Burrows E. Interventions for treating cholestasis in pregnancy. Cochrane Database Syst Rev, 2001: CD000493.

[28] Glantz A, Reilly SJ, Benthin L, et al. Intrahepatic cholestasis of pregnancy: Amelioration of pruritus by UDCA is associated with decreased progesterone disulphates in urine. Hepatology, 2008, 47: 544-551.

[29] Roncaglia N, Locatelli A, Arreghini A, et al. A randomised controlled trial of ursodeoxycholic acid and S-adenosyl-l-methionine in the treatment of gestational cholestasis. BJOG, 2004, 111: 17-21.

[30] Glantz A, Marschall HU, Lammert F, et al. Intrahepatic cholestasis of pregnancy: a randomized controlled trial comparing dexamethasone and ursodeoxycholic acid. Hepatology, 2005, 42: 1399-1405.

[31] Zapata R, Sandoval L, Palma J, et al. Ursodeoxycholic acid in the treatment of intrahepatic cholestasis of pregnancy. A 12-year experience. Liver Int, 2005, 25: 548-554.

[32] Sentilhes L, Bacq Y. Intrahepatic cholestasis of pregnancy. J Gynecol Obstet Biol Reprod (Paris), 2008, 37: 118-126.

[33] Mazzella G, Rizzo N, Azzaroli F, et al. Ursodeoxycholic acid administration in patients with cholestasis of pregnancy: effects on primary bile acids in babies and mothers. Hepatology, 2001, 33: 504-508.

[34] Smolarczyk R, Grymowicz M, Sienko J, et al. Successful perinatal outcome in an early onset intrahepatic cholestasis of

pregnancy with extremely high serum hepatic function tests. Gynecol Endocrinol, 2009, 25: 475-476.

[35] Nicastri PL, Diaferia A, Tartagni M, et al. A randomised placebo-controlled trial of ursodeoxycholic acid and S-adenosylmethionine in the treatment of intrahepatic cholestasis of pregnancy. Br J Obstet Gynaecol, 1998, 105: 1205-1207.

[36] 许倩, 许建娟. 腺苷蛋氨酸治疗妊娠肝内胆汁淤积症疗效探讨. 中国优生与遗传杂志, 2004, 12: 83-84.

[37] 王涛, 刘淑芸, 许良智, 等. S-腺苷蛋氨酸改善妊娠肝内胆汁淤积症患者妊娠结局的评价. 中国循证医学杂志, 2005, 5: 130-135, 156.

[38] Floreani A, Paternoster D, Melis A, et al. S-adenosylmethionine versus ursodeoxycholic acid in the treatment of intrahepatic cholestasis of pregnancy: preliminary results of a controlled trial. Eur J Obstet Gynecol Reprod Biol, 1996, 67: 109-113.

[39] 王雯, 姚琦玮. 两种剂量腺苷蛋氨酸治疗妊娠期肝内胆汁淤积症临床观察. 肝脏, 2006, 11: 367-368.

[40] Diac M, Kenyon A, Nelson-Piercy C, et al. Dexamethasone in the treatment of obstetric cholestasis: a case series. J Obstet Gynaecol, 2006, 26: 110-114.

[41] Binder T, Salaj P, Zima T, et al. Randomized prospective comparative study of ursodeoxycholic acid and S-adenosyl-L-methionine in the treatment of intrahepatic cholestasis of pregnancy. J Perinat Med, 2006, 34: 383-391.

[42] Warren JE, Blaylock RC, Silver RM. Plasmapheresis for the treatment of intrahepatic cholestasis of pregnancy refractory to medical treatment. Am J Obstet Gynecol, 2005, 192: 2088-2089.

[43] Alallam A, Barth D, Heathcote EJ. Role of plasmapheresis in the treatment of severe pruritus in pregnant patients with primary biliary cirrhosis: case reports. Can J Gastroenterol, 2008, 22: 505-507.

[44] Lemoine M, Revaux A, Francoz C, et al. Albumin liver dialysis as pregnancy-saving procedure in cholestatic liver disease and intractable pruritus. World J Gastroenterol, 2008, 14: 6572-6574.

[45]　Lee RH, Kwok KM, Ingles S, et al. Pregnancy outcomes during an era of aggressive management for intrahepatic cholestasis of pregnancy. Am J Perinatol, 2008, 25: 341-345.

[46]　Savonius H, Riikonen S, Gylling H, et al. Pregnancy outcome with intrahepatic cholestasis. Acta Obstet Gynecol Scand, 2000, 79: 323-325.

[47]　Favre N, Bourdel N, Sapin V, et al. Importance of bile acids for intra-hepatic cholestasis of pregnancy. Gynecol Obstet Fertil, 2010, 38: 293-295.

[48]　Mozurkewich E, Chilimigras J, Koepke E, et al. Indications for induction of labour: a best-evidence review. BJOG, 2009, 116: 626-636.

（通信作者：贺　晶）

备注：中华医学会妇产科学分会产科学组参与执笔"妊娠期肝内胆汁淤积症诊疗指南"的专家组成员：贺晶、刘兴会、漆洪波。审阅专家组成员：杨慧霞、边旭明、胡娅莉

（**本文刊载于《中华妇产科杂志》2011 年第 46 卷第 5 期第 391-395 页**）

妊娠合并梅毒的诊断和处理
专家共识

中华医学会妇产科学分会感染性疾病协作组

　　梅毒是由梅毒螺旋体引起的一种慢性传染病,临床表现复杂,几乎可侵犯全身各器官,造成多器官损害。妊娠合并梅毒发病率在多数地区为2‰~5‰[1-2]。梅毒对孕妇和胎儿均危害严重,梅毒螺旋体可以通过胎盘感染胎儿。自妊娠2周起梅毒螺旋体即可感染胎儿,引起流产。妊娠16~20周后梅毒螺旋体可通过感染胎盘播散到胎儿所有器官,引起死胎、死产或早产。梅毒如未经治疗,可导致胎儿自然流产或死产(17%~46%)、早产或低出生体质量(25%)、新生儿死亡(12%~35%)或婴儿感染(21%~33%),不良围产结局发生率为36%~81%。导致不良围产结局的因素包括:早期梅毒(特别是二期梅毒)、非螺旋体试验抗体高滴度[如快速血浆反应素环状卡片试验(RPR)或性病研究实验室试验(VDRL)滴度≥1∶16]和孕早期未及时诊治(如治疗后30d内分娩)[3-8]。国外研究中,对妊娠合并梅毒规范治疗,二期梅毒治疗后可预防94%的新生儿患先天性梅毒,一期梅毒和晚期潜伏梅毒治疗后可预防新生儿患先天性梅毒,如在妊娠20周内治疗,则可预防99%的新生儿患先天性梅毒[9]。国内研究中,通过及时诊断和治疗妊娠合并梅毒,99%的孕妇可获得健康婴儿[10]。

一、病程和分期

　　梅毒螺旋体侵入人体后,经过2~4周的潜伏期,在侵入部位发生炎症反应,形成硬下疳,称为一期梅毒。出现硬下疳后,梅毒螺旋体由硬下疳附近的淋巴结进入血液扩散到全身。经过6~8周,几乎所有的组织及器官均受侵,称为二期梅毒。二期梅毒的症状可不经治疗而自然消失,又进入潜伏状态,称为潜伏梅毒。当机体抵抗力降低时,可再次出现症状,称为二期复发梅毒,可以复发数次。根据病期可将梅毒分为早期梅毒与晚期梅毒。早期梅毒：病期在 2 年以内，包括：（1）一期梅毒（硬下疳）；（2）二期梅毒（全身皮疹）；（3）早期潜伏梅毒。晚期梅毒：病期在 2 年以上，包括：（1）皮肤、黏膜、骨、眼等梅毒；（2）心血管梅毒；（3）神经梅毒；（4）内脏梅毒；（5）晚期潜伏梅毒[3,11-16]。

二、诊断

对所有孕妇在怀孕后首次产科检查时作梅毒血清学筛查，最好在怀孕 3 个月内开始首次产科检查。对梅毒高发地区孕妇或梅毒高危孕妇，在妊娠末 3 个月及临产前再次筛查。一期梅毒可直接从病灶皮肤黏膜损害处取渗出物，暗视野显微镜下如见活动的梅毒螺旋体即可确诊。各期梅毒均可通过血清学和脑脊液检查诊断。妊娠合并梅毒以潜伏梅毒多见，强调血清学筛查[3,11-16]。

诊断梅毒的实验室检查方法如下：（1）暗视野显微镜检查：早期梅毒皮肤黏膜损害处渗出物可查到活动的梅毒螺旋体。（2）血清学检查：非螺旋体试验包括 RPR、VDRL；螺旋体试验包括螺旋体明胶凝集试验（TPPA）、荧光螺旋体抗体吸附试验（FTA-ABS）。非螺旋体试验或螺旋体试验可相互确诊。非螺旋体试验用心磷脂做抗原，检查血清中抗心磷脂抗体。如上述试验阳性，还可作定量试验，用于疗效判断。但当患者有自身免疫性疾病、近期有发热性疾病、妊娠或药癖时可出现假阳性反应，进一步确诊需作螺旋体试验。螺旋体试验的抗原为梅毒螺旋体本身，以检查血清中抗梅毒螺旋体特异性抗体。螺旋体试验检测抗梅毒螺旋体 IgG 抗体，感染梅毒后该抗体将终身阳性，故不能用于疗效、复发或再感染的判定。（3）脑脊液检查：包括脑脊液非螺旋体试验、细胞计数及蛋白测定等。需要脑脊液检查除外神经梅毒的情况包括：神经系统或眼部症状和体征；治疗失败；人免疫缺陷病毒（HIV）感染；非螺旋体试验抗体效价≥1：32（明确病期 1 年内者除外）；非青霉素治疗（明确病期少于 1 年者除外）。

三、治疗

（一）一般原则

妊娠合并梅毒的治疗原则为及早和规范治疗。首选青霉素治疗有双重目的，一方面治疗孕妇梅毒，另一方面预防或减少婴儿患先天性梅毒。在妊娠早期治疗有可能避免胎儿感

染；在妊娠中晚期治疗可能使受感染胎儿在分娩前治愈。如
孕妇梅毒血清学检查阳性，又不能排除梅毒时，尽管曾接受
过抗梅毒治疗，为保护胎儿，应再次接受抗梅毒治疗。梅毒
患者妊娠时，如果已经接受正规治疗和随访，则无需再治疗。
如果对上次治疗和随诊有疑问，或此次检查发现有梅毒活动
征象，应再接受一个疗程的治疗 [3, 11-16]。

（二）治疗方案

妊娠合并梅毒不同病期的治疗与非妊娠期梅毒治疗相
似 [3, 11-16]。

1. 一期梅毒、二期梅毒、病程不到 1 年的潜伏梅毒：苄星
青霉素：240 万 U，肌内注射，每周 1 次，连续 2 周。或普鲁卡
因青霉素：80 万 U，肌内注射，1 次 /d，10～14d。

2. 病程超过 1 年或病程不清楚的潜伏梅毒、梅毒瘤树胶
肿及心血管梅毒：苄星青霉素：240 万 U，肌内注射，每周 1
次，连续 3 周（共 720 万 U）。或普鲁卡因青霉素：80 万 U，肌
内注射，1 次 /d，10～14d。

3. 神经梅毒：水剂青霉素：300 万～400 万 U，静脉滴注，
每 4 小时 1 次，连续 10～14d。之后继续应用苄星青霉素：240
万 U，肌内注射，每周 1 次，连续 3 周（共 720 万 U）。或普鲁
卡因青霉素：240 万 U，肌内注射，1 次 /d，加丙磺舒 500mg，
口服，4 次 /d，两药合用，连续 10～14d。

（三）特殊问题

1. 对青霉素过敏者：首先探究其过敏史可靠性。必要时
重作青霉素皮肤试验。对青霉素过敏者，首选口服或静脉滴
注青霉素脱敏后再用青霉素治疗 [3, 11]。脱敏无效时，可选用
头孢类抗生素或红霉素治疗。如头孢曲松 500mg，肌内注射，
1 次 /d，共 10d。或红霉素 500mg，4 次 /d，口服，连续 14d。
注意头孢曲松可能和青霉素交叉过敏。之前有严重青霉素过
敏史者不应选用头孢曲松治疗或进行青霉素脱敏。尚缺乏头
孢类抗生素经胎盘到胎儿的药代动力学及其预防先天性梅毒
效果的已有报道文献。分娩后选择强力霉素治疗。

2. 吉 - 海反应（Jarisch-Herxheimer reaction）：吉 - 海反应
为驱梅治疗后梅毒螺旋体被杀死后释放出大量异种蛋白和
内毒素，导致机体产生强烈变态反应。表现为：发热、子宫收
缩、胎动减少、胎心监护暂时性晚期胎心率减速等。孕妇与

胎儿梅毒感染严重者治疗后吉-海反应、早产、死胎或死产发生率高。对孕晚期非螺旋体试验抗体高滴度（如 RPR≥1∶32阳性）患者治疗前口服泼尼松（5mg，口服，4 次/d，共 4d），可减轻吉-海反应。

3. 产科处理：妊娠合并梅毒属高危妊娠。妊娠期在 24～26 周超声检查注意发现胎儿先天性梅毒征象，包括：胎儿肝脾肿大、胃肠道梗阻、腹水、胎儿水肿、胎儿生长受限及胎盘增大变厚等。超声检查发现胎儿明显受累常常提示预后不良。未发现胎儿异常者无需终止妊娠。驱梅治疗时注意监测和预防吉-海反应。分娩方式根据产科指征确定。在分娩前已接受规范驱梅治疗并对治疗反应良好者，排除胎儿感染后，可以母乳喂养。

4. 其他注意事项：四环素和强力霉素孕妇禁用。需要告知应用红霉素治疗不能预防先天性梅毒。许多孕妇治疗失败与再感染有关，性伴侣必须同时检查和治疗。所有妊娠合并梅毒孕妇在治疗前应同时检查 HIV 及其他性传播疾病（STD）。

四、随访

1. 孕妇的随访：早期梅毒经足量规范治疗后 3 个月非螺旋体试验抗体滴度下降 2 个稀释度，6 个月后下降 4 个稀释度。一期梅毒 1 年后非螺旋体试验转为阴性，二期梅毒 2 年后转为阴性。晚期梅毒治疗后非螺旋体试验抗体滴度下降缓慢，大约 50% 患者治疗后 2 年非螺旋体试验仍阳性。

妊娠合并梅毒治疗后，在分娩前应每个月行非螺旋体试验，抗体高滴度患者治疗后 3 个月如非螺旋体抗体滴度上升或未下降 2 个稀释度，应予重复治疗。低抗体滴度（如 VDRL≤1∶2，RPR≤1∶4）患者治疗后非螺旋体试验抗体滴度下降常不明显，只要治疗后非螺旋体试验抗体滴度无上升，通常无需再次治疗。分娩后按非孕妇梅毒随访[3, 11-16]。

2. 新生儿的随访：根据妊娠合并梅毒孕妇分娩前是否诊断或有效治疗，新生儿可能有以下 4 种情况[11]：（1）对妊娠合并梅毒孕妇所分娩婴儿，体检无异常发现，婴儿血非螺旋体试验抗体滴度≤4 倍母血抗体滴度，若母亲符合下列情况：①母亲在怀孕前得到恰当治疗，②孕期和分娩时非螺旋体试验抗体滴度稳定地维持在低水平（VDRL≤1∶2，RPR≤1∶4），无需对婴儿进行有关临床和实验室的检测，也无需对婴儿进行治疗或选择以下方案治疗：苄星青霉素，5 万 U/kg，肌内注射，共 1 次。(2)对妊娠合并梅毒孕妇所分娩婴儿，体检无异常发现，婴儿血非螺旋体试验抗体滴度≤4 倍母血抗体滴度，若母亲符合下列情况：①已经在分娩前 1 个月恰当治疗者，②经抗梅毒治疗后，非螺旋体试验抗体滴度降低超过4 倍，③晚期潜伏梅毒血非螺旋体试验抗体滴度维持在低水平，④孕妇无梅毒复发或再感染证据者，无需对婴儿进行有关临床和实验室的检测。上述婴儿也可选择单纯观察或以下治疗：苄星青霉素，5 万 U/kg，肌内注射，共 1 次。(3)对妊娠合并梅毒孕妇所分娩婴儿，体检无异常发现，婴儿血非螺旋体试验抗体滴度≤4 倍母血抗体滴度，若母亲符合下列情况：①患梅毒而未经治疗或未恰当治疗者，②分娩前 1 个月内开始梅毒治疗者，③妊娠期应用非青霉素疗法治疗者，④经抗梅毒治疗后，非螺旋体试验抗体滴度未获预期降低或升高者，⑤缺乏充分抗梅毒治疗证据者。符合上述条件婴儿的检测包括：脑脊液检查，长骨 X 线检查，血液常规检查。上述检查诊断或高度怀疑先天性梅毒的患儿需要进行以下治疗：方案 1：水剂青霉素，出生 7d 内，5 万 U/kg，每 12 小时 1 次，静脉滴注；出生7d 后，5 万 U/kg，每 8 小时 1 次静脉滴注；连续 10d。方案 2：普鲁卡因青霉素，5 万 U/kg，1 次/d，肌内注射，连续 10d。方案 3：苄星青霉素，5 万 U/kg，肌内注射，共 1 次。(4)诊断或高度怀疑先天性梅毒的依据：①先天性梅毒的临床症状和体征，②从病变部位、胎盘或脐带处找到梅毒螺旋体，③体液抗梅毒螺旋体 IgM 抗体(+)，④婴儿血非螺旋体试验抗体滴度较母血增高＞4 倍。对诊断或高度怀疑先天性梅毒患儿的检查项目：脑脊液检查；血常规检查；根据临床需要做其他检查如长骨 X 线检查、胸片、肝功能检查、颅脑超声、眼底检查和脑干视觉反应。对诊断或高度怀疑先天性梅毒的患儿按先天性梅毒治疗。治疗方案：方案 1：水剂青霉素，出生 7d 内，5万 U/kg，每 12 小时 1 次，静脉滴注；出生 7d 后，5 万 U/kg，每8 小时 1 次，静脉滴注，连续 10d。方案 2：普鲁卡因青霉素，5万 U/kg，1 次/d，肌内注射，连续 10d。

新生儿随诊中其他情况的处理：(1)血清阳性未加治疗的婴儿，于生后 0、3、6 和 12 个月时进行严密随诊。未获感染者，非螺旋体试验抗体滴度从 3 月龄应逐渐下降，至 6 月龄时消失。若发现其滴度保持稳定或增高,则应对患婴重新检测评价,并彻底治疗。少数未获感染者,梅毒螺旋体抗体可能存在长达 1 年之久,若超过 1 年仍然存在,则该婴儿应按先天性梅毒治疗。(2)已予驱梅治疗的婴儿,注意观察非螺旋体试验抗体滴度下降情况;该抗体滴度通常至 6 月龄时消失。不应选用螺旋体试验诊断婴儿是否感染,因为若婴儿已感染,尽管经过有效治疗,该类试验仍可为阳性。已经证实脑脊液细胞数增高的婴儿,应每 6 个月复查脑脊液 1 次,直至脑脊液细胞计数正常为止。如果 2 年后细胞计数仍不正常,或每次复查无下降趋势者,则该婴儿应予重复治疗,亦应 6 个月检查脑脊液 1 次,若仍脑脊液非螺旋体试验阳性,应予重复治疗。(3)若治疗曾中断 1d 以上,则整个疗程必须重新开始。所有有症状梅毒患儿,均应进行眼科检查。凡需作检测评估的婴儿,经评估后未发现任何需治疗指征者,则属于先天性梅毒低危对象。若其母亲在妊娠期接受红霉素治疗,或不能确保密切随访,则婴儿予苄星青霉素 5 万 U/kg 单次肌内注射预防性治疗。(4)新生儿期以后,发现患儿梅毒,均应作脑脊液检查,排除先天性梅毒。如考虑先天性梅毒或病变累及神经系统,可以采用水剂青霉素 5 万 U/kg,静脉注射,每 4~6 小时 1 次,连用 10~14d。年龄较大儿童,确定为获得性梅毒且神经系统检查正常者,应用苄星青霉素 5 万 U/kg,单剂(最大剂量 240 万 U)肌内注射治疗。有青霉素过敏史儿童,应作皮肤试验,必要时脱敏。治疗后随诊同前述 [3, 11-16]。

参 考 文 献

[1] Hong FC, Liu JB, Feng TJ, et al. Congenital syphilis: an economic evaluation of a prevention program in China. Sex Transm Dis, 2010, 37: 26-31.

[2] Zhu L, Qin M, Du L, et al. Maternal and congenital syphilis in Shanghai, China, 2002 to 2006. Int J Infect Dis, 2010, 14 Suppl 3: 45-48.

[3] 董悦. 妊娠合并梅毒. 曹泽毅主编. 中华妇产科学. 2 版. 北京: 人民卫生出版社, 2004: 660-663.

[4] Schmid GP, Stoner BP, Hawkes S, et al. The need and plan for global elimination of congenital syphilis. Sex Transm Dis,

2007, 34（7 Suppl）: 5-10.

[5] Mobley JA, McKeown RE, Jackson KL, et al. Risk factors for congenital syphilis in infants of women with syphilis in South Carolina. Am J Public Health, 1998, 88: 597-602.

[6] Berman SM. Maternal syphilis: pathophysiology and treatment. Bull World Health Organ, 2004, 82: 433-438.

[7] Kamb ML, Newman LM, Riley PL, et al. A road map for the global elimination of congenital syphilis. Obstet Gynecol Int, 2010, 2010: 312798.

[8] Watson-Jones D, Gumodoka B, Weiss H, et al. Syphilis in pregnancy in Tanzania. Ⅱ. The effectiveness of antenatal syphilis screening and single-dose benzathine penicillin treatment for the prevention of adverse pregnancy outcomes. J Infect Dis, 2002, 186: 948-957.

[9] Alexander JM, Sheffield JS, Sanchez PJ, et al. Efficacy of treatment for syphilis in pregnancy. Obstet Gynecol, 1999, 93: 5-8.

[10] Cheng JQ, Zhou H, Hong FC, et al. Syphilis screening and intervention in 500,000 pregnant women in Shenzhen, the People's Republic of China. Sex Transm Infect, 2007, 83: 347-350.

[11] Workowski KA, Berman S. Centers for Disease Control and Prevention（CDC）. Sexually transmitted diseases treatment guidelines, 2010. MMWR Recomm Rep, 2010, 59: 1-110.

[12] French P, Gomberg M, Janier M, et al. IUSTI: 2008 European guidelines on the management of syphilis. Int J STD AIDS, 2009, 20: 300-309.

[13] Kingston M, French P, Goh B, et al. UK national guidelines on the management of syphilis 2008. Int J STD AIDS, 2008, 19: 729-740.

[14] The Central Research Institute for Skin and Venereal Disease, Moscow. Syphilis treatment recommendations for Russian Federation. Int J STD AIDS, 2001, 12 Suppl 3: 22-26.

[15] U.S. Preventive Services Task Force. Screening for syphilis infection in pregnancy: U.S. Preventive Services Task Force

reaffirmation recommendation statement. Ann Intern Med, 2009, 150: 705-709.

[16] Majeroni BA, Ukkadam S. Screening and treatment for sexually transmitted infections in pregnancy. Am Fam Physician, 2007, 76: 265-270.

（通信作者：樊尚荣）

　　协作组成员：北京大学第一医院（廖秦平、刘朝晖、杨慧霞）；中国医学科学院北京协和医院（王友芳、向阳）；解放军总医院（宋磊）；上海交通大学医学院附属仁济医院（狄文）；北京大学人民医院（梁旭东）；首都医科大学附属北京妇产医院（范玲）；天津医科大学总医院（薛凤霞）；山东大学齐鲁医院（杨新升）；西安交通大学医学院第一附属医院（安瑞芳）；浙江大学医学院附属妇产科医院（贺晶）；上海交通大学医学院附属新华医院（杨祖菁）；北京大学深圳医院（樊尚荣）；中山大学附属第二医院（张帝开）；四川大学华西第二医院（胡丽娜）；中国医科大学附属盛京医院（张淑兰）；河北医科大学第二医院（王惠兰）

　　（本文刊载于《中华妇产科杂志》2012年第47卷第2期第158-160页）

妊娠期高血压疾病诊治指南（2012版）

中华医学会妇产科学分会妊娠期高血压疾病学组

中华医学会妇产科学分会妊娠期高血压疾病学组组织有关专家根据国内外最新研究进展，参考加拿大、澳大利亚等国外最新的相关指南[1-3]，并结合我国国情和临床治疗经验，经反复讨论修改，最终形成本指南。本指南遵循循证医学的理念，对有关治疗方案做出证据评价[4]，以进一步规范我国妊娠期高血压疾病的临床诊治。

本指南的循证证据进行等级评价并有推荐建议[4]：(1)证据等级：Ⅰ：证据来自至少1个高质量的随机对照试验；Ⅱ-1：证据来自设计良好的非随机对照试验；Ⅱ-2：证据来自设计良好的队列(前瞻性或回顾性)研究或者病例对照研究；Ⅱ-3：证据来自比较不同时间或地点干预措施效果的差异；Ⅲ：基于临床经验、描述性研究或者专家委员会报告等的专家意见。(2)推荐建议：A：证据适合推荐应用于临床预防；B：证据较适合推荐应用于临床预防；C：现有的证据间不一致；D：有一定证据不推荐用于临床预防；E：有相当证据建议不推荐用于临床预防；Ⅰ：没有足够的证据。

一、分类[3,5]

（一）妊娠期高血压

妊娠期首次出现高血压，收缩压≥140mmHg（1mmHg=0.133kPa）和（或）舒张压≥90mmHg，于产后12周恢复正常。尿蛋白阴性。产后方可确诊。少数患者可伴有上腹部不适或血小板减少。

（二）子痫前期

轻度：妊娠20周后出现收缩压≥140mmHg和（或）舒张压≥90mmHg伴尿蛋白≥0.3g/24h或随机尿蛋白≥(+)。

重度：血压和尿蛋白持续升高，发生母体脏器功能不全或胎儿并发症。子痫前期患者出现下述任一不良情况可诊断为重度子痫前期:(1)血压持续升高:收缩压≥160mmHg 和(或)舒张压≥110mmHg;(2)尿蛋白≥2.0g/24h 或随机尿蛋白≥(++);(3)持续性头痛、视觉障碍或其他脑神经症状;(4)持续性上腹部疼痛等肝包膜下血肿或肝破裂症状;(5)肝酶异常:血丙氨酸转氨酶(ALT)或天冬氨酸转氨酶(AST)水平升高;(6)肾功能异常:少尿(24h 尿量<400ml 或每小时尿量<17ml)或血肌酐>106μmol/L;(7)低蛋白血症伴腹水或胸水;(8)血液系统异常:血小板计数呈持续性下降并低于 $100×10^9$/L;血管内溶血、贫血、黄疸或血乳酸脱氢酶(LDH)水平升高;(9)心力衰竭、肺水肿;(10)胎儿生长受限或羊水过少;(11)孕 34 周前发病(Ⅱ-2B)。

(三)子痫

子痫前期基础上发生不能用其他原因解释的抽搐。

(四)妊娠合并慢性高血压

妊娠 20 周前收缩压≥140mmHg 和(或)舒张压≥90mmHg,妊娠期无明显加重;或妊娠 20 周后首次诊断高血压并持续到产后 12 周以后。

(五)慢性高血压并发子痫前期

慢性高血压孕妇妊娠 20 周前无蛋白尿,20 周后出现尿蛋白≥0.3g/24h 或随机尿蛋白≥(+);或妊娠 20 周前有蛋白尿,20 周后尿蛋白明显增加或血压进一步升高或出现血小板减少<$100×10^9$/L。

二、诊断

(一)病史

注意询问妊娠前有无高血压、肾病、糖尿病等病史,了解患者此次妊娠后高血压、蛋白尿等症状出现的时间和严重程度,有无妊娠期高血压疾病家族史。

(二)高血压的诊断

血压的测量[1]:测量血压前被测者至少安静休息 5min。测量取坐位或卧位,注意肢体放松,袖带大小合适。通常测量右上肢血压,袖带应与心脏处于同一水平(Ⅱ-2A)。

妊娠期高血压定义为同一手臂至少 2 次测量的收缩压≥140mmHg 和(或)舒张压≥90mmHg。若血压较基础血压升高 30/15mmHg,但低于 140/90mmHg 时,不作为诊断依据,但须严密观察。对首次发现血压升高者,应间隔 4h 或以上复测血压,如 2 次测量均为收缩压≥140mmHg 和(或)舒张压≥90mmHg 诊断为高血压。对严重高血压患者[收缩压≥160mmHg 和(或)舒张压≥110mmHg],为观察病情指导治疗应密切监测血压。

（三）尿蛋白检测和蛋白尿的诊断

高危孕妇每次产前检查均应检测尿常规(Ⅱ-2B)。尿常规检查应选用中段尿。可疑子痫前期孕妇应检测 24h 尿蛋白定量[6]。

尿蛋白≥0.3g/24h 或随机尿蛋白≥300mg/L（即 30mg/dl）或尿蛋白定性≥(+)定义为蛋白尿。

（四）辅助检查

1. 妊娠期高血压应定期进行以下常规检查:(1)血常规;(2)尿常规;(3)肝功能;(4)血脂;(5)肾功能;(6)心电图;(7)B 超。

2. 子痫前期、子痫视病情发展和诊治需要应酌情增加以下有关的检查项目:(1)眼底检查;(2)凝血功能;(3)血电解质;(4)超声等影像学检查肝、胆、胰、脾、肾等脏器;(5)动脉血气分析;(6)心脏彩超及心功能测定;(7)B 超检查胎儿发育、脐动脉、子宫动脉等血流指数;(8)必要时行头颅 CT 或MRI 检查。

三、处理

妊娠期高血压疾病的治疗目的是预防重度子痫前期和子痫的发生,降低母胎围产期病率和死亡率,改善母婴预后。治疗基本原则是休息、镇静、解痉,有指征地降压、利尿,密切监测母胎情况,适时终止妊娠。应根据病情轻重分类,进行个体化治疗。(1)妊娠期高血压:休息、镇静、监测母胎情况,酌情降压治疗。(2)子痫前期:镇静、解痉,有指征地降压、利尿,密切监测母胎情况,适时终止妊娠。(3)子痫:控制抽搐,病情稳定后终止妊娠。(4)妊娠合并慢性高血压:以降压治疗为主,注意子痫前期的发生。(5)慢性高血压并发子痫前期:兼顾慢性高血压和子痫前期的治疗。

（一）评估和监测

妊娠高血压疾病在妊娠期病情复杂、变化快,分娩和产后生理变化及各种不良刺激等均可能导致病情加重。因此,对产前、产时和产后的病情进行密切监测和评估十分重要。监测和评估的目的在于了解病情轻重和进展情况，及时合理干预，早防早治，避免不良临床结局发生(Ⅲ-B)。

1．基本检查：了解头痛、胸闷、眼花、上腹部疼痛等自觉症状，检查血压、血尿常规、体质量、尿量、胎心、胎动、胎心监护。

2．孕妇的特殊检查：包括眼底检查、凝血功能、心肝肾功能、血脂、血尿酸和电解质等检查(Ⅲ-B)。

3．胎儿的特殊检查：包括胎儿发育情况、B超和胎心监护监测胎儿宫内状况和脐动脉血流等(Ⅲ-B)。

根据病情决定检查频度和内容，以掌握病情变化(Ⅲ-B)。

（二）一般治疗

1．地点：妊娠期高血压患者可在家或住院治疗；轻度子痫前期患者应评估后决定是否院内治疗；重度子痫前期、子痫患者均应住院治疗。

2．休息和饮食：应注意休息，并取侧卧位。但子痫前期患者住院期间不建议绝对卧床休息[7]（Ⅰ-D）。保证摄入充足的蛋白质和热量。不建议限制食盐摄入[8]（Ⅱ-2D）。

3．镇静：为保证充足睡眠，必要时可睡前口服地西泮2.5～5.0mg。

（三）降压治疗

降压治疗的目的是预防子痫、心脑血管意外和胎盘早剥等严重母胎并发症。收缩压≥160mmHg和（或）舒张压≥110mmHg的高血压孕妇应降压治疗；收缩压≥140mmHg和（或）舒张压≥90mmHg的高血压患者可使用降压治疗。目标血压[1]：孕妇无并发脏器功能损伤，收缩压应控制在130～155mmHg，舒张压应控制在80～105mmHg；孕妇并发脏器功能损伤，则收缩压应控制在130～139mmHg，舒张压应控制在80～89mmHg。降压过程力求下降平稳，不可波动过大，且血压不可低于130/80mmHg，以保证子宫胎盘血流灌注(Ⅲ-B)。

常用的口服降压药物有：拉贝洛尔（Ⅰ-A）、硝苯地平短效（Ⅰ-A）或缓释片（Ⅰ-B）。如口服药物血压控制不理想，可使用静脉用药，常用有：拉贝洛尔（Ⅰ-A）、尼卡地平、酚妥拉明（Ⅱ-3B）。孕期一般不使用利尿剂降压，以防血液浓缩、有效循环血量减少和高凝倾向[9]（Ⅲ-B）。不推荐使用阿替洛尔和哌唑嗪[10]（Ⅰ-D）。硫酸镁不可作为降压药使用（Ⅱ-2D）。

禁止使用血管紧张素转换酶抑制剂（ACEI）和血管紧张素Ⅱ受体拮抗剂（ARB）[10]（Ⅱ-2E）。

1. 拉贝洛尔：为 α、β 肾上腺素能受体阻滞剂。用法：50～150mg 口服，3～4 次/d。静脉注射：初始剂量 20mg，10min 后如未有效降压则剂量加倍，最大单次剂量 80mg，直至血压被控制，每天最大总剂量 220mg。静脉滴注：50～100mg 加入 5% 葡萄糖溶液 250～500ml，根据血压调整滴速；血压稳定后改口服。

2. 硝苯地平：为二氢吡啶类钙离子通道阻滞剂。用法：5～10mg 口服，3～4 次/d，24h 总量不超过 60mg。紧急时舌下含服 10mg，起效快，但不推荐常规使用。

3. 尼莫地平：二氢吡啶类钙离子通道阻滞剂，可选择性扩张脑血管。用法：20～60mg 口服，2～3 次/d；静脉滴注：20～40mg 加入 5% 葡萄糖溶液 250ml，每天总量不超过 360mg。

4. 尼卡地平：二氢吡啶类钙离子通道阻滞剂。用法：口服初始剂量 20～40mg，3 次/d。静脉滴注：1mg/h 起，根据血压变化每 10 分钟调整剂量。

5. 酚妥拉明：为 α 肾上腺素能受体阻滞剂。用法：10～20mg 溶入 5% 葡萄糖溶液 100～200ml，以 10μg/min 的速度静脉滴注；必要时根据降压效果调整滴注剂量。

6. 甲基多巴：为中枢性肾上腺素能神经阻滞剂。用法：250mg 口服，每天 3 次，以后根据病情酌情增减，最高不超过 2g/d。

7. 硝酸甘油：作用于氧化亚氮合酶，可同时扩张静脉和动脉，降低前、后负荷，主要用于合并急性心力衰竭和急性冠脉综合征时高血压急症的降压治疗。起始剂量 5～10μg/min 静脉滴注，每 5～10 分钟增加滴速至维持剂量 20～50μg/min。

8. 硝普钠：强效血管扩张剂。用法：50mg 加入 5% 葡萄糖溶液 500ml 按 $0.5～0.8\mu g \cdot kg^{-1} \cdot min^{-1}$ 缓慢静脉滴注。孕期仅适用于其他降压药物应用无效的高血压危象孕妇。产前应用不超过 4h。

（四）硫酸镁防治子痫

硫酸镁是子痫治疗的一线药物（Ⅰ-A），也是重度子痫前期预防子痫发作的预防用药[11]（Ⅰ-A）。硫酸镁控制子痫再次发作的效果优于地西泮、苯巴比妥和冬眠合剂等镇静药物[11]

（Ⅰ-A）。除非存在硫酸镁应用禁忌证或者硫酸镁治疗效果不佳，否则不推荐使用苯巴比妥和苯二氮䓬类（如地西泮）用于子痫的预防或治疗。对于轻度子痫前期患者也可考虑应用硫酸镁（Ⅰ-C）。

1. 用法：（1）控制子痫：静脉用药：负荷剂量 2.5～5.0g，溶于 10% 葡萄糖溶液 20ml 静脉推注（15～20min），或 5% 葡萄糖溶液 100ml 快速静脉滴注，继而 1～2g/h 静脉滴注维持。或者夜间睡眠前停用静脉给药，改用肌内注射，用法：25% 硫酸镁 20ml＋2% 利多卡因 2ml 臀部肌内注射。24h 硫酸镁总量 25～30g（Ⅰ-A）。（2）预防子痫发作（适用于子痫前期和子痫发作后）：负荷和维持剂量同控制子痫处理。用药时间长短根据病情需要调整，一般每天静脉滴注 6～12h，24h 总量不超过 25g。用药期间每天评估病情变化，决定是否继续用药。

2. 注意事项：血清镁离子有效治疗浓度为 1.8～3.0mmol/L，超过 3.5mmol/L 即可出现中毒症状。使用硫酸镁的必备条件：（1）膝腱反射存在；（2）呼吸≥16 次/min；（3）尿量≥25ml/h（即≥600ml/d）；（4）备有 10% 葡萄糖酸钙。镁离子中毒时停用硫酸镁并缓慢（5～10min）静脉推注 10% 葡萄糖酸钙 10ml。如患者同时合并肾功能不全、心肌病、重症肌无力等，则硫酸镁应慎用或减量使用。条件许可，用药期间可监测血清镁离子浓度。

（五）扩容疗法

子痫前期孕妇需要限制补液量以避免肺水肿（Ⅱ-1B），不推荐扩容治疗[12]（Ⅰ-E）。扩容疗法可增加血管外液体量，导致一些严重并发症的发生，如肺水肿、脑水肿等。除非有严重的液体丢失（如呕吐、腹泻、分娩失血）或高凝状态者。子痫前期患者出现少尿如无肌酐升高不建议常规补液，持续性少尿不推荐使用多巴胺或呋塞米[13]（Ⅰ-D）。

（六）镇静药物的应用

应用镇静药物的目的是缓解孕产妇的精神紧张、焦虑症状，改善睡眠，预防并控制子痫[11]（Ⅲ-B）。

1. 地西泮：2.5～5.0mg 口服，2～3 次/d，或者睡前服用，可缓解患者的精神紧张、失眠等症状，保证患者获得足够的休息。地西泮 10mg 肌内注射或静脉注射（＞2min）有助于控制子痫发作和再次抽搐。

2. 苯巴比妥：镇静时口服剂量为 30mg/ 次，3 次 /d。控制子痫时肌内注射 0.1g。

3. 冬眠合剂：冬眠合剂由氯丙嗪（50mg）、哌替啶（100mg）和异丙嗪（50mg）3 种药物组成，可抑制中枢神经系统，有助于解痉、降压、控制子痫抽搐。通常以 1/3～1/2 量肌内注射，或以半量加入 5% 葡萄糖溶液 250ml 静脉滴注。由于氯丙嗪可使血压急剧下降，导致肾及胎盘血流量降低，而且对母胎肝脏有一定损害，故仅应用于硫酸镁治疗效果不佳者。

（七）利尿治疗

子痫前期患者不主张常规应用利尿剂 [14]，仅当患者出现全身性水肿、肺水肿、脑水肿、肾功能不全、急性心力衰竭时，可酌情使用呋塞米等快速利尿剂。甘露醇主要用于脑水肿，甘油果糖适用于肾功能有损伤的患者。严重低蛋白血症有腹水者应补充白蛋白后再应用利尿剂效果较好。

（八）促胎肺成熟

孕周 < 34 周的子痫前期患者产前预计 1 周内可能分娩者均应接受糖皮质激素促胎肺成熟治疗 [15]（Ⅰ-A）。用法：地塞米松 5mg，肌内注射，每 12 小时 1 次，连续 2d；或倍他米松 12mg，肌内注射，每天 1 次，连续 2d；或羊膜腔内注射地塞米松 10mg 1 次。

目前尚无足够证据证明地塞米松、倍他米松，以及不同给药方式促胎肺成熟治疗的优劣。不推荐反复、多疗程产前给药 [16]。临床已有宫内感染证据者禁忌使用糖皮质激素。

（九）分娩时机和方式

子痫前期患者经积极治疗母胎状况无改善或者病情持续进展的情况下，终止妊娠是唯一有效的治疗措施。

1. 终止妊娠时机：（1）妊娠期高血压、轻度子痫前期的孕妇可期待至孕 37 周以后。（2）重度子痫前期患者：< 孕 26 周经治疗病情不稳定者建议终止妊娠 [17]。孕 26～28 周根据母胎情况及当地母儿诊治能力决定是否可以行期待治疗 [18]。孕 28～34 周，如病情不稳定，经积极治疗 24～48h 病情仍加重，应终止妊娠；如病情稳定，可以考虑期待治疗，并建议转至具备早产儿救治能力的医疗机构 [19]（Ⅰ-C）。> 孕 34 周患者，胎儿成熟后可考虑终止妊娠。孕 37 周后的重度子痫前期患者可考虑终止妊娠 [20]（Ⅲ-B）。（3）子痫：控制 2h 后可考虑终止妊娠。

2．终止妊娠的方式：妊娠期高血压疾病患者，如无产科剖宫产指征，原则上考虑阴道试产[20]（Ⅱ-2B）。但如果不能短时间内阴道分娩、病情有可能加重，可考虑放宽剖宫产的指征[21]。

3．分娩期间的注意事项：(1)注意观察自觉症状变化；(2)监测血压并应继续降压治疗，应将血压控制在≤160/110mmHg（Ⅱ-2B）；(3)监测胎心变化；(4)积极预防产后出血（Ⅰ-A）；(5)产时不可使用任何麦角新碱类药物（Ⅱ-3D）。

（十）子痫的处理

子痫发作时的紧急处理包括一般急诊处理，控制抽搐，控制血压，预防子痫复发以及适时终止妊娠等。子痫诊治过程中，要注意与其他强直性-痉挛性抽搐疾病（如癔病、癫痫、颅脑病变等）进行鉴别。同时，应监测心、肝、肾、中枢神经系统等重要脏器的功能、凝血功能和水电解质酸碱平衡（Ⅲ-C）。

1．一般急诊处理：子痫发作时须保持气道通畅，维持呼吸、循环功能稳定，密切观察生命体征、尿量（应留置导尿管监测）等。避免声、光等刺激。预防坠地外伤、唇舌咬伤。

2．控制抽搐：硫酸镁是治疗子痫及预防复发的首选药物。硫酸镁用法及注意事项参见"三、(四)硫酸镁防治子痫"。当患者存在硫酸镁应用禁忌证或硫酸镁治疗无效时，可考虑应用地西泮、苯巴比妥或冬眠合剂控制抽搐（Ⅰ-E），具体参见"三、(六)镇静药物的应用"。子痫患者产后需继续应用硫酸镁24～48h，至少住院密切观察4d[22]。

3．控制血压：脑血管意外是子痫患者死亡的最常见原因。当收缩压持续≥160mmHg，舒张压≥110mmHg时要积极降压以预防心脑血管并发症（Ⅱ-2B），具体参见"三、(三)降压治疗"。

4．适时终止妊娠：子痫患者抽搐控制2h后可考虑终止妊娠。分娩方式参见"三、(九)分娩时机和方式"。

（十一）产后处理（产后6周内）

重度子痫前期患者产后应继续使用硫酸镁24～48h预防产后子痫[23]。

子痫前期患者产后3～6d是产褥期血压高峰期，高血压、蛋白尿等症状仍可能反复出现甚至加重，因此，此期间仍应每天监测血压及尿蛋白[24]（Ⅲ-B）。如血压≥160/110mmHg应继续给予降压治疗（Ⅱ-2B）。哺乳期可继续应用产前使用的降压药物，禁用 ACEI 和 ARB 类（卡托普利、依那普利除外）[25]（Ⅲ-B）。

注意监测及记录产后出血量。患者在重要脏器功能恢复正常后方可出院（Ⅲ-I）。

四、管理

1. 健康教育和管理是妊娠期高血压疾病防治的重要内容。通过教育提高公众对于本病的认识，强化医务人员培训，制订重度子痫前期和子痫孕产妇抢救预案，建立急救绿色通道，完善危重孕产妇救治体系。

2. 危重患者转诊：重度子痫前期和子痫患者转诊前应在积极治疗的同时联系上级医疗机构，在保证转运安全的情况下转诊。如未与转诊医疗机构联系妥当，或患者生命体征不稳定，或估计短期内产程有变化等，则应就地积极抢救。

3. 转出机构应有医务人员护送，必须做好病情资料的交接。

4. 接受转诊的医疗机构需设有抢救绿色通道，重症抢救室人员、设备和物品配备合理、齐全。

5. 远期随访（产后 6 周后）：患者产后 6 周血压仍未恢复正常时应于产后 12 周再次复查血压排除慢性高血压。建议内科会诊。

6. 妊娠期高血压疾病特别是重度子痫前期患者，远期罹患高血压（Ⅱ-2B）、肾病（Ⅱ-2B）、血栓形成（Ⅱ-2C）的风险增加。计划再生育者，如距本次妊娠间隔时间 <2 年或 >10 年，子痫前期复发的风险增加（Ⅱ-2D）。应充分告知患者上述风险，加强筛查与自我健康管理。建议进行如下检查：尿液分析、血电解质、血肌酐、空腹血糖、血脂检测及标准 12 导联心电图（Ⅲ-I）。

7. 鼓励健康的饮食和生活习惯（Ⅰ-B），如规律体育锻炼、控制食盐摄入（<6g/d）、戒烟等。鼓励超重患者控制体质量[体质指数（BMI）：18.5～25.0kg/m², 腹围 <80cm[17]]，以减小再次妊娠时的发病风险（Ⅱ-2A）并利于长期健康（Ⅰ-A）。

（附：HELLP 综合征的诊断和治疗）

HELLP 综合征以溶血、肝酶升高及低血小板计数为特点，是妊娠期高血压疾病的严重并发症。多数发生在产前。

典型症状为全身不适,右上腹疼痛,体质量骤增,脉压增大,但少数患者高血压、蛋白尿的临床表现不典型[26]。确诊主要依靠实验室检查(Ⅲ-A)。

(一) 诊断标准

1. 血管内溶血:外周血涂片见破碎红细胞、球形红细胞,胆红素≥20.5μmol/L(即1.2mg/dl),血清结合珠蛋白<250mg/L。

2. 肝酶升高:ALT≥40U/L 或 AST≥70U/L,LDH 水平升高。

3. 血小板减少:血小板计数<100×10^9/L。

LDH升高和血清结合珠蛋白降低是诊断 HELLP 综合征的敏感指标,常在血清未结合胆红素升高和血红蛋白降低前出现。HELLP 综合征应注意与血栓性疾病、血小板减少性紫癜、溶血性尿毒症性综合征、妊娠期急性脂肪肝等鉴别。

(二) 治疗

HELLP 综合征必须住院治疗(Ⅲ-A)。在按重度子痫前期治疗的基础上(Ⅲ-A),其他治疗措施包括:

1. 有指征地输注血小板和使用肾上腺皮质激素[15]。血小板计数:(1)>50×10^9/L 且不存在过度失血或血小板功能异常时,不建议预防性输注血小板或剖宫产术前输注血小板(Ⅱ-2D);(2)<50×10^9/L 可考虑肾上腺皮质激素治疗(Ⅲ-I);(3)<50×10^9/L 且血小板计数迅速下降或者存在凝血功能障碍时应考虑备血,包括血小板(Ⅲ-I);(4)<20×10^9/L 时阴道分娩前强烈建议输注血小板(Ⅲ-B),剖宫产前建议输注血小板(Ⅲ-B)。

2. 适时终止妊娠:(1)时机:绝大多数 HELLP 综合征患者应在积极治疗后终止妊娠。只有当胎儿不成熟且母胎病情稳定的情况下方可在三级医疗机构进行期待治疗(Ⅱ-2C)。(2)分娩方式:HELLP 综合征患者可酌情放宽剖宫产指征(Ⅲ-B)。(3)麻醉:血小板计数>75×10^9/L,如无凝血功能障碍和进行性血小板计数下降,首选区域麻醉[27](Ⅲ-B)。

3. 其他治疗:目前尚无足够证据评估血浆置换或血液透析在 HELLP 综合征治疗中的价值[28](Ⅲ-I)。

参 考 文 献

[1] Magee LA, Helewa M, Moutquin JM, et al. Diagnosis, evaluation, and management of the hypertensive disorders of

pregnancy. J Obstet Gynaecol Can, 2008, 30: S1-S48.

[2] Lowe SA, Brown MA, Dekker GA, et al. Guidelines for the management of hypertensive disorders of pregnancy 2008. Aust N Z J Obstet Gynaecol, 2009, 49: 242-246.

[3] Report of the National High Blood Pressure Education Program Working Group on high blood pressure in pregnancy. Am J Obstet Gynecol, 2000, 183: S1-S22.

[4] Campos-Outcalt D Sr. US Preventive Services Task Force: the gold standard of evidence-based prevention. J Fam Pract, 2005, 54: 517-519.

[5] 乐杰. 妇产科学. 7版. 北京: 人民卫生出版社, 2008: 92-101.

[6] Cote AM, Brown MA, Lam E, et al. Diagnostic accuracy of urinary spot protein: creatinine ratio for proteinuria in hypertensive pregnant women: systematic review. BMJ, 2008, 336: 1003-1006.

[7] Mathews DD, Agarwal V, Shuttleworth TP. A randomized controlled trial of complete bed rest versus ambulation in the management of proteinuric hypertension during pregnancy. Br J Obstet Gynaecol, 1982, 89: 128-131.

[8] Oken E, Ning Y, Rifas-Shiman SL, et al. Diet during pregnancy and risk of preeclampsia or gestational hypertension. Ann Epidemiol, 2007, 17: 663-668.

[9] Churchill D, Beevers GD, Meher S, et al. Diuretics for preventing pre-eclampsia. Cochrane Database Syst Rev, 2007 (1): CD004451.

[10] McCoy S, Baldwin K. Pharmacotherapeutic options for the treatment of preeclampsia. Am J Health Syst Pharm, 2009, 66: 337-344.

[11] Duley L, Gulmezoglu AM, Henderson-Smart DJ. Magnesium sulphate and other anticonvulsants for women with pre-eclampsia. Cochrane Database Syst Rev, 2003 (2): CD000025.

[12] Ganzevoort W, Rep A, Bonsel GJ, et al. A randomised controlled trial comparing two temporising management strategies, one with and one without plasma volume expansion, for severe and early onset pre-eclampsia. BJOG, 2005, 112: 1358-1368.

[13] Ho KM, Sheridan DJ. Meta-analysis of frusemide to prevent or treat acute renal failure. BMJ, 2006, 333: 420.

[14] Ascarelli MH, Johnson V, McCreary H, et al. Postpartum preeclampsia management with furosemide: a randomized clinical trial. Obstet Gynecol, 2005, 105: 29-33.

[15] Matchaba P, Moodley J. Corticosteroids for HELLP syndrome in pregnancy. Cochrane Database Syst Rev, 2004 (1): CD002076.

[16] American College of Obstetricians and Gynecologists Committee on Obstetric Practice. ACOG Committee Opinion No. 402: Antenatal corticosteroid therapy for fetal maturation. Obstet Gynecol, 2008, 111: 805-807.

[17] Sezik M, Ozkaya O, Sezik HT, et al. Expectant management of severe preeclampsia presenting before 25 weeks of gestation. Med Sci Monit, 2007, 13: 523-527.

[18] Bombrys AE, Barton JR, Nowacki EA, et al. Expectant management of severe preeclampsia at less than 27 weeks' gestation: maternal and perinatal outcomes according to gestational age by weeks at onset of expectant management. Am J Obstet Gynecol, 2008, 199: 247.

[19] Alanis MC, Robinson CJ, Hulsey TC, et al. Early-onset severe preeclampsia: induction of labor vs elective cesarean delivery and neonatal outcomes. Am J Obstet Gynecol, 2008, 199: 262.

[20] Koopmans CM, Bijlenga D, Groen H, et al. Induction of labour versus expectant monitoring for gestational hypertension or mild pre-eclampsia after 36 weeks' gestation (HYPITAT): a multicentre, open-label randomised controlled trial. Lancet, 2009, 374: 979-988.

[21] Kim LH, Cheng YW, Delaney S, et al. Is preeclampsia associated with an increased risk of cesarean delivery if labor is induced?. J Matern Fetal Neonatal Med, 2010, 23: 383-388.

[22] Chames MC, Livingston JC, Ivester TS, et al. Late postpartum eclampsia: a preventable disease?. Am J Obstet Gynecol, 2002, 186: 1174-1177.

[23] Magee L, Sadeghi S. Prevention and treatment of postpartum hypertension. Cochrane Database Syst Rev, 2005 (1): CD004351.

[24] Hirshfeld-Cytron J，Lam C，Karumanchi SA，et al. Late postpartum eclampsia: examples and review. Obstet Gynecol Surv，2006，61：471-480.

[25] Berlin CM，Briggs GG. Drugs and chemicals in human milk. Semin Fetal Neonatal Med，2005，10：149-159.

[26] Baxter JK，Weinstein L. HELLP syndrome: the state of the art. Obstet Gynecol Surv，2004，59：838-845.

[27] Vigil-De Gracia P，Silva S，Montufar C，et al. Anesthesia in pregnant women with HELLP syndrome. Int J Gynaecol Obstet，2001，74：23-27.

[28] Nguyen TC，Stegmayr B，Busund R，et al. Plasma therapies in thrombotic syndromes. Int J Artif Organs，2005，28：459-465.

（通信作者：林其德）

妊娠期高血压疾病诊治指南专家组成员：林其德、张为远、李笑天、古航、杨慧霞、苟文丽、尚涛、李力、杨孜、张建平、林建华、刘俊涛、陈敦金、刘兴会、漆洪波、贺晶、王谢桐、胡娅莉、孙丽洲、马玉燕、王晨虹、牛建民、乔宠、叶太阳

（本文刊载于《中华妇产科杂志》2012 年第 47 卷第 6 期第 476-480 页）

胎盘早剥的临床诊断与处理规范（第1版）

中华医学会妇产科学分会产科学组

　　胎盘早剥是病情危急的妊娠晚期出血原因之一，病情严重时可危及母儿生命。因此，早期诊断和正确处理胎盘早剥具有重要的临床意义。目前，国内外对胎盘早剥的诊治措施存在一些差别，我国对胎盘早剥的诊断与处理缺乏完善的循证医学证据，与国际上的诊疗方案有一定差异。为此，根据国外胎盘早剥的诊疗指南，以及最新的循证医学证据，结合国内临床工作的实际，中华医学会妇产科学分会产科学组组织国内有关专家制定了"胎盘早剥的临床诊断与处理规范（第1版）"，旨在规范和指导妇产科医师对胎盘早剥的诊疗作出合理的临床决策，在针对具体患者时，临床医师可在参考本规范的基础上，全面评估患者的病情，制定出针对不同患者合理的个体化诊治方案。随着相关研究结果和循证医学证据的完善，本规范将不断进行更新与完善。

一、胎盘早剥的定义与分级

　　正常位置的胎盘在胎儿娩出前部分或全部从宫壁剥离，称为胎盘早剥 [1]。胎盘早剥的病理为胎盘后出血，进而出现临床症状，随着剥离面增大，病情逐级加重，危及胎儿及孕妇生命。在临床上推荐使用胎盘早剥分级标准 [2] 作为对病情的判断与评估。见表1。

二、诊断

　　1. 高危因素：胎盘早剥的高危因素包括产妇有血管病变、机械因素、子宫静脉压升高 [3]、高龄多产、外伤及接受辅助生育技术助孕等 [3-6]。

　　2. 早期表现：常常是胎心率首先发生变化，宫缩后子宫弛缓欠佳。触诊时子宫张力增大，宫底增高，严重时子宫呈板状，压痛明显，胎位触及不清；胎心率改变或消失，胎盘早

表1 胎盘早剥的分级 [2]

分级	临床特征
0级	胎盘后有小凝血块,但无临床症状
I级	阴道出血;可有子宫压痛和子宫强直性收缩;产妇无休克发生,无胎儿窘迫发生
II级	可能有阴道出血;产妇无休克;有胎儿窘迫发生
III级	可能有外出血;子宫强制性收缩明显,触诊呈板状;持续性腹痛,产妇发生失血性休克,胎儿死亡;30%的产妇有凝血功能指标异常

剥III级患者病情凶险,可迅速发生休克、凝血功能障碍甚至多器官功能损害。

3. 临床表现:胎盘早剥的典型症状是阴道出血、腹痛、子宫收缩和子宫压痛。出血特征为陈旧性不凝血。绝大多数发生在孕 34 周以后。往往是胎盘早剥的严重程度与阴道出血量不相符。后壁胎盘的隐性剥离多表现为腰背部疼痛,子宫压痛可不明显。部分胎盘早剥伴有宫缩,但宫缩频率高、幅度低,间歇期也不能完全放松 [7]。

三、辅助检查

1. 超声检查:超声检查不是诊断胎盘早剥的敏感手段,准确率在 25% 左右 [8]。超声检查无异常发现也不能排除胎盘早剥,但可用于前置胎盘的鉴别诊断及保守治疗的病情监测。

2. 胎心监护:胎心监护用于判断胎儿的宫内状况,胎盘早剥时可出现胎心监护的基线变异消失、变异减速、晚期减速、正弦波形及胎心率缓慢等 [9]。

3. 实验室检查:主要监测产妇的贫血程度、凝血功能、肝肾功能及电解质等。进行凝血功能检测和纤溶系统确诊试验,以便及时发现 DIC。

四、治疗

胎盘早剥的治疗应根据孕周、早剥的严重程度、有无并发症、宫口开大情况、胎儿宫内状况等决定。

1. 纠正休克:监测产妇生命体征,积极输血、补液维持血液循环系统的稳定,有 DIC 表现者要尽早纠正凝血功能障碍。

使血红蛋白维持在100g/L,血细胞比容>30%,尿量>30ml/h。

2. 监测胎儿宫内情况:持续监测胎心以判断胎儿的宫内情况。对于有外伤史的产妇,疑有胎盘早剥时,应至少行4h的胎心监护,以早期发现胎盘早剥[10]。

3. 终止妊娠:

(1)阴道分娩:①如胎儿已死亡,在评价产妇生命体征前提下首选阴道分娩[4]。严重的胎盘早剥常致胎儿死亡,且合并凝血功能异常,抢救产妇是治疗的重点。应尽快实施人工破膜减压及促进产程进展,减少出血。缩宫素的使用要慎重,以防子宫破裂。如伴有其他异常,如胎横位等可行剖宫产术。应强调根据不同情况,个体化处理。②胎儿存活者,以显性出血为主,宫口已开大,经产妇一般情况较好,估计短时间内能结束分娩者,人工破膜后可经阴道分娩。分娩过程中密切观察血压、脉搏、宫底高度、宫缩与出血情况,建议全程行胎心电子监护,了解胎儿宫内状况,并备足血制品。

(2)剖宫产术分娩:孕32周以上,胎儿存活,胎盘早剥Ⅱ级以上,建议尽快、果断进行剖宫产术,以降低围产儿死亡率。阴道分娩过程中,如出现胎儿窘迫征象或破膜后产程无进展者,应尽快行剖宫产术。近足月的轻度胎盘早剥者,病情可能随时加重,应考虑终止妊娠并建议剖宫产术分娩为宜[10]。

4. 保守治疗:对于孕32~34周0~Ⅰ级胎盘早剥者,可予以保守治疗。孕34周以前者需给予皮质类固醇激素促胎肺成熟[10]。孕28~32周,以及<28孕周的极早产产妇,如为显性阴道出血、子宫松弛,产妇及胎儿状态稳定时,行促胎肺成熟的同时考虑保守治疗。分娩时机应权衡产妇及胎儿的风险后再决定[10]。保守治疗过程中,应密切行超声检查,监测胎盘早剥情况。一旦出现明显阴道出血、子宫张力高、凝血功能障碍及胎儿窘迫时,应立即终止妊娠。

5. 产后出血的处理:由于凝血功能障碍及子宫收缩乏力,胎盘早剥患者常发生产后出血。应给予促宫缩药物,针对性补充血制品。另可采用压迫止血、动脉结扎、动脉栓塞、子宫切除等手段控制出血。

6. 严重并发症的处理:强调多学科联合治疗,在DIC处理方面应重点补充血容量及凝血因子,应在改善休克状态的同时及时终止妊娠,以阻止凝血物质继续进入血管内而发生消耗性凝血。对肾功能不全的处理，在改善休克后仍少尿者（尿量＜17ml/h）则给予利尿剂（呋塞米、甘露醇等）处理。注意监测肾功能，维持电解质及酸碱平衡，必要时行血液透析治疗。

参 考 文 献

[1] Hladky K, Yankowitz J, Hansen WF. Placental abruption. Obstet Gynecol Surv, 2002, 57: 299-305.

[2] James DK, Steer PJ, Weiner CP, et al. 高危妊娠. 段涛, 杨慧霞译. 3 版. 北京：人民卫生出版社, 2008: 1127-1129.

[3] Robbins RA, Estrara T, Russell C. Supine hypotensive syndrome and abruptio placentae. A case report. Am J Obstet Gynecol, 1960, 80: 1207-1208.

[4] Oyelese Y, Ananth CV. Placental abruption. Obstet Gynecol, 2006, 108: 1005-1016.

[5] Matsuda Y, Hayashi K, Shiozaki A, et al. Comparison of risk factors for placental abruption and placenta previa: case-cohort study. J Obstet Gynaecol Res, 2011, 37: 538-546.

[6] Tikkanen M. Placental abruption: epidemiology, risk factors and consequences. Acta Obstet Gynecol Scand, 2011, 90: 140-149.

[7] Hall DR. Abruptio placentae and disseminated intravascular coagulopathy. Semin Perinatol, 2009, 33: 189-195.

[8] Kadasne AR, Mirghani HM. The role of ultrasound in life-threatening situations in pregnancy. J Emerg Trauma Shock, 2011, 4: 508-510.

[9] Spong CY. Obstetrical hemorrhage//Cunningham FG, Leveno KJ, Bloom SL, et al. Williams Obstetrics. 23rd ed. New York: McGraw-Hill Professional, 2010: 757-803.

[10] Gardberg M, Leonova Y, Laakkonen E. Malpresentations: impact on mode of delivery. Acta Obstet Gynecol Scand, 2011, 90: 540-542.

（通信作者：邹　丽）

备注：中华医学会妇产科学分会产科学组参与"胎盘早

剥的临床诊断与处理规范(第1版)"执笔的专家：邹丽、杨慧霞、贺晶、马润玫、赵三存、常青、王谢桐、范玲

（本文刊载于《中华妇产科杂志》2012年第47卷第12期第957-958页）

乙型肝炎病毒母婴传播预防临床指南（第1版）

中华医学会妇产科学分会产科学组

乙型肝炎病毒（hepatitis B virus，HBV）感染的主要诊断依据是 HBsAg 阳性。母婴传播是我国慢性 HBV 感染的主要原因，故强调对婴幼儿的预防。所有孕妇均需产前筛查乙型肝炎血清学标志物（俗称乙肝两对半），如果孕妇 HBsAg 阳性，其新生儿是感染 HBV 的高危人群，除接种乙型肝炎疫苗外，必须在出生后 12h 内注射乙型肝炎免疫球蛋白（hepatitis B immunoglobulin，HBIG）。为规范我国 HBV 母婴传播的预防措施，合理预防新生儿 HBV 感染，传染病学与产科学专家根据国内外公认的研究结果，参考其他国家相关资料，共同制订本指南。

一、HBV 感染的临床诊断

慢性 HBV 感染是指 HBsAg 阳性持续 6 个月以上。如果肝功能正常，称为慢性 HBV 携带；如果肝功能异常，且排除其他原因，则诊断为慢性乙型肝炎，慢性 HBV 携带者每 6～12 个月需复查肝功能和其他必要检查。

HBV 母婴传播，即 HBsAg 阳性孕产妇将 HBV 传给子代，主要发生在分娩过程中和分娩后，而垂直传播（分娩前的宫内感染）感染率＜3%[1]，多见于 HBeAg 阳性孕妇。

检测乙型肝炎血清学标志物，即 HBsAg、乙型肝炎表面抗体（抗 -HBs）、HBeAg、乙型肝炎 e 抗体（抗 -HBe）以及乙型肝炎核心抗体（抗 -HBc），可判断有无感染或有无免疫力，其临床诊断的意义见表 1。

HBsAg 阳性，表明病毒在复制，有传染性；HBeAg 阳性是病毒复制活跃、病毒载量高的标志，传染性强。抗 -HBs 是中和抗体，血清抗 -HBs 水平≥10U/L 即具有保护力。

荧光实时定量 PCR 技术检测 HBV DNA 水平，可反映病

表 1　HBV 血清学标志物及其临床诊断意义

HBsAg	抗-HBs	HBeAg	抗-HBe	抗-HBc	临床意义
+	-	+	-	+/-	HBV 感染、传染性强
+	-	-	+/-	+	HBV 感染、有传染性
+	-	-	+	-	HBV 感染、有传染性
+	+	+/-	+/-	+/-	HBV 感染、有传染性、HBV 可能有变异
+	-	-	-	-	HBV 感染潜伏期、有传染性
-	+	-	+/-	+	既往感染 HBV 感染已恢复、有保护力
-	+	-	+	-	既往 HBV 感染已恢复、有保护力
-	+	-	-	-	接种疫苗或既往既往 HBV 感染已恢复、有保护力
-	-	-	+/-	+	既往 HBV 感染已恢复、无保护力
-	-	-	+	-	既往 HBV 感染已恢复、无保护力
-	-	-	-	-	既往无 HBV 感染、易感人群

毒载量的高低。然而，30% 左右的孕妇 HBsAg 阳性而 HBeAg 阴性者（俗称小三阳），甚至少数 HBeAg 阳性者（俗称大三阳），HBV DNA 低于检测下限，即所谓"HBV DNA 阴性"，但血液中仍有 HBV，具有传染性。因此，孕妇 HBsAg 阳性时，无论其 HBV DNA 水平高低，甚至是"阴性"，其新生儿如不采取免疫预防，均有感染的可能性。

二、慢性 HBV 感染者的孕期管理

1. 妊娠时机：慢性 HBV 感染妇女计划妊娠前，最好由感染科或肝病科专科医师评估肝脏功能。肝功能始终正常的感染者可正常妊娠；肝功能异常者，如果经治疗后恢复正常，且停药后 6 个月以上复查正常则可妊娠。

抗病毒治疗期间妊娠必须慎重。干扰素能抑制胎儿生长，使用期间必须避孕。核苷（酸）类似物中，阿德福韦和恩替卡韦对胎儿发育有不良影响或致畸作用 [2]，妊娠前 6 个月和妊娠期间忌用。替诺福韦和替比夫定属于妊娠用药 B 类药 [2]，孕中晚期使用对胎儿无明显影响。拉米夫定属于 C 类药，但妊娠早、中、晚期用于预防 HIV 母婴传播时，不增加新生儿出生缺陷 [3]。尽管如此，如在使用任何抗病毒药物期间妊娠，须告知患者所用药物的各种风险，同时请相关医师会诊，以决定是否中止妊娠或是否继续抗病毒治疗。

2. 孕妇随访：慢性 HBV 感染者妊娠后，必须定期复查肝功能，尤其在妊娠早期和晚期。首次检测肝功能正常者，如无肝炎临床症状，每 1～2 个月复查 1 次；如丙氨酸转移酶（ALT）升高但不超过正常值 2 倍（<80U/L）、且无胆红素水平升高时，无需用药治疗，但仍需休息，间隔 1～2 周复查；如 ALT 水平升高超过正常值 2 倍（>80U/L），或胆红素水平升高，需请相关专业医师会诊，必要时住院治疗，严重时需终止妊娠。

3. 孕晚期应用 HBIG 无预防母婴传播的作用：有学者提出，HBV 感染孕妇在孕晚期应用 HBIG 可预防胎儿的宫内感染，但相关研究存在以下问题：（1）对照组新生儿免疫预防后的保护率仅 55%～85%，明显低于公认的保护率，提示对照组没有正规预防；（2）诊断标准不正确，夸大了宫内感染率；（3）部分研究自身前后的结果存在矛盾。另外，孕妇使用 HBIG 后，新生儿体内并无抗 -HBs[4]；大猩猩实验和 HBV 感染者肝移植后预防再感染的研究提示，孕晚期每 4 周注射 200～

400U 的 HBIG 不可能降低 HBV 病毒量[5];我国也有报道指出该方案并不能减少母婴传播[6-7]。因此,对 HBV 感染孕妇在孕晚期不必应用 HBIG。

4.孕期抗病毒治疗的问题:孕妇体内高水平 HBV 是发生母婴传播的主要危险因素,降低病毒量可减少母婴传播。孕妇 HBsAg 阳性但 HBeAg 阴性时,其新生儿经正规预防后,保护率已达 98%～100%[7-9]。因此,对 HBeAg 阴性的感染孕妇,无需使用抗病毒治疗以预防母婴传播。

HBeAg 阳性孕妇的新生儿经正规预防后,仍有 5%～15%发生慢性 HBV 感染[7-9]。虽然,有报道在妊娠中、晚期用拉米夫定或替比夫定治疗可减少母婴传播[10-12],但这些研究有的病例数很少[10],有的对照组新生儿可能没有正规预防[11],也有经治疗后仍发生母婴传播的情况[10-11,13]。因此,目前尚不能将孕妇 HBeAg 阳性进行常规抗病毒治疗手段以作为减少母婴传播的适应证。

以下因素也是孕妇抗 HBV 治疗需要慎重的理由:(1)核苷(酸)类似物不能清除病毒,停用后病毒将回复到原有水平,甚至更高,甚至诱发严重肝功能损害;(2)长期服药,会加重经济负担,且使病毒变异而产生耐药以及其他副作用;(3)85%～95% 的 HBeAg 阳性孕妇即使不抗 HBV 治疗,其新生儿经正规预防后也可得到保护;(4)抗 HBV 治疗通常从孕中、晚期开始,对孕早中期的宫内感染无效。

总之,对 HBeAg 阳性孕妇是否需抗 HBV 治疗以降低母婴传播,还有待于更多设计严谨、严格对照的大样本、多中心研究。

此外,HBV 感染者孕期肝功异常并不增加 HBV 母婴传播的风险[8-9],分娩后多数孕妇肝功能将恢复正常。因此,不能对肝功能异常者进行常规抗 HBV 治疗,应严格掌握抗 HBV 治疗的适应证。

三、剖宫产分娩不能减少母婴传播

既往认为,自然分娩时因子宫收缩"挤压"胎盘,促使母体内病毒进入胎儿,引起宫内感染,故而理论上剖宫产能减少 HBV 的母婴传播[14]。但近期的研究证明,慢性感染孕妇的新生儿经正规预防后,剖宫产与自然分娩的新生儿HBV 感染率比较,差异无统计学意义($P > 0.05$)[15],说明剖宫产并不能降低 HBV 的母婴传播。因此，不能以阻断 HBV 母婴传播为目的而选择剖宫产分娩[16]。

四、HBV 母婴传播的预防

接种乙型肝炎疫苗是预防 HBV 感染最有效的措施，乙型肝炎疫苗的有效成分是 HBsAg，诱导人体主动产生抗 -HBs 而发挥作用。接种第 1 针疫苗后，多数抗 -HBs 仍为阴性或低于检测值下限；接种第 2 针后 1 周左右，抗 -HBs 才转为阳性[17]，即开始接种后 35～40d 对 HBV 有免疫力；接种第 3 针可使抗 -HBs 水平明显升高，延长保护年限。新生儿全程接种后抗 -HBs 阳转率高达 95%～100%[8, 18]，保护期可达 22 年以上[19]。人体主动产生抗 -HBs 后，具有免疫记忆，即使抗 -HBs 转阴，再次接触 HBV，机体也能在短时间内产生抗 -HBs[19]，因此，非高危人群无需加强接种乙型肝炎疫苗。

1. 足月新生儿的 HBV 预防：孕妇 HBsAg 阴性时，无论 HBV 相关抗体如何，新生儿按"0、1、6 个月"方案接种疫苗，不必使用 HBIG。见表 2。

孕妇 HBsAg 阳性时，无论 HBeAg 是阳性还是阴性，新生儿必须及时注射 HBIG 和全程接种乙型肝炎疫苗（0、1、6 个月 3 针方案）。HBIG 需要在出生后 12h 内（理论上越早越好）使用，其有效成分是抗 -HBs，肌内注射后 15～30min 即开始发挥作用，保护性抗 -HBs 至少可以维持 42～63d，此时体内已主动产生抗 -HBs，故无需第 2 次注射 HBIG。如果孕妇 HBsAg 结果不明，有条件者最好给新生儿注射 HBIG。

采取上述正规预防措施后，对 HBsAg 阳性而 HBeAg 阴性孕妇的新生儿保护率为 98%～100%，对 HBsAg 和 HBeAg 均阳性孕妇的新生儿保护率为 85%～95%[7-9]。如果不使用 HBIG，仅应用疫苗预防，总体保护率仅为 55%～85%。

2. 早产儿的免疫预防：早产儿免疫系统发育不成熟，通常需要接种 4 针乙型肝炎疫苗。HBsAg 阴性孕妇的早产儿，如果生命体征稳定，出生体质量≥2000g 时，即可按 0、1、6 个月 3 针方案接种，最好在 1～2 岁再加强 1 针；如果早产儿生命体征不稳定，应首先处理相关疾病，待稳定后再按上述方案接种。如果早产儿 <2000g，待体质量到达 2000g 后接种第 1 针（如出院前体质量未达到 2000g，在出院前接种第 1 针）；1～2 个月后再重新按 0、1、6 个月 3 针方案进行[16]。

表2　新生儿乙型肝炎免疫预防方案

类别	疫苗种类	剂量	容积	接种方案	随访
足月新生儿					
孕妇 HBsAg(一)	酵母	5μg 或 10μg	0.5ml	3 针方案：即 0、1、6 个月各注射 1 次	无需随访
	CHO	10μg	1ml		
孕妇 HBsAg(+)	酵母	10μg	1ml	注射 HBIG 100~200U；行 3 针方案：即 0、1、6 个月各注射 1 次	7~12 月龄随访
	CHO	20μg	1ml		
早产新生儿且出生体质量<2000g					
孕妇 HBsAg(一)	酵母	5μg	0.5ml	4 针方案：即出生体质量≥2000g 时，1~2、2~3、6~7 个月各注射 1 次	可不随访或最后 1 针后 1~6 个月
	CHO	10μg	1ml		
孕妇 HBsAg(+)	酵母	10μg	1ml	出生 12h 内注射 HBIG 100~200U，3~4 周后重复 1 次；疫苗行 4 针方案：即出生 24h 内、3~4 周，2~3 个月，6~7 个月各注射 1 次	最后 1 针后 1~6 个月
	CHO	20μg	1ml		

注：HBIG，乙肝免疫球蛋白；CHO，中国仓鼠卵母细胞

HBsAg 阳性孕妇的早产儿出生后无论身体状况如何,在 12h 内必须肌内注射 HBIG,间隔 3～4 周后需再注射一次。如生命体征稳定,无需考虑体质量,尽快接种第 1 针疫苗;如果生命体征不稳定,待稳定后,尽早接种第 1 针;1～2 个月后或者体质量达到 2000g 后,再重新按 0、1、6 个月 3 针方案进行接种[16]。

3. HBV 感染孕妇的新生儿母乳喂养:虽然,HBV 感染孕妇的乳汁中可检测出 HBsAg 和 HBV DNA[20],而且有学者认为乳头皲裂、婴幼儿过度吸吮甚至咬伤乳头等可能将病毒传给婴幼儿,但这些均为理论分析,缺乏循证医学证据。即使无免疫预防,母乳喂养和人工喂养的新生儿的感染率几乎相同[21]。更多证据证明,即使孕妇 HBeAg 阳性,母乳喂养并不增加感染风险[22]。因此,正规预防后,不管孕妇 HBeAg 阳性还是阴性,其新生儿都可以母乳喂养,无需检测乳汁中有无 HBV DNA。

4. HBsAg 阳性孕妇的新生儿随访:健康孕妇的新生儿,无需定期检查乙型肝炎血清学标志物。HBsAg 阳性孕妇的新生儿,需随访乙型肝炎血清学标志物,且选择适当时间,目的在于明确免疫预防是否成功,有无 HBV 感染,以及是否需要加强免疫。

检测脐带血或新生儿外周血中 HBsAg 和 HBeAg,阴性也不能排除母婴传播,因为 HBV 感染的潜伏期较长;阳性也不能确诊宫内感染或围产期感染,因为 HBsAg、HBeAg 以及相关抗体可通过胎盘进入胎儿。此外,新生儿接种疫苗后 2～3 周内也可出现血清 HBsAg 阳性[23]。因此,对无肝炎症状的新生儿,不建议在 6 月龄前检测 HBV 血清标志物。

随访的适当时间是第 3 针疫苗后 1 个月(7 月龄)至 12 月龄;如果未随访,12 月龄后仍需随访。7 月龄时机体对乙型肝炎疫苗的应答反应最强,抗 -HBs 滴度最高,检测结果有:(1)HBsAg 阴性,抗 -HBs 阳性,且 >100U/L,说明预防成功,应答反应良好,无需特别处理;(2)HBsAg 阴性,抗 -HBs 阳性,但 <100U/L,表明预防成功,但对疫苗应答反应较弱,可在 2～3 岁加强接种 1 针,以延长保护年限;(3)HBsAg 和抗 -HBs 均阴性(或 <10U/L),说明没有感染 HBV,但对疫苗无应答,需再次全程接种(3 针方案),然后再复查;(4)HBsAg 阳性,抗 -HBs 阴性,高度提示免疫预防失败;6 个月后复查 HBsAg 仍阳性,

可确定预防失败,已为慢性 HBV 感染。

预防成功后,无需每年随访。对 HBeAg 阳性母亲的子女,隔 2~3 年复查;如果抗 -HBs 降至 10U/L 以下,最好加强接种 1 针疫苗;10 岁后一般无需随访。

5. 预防 HBV 母婴传播的其他事项:如果育龄妇女孕前筛查乙型肝炎血清学标志物均阴性,最好在孕前接种乙型肝炎疫苗(10μg 或 20μg)。若在接种期间妊娠,无需特别处理,且可完成全程接种,因为乙型肝炎疫苗对孕妇和胎儿均无明显的不良影响[24]。

对孕期没有筛查 HBsAg,或无法确定孕妇 HBsAg 阳性还是阴性时,最好对新生儿注射 HBIG;如有乙型肝炎家族史,强烈建议对新生儿注射 HBIG。

孕妇 HBsAg 阴性,但新生儿父亲 HBsAg 阳性时,通常因照料新生儿而与其密切接触,增加其感染的风险,因此,新生儿最好注射 HBIG;精液不能引起胎儿感染 HBV。同样,其他家庭成员 HBsAg 阳性,如果与新生儿密切接触,新生儿最好注射 HBIG。

HBIG 为血制品,最好在产妇分娩前完成知情同意并签名,避免延误使用。妇产科病房最好能备有 HBIG,使夜间、周末或节假日出生的高危新生儿能及时获得正规预防。

HBV 感染孕产妇的新生儿皮肤表面很可能存在 HBV,在进行任何有损皮肤的处理前,务必清洗、充分消毒皮肤,并先注射 HBIG,再进行其他注射治疗等。

HBV 感染孕妇羊水穿刺,若 HBeAg 阴性,并不增加新生儿 HBV 母婴传播的风险[25-26],若 HBeAg 阳性,是否增加胎儿感染的风险研究较少,还有待进一步研究。

五、新生儿乙型肝炎免疫预防要点

1. 孕妇产前都需要检测乙型肝炎血清学标志物:HBsAg 阳性,说明已经 HBV 感染,有传染性;HBeAg 阳性,传染性强;抗 -HBs 阳性,对乙型肝炎有免疫力。

2. 孕妇 HBsAg 阴性:新生儿按 0、1、6 个月 3 针方案接种乙型肝炎疫苗,即出生 24h 内、1 个月和 6 个月分别接种 1 针;不必再注射 HBIG。

3. 孕妇 HBsAg 阳性:新生儿出生 12h 内,肌内注射 1 针 HBIG;同时按 0、1、6 个月 3 针方案接种乙型肝炎疫苗。

4. HBsAg 阳性孕妇的母乳喂养：新生儿正规预防后，不管孕妇 HBeAg 阴性还是阳性，均可行母乳喂养。

5. 分娩方式与母婴传播：剖宫产分娩不能降低 HBV 的母婴传播率。

6. 早产儿：出生体质量≥2000g 时，无需特别处理。体质量 <2000g 时，待体质量达到 2000g 后注射第一针疫苗，然后间隔 1～2 个月后再按 0、1、6 个月 3 针方案执行。孕妇 HBsAg 阴性，早产儿健康状况良好时，按上述处理；身体状况不好时，先处理相关疾病，待恢复后再行疫苗注射。孕妇 HBsAg 阳性，无论早产儿身体状况如何，12h 内肌内注射 1 针 HBIG，间隔 3～4 周后需再注射 1 次；出生 24h 内、3～4 周、2～3 个月、6～7 个月分别行疫苗注射，并随访。

7. 其他家庭成员 HBsAg 阳性：如果新生儿与 HBsAg 阳性成员密切接触，就必须注射 HBIG；不密切接触，不必注射。

8. HBsAg 阳性孕妇的新生儿随访：7～12 个月时，检测乙型肝炎血清学标志物。若 HBsAg 阴性，抗 -HBs 阳性，预防成功，有抵抗力；若 HBsAg 阴性，抗 -HBs 阴性，预防成功，但需再接种 3 针疫苗方案；若 HBsAg 阳性，预防失败，成慢性感染者。

9. 其他注意事项：任何有损皮肤黏膜的操作前，必须充分清洗、消毒后再进行。

10. HBsAg 阳性孕妇是否行抗 HBV 治疗以降低母婴传播率：HBeAg 阴性时，无需抗病毒；HBeAg 阳性时，是否应抗 HBV 治疗尚无定论，需严格的多中心对照研究。

参 考 文 献

[1] Shao ZJ, Zhang L, Xu JQ, et al. Mother-to-infant transmission of hepatitis B virus: a Chinese experience. J Med Virol, 2011, 83: 791-795.

[2] Fontana RJ. Side effects of long-term oral antiviral therapy for hepatitis B. Hepatology, 2009, 49Suppl 5: S185-S195.

[3] Dybul M, Fauci AS, Bartlett JG, et al. Guidelines for using antiretroviral agents among HIV-infected adults and adolescents. Recommendations on the panel on clinical practices for the treatment of HIV. MMWR Recomm Rep, 2002, 51: 1-55.

[4] 朱科伦，马佩球，张为民，等. HBV 阳性孕妇接种乙肝免疫球蛋白后免疫学反应的研究. 广州医药，2004，35：1-2.

[5] 周乙华，胡娅莉. 有效预防乙型肝炎病毒母婴传播的策略. 中华围产医学杂志，2010，13：273-276.

[6] Yuan J，Lin J，Xu A，et al. Antepartum immunoprophylaxis of three doses of hepatitis B immunoglobulin is not effective: a single-centre randomized study. J Viral Hepatitis，2006，13：579-604.

[7] 王志群，张姝，刘启兰，等. 常规应用免疫预防对阻断乙型肝炎病毒母婴传播效果的评价. 中华围产医学杂志，2011，14：338-342.

[8] Zou H，Chen Y，Duan Z，et al. Protective effect of hepatitis B vaccine combined with two-dose hepatitis B immunoglobulin on infants born to HBsAg-positive mothers. PLoS One，2011，6：e26748.

[9] Chen HL，Lin LH，Hu FC，et al. Effects of maternal screening and universal immunization to prevent mother-to-infant transmission of HBV. Gastroenterology，2012，142：773-781.

[10] van Zonneveld M，van Nunen AB，Niesters HGM，et al. Lamivudine treatment during pregnancy to prevent perinatal transmission of hepatitis B virus infection. J Viral Hepat，2003，10：294-297.

[11] Xu WM，Cui YT，Wang L，et al. Lamivudine in late pregnancy to prevent perinatal transmission of hepatitis B virus infection: a multicentre，randomized，double-blind，placebo-controlled study. J Viral Hepat，2009，16：94-103.

[12] Han GR，Cao MK，Zhao W，et al. A prospective and open-label study for the efficacy and safety of telbivudine in pregnancy for the prevention of perinatal transmission of hepatitis B virus infection. J Hepatol，2011，55：1215-1221.

[13] Kazim SN，Wakil SM，Khan LA，et al. Vertical transmission of hepatitis B virus despite maternal lamivudine therapy. Lancet，2002，359：1488-1489.

[14] Lee SD，Lo KJ，Tsai YT，et al. Role of caesarean section in prevention of mother-infant transmission of hepatitis B virus.

Lancet, 1988, 2: 833-834.

[15] Wang J, Zhu Q, Zhang X. Effect of delivery mode on maternal-infant transmission of hepatitis B virus by immunoprophylaxis. Chin Med J (Engl), 2002, 115: 1510-1512.

[16] Mast EE, Margolis HS, Fiore AE, et al. A comprehensive immunization strategy to eliminate transmission of hepatitis B virus infection in the United States: recommendations of the Advisory Committee on Immunization Practices (ACIP) part 1: immunization of infants, children, and adolescents. MMWR Recomm Rep, 2005, 54: 1-31.

[17] Odinsen O, Owusu-Ofori S, Dompreh A, et al. Antibody detection and kinetics of antibody production during early stages of immunization with hepatitis B virus vaccine. Clin Vaccine Immunol, 2007, 14: 1623-1628.

[18] Hu Y, Wu Q, Xu B, et al. Influence of maternal antibody against hepatitis B surface antigen on active immune response to hepatitis B vaccine in infants. Vaccine, 2008, 26: 6064-6067.

[19] McMahon BJ, Dentinger CM, Bruden D, et al. Antibody levels and protection after hepatitis B vaccine: results of a 22-year follow-up study and response to a booster dose. J Infect Dis, 2009, 200: 1390-1396.

[20] 金春子, 沈平虎, 李萍, 等. 孕产妇和新生儿血清及初乳中检测 HBV-DNA. 中国优生与遗传杂志, 2001, 9: 42-43.

[21] Pol S, Corouge M, Fontaine H. Hepatitis B virus infection and pregnancy. Clin Res Hepatol Gastroenterol, 2011, 35: 618-622.

[22] Chen X, Chen J, Wen J, et al. Breastfeeding is not a risk factor for mother-to-child transmission of hepatitis B virus. Plos One, 2013, in press.

[23] Lunn ER, Hoggarth BJ, Cook WJ. Prolonged hepatitis B surface antigenemia after vaccination. Pediatrics, 2000, 105: E81-82.

[24] Sheffield JS, Hickman A, Tang J, et al. Efficacy of an accelerated hepatitis B vaccination program during pregnancy. Obstet Gynecol, 2011, 117: 1130-1135.

[25] Alexander JM, Ramus R, Jackson G, et al. Risk of hepatitis B

transmission after amniocentesis in chronic hepatitis B carriers. Infect Dis Obstet Gynecol, 1999, 7: 283-286.

[26] Towers CV, Asrat T, Rumney P. The presence of hepatitis B surface antigen and deoxyribonucleic acid in amniotic fluid and cord blood. Am J Obstet Gynecol, 2001, 184: 1514-1518.

（通信作者：杨慧霞）

备注：参与"乙型肝炎病毒母婴传播预防临床指南（第1版）"执笔的专家及审稿专家：周乙华、胡娅莉、杨慧霞、董悦、王志群、时春艳、张建平、刘兴会、王子莲、漆洪波、杨孜、程蔚蔚、樊尚荣、边旭明、范玲、马润玫、张为远、苟文丽、段涛

（本文刊载于《中华妇产科杂志》2013年第48卷第2期第151-154页）

前置胎盘的临床诊断与处理指南

中华医学会妇产科学分会产科学组

前置胎盘是常见的妊娠晚期并发症,病情易突然加重而危及母儿安全。因此,早期诊断和正确处理具有重要意义。目前,国内外对前置胎盘的诊治存在差异,我国的诊断处理缺乏完善的循证医学证据。为此,根据多国关于前置胎盘的诊治指南,以及最新的循证医学证据,结合国内临床工作的实际,中华医学会妇产科学分会产科学组组织国内有关专家制定了《前置胎盘的临床诊断与处理指南》(以下简称《指南》)。本《指南》旨在规范和指导妇产科医师对前置胎盘的诊治做出合理的临床决策,在针对具体患者时,临床医师可在参考本《指南》的基础上,全面评估患者的病情,制定合理的诊治方案。随着相关研究结果和循证医学证据的完善,本《指南》将不断进行更新。

前 置 胎 盘

一、定义及分类

正常的胎盘附着于子宫体部的前壁、后壁或侧壁,远离宫颈内口。妊娠28周后,胎盘仍附着于子宫下段,其下缘达到或覆盖宫颈内口,位置低于胎儿先露部,称为前置胎盘。按胎盘边缘与宫颈内口的关系,将前置胎盘分为4种类型:完全性前置胎盘、部分性前置胎盘、边缘性前置胎盘、低置胎盘 [1]。妊娠中期超声检查发现胎盘接近或覆盖宫颈内口时,称为胎盘前置状态。

1. 完全性前置胎盘:胎盘组织完全覆盖宫颈内口。

2. 部分性前置胎盘:胎盘组织部分覆盖宫颈内口。

3. 边缘性前置胎盘:胎盘附着于子宫下段,边缘达到宫颈内口,但未超越。

4. 低置胎盘:胎盘附着于子宫下段,边缘距宫颈内口的距离<20mm（国际上尚未统一，多数定义为距离<20mm），此距离对临床分娩方式的选择有指导意义 [2-3]。也有文献认为，当胎盘边缘距离宫颈内口 20～35mm 时称为低置胎盘；将胎盘边缘距宫颈内口的距离<20mm、而未达到宫颈内口时定义为边缘性前置胎盘 [1]。由于低置胎盘可导致临床上的胎位异常、产前产后出血，对母儿造成危害，临床上应予重视。

前置胎盘的程度可随妊娠及产程的进展而发生变化 [4]。诊断时期不同，分类也不同。建议以临床处理前的最后 1 次检查来确定其分类。

二、诊断

1. 高危因素：前置胎盘的高危因素包括流产史、宫腔操作史、产褥期感染史、高龄、剖宫产史；吸烟；双胎妊娠；妊娠 28 周前超声检查提示胎盘前置状态 [5] 等。

2. 临床表现：（1）病史：妊娠晚期或临产后突然出现无诱因、无痛性的阴道流血。

（2）体征：患者全身情况与出血量及出血速度密切相关。反复出血可呈贫血貌，急性大量出血可致失血性休克。

（3）腹部检查：子宫软，无压痛，轮廓清楚，子宫大小符合妊娠周数。胎位清楚，胎先露高浮或伴有胎位异常。

（4）阴道检查：应采用超声检查确定胎盘位置，如前置胎盘诊断明确，不必再行阴道检查。如必须通过阴道检查以明确诊断或选择分娩方式，可在输液、备血及可立即行剖宫产手术的条件下进行。禁止肛查。

3. 辅助检查：（1）超声检查：在妊娠的任何时期，如怀疑前置胎盘，推荐使用经阴道超声进行检查。其准确性明显高于经腹超声，并具有安全性（证据等级：II-2A）[2]。超声检查诊断前置胎盘，建议使用下述测量方法以指导临床：当胎盘边缘未达到宫颈内口，测量胎盘边缘距宫颈内口的距离；当胎盘边缘覆盖了宫颈内口，测量超过宫颈内口的距离，精确到毫米（证据等级：II-2A）[2]。

（2）MRI 检查：有条件的医院，怀疑合并胎盘植入者，可选择 MRI 检查。与经阴道超声检查相比，MRI 对胎盘定位无明显优势 [2]。

三、胎盘前置状态的随访

妊娠中期胎盘前置状态常因胎盘"移行"而发生变化，最终的诊断取决于妊娠周数、胎盘边缘与宫颈内口的关系。妊娠中期超声检查发现胎盘前置状态者建议经阴道超声随访[1, 3]。并根据情况增加超声随访次数。妊娠 18～23 周时胎盘边缘达到但没有覆盖宫颈内口（0mm），持续胎盘前置状态的可能性基本为零。如覆盖宫颈内口范围超过 25mm，分娩时前置胎盘的发生率为 40%～100%[2]。

四、治疗

治疗原则为止血、纠正贫血、预防感染、适时终止妊娠。根据前置胎盘类型、出血程度、妊娠周数、胎儿宫内状况、是否临产等进行综合评估，给予相应治疗。

（一）期待治疗

期待治疗的目的是在母儿安全的前提下，延长妊娠时间，提高胎儿存活率。适用于妊娠 < 36 周，一般情况良好，胎儿存活，阴道流血不多，无需紧急分娩的孕妇。需在有母儿抢救能力的医疗机构进行。对于有阴道流血的患者，强调住院治疗（证据等级：Ⅱ-2C）[2]。密切监测孕妇生命体征及阴道流血情况。常规进行血常规、凝血功能检测并备血。监护胎儿情况，包括胎心率、胎动计数、胎儿电子监护及胎儿生长发育情况。

1. 一般处理：阴道流血期间绝对卧床，建议侧卧位。血止后可适当活动。

2. 纠正贫血：目标是维持血红蛋白含量在 110g/L 以上，血细胞比容在 30% 以上[6]，增加母体储备，改善胎儿宫内缺氧情况。

3. 止血：在期待治疗过程中，常伴发早产。对于有早产风险的患者可酌情给予宫缩抑制剂[7]，防止因宫缩引起的进一步出血，赢得促胎肺成熟的时间。常用药物有硫酸镁、β受体激动剂、钙通道阻滞剂、非甾体抗炎药、缩宫素受体抑制剂等。

在使用宫缩抑制剂的过程中，仍有阴道大出血的风险，应做好随时剖宫产手术的准备。值得注意的是，宫缩抑制剂与肌松剂有协同作用，可加重肌松剂的神经肌肉阻滞作用，增加产后出血的风险[8]。

4. 糖皮质激素的使用：若妊娠 < 34 周，应促胎肺成熟。应参考早产的相关诊疗指南。

5. 宫颈环扎术：宫颈环扎术止血及改善预后的效果不肯定，无足够证据（证据等级：Ⅲ-D）[2-3]。

6. 保守治疗过程中阴道大出血的预测：(1)宫颈管长度：妊娠34周前经阴道超声测量宫颈管长度，如宫颈管长度<3cm大出血而急诊剖宫产手术的风险增加[9]。如覆盖宫颈内口的胎盘较厚(>1cm)，产前出血、胎盘粘连、植入及手术风险增加[10]。

(2)胎盘边缘出现无回声区：覆盖宫颈内口的胎盘边缘出现无回声区，出现突然大出血的风险是其他类型前置胎盘的10倍[11]。

(3)位于前次剖宫产子宫切口瘢痕处的前置胎盘即"凶险型前置胎盘"常伴发胎盘植入、产后严重出血，子宫切除率明显增高[12]。

（二）终止妊娠

终止妊娠的时机及方式：应根据临床判断，辅以超声检查结果。

1. 紧急剖宫产：出现大出血甚至休克，为挽救孕妇生命，应果断终止妊娠[3]。无需考虑胎儿情况。在期待治疗过程中，若出现胎儿窘迫等产科指征，胎儿已可存活，可行急诊手术。临产后诊断的部分性或边缘性前置胎盘，出血量较多，估计短时间内不能分娩者，也选择急诊剖宫产终止妊娠。

2. 择期终止妊娠：择期剖宫产，为目前处理前置胎盘的首选。

对于无症状的前置胎盘合并胎盘植入者可于妊娠36周后终止妊娠[3]。无症状的完全性前置胎盘，妊娠达37周[13]，可考虑终止妊娠；边缘性前置胎盘满38周可考虑终止妊娠[3]；部分性前置胎盘应根据胎盘遮盖宫颈内口情况适时终止妊娠。

子宫切口的选择原则上应尽量避开胎盘，以免增加孕妇和胎儿失血[14]。对于前壁胎盘，根据产前超声胎盘定位及胎位，剖宫产切口应尽量避开胎盘，灵活选择子宫切口。胎儿娩出后，立即子宫肌壁注射宫缩剂，如缩宫素、前列腺素制剂等，待子宫收缩后徒手剥离胎盘。也可用止血带将子宫下段血管扎紧数分钟，以利胎盘剥离时的止血，但需警惕结扎部位以下的出血。若剥离面出血多，应参照产后出血的处理。若采取各项措施均无效，应向家属交待病情，果断切除子宫。

3. 阴道分娩：边缘性前置胎盘、低置胎盘，出血少，枕先露；部分性前置胎盘，宫颈口已扩张，估计短时间内可以结束分娩者，在有条件的医疗机构，备足血源的同时可在严密监测下行阴道试产（证据等级：Ⅱ-2A）[2]。经阴道分娩而发生产后出血，胎盘剥离面的止血方法参考剖宫产时的处理。

（三）抗感染治疗

期待治疗过程中筛查感染与否，预防性使用抗生素。终止妊娠时在胎盘剥离后预防性使用抗生素。

（四）转诊及转运

一旦确诊完全性前置胎盘，应在二级以上医院产前检查及治疗。若阴道反复出血或大出血而当地无条件处理，在充分评估母胎安全、输液、输血的条件下，迅速转院。

前置胎盘合并胎盘植入

前置胎盘合并胎盘植入的发生率为 1%～5%，并随着剖宫产次数增多而明显增高[15]。

一、诊断

1. 临床表现：前置胎盘合并胎盘植入的诊断主要根据临床表现及术中所见。对于无产前出血的前置胎盘，更要考虑胎盘植入的可能性，不能放松对前置胎盘凶险性的警惕。术中发现胎盘与宫壁无间隙，或胎盘附着处持续大量出血，应及时做出判断。

2. 超声诊断：胎盘内多个不规则的无回声区伴丰富血流信号和（或）膀胱壁连续性的中断，强烈提示胎盘植入可能。其他具有提示意义和诊断参考价值的超声征象包括子宫肌层变薄（厚度<1mm），胎盘和子宫分界不清[16]。

3. MRI 诊断：MRI 对诊断胎盘植入有很大的帮助，能更清楚地显示胎盘侵入肌层的深度、局部吻合血管分布及宫旁侵犯情况，可提供准确的局部解剖层次，指导手术路径[3]。

此外，病理检查有助于明确诊断。

二、治疗

1. 剖宫产手术前评估：（1）根据胎盘位置及植入情况制定合理的手术方案。（2）术前充分告知手术风险，并签好子宫切除知情同意书。（3）充分备血。（4）联合麻醉科、ICU 及新生儿科共同救治。（5）确保手术期间的止血药物用品，例如前列腺素类药物、止血海绵等。

2. **手术时机**：无症状的前置胎盘合并胎盘植入者推荐妊娠 36 周后行手术[3]。伴有反复出血症状的前置胎盘合并胎盘植入者促胎肺成熟后提前终止妊娠[3]。

3. **手术方式**：建议择期剖宫产终止妊娠。后壁胎盘或前侧壁胎盘植入者，可行子宫下段剖宫产术；前壁胎盘植入者，行子宫体部剖宫产术。胎儿娩出后，依据出血量、植入的程度、患者是否有生育要求及病情决定处理方式，主要包括子宫切除术及保守治疗。

（1）子宫切除术：①适应证：胎盘植入面积大、子宫壁薄、胎盘穿透、子宫收缩差、短时间内大量出血（数分钟内出血 >2000ml）及保守治疗失败者。有文献报道，立即切除子宫的患者死亡率为 5.8%～6.6%，试图保留子宫的患者死亡率为 12.5%～28.3%[17]。无生育要求可作为子宫切除术的参考指征。②子宫切除术类型：推荐子宫全切除术。胎儿娩出后不剥离胎盘直接缝合切口后行子宫全切除术。

（2）保守治疗：对生命体征平稳、出血量不多、植入范围小者行保守治疗[18]。包括保守性手术、药物治疗、栓塞治疗。①保守性手术：局部缝扎止血，可采用局部"8"字、间断环状缝合或 B-Lynch 法缝合、压迫止血。为减少因强行剥离胎盘而产生的出血，剖宫产时可将胎盘部分或全部留在宫腔内，术后可配合甲氨蝶呤等药物治疗或栓塞治疗[19]。产后应密切随访，抗生素预防感染，加强子宫收缩，观察阴道流血情况、有无感染征象等。②药物治疗：治疗胎盘植入的药物有甲氨蝶呤、米非司酮等。给药途径和用药剂量根据胎盘植入的部位、深浅和面积大小而异。③栓塞治疗：预防性结扎或阻塞盆腔血管对胎盘植入患者的作用不明确，需要进一步研究[3]。

前 置 血 管

前置血管是指胎儿血管穿越胎膜位于宫颈内口。前置血管应归为前置胎盘范畴[20]。

一、诊断

前置血管的典型临床症状是妊娠晚期无痛性阴道流血，色鲜红，多发生在胎膜破裂时。前置血管发生破裂，胎儿失血,可致胎儿窘迫,胎儿死亡率极高。先露部压迫前置的血管影响胎儿血供也可危及胎儿生命。由于出血主要来自胎儿,孕妇一般没有生命危险。

产前诊断前置血管十分困难。超声检查是诊断前置血管的主要手段。应用经阴道超声多普勒检查发现脐带插入的位置较低,有助于诊断[21]。产时识别前置血管的要点是:阴道检查扪及索状、搏动的血管;胎膜破裂时伴阴道流血,同时出现胎心率变化。

二、治疗

产前已明确诊断的前置血管,应在具备母儿抢救条件的医疗机构进行待产,妊娠达34～35周,及时剖宫产终止妊娠[22]。若发生前置血管破裂,胎儿存活,应立刻剖宫产终止妊娠;胎儿若已死亡,则选择阴道分娩。

参 考 文 献

[1] 乐杰. 妇产科学. 4版. 北京:人民卫生出版社,2008:116-117.

[2] Oppenheimer L, Society of Obstetricians and Gynaecologists of Canada. Diagnosis and management of placenta previa. J Obstet Gynaecol Can, 2007, 29: 261-273.

[3] Royal College of Obstetricians and Gynaecologists. Placenta praevia, placenta preavia accrete and vasa praevia diagnosis and management. Green-top Guideline No. 27. January 2011 [EB/OL]. [2012-06-18] http://www.rcog.org.uk/womens-health/clinical-guidance/placenta-praevia-and-placenta-praevia-accreta-diagnosis-and-manageme.

[4] Cho JY, Lee YH, Moon MH, et al. Difference in migration of placenta according to the location and type of placenta previa. J Clin Ultrasound, 2008, 36: 79-84.

[5] Rao KP, Belogolovkin V, Yankowitz J, et al. Abnormal placentation: evidence-based diagnosis and management of placenta previa, placenta accreta, and vasa previa. Obstet Gynecol Surv, 2012, 67: 503-519.

[6] James KK, Steer PJ, Weiner CP, et al. 高危妊娠. 段涛, 杨慧霞译. 3版. 北京:人民卫生出版社,2008:1126.

[7] Bose DA, Assel BG, Hill JB, et al. Maintenance tocolytics

for preterm symptomatic placenta previa: a review. Am J Perinatol, 2011, 28: 45-50.

[8] Sharma A, Suri V, Gupta I. Tocolytic therapy in conservative management of symptomatic placenta previa. Int J Gynaecol Obstet, 2004, 84: 109-113.

[9] Stafford IA, Dashe JS, Shivvers SA, et al. Ultrasonographic cervical length and risk of hemorrhage in pregnancies with placenta previa. Obstet Gynecol, 2010, 116: 595-600.

[10] Ohira S, Kikuchi N, Kobara H, et al. Predicting the route of delivery in women with low-lying placenta using transvaginal ultrasonography: significance of placental migration and marginal sinus. Gynecol Obstet Invest, 2012, 73: 217-222.

[11] Oyelese Y. Placenta previa: the evolving role of ultrasound. Ultrasound Obstet Gynecol, 2009, 34: 123-126.

[12] Marshall NE, Fu R, Guise JM. Impact of multiple cesarean deliveries on maternal morbidity: a systematic review. Am J Obstet Gynecol, 2011, 205: 262.

[13] Blackwell SC. Timing of delivery for women with stable placenta previa. Semin Perinatol, 2011, 35: 249-251.

[14] Sheiner E. Bleeding during pregnancy: a comprehensive guide. New York: Springer, 2011: 135-150.

[15] Silver RM, Landon MB, Rouse DJ, et al. Maternal morbidity associated with multiple repeat cesarean deliveries. Obstet Gynecol, 2006, 107: 1226-1232.

[16] Comstock CH. The antenatal diagnosis of placental attachment disorders. Curr Opin Obstet Gynecol, 2011, 23: 117-122.

[17] Mishell DR, Goodwin TM, Brenner PF. Management of common problems in obstetrics and gynecology. 4th Ed. Oxford: Blackwell Publishing, 2002: 137.

[18] Sentilhes L, Ambroselli C, Kayem G, et al. Maternal outcome after conservative treatment of placenta accreta. Obstet Gynecol, 2010, 115: 526-534.

[19] Allahdin S, Voigt S, Htwe TT. Management of placenta praevia and accreta. J Obstet Gynaecol, 2011, 31: 1-6.

[20] Cunnihgham FG, Leveno KJ, Bloom SL, et al. Williams

Obstetrics. 22nd ed. New York: McGraw-Hill Professional, 2005: 761-808.

[21] Gagnon R, Morin L, Bly S, et al. SOGC CLINICAL PRACTICE GUIDELINE: guidelines for the management of vasa previa. Int J Gynaecol Obstet, 2010, 108: 85-89.

[22] Robinson BK, Grobman WA. Effectiveness of timing strategies for delivery of individuals with vasa previa. Obstet Gynecol, 2011, 117: 542-549.

（通信作者：邹　丽）

备注：中华医学会妇产科学分会产科学组参与执笔"前置胎盘的临床诊断与处理指南"专家：邹丽、杨慧霞、贺晶、马润玫、赵三存、常青、王谢桐、范玲。审阅专家：张为远、边旭明

（**本文刊载于《中华妇产科杂志》2013 年第 48 卷第 2 期第 148-150 页**）

早产临床诊断与治疗指南（2014）

中华医学会妇产科学分会产科学组

2007 年，中华医学会妇产科学分会产科学组制定了《早产的临床诊断与治疗推荐指南（草案）》[1]，这是我国第一次提出较为完整与系统的早产诊疗规范，其对指导我国早产临床诊疗工作起到了积极作用。7 年过去了，早产防治的循证研究有了快速进展，产科学组决定在《早产的临床诊断与治疗推荐指南（草案）》基础上，参考欧洲、美国、英国、加拿大、澳大利亚最新发布的相关指南以及 Cochrane 图书馆、PubMed 数据库收录的相关循证医学证据，并结合我国国情和临床经验更新指南。本指南经有关专家反复讨论产生，仅适用于单胎、胎膜完整的自发性早产的诊治。本指南标出的循证证据等级为：I 级：证据来自至少 1 个高质量随机对照研究或说服力强的系统综述，或基于同质性很好的随机对照研究进行的荟萃分析。II 级 1：证据来自设计良好的非随机对照试验；II 级 2：证据来自设计良好的队列或病例对照研究；II 级 3：证据来自不同时间或地点，有干预或无干预的研究，或没有对照的研究。III 级：基于临床经验、描述性研究、病例报告或专家委员会报告。本指南标出的推荐强度分级为：A 级：适合推荐临床应用（基于良好的、一致的科学证据）。B 级：较适合推荐临床应用（基于有限的、不一致的科学证据）。C 级：临床可以参考（基于专家意见或共识）。

一、早产的定义及分类

早产的定义上限全球统一，即妊娠不满 37 周分娩；而下限设置各国不同，与其新生儿治疗水平有关。很多发达国家与地区采用妊娠满 20 周，也有一些采用满 24 周。本指南仍然采用妊娠满 28 周或新生儿出生体质量≥1000g 的标准 [1]。根据原因不同，早产分为自发性早产和治疗性早产。前者包括早产和胎膜早破后早产；后者是因妊娠合并症或并发症，为母儿安全需要提前终止妊娠者。美国的资料表明,约 5% 的妊娠在孕 20～28 周前自然终止,12% 的早产发生在孕 28～31 周,13% 在孕 32～33 周,70% 在孕 34～36 周[2]。

二、早产高危人群

1. 有晚期流产及(或)早产史者:有早产史孕妇其早产的再发风险是普通孕妇的 2 倍,前次早产孕周越小,再次早产风险越高。如果早产后有过足月分娩,再次单胎妊娠者不属于高危人群。对于前次双胎妊娠,在 30 周前早产,即使此次是单胎妊娠,也有较高的早产风险[3](Ⅲ级)。

2. 阴道超声检查:孕中期阴道超声检查发现子宫颈长度(cervical length, CL)<25mm 的孕妇[4-5](Ⅱ级 1)。

3. 有子宫颈手术史者:如宫颈锥切术、环形电极切除术(LEEP)治疗后发生早产的风险增加[6](Ⅱ级 2),子宫发育异常者早产风险也会增加。

4. 孕妇年龄过小或过大者:孕妇≤17 岁或>35 岁。

5. 妊娠间隔过短的孕妇:两次妊娠间隔如控制在 18～23 个月,早产风险相对较低(Ⅲ级)。

6. 过度消瘦的孕妇:体质指数 <19kg/m²,或孕前体质量 <50kg,营养状况差,易发生早产[7]。

7. 多胎妊娠者:双胎的早产率近 50%,三胎的早产率高达 90%。

8. 辅助生殖技术助孕者:采用辅助生殖技术妊娠者其早产发生风险较高。

9. 胎儿及羊水量异常者:胎儿结构畸形和(或)染色体异常、羊水过多或过少者,早产风险增加。

10. 有妊娠并发症或合并症者:如并发重度子痫前期、子痫、产前出血、妊娠期肝内胆汁淤积症、妊娠期糖尿病、并发甲状腺疾患、严重心肺疾患、急性传染病等,早产风险增加。

11. 异常嗜好者:有烟酒嗜好或吸毒的孕妇,早产风险增加。

三、早产的预测方法

目前,有两个早产预测指标被推荐用于确定患者是否需要预防性应用特殊类型的孕酮或者宫颈环扎术[4-5]。

1. 前次晚期自然流产或早产史:但不包括治疗性晚期流产或早产。

2. 妊娠 24 周前阴道超声测量 CL＜25mm：强调标准化测量 CL 的方法：(1)排空膀胱后经阴道超声检查；(2)探头置于阴道前穹隆，避免过度用力；(3)标准矢状面，将图像放大到全屏的 75% 以上，测量宫颈内口至外口的直线距离，连续测量 3 次后取其最短值 [4]。宫颈漏斗的发现并不能增加预测敏感性（Ⅱ级 1）[4, 8]。鉴于我国国情以及尚不清楚对早产低风险人群常规筛查 CL 是否符合卫生经济学原则，故目前不推荐对早产低风险人群常规筛查 CL。

四、早产的预防

1. 一般预防：(1)孕前宣教：避免低龄（＜17 岁）或高龄（＞35 岁）妊娠；提倡合理的妊娠间隔（＞6 个月）；避免多胎妊娠；提倡平衡营养摄入，避免体质量过低妊娠；戒烟、酒；控制好原发病如高血压、糖尿病、甲状腺功能亢进、红斑狼疮等；停止服用可能致畸的药物。对计划妊娠妇女注意其早产的高危因素，对有高危因素者进行针对性处理。(2)孕期注意事项：早孕期超声检查确定胎龄，排除多胎妊娠，如果是双胎应了解绒毛膜性质，如果有条件应测量胎儿颈部透明层厚度，其可了解胎儿非整倍体染色体异常及部分重要器官畸形的风险。第一次产检时应详细了解早产高危因素，以便尽可能针对性预防；提倡平衡饮食，合理增妊娠期体质量；避免吸烟饮酒。

2. 特殊类型孕酮的应用：目前研究证明，能预防早产的特殊类型孕酮有 3 种：微粒化孕酮胶囊、阴道孕酮凝胶、17α 羟己酸孕酮酯 [9-11]。3 种药物各自的适应证略有不同：(1)对有晚期流产或早产史的无早产症状者，不论宫颈长短，均可推荐使用 17α 羟己酸孕酮酯 [12]。(2)对有前次早产史，此次孕 24 周前宫颈缩短，CL＜25mm，可经阴道给予微粒化孕酮胶囊 200mg/d 或孕酮凝胶 90mg/d，至妊娠 34 周；能减少孕 33 周前早产及围产儿病死率 [13]（Ⅱ级）。(3)对无早产史，但孕 24 周前阴道超声发现宫颈缩短，CL＜20mm，推荐使用微粒化孕酮胶囊 200mg/d 阴道给药，或阴道孕酮凝胶 90mg/d，至妊娠 36 周 [5, 13-14]（Ⅰ级）。

3. 宫颈环扎术：主要有 3 种手术方式：经阴道完成的改良 McDonalds 术式和 Shirodkar 术式，以及经腹完成的（开放性手术或腹腔镜手术）宫颈环扎术。无论哪种手术，均力求环扎部位尽可能高位。研究表明,3 种手术的效果相当,但改良 McDonalds 术式侵入性最小,而经腹宫颈环扎术仅应用于经阴道环扎失败者[15-16]。有循证据支持,通过宫颈环扎术能减少早产发生率的适应证,仅有如下 2 种:(1)宫颈机能不全,既往有宫颈机能不全妊娠丢失病史,此次妊娠 12～14 周行宫颈环扎术对预防早产有效[15-16]。(2)对有前次早产或晚期流产史、此次为单胎妊娠,妊娠 24 周前 CL＜25mm,无早产临产症状、也无绒毛膜羊膜炎、持续阴道流血、胎膜早破、胎儿窘迫、胎儿严重畸形或死胎等宫颈环扎术禁忌证[15],推荐使用宫颈环扎术[16-17]。

但对子宫发育异常、宫颈锥切术后,宫颈环扎术无预防早产作用;而对双胎妊娠,宫颈环扎术可能增加早产和胎膜早破风险,上述情况均不推荐使用宫颈环扎术。最近有研究报道,对妊娠 18～22 周,CL≤25mm 者,使用特殊的子宫颈托(cervical pessary)能明显减少孕 34 周前早产的风险[18]。一项前瞻性对照研究显示,对多胎妊娠孕妇预防性应用宫颈托并不能降低早产,但还需进一步积累证据。目前尚无证据说明孕酮联合宫颈环扎术能提高疗效[15]。

4. 尚无证据支持的早产预防方法:卧床休息;富含 ω3 脂肪酸或富含蛋白质的饮食;口服阿司匹林;治疗牙周病;子宫收缩的监测;筛查遗传性或获得性易栓症;筛查宫颈阴道 B 族溶血性链球菌感染[4, 19-21]。

五、早产的诊断

1. 早产临产:凡妊娠满 28 周～＜37 周,出现规律宫缩(指每 20 分钟 4 次或每 60 分钟内 8 次),同时宫颈管进行性缩短(宫颈缩短≥80%),伴有宫口扩张[1]。

2. 先兆早产:凡妊娠满 28 周～＜37 周,孕妇虽有上述规律宫缩,但宫颈尚未扩张,而经阴道超声测量 CL≤20mm 则诊断为先兆早产[21]。

既往提出的应用胎儿纤维连接蛋白(FFN)试验来甄别早产高风险者的方法(妊娠 25 周～＜35 周,宫颈或阴道后穹隆分泌物 FFN＞50mg/L),因阳性预测值低,且基于此进行的干预研究未能明显改善围产儿结局,故在 2012 年美国妇产科医师协会(ACOG)发表的两个早产相关指南,均不推荐使用该方法预测早产或作为预防早产用药的依据[4, 22](Ⅰ级)。

六、早产的治疗

(一)宫缩抑制剂

1. 目的：防止即刻早产，为完成促胎肺成熟治疗、以及转运孕妇到有早产儿抢救条件的医院分娩赢得时间。

2. 适应证：宫缩抑制剂只应用于延长孕周对母儿有益者，故死胎、严重胎儿畸形、重度子痫前期、子痫、绒毛膜羊膜炎等不使用宫缩抑制剂。因 90% 有先兆早产症状的孕妇不会在 7d 内分娩，其中 75% 的孕妇会足月分娩，因此，在有监测条件的医疗机构，对有规律宫缩的孕妇可根据宫颈长度确定是否应用宫缩抑制剂：阴道超声测量 CL < 20mm，用宫缩抑制剂，否则可根据动态监测 CL 变化的结果用药[22-23]（Ⅰ级）。

3. 宫缩抑制剂种类：

(1)钙通道阻断剂：当前用于抑制宫缩的钙通道阻断剂是硝苯吡啶，其作用机制是抑制钙离子通过平滑肌细胞膜上的钙通道重吸收，从而抑制子宫平滑肌兴奋性收缩。硝苯吡啶能降低 7d 内发生早产的 24%、孕 34 周前发生早产的 17%；减少呼吸窘迫综合征 37%、坏死性小肠炎 79%、脑室周围出血 41%[24]。荟萃分析显示，硝苯吡啶在延长孕周至 37 周后分娩的作用，可能优于其他宫缩抑制剂[25-26]。用法：口服，但对使用剂量尚无一致看法。英国皇家妇产科协会（ROCG）指南推荐硝苯吡啶起始剂量为 20mg 口服，然后每次 10~20mg，每天 3~4 次，根据宫缩情况调整，可持续 48h[23]。服药中注意观察血压，防止血压过低。

(2)前列腺素抑制剂：用于抑制宫缩的前列腺素抑制剂是吲哚美辛，其是非选择性环氧合酶抑制剂，通过抑制环氧合酶，减少花生四烯酸转化为前列腺素，从而抑制子宫收缩。循证研究表明，与安慰剂相比，吲哚美辛能明显降低 48h 与 7d 内发生的早产（95%CI 为 0.34~1.02），也能降低妊娠 37 周内的早产（95%CI 为 0.31~0.94）[25, 27]。用法：主要用于妊娠 32 周前的早产，吲哚美辛起始剂量为 50~100mg 经阴道或直肠给药，也可口服，然后每 6 小时给 25mg，可维持 48h。副作用：在母体方面主要为恶心、胃酸反流、胃炎等；在胎儿方面，妊娠 32 周前使用或使用时间不超过 48h，则副作用较小；否则可引起胎儿动脉导管提前关闭，也可因减少胎儿肾血流量而使羊水量减少，因此，妊娠 32 周后用药，需要监测羊水量及胎儿动脉导管宽度。当发现胎儿动脉导管狭窄时立即停药。

禁忌证：孕妇血小板功能不良、出血性疾病、肝功能不良、胃溃疡、有对阿司匹林过敏的哮喘病史。

（3）β_2肾上腺素能受体兴奋剂：用于抑制宫缩的β_2肾上腺素能受体兴奋剂主要是利托君，其能与子宫平滑肌细胞膜上的β_2肾上腺素能受体结合，使细胞内环磷酸腺苷（c-AMP）水平升高，抑制肌球蛋白轻链激酶活化，从而抑制平滑肌收缩。荟萃分析显示，利托君可降低 48h 内发生早产的 37%、7d 内发生早产的 33%，但不一定能降低新生儿呼吸窘迫综合征发病率和围产儿死亡率[28]。用法：利托君起始剂量 50～100μg/min 静脉点滴，每 10 分钟可增加剂量 50μg/min，至宫缩停止，最大剂量不超过 350μg/min，共 48h。使用过程中应密切观察心率和主诉，如心率超过 120 次/min，或诉心前区疼痛则停止使用。副作用：在母体方面主要有恶心、头痛、鼻塞、低血钾、心动过速、胸痛、气短、高血糖、肺水肿、偶有心肌缺血等；胎儿及新生儿方面主要有心动过速、低血糖、低血钾、低血压、高胆红素，偶有脑室周围出血等。用药禁忌证有心脏病、心律不齐、糖尿病控制不满意、甲状腺功能亢进者。

2012 年 ACOG 早产处理指南推荐以上 3 种药物为抑制早产宫缩的一线用药[22]。

（4）缩宫素受体拮抗剂：主要是阿托西班，是一种选择性缩宫素受体拮抗剂，作用机制是竞争性结合子宫平滑肌及蜕膜的缩宫素受体，使缩宫素兴奋子宫平滑肌的作用削弱。用法：起始剂量为 6.75mg 静脉点滴 1min，继之 18mg/h 维持 3h，接着 6mg/h 持续 45h。副作用轻微，无明确禁忌[23, 29]，但价格较昂贵。

4. 宫缩抑制剂给药疗程：宫缩抑制剂持续应用 48h（Ⅰ级 A）。因超过 48h 的维持用药不能明显降低早产率，但明显增加药物不良反应，故不推荐 48h 后的持续宫缩抑制剂治疗[22-23, 30]。

5. 宫缩抑制剂联合使用：因 2 种或以上宫缩抑制剂联合使用可能增加不良反应的发生，应尽量避免联合使用[23]。

（二）硫酸镁的应用

推荐妊娠 32 周前早产者常规应用硫酸镁作为胎儿中枢神经系统保护剂治疗（Ⅰ级 A）。循证研究指出，硫酸镁不但能降低早产儿的脑瘫风险(95%CI为0.55～0.91),而且能减轻妊娠32周早产儿的脑瘫严重程度[31-32]。但最近美国食品与药品管理局(FDA)警告,长期应用硫酸镁可引起胎儿骨骼脱钙,造成新生儿骨折,将硫酸镁从妊娠期用药安全性分类中的A类降为D类[33];但ACOG及其母胎医学协会最近发表的共识,仍然推荐对产前子痫和子痫患者、<32孕周的早产应用硫酸镁[34]。硫酸镁使用时机和使用剂量尚无一致意见,加拿大妇产科协会(SOGC)指南推荐孕32周前的早产临产,宫口扩张后用药,负荷剂量4.0g静脉点滴,30min滴完,然后以1g/h维持至分娩[35](Ⅱ级B)。ACOG指南无明确剂量推荐,但建议应用硫酸镁时间不超过48h。禁忌证:孕妇患肌无力、肾功能衰竭。本指南推荐硫酸镁应用前及使用过程中应监测呼吸、膝反射、尿量(同妊娠期高血压疾病),24h总量不超过30g[36]。

（三）糖皮质激素促胎肺成熟

主要药物是倍他米松和地塞米松,两者效果相当。所有妊娠28～34周[+6]的先兆早产应当给予1个疗程的糖皮质激素。倍他米松12mg肌内注射,24h重复1次,共2次;地塞米松6mg肌内注射,12h重复1次,共4次。若早产临产,来不及完成完整疗程者,也应给药[37]。荟萃分析显示,早产孕妇产前应用糖皮质激素能降低新生儿死亡率(95%CI为0.58～0.81)、呼吸窘迫综合征(95%CI为0.59～0.73)、脑室周围出血(95%CI为0.43～0.69)、坏死性小肠炎(95%CI为0.29～0.74)的发病率,以及缩短新生儿入住ICU的时间(95%CI为0.65～0.99)[38]。

（四）抗生素

对于胎膜完整的早产,使用抗生素不能预防早产[39],除非分娩在即而下生殖道B族溶血性链球菌检测阳性,否则不推荐应用抗生素。

（五）产时处理与分娩方式

早产儿尤其是<32孕周的极早早产儿需要良好的新生儿救治条件,故对有条件者可转到有早产儿救治能力的医院分娩;产程中加强胎心监护有利于识别胎儿窘迫,尽早处理;分娩镇痛以硬脊膜外阻滞麻醉镇痛相对安全;不提倡常规会阴侧切,也不支持没有指征的产钳应用;对臀位特别是足先露者应

根据当地早产儿治疗护理条件权衡剖宫产利弊,因地制宜选择分娩方式。早产儿出生后适当延长 30～120s 后断脐,可减少新生儿输血的需要,大约可减少 50% 的新生儿脑室内出血[40]。

参 考 文 献

[1] 边旭明,董悦. 早产的临床诊断与治疗推荐指南(草案)[J]. 中华妇产科杂志,2007,42:498-500.

[2] Goldenberg RL,Culhane JF,Iams JD,et al. Epidemiology and causes of preterm birth[J]. Lancet,2008,371:75-84.

[3] Spong CY. Prediction and prevention of recurrent spontaneous preterm birth[J]. Obstet Gynecol,2007,110:405-415.

[4] ACOG. Practice Bulletin No. 130:prediction and prevention of preterm birth[J]. Obstet Gynecol,2012,120:964-973.

[5] Iams JD. Prevention of preterm parturition[J]. New Engl J Med,2014,370:254-261.

[6] Sadler L,Saftlas A,Wang W,et al. Threatment for cervical intraepithelial neoplasia and risk of preterm delivery[J]. JAMA,2004,291:2100-2106.

[7] Zhong Y,Cahill AG,Macones GA,et al. The association between prepregnancy maternal body mass index and preterm delivery[J]. Am J Perinatol,2010,27:293-298.

[8] SOGC Clinical Practice Guideline. Ultrasonographic cervical length assessment in predicting preterm birth in singleton pregnancies[J]. J Obstet Gynaecol Can,2011,33:486-499.

[9] Owen J,Iams JD. What we have learned about cervical ultrasound. NICH Maternal-Fetal Medicine Unit Network[J]. Semin Perinatol,2003,27:194-203.

[10] 段涛,杨慧霞,胡娅莉,等. 特殊类型孕激素在早产预防中的应用 [J]. 中华围产医学杂志,2012,15:656-659.

[11] ACOG Committee Opinion No. 419 Use of progesterone to reduce preterm birth[J]. Obstet Gynecol,2008,112:963-965.

[12] Meis PJ,Klebanoff M,Thom E,et al. Prevention of recurrent preterm delivery by 17 alpha-hydroxyprogesterone caproate[J]. N Engl J Med,2003,348:2379-2385.

[13] Romero R,Nicolaides K,Conde-Agudelo A,et al. Vaginal

progesterone in women with an asymptomatic sonographic short cervix in the midtrimester decreases preterm delivery and neonatal morbidity: a systmatic review and mate analysis of individual patient data[J]. Am J Obstet Gynecol, 2012, 206: 124e1-19.

[14] Society for Maternal-Fetal Medicine Publications Committee, with the assistance of Vincenzo Berghella, MD Progesterone and preterm birth prevention: translating clinical trials data into clinical practice[J]. Am J Obstet Gynecol, 2012, 206: 376-386.

[15] Royal College of Obstetricians and Gynecologists. Cervical cerclage Green-top Guideline No.60, London, RCOG [EB/OL]. [2014-02-05]. http://www.rcog.org.uk/files/rcog-corp/GTG60cervi calcerclage.pdf.

[16] American College of Obstetricians and Gynecologists. ACOG Practice Bulletin No.142: Cerclage for the management of cervical insufficiency[J]. Obstet Gynecol, 2014, 123: 372-378.

[17] Berghella V, Rafael TJ, Szychowski JM, et al. Cerclage for short cervix on ultrasonography in women with singleton gestations and previous preterm birth: a meta-analysis[J]. Obstet Gynecol, 2011, 117: 663-761.

[18] Goya M, Pratcorona L, Merced C, et al. Cervical pessary in pregnant women with a short cervix (PECEP): an open-label randomised controlled trial[J]. Lancet, 2012, 379: 1800-1806.

[19] Sosa C, Althabe F, Belizán J, et al. Bed rest in singleton pregnancies for preventing preterm birth[J]. Cochrane Database Syst Rev, 2004, 1: CD003581.

[20] Kozer E, Costei AM, Boskovic R, et al. Effects of aspirin consumption during pregnancy on pregnancy outcomes: meta-analysis[J]. Birth Defects Res B Dev Reprod Toxicol, 2003, 68: 70-84.

[21] Berghella V. Preterm birth: prevention and management[M]. West Sussex, UK: Wiley Blackwell, 2010: 198-202.

[22] American College of Obstetricians and Gynecologists, Committee on Practice Bulletins-Obstetrics. ACOG practice

bulletin no.127: Management of preterm labor[J]. Obstet Gynecol, 2012, 119: 1308-1317.

[23] Royal College of Obstetricians and Gynecologists. Tocolysis for women in preterm labour, Green-top Guideline No.1b, London, RCOG[EB/OL]. [2014-02-05]. http://www.rcog.org. uk/files/rcogcorp/GTG1b26072011.pdf.

[24] King JF, Flenady VJ, Papatsonis DN, et al. Calcium channel blockers for inhibiting preterm labour[J]. Cochrane Database Syst Rev, 2003, 1: CD002255.

[25] Haas DM, Imperiale TF, Kirkpatrick PR, et al. Tocolytic therapy: a meta-analysis and decision analysis[J]. Obstet Gynecol, 2009, 113: 585-594.

[26] Conde-Agudelo A, Romero R, Kusanovic JP. Nifedipine in the management of preterm labor: a systematic review and meta analysis[J]. Am J Obstet Gynecol, 2011, 204: e1-20.

[27] King J, Flenady V, Cole S, et al. Cyclo-oxygenase（COX） inhibitors for treating preterm labour[J]. Cochrane Database Syst Rev, 2005, 2: CD001992.

[28] Neilson JP, West HM, Dowswell T. Betamimetics for inhibiting preterm labour[J]. Cochrane Database Syst Rev, 2014, 2: CD004352.

[29] Papatsonis D, Flenady V, Cole S, et al. Oxytocin receptor antagonists for inhibiting preterm labour[J]. Cochrane Database Syst Rev, 2005, 3: CD004452.

[30] Di Renzo GC, Roura LC, Facchinetti F, et al. Guidelines for the management of spontaneous preterm labor: identification of spontaneous preterm labor, diagnosis of preterm premature rupture of membranes, and preventive tools for preterm birth[J]. J Matern Fetal Neonatal Med, 2011, 24: 659-667.

[31] Conde-Agudelo A, Romero R. Antenatal magnesium sulfate for the prevention of cerebral palsy in preterm infants less than 34 weeks' gestation: a systematic review and metaanalysis[J]. Am J Obstet Gynecol, 2009, 200: 595-609.

[32] American College of Obstetricians and Gynecologists Committee on Obstetric Practice, Society for Maternal-Fetal Medicine.

Committee Opinion No.455: Magnesium sulfate before anticipated preterm birth for neuroprotection[J]. Obstet Gynecol, 2010, 115: 669-671.

[33] U.S. Food and Drug Administration. Drug Safety Communications. FDA recommends against prolonged use of magnesium sulfate to stop pre-term labor due to bone changes in exposed babies [EB/OL]. [2014-02-05]. http://www.fda.gov/downloads/Drugs/ DrugSafety/UCM353335.pdf.

[34] American College of Obstetricians and Gynecologists Committee on Obstetric Practice Society for Maternal-Fetal Medicine. Committee Opinion No.573: magnesium sulfate use in obstetrics[J]. Obstet Gynecol, 2013, 122: 727-728.

[35] SOGC Clinical Practice Guideline. Magnesium sulphate for fetal neuroprotection[J]. J Obstet Gynecol Can, 2011, 33: 516-529.

[36] 中华医学会妇产科学分会妊娠期高血压疾病学组. 妊娠期高血压疾病诊治指南（2012版）[J]. 中华妇产科杂志, 2012, 47: 476-479.

[37] Royal College of Obstetricians and Gynecologists. Antenatal Corticosteroids to Reduce Neonatal Morbidity and Mortality Green-top Guideline No.7 London, RCOG[EB/OL]. [2014-02-05]. http://www.rcog.org.uk/files/rcog-corp/GTG1b26072011.pdf.

[38] Roberts D, Dalziel S. Antenatal corticosteroids for accelerating fetal lung maturation for women at risk of preterm birth[J]. Cochrane Database Syst Rev, 2006, 3: CD004454.

[39] King J, Flenady V. Prophylactic antibiotics for inhibiting preterm labour with intact membranes[J]. Cochrane Database Syst Rev, 2002, 4: CD000246.

[40] Garofalo M, Abenhaim HA. Early versus delayed cord clamping in term and preterm births: a review[J]. J Obstet Gynaecol Can, 2012, 34: 525-531.

（通信作者：杨慧霞　胡娅莉）

早产临床诊断与治疗指南（2014）专家组成员：杨慧霞（北京大学第一医院）、胡娅莉（南京大学医学院附属鼓楼医院)、段涛(上海市第一妇婴保健院)、董悦(北京大学第一医院)、边旭明(北京协和医院)、刘兴会(四川大学华西第二医院)、贺晶(浙江大学医学院附属妇产科医院)、张为远(首都医科大学附属北京妇产医院)、余艳红(南方医科大学南方医院)、苟文丽(西安交通大学第一附属医院)、范玲(首都医科大学附属北京妇产医院)、陈叙(天津市中心妇产科医院)、王子莲(中山大学附属第一医院)、李笑天(复旦大学附属妇产科医院)、马润玫(昆明医科大学附属第一医院)、刘彩霞(中国医科大学附属盛京医院)、杨孜(北京大学第三医院)、王谢桐(山东大学附属省立医院)、李力(第三军医大学大坪医院)、张建平(中山大学附属第二医院)、陈敦金(广州医科大学第三附属医院)、漆洪波(重庆医科大学附属第一医院)、邹丽(华中科技大学同济医学院附属协和医院)、古航(第二军医大学长海医院)、牛建民(广东省妇幼保健院)、刘俊涛(北京协和医院)、林建华(上海交通大学附属仁济医院)、程蔚蔚(上海交通大学医学院附属国际和平妇婴保健院)、戴毅敏(南京大学医学院附属鼓楼医院)

早产临床诊断与治疗指南(2014)执笔专家: 胡娅莉(南京大学医学院附属鼓楼医院)

(本文刊载于《中华妇产科杂志》2014年第49卷第7期第481-485页)

新产程标准及处理的专家共识（2014）

中华医学会妇产科学分会产科学组

产程正确处理对减少手术干预，促进安全分娩至关重要。目前，针对分娩人群的特点，如平均分娩年龄增高，孕妇和胎儿的平均体质量增加，硬脊膜外阻滞等产科干预越来越多，审视我们沿用多年的 Friedman 产程曲线[1]，一些产程处理的观念值得质疑和更新。

近年来，越来越多的产科研究再次回到了对正常产程曲线的描述中，并且有了许多与以往不一样的发现。Zhang 等[2]对美国 19 所医院中 62 415 例单胎、头位、自然临产并阴道分娩，且新生儿结局正常产妇的产程进行了回顾性研究，结果发现：（1）无论初产妇还是经产妇，宫口从 4cm 扩张到 5cm 可能需要 6h 以上，从 5cm 扩张到 6cm 可能需要 3h 以上；（2）初产妇和经产妇的产程在宫口扩张 6cm 以前基本一致，在此之后，经产妇的产程进展明显加快；（3）初产妇第二产程中位持续时间的第 95 百分位数在应用硬脊膜外阻滞组及未应用硬脊膜外阻滞组分别为 3.6h 和 2.8h。由此可见，即使产程进展比较缓慢，最终仍然可以顺利经阴道分娩。

在综合国内外相关领域文献资料的基础上，结合美国国家儿童保健和人类发育研究所、美国妇产科医师协会、美国母胎医学会等提出的相关指南[3]及专家共识，中华医学会妇产科学分会产科学组专家对新产程的临床处理达成以下共识（见表 1）。以指导临床实践。

临床医师在产程管理时应该及时应用上述新的产程处理理念，在母儿安全的前提下，密切观察产程的进展，以促进阴道分娩，降低剖宫产率，最大程度为孕产妇的安全提供保障。鉴于临床和基础研究的发展日新月异，本共识相关内容将在今后广泛深入的临床实践和研究中加以完善和修订。

表 1 新产程标准及处理的修订

类别	诊断标准及处理
第一产程	
潜伏期	潜伏期延长（初产妇 > 20h，经产妇 > 14h）不作为剖宫产指征 破膜后且至少给予缩宫素静脉滴注 12~18h，方可诊断引产失败 在除外头盆不称及可疑胎儿窘迫的前提下，缓慢但仍然有进展（包括宫口扩张及先露下降的评估）的第一产程不作为剖宫产指征
活跃期	以宫口扩张 6cm 作为活跃期的标志 活跃期停滞的诊断标准：当破膜且宫口扩张 ≥6cm 后，如宫缩正常，而宫口停止扩张 ≥4h 可诊断活跃期停滞；如宫缩欠佳，宫口停止扩张 ≥6h 可诊断活跃期停滞。活跃期停滞可作为剖宫产的指征
第二产程	第二产程延长的诊断标准：（1）对于初产妇，如行硬脊膜外阻滞，第二产程超过 4h，产程无进展（包括胎头下降、旋转）可诊断第二产程延长；如无硬脊膜外阻滞，第二产程超过 3h，产程无进展可诊断。（2）对于经产妇，如行硬脊膜外阻滞，第二产程超过 3h，产程无进展（包括胎头下降、旋转）可诊断第二产程延长；如无硬脊膜外阻滞，第二产程超过 2h，产程无进展则可以诊断 由经验丰富的医师和助产士进行的阴道助产是安全的，鼓励对阴道助产技术进行培训 当胎头下降异常时，在考虑阴道助产或剖宫产之前，应对胎方位进行评估，必要时进行手转胎头到合适的胎方位

参 考 文 献

[1] Friedman EA. Primigravid labor: a graphicostatistical analysis[J]. Obstet Gynecol, 1955, 6: 567-589.

[2] Zhang J, Landy HJ, Branch DW, et al. Contemporary patterns of spontaneous labor with normal neonatal outcomes[J]. Obstet Gynecol, 2010, 116: 1281-1287.

[3] Spong CY，Berghella V，Wenstrom KD，et al. Preventing the first cesarean delivery：summary of a joint Eunice Kennedy Shriver National Institute of Child Health and Human Development，Society for Maternal-Fetal Medicine，and American College of Obstetricians and Gynecologists Workshop[J]. Obstet Gynecol，2012，120：1181-1193.

（通信作者：杨慧霞）

新产程标准及处理的专家共识(2014)专家组成员：杨慧霞（北京大学第一医院）、董悦（北京大学第一医院）、边旭明（北京协和医院）、漆洪波（重庆医科大学附属第一医院）、刘兴会（四川大学华西第二医院）、贺晶（浙江大学医学院附属妇产科医院）、胡娅莉（南京大学医学院附属鼓楼医院）、段涛（上海市第一妇婴保健院）、张为远（首都医科大学附属北京妇产医院）、时春艳（北京大学第一医院）、李博雅（北京大学第一医院）

（ 本文刊载于《中华妇产科杂志》2014 年第 49 卷第 7 期第 486 页 ）

妊娠合并糖尿病诊治指南(2014)

中华医学会妇产科学分会产科学组
中华医学会围产医学分会妊娠合并糖尿病协作组

　　妊娠合并糖尿病包括孕前糖尿病(pre-gestational diabetes mellitus，PGDM)和妊娠期糖尿病(gestational diabetes mellitus，GDM)[1]，PGDM 可能在孕前已确诊或在妊娠期首次被诊断。随着糖尿病发病率日益升高，以及 GDM 筛查诊断受到广泛重视，妊娠合并糖尿病患者不断增多。中华医学会妇产科学分会产科学组与中华医学会围产医学分会妊娠合并糖尿病协作组曾于 2007 年制订了我国《妊娠合并糖尿病临床诊断与治疗推荐指南(草案)》[简称指南(草案)][2]，在指导临床处理中发挥了重要作用。

　　中华医学会妇产科学分会产科学组与中华医学会围产医学分会妊娠合并糖尿病协作组现对指南(草案)进行了修改，制订了《妊娠合并糖尿病诊治指南(2014)》(简称本指南)，主要参考了我国现行的 GDM 诊断标准[3]、国际妊娠合并糖尿病研究组(International Association of Diabetes and Pregnancy Study Group，IADPSG)[4]、国际糖尿病联盟(International Diabetes Federation，IDF)[5] 以及英国[6]、澳大利亚[7] 和加拿大[8] 制订的妊娠合并糖尿病指南，并参照国内、外临床研究的大量循证医学证据。本指南推荐的证据分级见表1。

诊　　断

　　多年来，针对 GDM 的诊断方法和标准一直存在争议[9-11]。为此，2001 年在美国国立卫生研究院(National Institute of Health，NIH)的支持下，进行了一项全球多中心的前瞻性研究，即"高血糖与不良妊娠结局(hyperglycemia and adverse pregnancy outcomes，HAPO)"研究[12]。根据这一研究结果，IADPSG 在 2010 年提出了 GDM 诊断的新标准[4]，美国糖尿病学会

· 116 ·

表1　本指南的证据分级标准

证据分级	描述
A级	明确的证据：来自组织管理严格的、代表性广泛的随机对照试验，其证据充分有力。包括：(1)实施严格的多中心随机对照试验；(2)包含质量分级的荟萃分析 令人信服的非试验来源的证据：例如：按牛津循证医学中心"全"或"无"的条例制订的证据 支持性证据：来自组织管理严格的、且充分有力的随机对照试验。包括：(1)由1个或多个研究机构完成的、实施严格的随机对照试验；(2)包含质量分级的荟萃分析
B级	支持性证据：来自实施严格的队列研究。包括：(1)实施严格的前瞻性队列研究；(2)实施严格的队列研究的荟萃分析 支持性证据：来自实施严格的病例对照研究
C级	支持性证据：来自控制不够严谨或非控制的研究。包括：(1)质控差、方法学上有重要缺陷或3个以上小缺陷的随机对照试验，这些缺陷可导致结果无效；(2)结果可能潜在较大偏倚的观察性研究；(3)病例观察及个案报道 证据矛盾：但大体上具有支持推荐的作用
E级	专家共识或临床经验

(American Diabetes Association，ADA)在2011年对GDM的诊断标准进行了更新[13]，WHO在2013年也制订出妊娠期高血糖的诊断标准[14]。同时，研究表明，妊娠期轻度高血糖的严格管理可显著改善母儿结局(A级证据)[15]。因此，本指南推荐采用国际和国内推荐的新GDM诊断标准。

一、PGDM

符合以下2项中任意一项者，可确诊为PGDM。

1. 妊娠前已确诊为糖尿病的患者。

2. 妊娠前未进行过血糖检查的孕妇，尤其存在糖尿病高危因素者，首次产前检查时需明确是否存在糖尿病，妊娠期血糖升高达到以下任何一项标准应诊断为PGDM[3,13,16]。

(1)空腹血浆葡萄糖(fasting plasma glucose，FPG)≥7.0mmol/L

（126mg/dl）。（2）75g 口服葡萄糖耐量试验（oral glucose tolerance test，OGTT），服糖后 2h 血糖≥11.1mmol/L（200mg/dl）。（3）伴有典型的高血糖症状或高血糖危象，同时随机血糖≥11.1mmol/L（200mg/dl）。（4）糖化血红蛋白（glycohemoglobin，HbA1c）≥6.5% [采用美国国家糖化血红蛋白标准化项目（national glycohemoglobin standardization program，NGSP）/ 糖尿病控制与并发症试验（diabetes control and complication trial，DCCT）标化的方法]，但不推荐妊娠期常规用 HbA1c 进行糖尿病筛查。GDM 高危因素包括肥胖（尤其是重度肥胖）、一级亲属患 2 型糖尿病（type 2 diabetes mellitus，T2DM）、GDM 史或巨大儿分娩史、多囊卵巢综合征、妊娠早期空腹尿糖反复阳性等。

二、GDM

GDM 指妊娠期发生的糖代谢异常，妊娠期首次发现且血糖升高已经达到糖尿病标准，应将其诊断为 PGDM 而非 GDM。GDM 诊断方法和标准如下：

1. 推荐医疗机构对所有尚未被诊断为 PGDM 或 GDM 的孕妇，在妊娠 24～28 周以及 28 周后首次就诊时行 OGTT。

75g OGTT 方法：OGTT 前禁食至少 8h，试验前连续 3d 正常饮食，即每日进食碳水化合物不少于 150g，检查期间静坐、禁烟。检查时，5min 内口服含 75g 葡萄糖的液体 300ml，分别抽取孕妇服糖前及服糖后 1、2h 的静脉血（从开始饮用葡萄糖水计算时间），放入含有氟化钠的试管中，采用葡萄糖氧化酶法测定血糖水平。

75g OGTT 的诊断标准 [3-4]：服糖前及服糖后 1、2h，3 项血糖值应分别低于 5.1、10.0、8.5mmol/L（92、180、153mg/dl）。任何一项血糖值达到或超过上述标准即诊断为 GDM。

2. 孕妇具有 GDM 高危因素或者医疗资源缺乏地区，建议妊娠 24～28 周首先检查 FPG[3，17]。FPG≥5.1mmol/L，可以直接诊断 GDM，不必行 OGTT；FPG＜4.4mmol/L（80mg/dl），发生 GDM 可能性极小，可以暂时不行 OGTT。FPG≥4.4mmol/L 且＜5.1mmol/L 时，应尽早行 OGTT。

3. 孕妇具有 GDM 高危因素，首次 OGTT 结果正常，必要时可在妊娠晚期重复 OGTT。

4. 妊娠早、中期随孕周增加 FPG 水平逐渐下降，尤以妊娠早期下降明显，因而，妊娠早期 FPG 水平不能作为 GDM

的诊断依据[18]。

5. 未定期检查者，如果首次就诊时间在妊娠 28 周以后，建议首次就诊时或就诊后尽早行 OGTT 或 FPG 检查。

妊娠期监测

一、孕妇血糖监测

1. 血糖监测方法：(1) 自我血糖监测(self-monitored blood glucose，SMBG)：采用微量血糖仪自行测定毛细血管全血血糖水平。新诊断的高血糖孕妇、血糖控制不良或不稳定者以及妊娠期应用胰岛素治疗者，应每日监测血糖 7 次，包括三餐前 30min、三餐后 2h 和夜间血糖；血糖控制稳定者，每周应至少行血糖轮廓试验 1 次，根据血糖监测结果及时调整胰岛素用量；不需要胰岛素治疗的 GDM 孕妇，在随诊时建议每周至少监测 1 次全天血糖，包括末梢空腹血糖(fasting blood glucose，FBG)及三餐后 2h 末梢血糖共 4 次。(2) 连续动态血糖监测(continuous glucose monitoring system，CGMS)：可用于血糖控制不理想的 PGDM 或血糖明显异常而需要加用胰岛素的 GDM 孕妇。大多数 GDM 孕妇并不需要 CGMS，不主张将 CGMS 作为临床常规监测糖尿病孕妇血糖的手段。

2. 妊娠期血糖控制目标：GDM 患者妊娠期血糖应控制在餐前及餐后 2h 血糖值分别 ≤5.3、6.7mmol/L(95、120mg/dl)，特殊情况下可测餐后 1h 血糖[≤7.8mmol/L(140mg/dl)]；夜间血糖不低于 3.3mmol/L(60mg/dl)；妊娠期 HbA1c 宜 <5.5%。PGDM 患者妊娠期血糖控制应达到下述目标：妊娠早期血糖控制勿过于严格，以防低血糖发生；妊娠期餐前、夜间血糖及 FPG 宜控制在 3.3~5.6mmol/L(60~99mg/dl)，餐后峰值血糖 5.6~7.1mmol/L(100~129mg/dl)，HbA1c <6.0%。无论 GDM 或 PGDM，经过饮食和运动管理，妊娠期血糖达不到上述标准时，应及时加用胰岛素或口服降糖药物进一步控制血糖。

3. HbA1c 水平的测定：HbA1c 反映取血前 2~3 个月的平均血糖水平，可作为评估糖尿病长期控制情况的良好指标，多用于 GDM 初次评估。应用胰岛素治疗的糖尿病孕妇，推荐每 2 个月检测 1 次。

4. 尿酮体的监测：尿酮体有助于及时发现孕妇碳水化物或能量摄取的不足，也是早期糖尿病酮症酸中毒(diabetes

mellitus ketoacidosis，DKA）的一项敏感指标，孕妇出现不明原因恶心、呕吐、乏力等不适或者血糖控制不理想时应及时监测尿酮体。

5．尿糖的监测：由于妊娠期间尿糖阳性并不能真正反映孕妇的血糖水平，不建议将尿糖作为妊娠期常规监测手段。

二、孕妇并发症的监测

1．妊娠期高血压疾病的监测：每次妊娠期检查时应监测孕妇的血压及尿蛋白，一旦发现并发子痫前期，按子痫前期原则处理。

2．羊水过多及其并发症的监测：注意孕妇的宫高曲线及子宫张力，如宫高增长过快，或子宫张力增大，及时行 B 超检查，了解羊水量。

3．DKA 症状的监测：妊娠期出现不明原因恶心、呕吐、乏力、头痛甚至昏迷者，注意检查血糖和尿酮体水平，必要时行血气分析，明确诊断。

4．感染的监测：注意孕妇有无白带增多、外阴瘙痒、尿急、尿频、尿痛等表现，定期行尿常规检测。

5．甲状腺功能监测：必要时行甲状腺功能检测，了解孕妇的甲状腺功能。

6．其他并发症的监测：糖尿病伴有微血管病变合并妊娠者应在妊娠早、中、晚期 3 个阶段分别进行肾功能、眼底检查和血脂的检测。

三、胎儿监测

1．胎儿发育的监测：在妊娠中期应用超声对胎儿进行产前筛查。妊娠早期血糖未得到控制的孕妇，尤其要注意应用超声检查胎儿中枢神经系统和心脏的发育，有条件者推荐行胎儿超声心动图检查。

2．胎儿生长速度的监测：妊娠晚期应每 4～6 周进行 1次超声检查，监测胎儿发育，尤其注意监测胎儿腹围和羊水量的变化等。

3．胎儿宫内发育状况的评价：妊娠晚期孕妇应注意监测胎动。需要应用胰岛素或口服降糖药物者，应自妊娠 32 周起，每周行 1 次无应激试验（non-stress test，NST）。可疑胎儿生长受限时尤其应严密监测。

4．促胎儿肺成熟：妊娠期血糖控制不满意以及需要提前终止妊娠者,应在计划终止妊娠前48h,促胎儿肺成熟。有条件者行羊膜腔穿刺术抽取羊水了解胎儿肺成熟度,同时羊膜腔内注射地塞米松10mg,或采取肌内注射方式,但后者使用后应监测孕妇血糖变化。

咨询与治疗

一、妊娠前

(一)一般建议

建议所有计划妊娠的糖尿病、糖耐量受损(impaired glucose tolerance,IGT)或空腹血糖受损(impaired fasting glucose,IFG;即糖尿病前期)的妇女,进行妊娠前咨询。

有GDM史者再次妊娠时发生GDM的可能性为30%～50%[19],因此,产后1年以上计划妊娠者,最好在计划妊娠前行OGTT,或至少在妊娠早期行OGTT。如血糖正常,也仍需在妊娠24～28周再行OGTT(B级证据)[5]。

糖尿病患者应了解妊娠可能对病情的影响。妊娠前及妊娠期需积极控制血糖,除高血糖外,早孕反应(如晨起恶心)引起的摄食异常也可能增加低血糖的发生风险。

糖尿病患者需在计划妊娠前评价是否存在并发症,如糖尿病视网膜病变(diabetic retinopathy,DR)、糖尿病肾病(diabetic nephropathy,DN)、神经病变和心血管疾病等。已存在糖尿病慢性并发症者,妊娠期症状可能加重,需在妊娠期检查时重新评价。

(二)糖尿病并发症的评价

1. DR:糖尿病患者计划妊娠或明确妊娠时应进行一次眼科检查,并评价可能加重或促使DR进展的危险因素。有适应证时,如增殖性DR,采取激光治疗可减少DR病变加重的危险。妊娠期应密切随访眼底变化,直至产后1年(B级证据)[5]。妊娠前及妊娠期良好的血糖控制,可避免病情发展。

2. DN:妊娠可造成轻度DN患者暂时性肾功能减退。肾功能不全对胎儿的发育有不良影响;较严重的肾功能不全患者(血清肌酐>265μmol/L),或肌酐清除率<50ml/(min•1.73m^2)时,妊娠可对部分患者的肾功能造成永久性损害。因此,不建议这部分患者妊娠。DN肾功能正常者,如果妊娠期血糖控制理想,对肾功能影响较小。

3. 糖尿病的其他并发症：糖尿病神经相关病变包括胃轻瘫、尿潴留及体位性低血压等，可进一步增加妊娠期间糖尿病管理的难度。如潜在的心血管疾病未被发现和处理，妊娠可增加患者的死亡风险，应在妊娠前仔细检查心血管疾病证据并予以处理。计划妊娠的糖尿病妇女的心功能应达到能够耐受运动试验的水平。

（三）妊娠前药物的合理应用

PGDM 妇女妊娠前应停用妊娠期禁忌药物，如血管紧张素转换酶抑制剂（angiotensin converting enzyme inhibitor，ACEI）和血管紧张素 II 受体拮抗剂等。如果妊娠前应用 ACEI 治疗 DN，一旦发现妊娠，应立即停用。产前咨询时应告知患者，妊娠前或妊娠期停用 ACEI 后蛋白尿可能会明显加重。

1. 糖尿病合并慢性高血压的孕妇，妊娠期血压控制目标为收缩压 110～129mmHg（1mmHg=0.133kPa），舒张压 65～79mmHg。现有证据表明，妊娠早期应用拉贝洛尔、钙离子通道阻滞剂等药物，均不明显增加胎儿致畸风险，可在妊娠前以及妊娠期应用。ACEI 类药物在妊娠早期应用，不增加胎儿先天性心脏病的发生风险，但妊娠中及晚期禁忌使用 ACEI 及血管紧张素 II 受体拮抗剂（E 级证据）。

2. 糖尿病患者妊娠前和妊娠早期应补充含叶酸的多种维生素。

3. 应用二甲双胍的 T2DM 患者，需考虑药物的可能益处或不良反应。如果患者愿意，可在医师指导下继续应用。

（四）妊娠前血糖控制

血糖控制不理想的糖尿病孕妇妊娠早期流产及胎儿畸形发生风险明显增加，妊娠前后理想的血糖控制可显著降低上述风险，但目前尚无确切降低上述风险的血糖阈值标准。

计划妊娠的糖尿病患者应尽量控制血糖，使 HbA1c<6.5%，使用胰岛素者 HbA1c 可＜7%（B 级证据）。

二、妊娠期

（一）医学营养治疗

医学营养治疗的目的是使糖尿病孕妇的血糖控制在正常范围，保证孕妇和胎儿的合理营养摄入，减少母儿并发症的发生[20]。2005 年以来的 2 项随机对照试验为 GDM 营养治疗和管理提供了强有力的证据[11,15]。一旦确诊 GDM，应立即对患者进行医学营养治疗和运动指导[21-23],并进行如何监测血糖的教育等。医学营养治疗和运动指导后,FPG 及餐后 2h 血糖仍异常者,推荐及时应用胰岛素。

(二)营养摄入量推荐

1. 每日摄入总能量:应根据不同妊娠前体质量和妊娠期的体质量增长速度而定[24]。见表 2。虽然需要控制糖尿病孕妇每日摄入的总能量,但应避免能量限制过度,妊娠早期应保证不低于 1500kcal/d(1kcal = 4.184kJ),妊娠晚期不低于 1800kcal/d。碳水化合物摄入不足可能导致酮症的发生,对孕妇和胎儿都会产生不利影响。

2. 碳水化合物:推荐饮食碳水化合物摄入量占总能量的 50%~60% 为宜,每日碳水化合物不低于 150g 对维持妊娠期血糖正常更为合适。应尽量避免食用蔗糖等精制糖,等量碳水化合物食物选择时可优先选择低血糖指数食物。无论采用碳水化合物计算法、食品交换份法或经验估算法,监测碳水化合物的摄入量是血糖控制达标的关键策略(A 级证据)。当仅考虑碳水化合物总量时,血糖指数和血糖负荷可能更有助于血糖控制(B 级证据)。

3. 蛋白质:推荐饮食蛋白质摄入量占总能量的 15%~20% 为宜,以满足孕妇妊娠期生理调节及胎儿生长发育之需。

4. 脂肪:推荐饮食脂肪摄入量占总能量的 25%~30% 为宜。但应适当限制饱和脂肪酸含量高的食物,如动物油脂、红肉类、椰奶、全脂奶制品等,糖尿病孕妇饱和脂肪酸摄入量不应超过总摄入能量的 7%(A 级证据);而单不饱和脂肪酸如橄榄油、山茶油等,应占脂肪供能的 1/3 以上。减少反式脂肪酸摄入量可降低低密度脂蛋白胆固醇、增加高密度脂蛋白胆固醇的水平(A 级证据),故糖尿病孕妇应减少反式脂肪酸的摄入量(B 级证据)。

5. 膳食纤维:是不产生能量的多糖。水果中的果胶、海带、紫菜中的藻胶、某些豆类中的胍胶和魔芋粉等具有控制餐后血糖上升程度、改善葡萄糖耐量和降低血胆固醇的作用。推荐每日摄入量 25~30g。饮食中可多选用富含膳食纤维的燕麦片、荞麦面等粗杂粮,以及新鲜蔬菜、水果、藻类食物等。

6. 维生素及矿物质:妊娠期铁、叶酸和维生素 D 的需要量增加了 1 倍,钙、磷、硫胺素、维生素 B_6 的需要量增加了 33%~

表2　基于妊娠前体质指数推荐的孕妇每日能量摄入量及妊娠期体质量增长标准

妊娠前体质指数 (kg/m²)	能量系数 (kcal/kg 理想体质量)	平均能量ª (kcal/d)	妊娠期体质量增长值 (kg)	妊娠中晚期每周体质量增长值 (kg)	
				均数	范围
<18.5	35~40	2000~2300	12.5~18.0	0.51	0.44~0.58
18.5~24.9	30~35	1800~2100	11.5~16.0	0.42	0.35~0.50
≥25.0	25~30	1500~1800	7.0~11.5	0.28	0.23~0.33

注：ª 平均能量（kcal/d）= 能量系数（kcal/kg）× 理想体质量（kg）；1kcal = 4.184kJ；对于我国常见身高的孕妇（150~175cm），可以参考：理想体质量（kg）= 身高（cm）- 105。身材过矮或过高孕妇需要根据状况调整膳食能量推荐。妊娠中、晚期在上述基础上平均依次再增加约 200kcal/d；妊娠早期平均体质量增加：0.5~2.0kg；多胎妊娠者，应在单胎基础上每日适当增加 200kcal 能量摄入

50%,锌、核黄素的需要量增加了 20%～25%,维生素 A、B_{12}、C、硒、钾、生物素、烟酸和每日总能量的需要量增加了 18% 左右。因此,建议妊娠期有计划地增加富含维生素 B_6、钙、钾、铁、锌、铜的食物,如瘦肉、家禽、鱼、虾、奶制品、新鲜水果和蔬菜等。

7. 非营养性甜味剂的使用:ADA 建议只有美国食品药品监督管理局(Food and Drug Administration,FDA)批准的非营养性甜味剂孕妇才可以使用,并适度推荐。目前,相关研究非常有限(E 级证据)。美国 FDA 批准的 5 种非营养性甜味剂分别是乙酰磺胺酸钾、阿斯巴甜、纽甜、食用糖精和三氯蔗糖。

(三)餐次的合理安排

少量多餐、定时定量进餐对血糖控制非常重要。早、中、晚三餐的能量应控制在每日摄入总能量的 10%～15%、30%、30%,每次加餐的能量可以占 5%～10%,有助于防止餐前过度饥饿。

医学营养治疗过程应与胰岛素应用密切配合,防止发生低血糖。膳食计划必须实现个体化,应根据文化背景、生活方式、经济条件和受教育程度进行合理的膳食安排和相应的营养教育。

(四)GDM 的运动疗法

1. 运动治疗的作用:运动疗法可降低妊娠期基础胰岛素抵抗,是 GDM 的综合治疗措施之一,每餐 30min 后进行中等强度的运动对母儿无不良影响。

2. 运动治疗的方法:选择一种低至中等强度的有氧运动(又称耐力运动),主要指由机体大肌肉群参加的持续性运动。步行是常用的简单有氧运动。

3. 运动的时间:可自 10min 开始,逐步延长至 30min,其中可穿插必要的间歇,建议餐后运动。

4. 运动的频率:适宜的频率为 3～4 次/周。

5. 运动治疗的注意事项:(1)运动前行心电图检查以排除心脏疾患,并需确认是否存在大血管和微血管的并发症。(2)GDM 运动疗法的禁忌证:1 型糖尿病合并妊娠、心脏病、视网膜病变、多胎妊娠、宫颈机能不全、先兆早产或流产、胎儿生长受限、前置胎盘、妊娠期高血压疾病等。(3)防止低血糖反应和延迟性低血糖:进食 30min 后再运动,每次运动时间控制在 30～40min,运动后休息 30min。血糖水平 <3.3mmol/L 或 >13.9mmol/L 者停止运动。运动时应随身携带饼干或糖果,有低血糖征兆时可及时食用。(4)运动期间出现以下情况应及时就医:腹痛、阴道流血或流水、憋气、头晕眼花、严重头痛、胸痛、肌无力等。(5)避免清晨空腹未注射胰岛素之前进行运动。

(五)胰岛素治疗

1.常用的胰岛素制剂及其特点

(1)超短效人胰岛素类似物:门冬胰岛素已被我国国家食品药品监督管理局(State Food and Drug Administration,SFDA)批准可用于妊娠期。其特点是起效迅速,药效维持时间短。具有最强或最佳的降低餐后血糖的作用,不易发生低血糖[25-26],用于控制餐后血糖水平。

(2)短效胰岛素:其特点是起效快,剂量易于调整,可皮下、肌内和静脉注射使用。静脉注射胰岛素后能使血糖迅速下降,半衰期 5～6min,故可用于抢救 DKA。

(3)中效胰岛素:是含有鱼精蛋白、短效胰岛素和锌离子的混悬液,只能皮下注射而不能静脉使用。注射后必须在组织中蛋白酶的分解作用下,将胰岛素与鱼精蛋白分离,释放出胰岛素再发挥生物学效应。其特点是起效慢,药效持续时间长,其降低血糖的强度弱于短效胰岛素。

(4)长效胰岛素类似物:地特胰岛素也已经被 SFDA 批准应用于妊娠期,可用于控制夜间血糖和餐前血糖。妊娠期各种常用的胰岛素制剂及其作用特点见表 3。

表 3　妊娠期常用的胰岛素制剂及其作用特点

胰岛素制剂	起效时间	作用达峰值时间	有效作用时间	最长持续时间
超短效人胰岛素类似物	10～20min	30～90min	3～4h	3～5h
短效胰岛素	30～60min	2～3h	3～6h	7～8h
中效胰岛素	2～4h	6～10h	10～16h	14～18h

2.胰岛素应用时机:糖尿病孕妇经饮食治疗 3～5d 后,测定 24h 的末梢血糖(血糖轮廓试验),包括夜间血糖、三餐

前30min及三餐后2h血糖及尿酮体。如果空腹或餐前血糖≥5.3mmol/L(95mg/dl),或餐后2h血糖≥6.7mmol/L(120mg/dl),或调整饮食后出现饥饿性酮症,增加热量摄入后血糖又超过妊娠期标准者,应及时加用胰岛素治疗。

3.胰岛素治疗方案:最符合生理要求的胰岛素治疗方案为:基础胰岛素联合餐前超短效或短效胰岛素。基础胰岛素的替代作用可持续12～24h,而餐前胰岛素起效快,持续时间短,有利于控制餐后血糖。应根据血糖监测结果,选择个体化的胰岛素治疗方案。

(1)基础胰岛素治疗:选择中效胰岛素睡前皮下注射,适用于空腹血糖高的孕妇;睡前注射中效胰岛素后空腹血糖已经达标但晚餐前血糖控制不佳者,可选择早餐前和睡前2次注射,或者睡前注射长效胰岛素。

(2)餐前超短效或短效胰岛素治疗:餐后血糖升高的孕妇,进餐时或餐前30min注射超短效或短效人胰岛素。

(3)胰岛素联合治疗:中效胰岛素和超短效或短效胰岛素联合,是目前应用最普遍的一种方法,即三餐前注射短效胰岛素,睡前注射中效胰岛素。由于妊娠期餐后血糖升高显著,一般不推荐常规应用预混胰岛素。

4.妊娠期胰岛素应用的注意事项:(1)胰岛素初始使用应从小剂量开始,0.3～0.8U/(kg·d)。每天计划应用的胰岛素总量应分配到三餐前使用,分配原则是早餐前最多,中餐前最少,晚餐前用量居中。每次调整后观察2～3d判断疗效,每次以增减2～4U或不超过胰岛素每天用量的20%为宜,直至达到血糖控制目标。(2)胰岛素治疗期间清晨或空腹高血糖的处理:夜间胰岛素作用不足、黎明现象和Somogyi现象均可导致高血糖的发生。前2种情况必须在睡前增加中效胰岛素用量,而出现Somogyi现象时应减少睡前中效胰岛素的用量。(3)妊娠过程中机体对胰岛素需求的变化:妊娠中、晚期对胰岛素需要量有不同程度的增加;妊娠32～36周胰岛素需要量达高峰,妊娠36周后稍下降,应根据个体血糖监测结果,不断调整胰岛素用量。

(六)口服降糖药在GDM孕妇中的应用

大多数GDM孕妇通过生活方式的干预即可使血糖达标,不能达标的GDM孕妇应首先推荐应用胰岛素控制血糖。

目前,口服降糖药物二甲双胍和格列本脲在 GDM 孕妇中应用的安全性和有效性不断被证实[27-36],但我国尚缺乏相关研究,且这 2 种口服降糖药均未纳入我国妊娠期治疗糖尿病的注册适应证。但考虑对于胰岛素用量较大或拒绝应用胰岛素的孕妇,应用上述口服降糖药物的潜在风险远远小于未控制的妊娠期高血糖本身对胎儿的危害。因此,在知情同意的基础上,部分 GDM 孕妇可慎用。口服降糖药的分类及其特点见表4。

表4 口服降糖药的分类及其特点

药物名称	作用部位	胎盘通透性	乳汁分泌
格列本脲	胰腺	极少	未知
二甲双胍	肝、肌细胞、脂肪细胞	是	动物实验
阿卡波糖	小肠	未知	未知

1. 格列本脲:是临床应用最广泛的治疗 GDM 的口服降糖药,作用靶器官为胰腺,99% 以蛋白结合形式存在,极少通过胎盘屏障。目前临床研究显示,妊娠中、晚期 GDM 孕妇应用格列本脲与胰岛素治疗相比,疗效一致,但前者使用方便,且价格便宜。但用药后发生子痫前期和新生儿黄疸需光疗的风险升高[36],少部分孕妇有恶心、头痛及低血糖反应。

2. 二甲双胍:可增加胰岛素的敏感性,目前的资料显示,妊娠早期应用对胎儿无致畸性,在多囊卵巢综合征的治疗过程中对早期妊娠的维持有重要作用。由于该药可以透过胎盘屏障,妊娠中晚期应用对胎儿的远期安全性尚有待证实。

三、分娩时机及方式

(一)分娩时机[37-39]

1. 无需胰岛素治疗而血糖控制达标的 GDM 孕妇,如无母儿并发症,在严密监测下可待预产期,到预产期仍未临产者,可引产终止妊娠。

2. PGDM 及胰岛素治疗的 GDM 孕妇,如血糖控制良好且无母儿并发症,在严密监测下,妊娠 39 周后可终止妊娠;血糖控制不满意或出现母儿并发症,应及时收入院观察,根据病情决定终止妊娠时机。

3. 糖尿病伴发微血管病变或既往有不良产史者,需严密监护,终止妊娠时机应个体化。

(二)分娩方式

糖尿病本身不是剖宫产指征。决定阴道分娩者,应制定分娩计划,产程中密切监测孕妇的血糖、宫缩、胎心率变化,避免产程过长。

择期剖宫产的手术指征为糖尿病伴严重微血管病变,或其他产科指征。妊娠期血糖控制不好、胎儿偏大(尤其估计胎儿体质量≥4250g者)或既往有死胎、死产史者,应适当放宽剖宫产指征。

特殊情况下的处理

一、分娩期及围手术期胰岛素的使用原则

1.使用原则:手术前后、产程中、产后非正常饮食期间应停用所有皮下注射胰岛素,改用胰岛素静脉滴注,以避免出现高血糖或低血糖。应给孕产妇提供足够的葡萄糖,以满足基础代谢需要和应激状态下的能量消耗;供给胰岛素,防止DKA的发生、控制高血糖、利于葡萄糖的利用;保持适当血容量和电解质代谢平衡。

2.产程中或手术前的检查:必须检测血糖、尿酮体水平。择期手术还需检查电解质、血气分析和肝肾功能。

3.胰岛素使用方法:每1~2小时监测1次血糖,根据血糖值维持小剂量胰岛素静脉滴注。妊娠期应用胰岛素控制血糖者计划分娩时,引产前1d睡前正常使用中效胰岛素;引产当日停用早餐前胰岛素,并给予0.9%氯化钠注射液静脉内滴注;正式临产或血糖水平<3.9mmol/L时,将静脉滴注的0.9%氯化钠注射液改为5%葡萄糖/乳酸林格液,并以100~150ml/h的速度滴注,以维持血糖水平在5.6mmol/L(100mg/dl);如血糖水平>5.6mmol/L,则采用5%葡萄糖液加短效胰岛素,按1~4U/h的速度静脉滴注。血糖水平采用快速血糖仪每小时监测1次,用于调整胰岛素或葡萄糖输液的速度。也可按照表5的方法调控血糖。

二、妊娠合并DKA的处理

1.妊娠合并DKA的临床表现及诊断:恶心、呕吐、乏力、口渴、多饮、多尿,少数伴有腹痛;皮肤黏膜干燥、眼球下陷、呼气有酮臭味,病情严重者出现意识障碍或昏迷;实验室检查

表5　产程或手术中小剂量胰岛素的应用标准

血糖水平 （mmol/L）	胰岛素 用量 （U/h）	静脉输液种类[a]	配伍原则 （液体量＋胰 岛素用量）
＜5.6	0	5%葡萄糖/乳酸林格液	不加胰岛素
≥5.6～＜7.8	1.0	5%葡萄糖/乳酸林格液	500ml＋4U
≥7.8～＜10.0	1.5	0.9%氯化钠注射液	500ml＋6U
≥10.0～＜12.2	2.0	0.9%氯化钠注射液	500ml＋8U
≥12.2	2.5	0.9%氯化钠注射液	500ml＋10U

注：[a] 静脉输液速度为125ml/h

显示高血糖＞13.9mmol/L（250mg/dl）、尿酮体阳性、血pH＜7.35、二氧化碳结合力＜13.8mmol/L、血酮体＞5mmol/L、电解质紊乱。

2．发病诱因：妊娠期间漏诊、未及时诊断或治疗的糖尿病；胰岛素治疗不规范；饮食控制不合理；产程中和手术前后应激状态；合并感染；使用糖皮质激素等。

3．治疗原则：给予胰岛素降低血糖、纠正代谢和电解质紊乱、改善循环、去除诱因。

4．治疗具体步骤及注意事项：（1）血糖过高者（＞16.6mmol/L），先予胰岛素0.2～0.4U/kg一次性静脉注射。（2）胰岛素持续静脉滴注：0.9%氯化钠注射液＋胰岛素，按胰岛素0.1U/（kg·h）或4～6U/h的速度输入。（3）监测血糖：从使用胰岛素开始每小时监测1次血糖，根据血糖下降情况进行调整，要求平均每小时血糖下降3.9～5.6mmol/L或超过静脉滴注前血糖水平的30%。达不到此标准者，可能存在胰岛素抵抗，应将胰岛素用量加倍。（4）当血糖降至13.9mmol/L时，将0.9%氯化钠注射液改为5%葡萄糖液或葡萄糖盐水，每2～4克葡萄糖加入1U胰岛素，直至血糖降至11.1mmol/L以下、尿酮体阴性、并可平稳过渡到餐前皮下注射治疗时停止补液。（5）注意事项：补液原则先快后慢、先盐后糖；注意出入量平衡。开始静脉胰岛素治疗且患者有尿后要及时补钾，避免出现严重低血钾。当pH＜7.1、二氧化碳结合力＜10mmol/L、HCO_3^-＜10mmol/L时可补碱，一般用5%$NaHCO_3$100ml＋注射用水 400ml，以 200ml/h 的速度静脉滴注，至 pH≥7.2 或二氧化碳结合力 >15mmol/L 时停止补碱。

三、产后处理

1. 产后胰岛素的应用：产后血糖控制目标以及胰岛素应用，参照非妊娠期血糖控制标准。(1)妊娠期应用胰岛素的产妇剖宫产术后禁食或未能恢复正常饮食期间，予静脉输液，胰岛素与葡萄糖比例为 1:(4～6)，同时监测血糖水平及尿酮体，根据监测结果决定是否应用并调整胰岛素用量。(2)妊娠期应用胰岛素者，一旦恢复正常饮食，应及时行血糖监测，血糖水平显著异常者，应用胰岛素皮下注射，根据血糖水平调整剂量，所需胰岛素的剂量一般较妊娠期明显减少。(3)妊娠期无需胰岛素治疗的 GDM 产妇，产后可恢复正常饮食，但应避免高糖及高脂饮食。

2. 产后复查：产后 FPG 反复≥7.0mmol/L，应视为 PGDM，建议转内分泌专科治疗。

3. 鼓励母乳喂养：产后母乳喂养可减少产妇胰岛素的应用，且子代发生糖尿病的风险下降。

4. 新生儿处理：(1)新生儿出生后易发生低血糖，严密监测其血糖变化可及时发现低血糖。建议新生儿出生后 30min 内行末梢血糖检测。(2)新生儿均按高危儿处理，注意保暖和吸氧等。(3)提早喂糖水、开奶，必要时以 10% 葡萄糖液缓慢静脉滴注。(4)常规检查血红蛋白、血钾、血钙及镁、胆红素。(5)密切注意新生儿呼吸窘迫综合征的发生。

GDM 孕妇的产后随访

GDM 孕妇及其子代均是糖尿病患病的高危人群[40-46]。荟萃分析结果显示，GDM 患者产后患 T2DM 的相对危险度是 7.43(95%CI: 4.79～11.51)。美国糖尿病预防项目(Diabetes Prevention Program, DPP)的一项研究结果显示，通过改变生活方式和药物治疗可以使有 GDM 史的妇女发生糖尿病的比例减少 50% 以上。因此，现有的关于 GDM 诊断治疗标准都对产后随访问题进行了规范。推荐所有 GDM 妇女在产后 6～12 周进行随访(E 级证据)。

产后随访时应向产妇讲解产后随访的意义；指导其改变生活方式、合理饮食及适当运动，鼓励母乳喂养。随访时建议进行身高、体质量、体质指数、腰围及臀围的测定,同时了解产后血糖的恢复情况,建议所有 GDM 妇女产后行 OGTT,测定空腹及服糖后 2h 血糖水平,并按照 2014 年 ADA 的标准[15]明确有无糖代谢异常及其种类,见表 6。有条件者建议检测血脂及胰岛素水平,至少每 3 年进行 1 次随访(E 级证据)。

表 6　非孕期血糖异常的分类及诊断标准

（2014 年 ADA 标准）[15]

分类	FPG (mmol/L)	服糖后 2h 血糖 (mmol/L)	HbA1c (%)
正常[a]	<5.6	<7.8	<5.7
糖耐量受损[a]	<5.6	7.8～11.0	5.7～6.4
空腹血糖受损[a]	5.6～6.9	<7.8	5.7～6.4
糖尿病	≥7.0	或≥11.1	≥6.5

注:[a]FPG 和服糖后 2h 血糖 2 项条件须同时符合;ADA:美国糖尿病学会(American Diabetes Association);FPG:空腹血浆葡萄糖(fasting plasma glucose);HbA1c:糖化血红蛋白(glycohemoglobin)

建议对糖尿病患者的子代进行随访以及健康生活方式的指导,可进行身长、体质量、头围、腹围的测定,必要时检测血压及血糖。

参 考 文 献

[1] Kahn CR, Weir GC, King GL, et al. Joslin 糖尿病学 [M]. 潘长玉,陈家伟,陈名道,等,译. 14 版. 北京:人民卫生出版社,2007:1-20.

[2] 中华医学会妇产科学分会产科学组,中华医学会围产医学分会妊娠合并糖尿病协作组. 妊娠合并糖尿病临床诊断与治疗推荐指南(草案)[J]. 中华妇产科杂志,2007,42:426-428.

[3] 中华人民共和国国家卫生部. WS 331-2011 妊娠期糖尿病诊断 [S]. 北京:中华人民共和国国家卫生部,2011.

[4] International Association of Diabetes and Pregnancy Study Groups Consensus Panel, Metzger BE, Gabbe SG, et al. International association of diabetes and pregnancy study groups recommendations on the diagnosis and classification

of hyperglycemia in pregnancy[J]. Diabetes Care, 2010, 33: 676-682.

[5] International Diabetes Federation. Global Guideline on Pregnancy and Diabetes[S]. Brussels: International Diabetes Federation, 2009.

[6] Walker JD. Diabetes in pregnancy: management of diabetes and its complications from pre-conception to the postnatal period. NICE guideline 63. London, March 2008[J]. Diabet Med, 2008, 25: 1025-1027.

[7] Hoffman L, Nolan C, Wilson JD, et al. Gestational diabetes mellitus--management guidelines. The Australasian Diabetes in Pregnancy Society[J]. Med J Aust, 1998, 169: 93-97.

[8] Canadian Diabetes Association. 2008 CDA clinical practice guidelines for the prevention and management of diabetes in Canada[J]. Can J Diabetes, 2008, 32: S168-180.

[9] 杨慧霞, 魏玉梅, 孙伟杰. 妊娠期糖尿病诊断标准的新里程碑 [J]. 中华围产医学杂志, 2010, 13: 177-180.

[10] Hadar E, Oats J, Hod M. Towards new diagnostic criteria for diagnosing GDM: the HAPO study[J]. J Perinat Med, 2009, 37: 447-449.

[11] Crowther CA, Hiller JE, Moss JR, et al. Effect of treatment of gestational diabetes mellitus on pregnancy outcomes[J]. N Engl J Med, 2005, 352: 2477-2486.

[12] HAPO Study Cooperative Research Group, Metzger BE, Lowe LP, et al. Hyperglycemia and adverse pregnancy outcomes[J]. N Engl J Med, 2008, 358: 1991-2002.

[13] American Diabetes Association. Diagnosis and classification of diabetes mellitus. Diabetes Care, 2011, 34 Suppl 1: S62-69.

[14] World Health Organization. Diagnostic criteria and classification of hyperglycaemia first detected in pregnancy[EB/OL]. (2013) [2014-06-08]. http://www.who.int/diabetes/publications/ Hyperglycaemia_In_Pregnancy/en/index.html.

[15] Landon MB, Spong CY, Thom E, et al. A multicenter, randomized trial of treatment for mild gestational diabetes[J]. N Engl J Med, 2009, 361: 1339-1348.

[16] American Diabetes Association. Diagnosis and classification of diabetes mellitus[J]. Diabetes Care, 2014, 37: s81-90.

[17] Zhu WW, Fan L, Yang HX, et al. Fasting plasma glucose at 24-28 weeks to screen for gestational diabetes mellitus: new evidence from China[J]. Diabetes Care, 2013, 36: 2038-2040.

[18] Zhu WW, Yang HX, Wei YM, et al. Evaluation of the value of fasting plasma glucose in the first prenatal visit to diagnose gestational diabetes mellitus in China[J]. Diabetes Care, 2013, 36: 586-590.

[19] Kim C, Berger DK, Chamany S. Recurrence of gestational diabetes mellitus: a systematic review[J]. Diabetes Care, 2007, 30: 1314-1319.

[20] 李光辉, 张为远. 妊娠期糖尿病个体化营养治疗的临床实践及循证依据 [J]. 中华围产医学杂志, 2011, 14: 196-199.

[21] Dodd JM, Crowther CA, Robinson JS. Dietary and lifestyle interventions to limit weight gain during pregnancy for obese or overweight women: a systematic review[J]. Acta Obstet Gynecol Scand, 2008, 87: 702-706.

[22] Franz MJ, Boucher JL, Green-Pastors J, et al. Evidence-based nutrition practice guidelines for diabetes and scope and standards of practice[J]. J Am Diet Assoc, 2008, 108 (Suppl 1): S52-58.

[23] Institute of Medicine (US) and National Research Council (US) Committee to Re-examine IOM Pregnancy Weight Guidelines, Rasmussen KM, Yaktine AL, et al. Weight gain during pregnancy: reexamining the guidelines[S]. Washington (DC): National Academies Press (US), 2009.

[24] Gavard JA, Artal R. Effect of exercise on pregnancy outcome[J]. Clin Obstet Gynecol, 2008, 51: 467-480.

[25] Mathiesen ER, Kinsley B, Amiel SA, et al. Maternal glycemic control and hypoglycemia in type 1 diabetic pregancy. A randomized trial of insulin aspart versus human insulin in 322 pregnant women[J]. Diabetes Care, 2007, 30: 771-776.

[26] Di Cianni G, Volpe L, Ghio A, et al. Maternal metabolic control and perinatal outcome in women with gestational diabetes mellitus treated with lispro or aspart insulin: comparison with

regular insulin[J]. Diabetes Care, 2007, 30: e11.

[27] Langer O, Conway DL, Berkus MD, et al. A comparison of glyburide and insulin in women with gestational diabetes mellitus[J]. N Eng J Med, 2000, 343: 1134-1138.

[28] Langer O, Yogev Y, Xenakis EM, et al. Insulin and glyburide therapy: dosage, severity level of gestational diabetes, and pregnancy outcome[J]. Am J Obstet Gynecol, 2005, 192: 134-139.

[29] Lord JM, Flight IH, Norman RJ. Insulin-sensitizing drugs (metformin, troglitazone, rosiglitazone, pioglitazone, D-chiro-inositol) for polycystic ovary syndrome[J]. Cochrane Database Syst Rev, 2003, (3): CD003053.

[30] 杨慧霞. 妊娠合并糖尿病: 临床实践指南 [M]. 2 版. 北京: 人民卫生出版社, 2013: 1-337.

[31] Nanovskaya TN, Nekhayeva IA, Patrikeeva SL, et al. Transfer of metformin across the dually perfused human placental lobule[J]. Am J Obstet Gynecol, 2006, 195: 1081-1085.

[32] Ijäs H, Vääräsmäki M, Morin-Papunen L, et al. Metformin should be considered in the treatment of gestational diabetes: a prospective randomised study[J]. BJOG, 2011, 118: 880-885.

[33] Rowan JA, Hague WM, Gao W, et al. Metformin versus insulin for the treatment of gestational diabetes[J]. N Engl J Med, 2008, 358: 2003-2015.

[34] Balani J, Hyer SL, Rodin DA, et al. Pregnancy outcomes in women with gestational diabetes treated with metformin or insulin: a case-control study[J]. Diabet Med, 2009, 26: 798-802.

[35] Silva JC, Pacheco C, Bizato J, et al. Metformin compared with glyburide for the management of gestational diabetes[J]. Int J Gynaecol Obstet, 2010, 111: 37-40.

[36] Bertini AM, Silva JC, Taborda W, et al. Perinatal outcomes and the use of oral hypoglycemic agents[J]. J Perinat Med, 2005, 33: 519-523.

[37] Graves CR. Antepartum fetal surveillance and timing of delivery in the pregnancy complicated by diabetes mellitus[J].

Clin Obstet Gynecol, 2007, 50: 1007-1013.

[38] Hawkins S, Casey BM. Labor and delivery management for women with diabetes[J]. Clin N Am Obstet Gynecol, 2007: 34, 323-334.

[39] Witkop CT, Neale D, Wilson LM, et al. Active compared with expectant delivery management in women with gestational diabetes: a systematic review[J]. Obstet Gynecol, 2009, 113: 206-217.

[40] Gunderson EP. Breastfeeding after gestational diabetes pregnancy: subsequent obesity and type 2 diabetes in women and their offspring[J]. Diabetes Care, 2007, 30: s161-168.

[41] Bellamy L, Casas JP, Hingorani AD, et al. Type 2 diabetes mellitus after gestational diabetes: a systematic review and meta-analysis[J]. Lancet, 2009, 373: 1773-1779.

[42] Kim C, Newton KM, Knopp RH. Gestational diabetes and the incidence of type 2 diabetes: a systematic review[J]. Diabetes Care, 2002, 25: 1862-1868.

[43] Ratner RE, Christophi CA, Metzger BE, et al. Prevention of diabetes in women with a history of gestational diabetes: effects of metformin and lifestyle interventions[J]. J Clin Endocrinol Metab, 2008, 93: 4774-4779.

[44] Committee on Obstetric Practice. ACOG committee opinion No.435: postpartum screening for abnormal glucose tolerance in women who had gestational diabetes mellitus[J]. Obstet Gynecol, 2009, 113: 1419-1421.

[45] 吴红花, 孙伟杰, 惠岩, 等. 妊娠期糖代谢异常患者产后6～12周糖代谢转归的随访研究 [J]. 中国糖尿病杂志, 2009, 1: 466-469.

[46] 宋耕, 常乐, 苏世萍, 等. 妊娠期糖尿病妇女产后转归的随访性研究 [J]. 中华糖尿病杂志, 2012, 4: 208-211.

（通信作者：杨慧霞）

参加本指南撰写及讨论的专家组成员：杨慧霞（北京大学第一医院）、徐先明（上海交通大学附属第一人民医院）、王子莲（中山大学附属第一医院）、孙伟杰（北京大学第一医院）、胡娅莉(南京大学医学院附属鼓楼医院)、陈伟(中国医学科学院北京协和医院)、吴红花(北京大学第一医院)、魏玉梅(北京大学第一医院)

　　参加本指南讨论的专家组成员：马润玫(昆明医科大学第一附属医院)、贺晶(浙江大学医学院附属妇产科医院)、刘兴会(四川大学华西第二医院)、范玲(首都医科大学附属北京妇产医院)、胡继芬(福建医科大学附属第一医院)、王晨虹(深圳市妇幼保健院)、王蕴慧(中山大学附属第二医院)、刘彩霞(中国医科大学附属盛京医院)、陈叙(天津市中心妇产科医院)、肖梅(湖北省妇幼保健院)、张眉花(山西省妇幼保健院)、马玉燕(山东大学齐鲁医院)、陈丹青(浙江大学医学院附属妇产科医院)、崔世红(郑州大学第三附属医院)、李光辉(首都医科大学附属北京妇产医院)、金镇(中国医科大学附属盛京医院)、程蔚蔚(上海交通大学医学院附属国际和平妇幼保健院)、孙丽洲(南京医科大学附属第一医院)、王谢桐(山东省立医院)、袁荣(深圳市妇幼保健院)、漆洪波(重庆医科大学附属第一医院)、范建霞(上海交通大学医学院附属国际和平妇幼保健院)

　　（本文刊载于《中华妇产科杂志》2014年第49卷第8期第561~569页）

染色体微阵列分析技术在产前诊断中的应用专家共识

染色体微阵列分析技术在产前诊断中的应用协作组

目前,G 显带染色体核型分析技术仍然是细胞遗传学产前诊断的"金标准",但该技术具有细胞培养耗时长、分辨率低以及耗费人力的局限性。包括荧光原位杂交(fluorescence in situ hybridization,FISH)技术在内的快速产前诊断技术的引入虽然具有快速及特异性高的优点,但还不能做到对染色体组的全局分析。染色体微阵列分析(chromosomal microarray analysis,CMA)技术又被称为"分子核型分析",能够在全基因组水平进行扫描,可检测染色体不平衡的拷贝数变异(copy number variant,CNV),尤其是对于检测染色体组微小缺失、重复等不平衡性重排具有突出优势。根据芯片设计与检测原理的不同,CMA 技术可分为两大类:基于微阵列的比较基因组杂交(array-based comparative genomic hybridization,aCGH)技术和单核苷酸多态性微阵列(single nucleotide polymorphism array,SNP array)技术。前者需要将待测样本 DNA 与正常对照样本 DNA 分别标记、进行竞争性杂交后获得定量的拷贝数检测结果,而后者则只需将待测样本 DNA 与一整套正常基因组对照资料进行对比即可获得诊断结果。通过 aCGH 技术能够很好地检出 CNV,而 SNP array 除了能够检出 CNV 外,还能够检测出大多数的单亲二倍体(uniparental disomy,UPD)和三倍体,并且可以检测到一定水平的嵌合体。而设计涵盖 CNV + SNP 检测探针的芯片,可同时具有 CNV 和 SNP 芯片的特点[1]。

2010 年,国际细胞基因组芯片标准协作组(International Standards for Cytogenomic Arrays Consortium,ISCA Consortium)在研究了 21 698 例具有异常临床表征,包括智力低下、发育迟缓、多种体征畸形以及自闭症的先证者的基础上,发现

aCGH 技术对致病性 CNV 的检出率为 12.2%,比传统 G 显带核型分析技术的检出率提高了 10%。因此,ISCA Consortium 推荐将 aCGH 作为对原因不明的发育迟缓、智力低下、多种体征畸形以及自闭症患者的首选临床一线检测方法 [2]。近年来,CMA 技术在产前诊断领域中的应用越来越广泛,很多研究也证明了该技术具有传统胎儿染色体核型分析方法所无法比拟的优势。CMA 对非整倍体和不平衡性染色体重排的检出效率与传统核型分析方法相同,并具有更高的分辨率和敏感性,且 CMA 还能发现额外的、有临床意义的基因组 CNV,尤其是对于产前超声检查发现胎儿结构异常者,CMA 是目前最有效的遗传学诊断方法 [3-6]。基于上述研究结果,不少学者认为,CMA 技术有可能取代传统的核型分析方法,成为产前遗传学诊断的一线技术。但到目前为止,尚缺乏基于人群的大规模应用研究结果。

　　目前,在国内 CMA 只有少数具有技术条件和资质的医疗机构进行了小规模的探索,大致有以下几类临床应用情况:

　　1. 儿童复杂、罕见遗传病,如:智力障碍、生长发育迟缓、多发畸形、孤独症样临床表现,排除染色体病、代谢病和脆性 X 综合征之后的全基因组 CNV 检测。

　　2. 对自然流产、胎死宫内、新生儿死亡等妊娠产物(product of concept, POC)的遗传学检测。

　　3. 对产前诊断中核型分析结果异常,但无法确认异常片段的来源和性质者进行 DNA 水平的更精细分析。

　　4. 对产前超声检查异常而染色体核型分析结果正常的胎儿进一步行遗传学检测。

　　在产前诊断领域中,CMA 的应用主要在后两种情况中。虽然目前应用研究的范围不广,积累的例数也不多,但却显现出一些问题的存在,主要表现在:

　　1. 在部分开展应用的医疗机构,对 CMA 检测前和检测后的产前咨询能力存在不足。

　　2. 对 CMA 检测结果的临床意义的判读能力不足,尤其是对临床意义不明确的 CNV(variants of unknown significance, VOUS)的判读和解释。

　　3. 缺乏规范化的对 CNV 检测结果的验证工作。

　　新技术的发展、成熟和应用,必然会对现有的临床体系产生巨大的影响。随着 CMA 技术逐步进入产前诊断的临床实践，如何统一各级医务人员的认识，正确定位其适宜的临床应用适应证和禁忌证，确定该项技术在临床使用中的技术路线、产前咨询、规范应用等，以及指明下一阶段该领域的临床研究方向，均成为亟须解决的重要课题。在这种形势下，由中华妇产科杂志编辑委员会主办，北京协和医院产前诊断中心和四川大学华西第二医院产前诊断中心承办的"2013 年产前分子诊断新技术专家研讨会"于 2013 年 12 月 14 日在成都召开，会议就 CMA 技术在产前诊断中临床应用问题的研究进展[7] 及其在国内应用存在的具体问题进行了深入而广泛的探讨，并形成了 CMA 技术在产前诊断中应用的专家共识。

一、CMA 技术的临床应用适应证和禁忌证

1．产前超声检查发现胎儿结构异常是进行 CMA 检查的适应证，建议在胎儿染色体核型分析的基础上进行，如核型分析正常，则建议进一步行 CMA 检查。

2．对于胎死宫内或死产、需行遗传学分析者，建议对胎儿组织行 CMA 检测，以提高其病因的检出率。

3．对于胎儿核型分析结果不能确定染色体畸变情况时，建议采用 CMA 技术进行进一步分析以明确诊断。

4．CMA 应用于评估早、中孕期胎儿丢失原因的研究数据积累不足，暂不推荐使用。

5．CMA 技术(特指具有 SNP 探针的平台)对于异常细胞比例≥30% 的嵌合体检测结果比较可靠，反之，对异常细胞比例＜30% 的嵌合体结果不可靠。

二、涉及 CMA 技术的产前诊断技术路线

对于产前超声检查发现有胎儿结构异常的患者，建议先行胎儿染色体核型分析和快速产前诊断，如结果异常，则可直接发放诊断报告。如结果正常，则应进一步行 CMA 技术检测，对重要的 CMA 异常结果，应采用 FISH 技术对其进行验证，并在必要时对父母的外周血进行检测。

三、产前遗传咨询相关问题

虽然有关 CMA 技术在产前诊断中应用的研究结果令人鼓舞，但 CMA 也存在固有的局限性，主要表现在以下几个方面：(1)无法可靠地检出低水平的嵌合体。(2)无法检出平

衡性染色体重排和大多数的基因内点突变。(3)aCGH 检测平台无法检出三倍体。(4)CMA 的阳性检出率仍然较低(并非所有病例都能发现具有临床意义的 CNV),对于超声检查发现结构异常但胎儿染色体核型正常的病例,目前 CMA 增加检出致病性 CNV 的比例 < 10%。(5)最主要的难点是对 VOUS 的判读和解释,其中部分情况是罕见的新生突变,部分与突变基因的外显率有关,即胎儿有罹患某种遗传病的易感性,但并不一定发病,如自闭症。对胎儿父母样本进行检测、综合家系分析对 VOUS 结果的判读和解释有一定帮助。但在很多情况下,就目前对人类基因组的认识和数据库的积累,仍然无法对全部结果给出确切的临床性质判读。这种情况往往会导致孕妇及其家属的焦虑,甚至是错误的终止妊娠。(6)采用不同的 CMA 检测平台以及不同分辨率的芯片,对同一胎儿样本,也可能会得出不同的检测结果。这是 CMA 检测本身的技术特点所决定的,并非医务人员造成的误诊或漏诊。

基于 CMA 在产前诊断应用中存在上述问题,在对患者进行产前 CMA 检测前和检测后,进行恰当的遗传咨询十分重要,内容包括:

1. 产前遗传咨询:在进行产前 CMA 检测之前和检测之后必须进行相关的产前遗传咨询。

2. 咨询资质:产前遗传咨询应由有产前遗传咨询资质的专业医务人员担任。

3. 患者知情:CMA 检测前的咨询应详细解释 CMA 的优点和局限性,并让患者充分地知情同意,明确指出:(1)CMA 能够检出所有通过染色体核型分析能够检出的染色体不平衡变异,并可能发现其他的特定遗传性疾病,但不能检出所有的遗传性疾病,如低比例嵌合体、平衡性染色体重排、单基因突变等。(2)所检出的特定疾病在不同患者间临床表现可能存在很大的变异,原因是与所累及基因的表现度和外显率不同有关。(3)CMA 检测可能会发现 VOUS,可能需要对父母样本进行检测并辅以家系综合分析,协助对胎儿样本检测结果的判读。但在很多情况下,基于目前对人类基因组的认识和数据库的积累程度,仍然无法对某些检测结果进行判读和解释。(4)CMA 检测可能会发现一些成人期迟发型疾病,这提示父母之一可能罹患同一疾病但尚未表现出临床症状。

4. 客观看待差异性结果：检测前的咨询应强调，采用不同的 CMA 检测平台以及不同分辨率的芯片，即使是针对同一胎儿样本分别进行检测，也可能会出现差异性结果。这是 CMA 检测本身的技术特点所决定的，并非医务人员造成的误诊或漏诊。

四、CMA 技术在产前诊断中的规范化应用

1. 产前诊断技术资质：根据 2002 年颁发的《产前诊断技术管理办法》的有关规定，开展产前诊断技术的医疗保健机构，是指经省级卫生行政部门许可开展产前诊断技术的医疗保健机构。强调利用 CMA 技术进行产前诊断，需在具有产前诊断技术资质的医疗机构内、由具有产前诊断技术资质的医务人员进行。

2. 产前遗传咨询资质：在进行产前 CMA 检测前和检测后，必须对患者进行相关的产前遗传咨询，根据 2002 年颁发的《产前诊断技术管理办法》的有关规定，从事产前诊断技术的卫生专业技术人员，必须经过系统的产前诊断技术专业培训，通过省级卫生行政部门的考核并获得从事产前诊断技术的"母婴保健技术考核合格证书"。

3. 签署知情同意书：在进行产前 CMA 检测之前，必须让患者签署有关的知情同意书。知情同意书上需详细说明 CMA 检测的优点和局限性。

4. 发放 CMA 检测报告：在实验室发放 CMA 检测报告时，应在报告上明确说明所使用的 CMA 检测技术平台以及该技术平台的检测内容和优缺点。

5. 规范化操作：应遵循产前 CMA 检测的技术路线进行规范化操作，由于 CMA 技术不足以提供染色体重排类型方面的信息，其结果应得到核型分析和 FISH 等技术的验证。通过核型分析和中期核分裂象的 FISH 获得染色体异常的表述形式，阐明其发生机制，评估再次妊娠时发生染色体异常的风险，给患者提供全面的咨询。

目前，针对 CMA 技术的临床应用，在医务人员层面还缺乏正确客观的知识培训和宣教，导致了该技术在临床应用层面观点不一、流程混乱，不利于该技术在临床应用的长期健康发展。在专家层面，取得较一致意见的基础上应加强对普通医务人员的宣教和培训，规范该技术的临床应用。

五、行政和法律层面的顾虑

产前诊断中存在较高的风险,其检测结果具有不确定性,需要高新技术的支撑。CMA 技术是非常重要的分子诊断技术,需要在临床应用实践中发展完善。但是在法律法规对其应用管理暂时缺位的情况下,应用 CMA 技术会对产前诊断医疗机构和从业人员造成相当大的压力甚至困扰,这不仅不利于这项技术的健康发展,也不利于对复杂遗传病患者和罕见胎儿异常的产前诊断服务。希望国家相关机构和部门能尽快解决该技术面临的一系列行政许可问题。同时,CMA 技术相关产品的厂商也应遵守中国对临床诊断医疗器械和体外诊断试剂的管理规定,第一时间申报进口注册或产品许可。这样才有利于国内医疗机构规范 CMA 技术的临床应用,保障患者的医疗安全并得到较高质量的产前诊断服务,规避医疗风险,为该项技术的临床应用奠定合理合法的基础。

参 考 文 献

[1] Brady PD, Vermeesch JR. Genomic microarrays: a technology overview[J]. Prenat Diagn, 2012, 32: 336-343.

[2] Miller DT, Adam MP, Aradhya S, et al. Consensus statement: chromosomal microarray is a first-tier clinical diagnostic test for individuals with developmental disabilities or congenital anomalies[J]. Am J Hum Genet, 2010, 86: 749-764.

[3] Hillman SC, McMullan DJ, Hall G, et al. Use of prenatal chromosomal microarray: prospective cohort study and systematic review and meta-analysis[J]. Ultrasound Obstet Gynecol, 2013, 41: 610-620.

[4] Shaffer LG, Dabell MP, Fisher AJ, et al. Experience with microarray-based comparative genomic hybridization for prental diagnosis in over 5000 pregnancies[J]. Prenat Diagn, 2012, 32: 976-985.

[5] Shaffer LG, Dosenfeld JA, Dabell MP, et al. Detection rates of clinically significant genomic alterations by microarray analysis for specific anomalies detected by ultrasound[J]. Prenat Diagn, 2012, 32: 986-995.

[6] Wapner RJ, Marthin CL, Lery B, et al. Chromosomal microarray

versus karyotyping for prental diagnosis[J]. N Engl J Med, 2012, 367: 2175-2184.

[7] American College of Obstetricians and Gynecologists Committee on Genetics. Committee Opinion No.581: the use of chromosomal microarray analysis in prenatal diagnosis[J]. Obstet Gynecol, 2013, 122: 1374-1377.

（通信作者：边旭明）

染色体微阵列分析技术在产前诊断中的应用协作组成员：边旭明（北京协和医院）、王和（四川大学华西第二医院）、邬玲仟（中南大学湘雅医院产前诊断中心）、胡娅莉（南京大学医学院附属鼓楼医院）、廖世秀（河南省人民医院）、刘俊涛（北京协和医院）、廖灿（广州市妇女儿童医疗中心）、方群（中山大学附属第一医院）、刘彩霞（中国医科大学附属盛京医院）、朱宝生（云南省第一人民医院）、吕时铭（浙江大学医学院附属妇产科医院）、王华（湖南省妇幼保健院）、许争峰（南京市妇幼保健院）、徐两蒲（福建省妇幼保健院）、周裕林（厦门市妇幼保健院）、尹爱华（广东省妇幼保健院）、潘虹（北京大学第一医院）、戚豫（北京大学第一医院）、徐湘民（南方医科大学基础医学院）、王谢桐（山东大学附属省立医院）、戚庆炜（北京协和医院）

染色体微阵列分析技术在产前诊断中的应用专家共识执笔专家：戚庆炜（北京协和医院）、王和（四川大学华西第二医院）

（本文刊载于《中华妇产科杂志》2014 年第 49 卷第 8 期第 570-572 页）

产后出血预防与处理指南（2014）

中华医学会妇产科学分会产科学组

产后出血是目前我国孕产妇死亡的首位原因。绝大多数产后出血所导致的孕产妇死亡是可避免或创造条件可避免的，其关键在于早期诊断和正确处理[1]。中华医学会妇产科学分会产科学组已于 2009 年制定并发表了《产后出血预防与处理指南（草案）》[2]，对指导产后出血的临床诊治工作、降低其所导致的孕产妇死亡率发挥了重要作用。近年来，有关防治产后出血的研究取得不少新的进展，因此，有必要对该指南草案进行修订。中华医学会妇产科学分会产科学组组织专家进行了多次讨论，在广泛征求意见的基础上，推出了《产后出血预防与处理指南（2014）》。本指南在《产后出血预防与处理指南（草案）》的基础上进行了修订，主要参考 WHO、国际妇产科联盟（FIGO）、加拿大、美国和英国关于产后出血的诊断与治疗指南以及最新的循证医学证据，并结合国内外有关的临床经验，旨在规范和指导全国妇产科医师对产后出血的预防和处理。

产后出血的原因及其高危因素

产后出血的四大原因是子宫收缩乏力、产道损伤、胎盘因素和凝血功能障碍；四大原因可以合并存在，也可以互为因素；每种原因又包括各种病因和高危因素，见表 1。所有孕产妇都有发生产后出血的可能，但有一种或多种高危因素者更易发生[3]。值得注意的是，有些孕产妇如妊娠期高血压疾病、妊娠合并贫血、脱水或身材矮小的产妇等，即使未达到产后出血的诊断标准，也会出现严重的病理生理改变。

产后出血的定义与诊断

产后出血是指胎儿娩出后 24h 内，阴道分娩者出血量≥500ml、剖宫产分娩者出血量≥1000ml；严重产后出血是指胎

表 1 产后出血的原因及对应的高危因素

原因或病因	对应的高危因素
子宫收缩乏力	
全身因素	产妇体质虚弱、合并慢性全身性疾病或精神紧张等
药物	过多使用麻醉剂、镇静剂或宫缩抑制剂等
产程因素	急产、产程延长或滞产、试产失败等
产科并发症	子痫前期等
羊膜腔内感染	胎膜破裂时间长、发热等
子宫过度膨胀	羊水过多、多胎妊娠、巨大儿等
子宫肌壁损伤	多产、剖宫产史、子宫肌瘤剔除术后等
子宫发育异常	双子宫、双角子宫、残角子宫等
产道损伤	
子宫颈、阴道或会阴裂伤	急产、手术产、软产道弹性差、水肿或瘢痕形成等
剖宫产子宫切口延伸或裂伤	胎位不正、胎头位置过低等
子宫破裂	子宫手术史
子宫体内翻	多产、子宫底部胎盘、第三产程处理不当
胎盘因素	
胎盘异常	多次人工流产或分娩史、子宫手术史、前置胎盘
胎盘、胎膜残留	胎盘早剥、胎盘植入、多产、既往有胎盘粘连史
凝血功能障碍	
血液系统疾病	遗传性凝血功能疾病、血小板减少症
肝脏疾病	重症肝炎、妊娠期急性脂肪肝
产科 DIC	羊水栓塞、II～III度胎盘早剥、死胎滞留时间长、重度子痫前期及休克晚期

儿娩出后 24h 内出血量≥1000ml；难治性产后出血是指经宫缩剂、持续性子宫按摩或按压等保守措施无法止血，需要外科手术、介入治疗甚至切除子宫的严重产后出血[4]。

诊断产后出血的关键在于对出血量有正确的测量和估计，错误低估将会丧失抢救时机。突发大量的产后出血易得到重视和早期诊断,而缓慢、持续的少量出血和血肿容易被忽视。出血量的绝对值对不同体质量者临床意义不同,因此,最好能计算出产后出血量占总血容量的百分比,妊娠末期总血容量的简易计算方法为非孕期体质量(kg)×7%×(1+40%),或非孕期体质量(kg)×10%。

常用的估计出血量的方法有:(1)称重法或容积法;(2)监测生命体征、尿量和精神状态[5];(3)休克指数法,休克指数 = 心率 / 收缩压(mmHg),见表2;(4)血红蛋白水平测定,血红蛋白每下降 10g/L,出血量为 400～500ml。但是在产后出血早期,由于血液浓缩,血红蛋白值常不能准确反映实际出血量。值得注意的是,出血速度也是反映病情轻重的重要指标。重症产后出血情况包括:出血速度 >150ml/min;3h 内出血量超过总血容量的50%;24h 内出血量超过全身总血容量[5]。

表2　休克指数与估计出血量

休克指数	估计出血量(ml)	占总血容量的百分比(%)
<0.9	<500	<20
1.0	1000	20
1.5	1500	30
2.0	≥2500	≥50

产后出血的预防

(一)加强产前保健

产前积极治疗基础疾病,充分认识产后出血的高危因素,高危孕妇尤其是凶险性前置胎盘、胎盘植入者应于分娩前转诊到有输血和抢救条件的医院分娩。

(二)积极处理第三产程

积极正确地处理第三产程能够有效降低产后出血量和产后出血的危险度,为常规推荐(Ⅰ级证据)[6]。

1. 预防性使用宫缩剂:是预防产后出血最重要的常规推荐措施,首选缩宫素[6]。应用方法:头位胎儿前肩娩出后、胎位异常胎儿全身娩出后、多胎妊娠最后 1 个胎儿娩出后,予缩宫素 10U 加入 500ml 液体中以 100～150ml/h 静脉滴注或缩宫素 10U 肌内注射。预防剖宫产后出血还可考虑应用卡贝缩宫素,其半衰期长(40～50min),起效快(2min),给药简便,100μg 单剂静脉推注可减少治疗性宫缩剂的应用,其安全性与缩宫素相似[7]。如果缺乏缩宫素,也可选择使用麦角新碱或米索前列醇。

2. 延迟钳夹脐带和控制性牵拉脐带:最新的研究证据表明,胎儿娩出后 1～3min 钳夹脐带对胎儿更有利,应常规推荐,仅在怀疑胎儿窒息而需要及时娩出并抢救的情况下才考虑娩出后立即钳夹并切断脐带(Ⅰ级证据)[6]。控制性牵拉脐带以协助胎盘娩出并非预防产后出血的必要手段,仅在接生者熟练牵拉方法且认为确有必要时选择性使用(Ⅰ级证据)[8]。

3. 预防性子宫按摩:预防性使用宫缩剂后,不推荐常规进行预防性子宫按摩来预防产后出血(Ⅰ级证据)[9]。但是,接生者应该在产后常规触摸宫底,了解子宫收缩情况。

产后 2h,有高危因素者产后 4h 是发生产后出血的高危时段,应密切观察子宫收缩情况和出血量变化,产妇并应及时排空膀胱。

产后出血的处理

一、一般处理

在寻找出血原因的同时进行一般处理,包括向有经验的助产士、上级产科医师、麻醉医师等求助,通知血库和检验科做好准备;建立双静脉通道,积极补充血容量;进行呼吸管理,保持气道通畅,必要时给氧;监测出血量和生命体征,留置尿管,记录尿量;交叉配血;进行基础的实验室检查(血常规、凝血功能、肝肾功能等)并行动态监测。

二、针对产后出血原因的处理

病因治疗是最根本的治疗,检查宫缩情况、胎盘、产道及凝血功能,针对出血原因进行积极处理。

(一)子宫收缩乏力的处理

1. 子宫按摩或压迫法:可采用经腹按摩或经腹经阴道联合按压,按摩时间以子宫恢复正常收缩并能保持收缩状态为止,应配合应用宫缩剂。

2. 应用宫缩剂:(1)缩宫素:为预防和治疗产后出血的一线药物。治疗产后出血方法为:缩宫素 10U 肌内注射或子宫肌层或子宫颈注射,以后 10～20U 加入 500ml 晶体液中静脉滴注,给药速度根据患者的反应调整,常规速度 250ml/h,约

80mU/min[10]。静脉滴注能立即起效,但半衰期短(1~6min),故需持续静脉滴注。缩宫素应用相对安全,但大剂量应用时可引起高血压、水中毒和心血管系统副反应;快速静脉注射未稀释的缩宫素,可导致低血压、心动过速和(或)心律失常,禁忌使用。因缩宫素有受体饱和现象,无限制加大用量反而效果不佳,并可出现副反应,故24h总量应控制在60U内。(2)卡贝缩宫素:使用方法同预防剖宫产产后出血。(3)卡前列素氨丁三醇:为前列腺素 F2α 衍生物(15- 甲基 PGF2α),能引起全子宫协调强有力的收缩[11]。用法为 250μg 深部肌内注射或子宫肌层注射,3min 起作用,30min 达作用高峰,可维持2h;必要时重复使用,总量不超过 2000μg。哮喘、心脏病和青光眼患者禁用,高血压患者慎用;副反应常见的有暂时性的呕吐、腹泻等。(4)米索前列醇:系前列腺素 E1 的衍生物,可引起全子宫有力收缩,在没有缩宫素的情况下也可作为治疗子宫收缩乏力性产后出血的一线药物,应用方法:米索前列醇 200~600μg 顿服或舌下给药[12]。但米索前列醇副反应较大,恶心、呕吐、腹泻、寒战和体温升高较常见;高血压、活动性心、肝、肾疾病及肾上腺皮质功能不全者慎用,青光眼、哮喘及过敏体质者禁用。(5)其他:治疗产后出血的宫缩剂还包括卡前列甲酯栓(可直肠或阴道给药,偶有一过性胃肠道反应或面部潮红但会很快消失)以及麦角新碱等。

3. 止血药物:如果宫缩剂止血失败,或者出血可能与创伤相关,可考虑使用止血药物。推荐使用氨甲环酸[6],其具有抗纤维蛋白溶解的作用,1 次 1.00g 静脉滴注或静脉注射[13],1d 用量为 0.75~2.00g。

4. 手术治疗:在上述处理效果不佳时,可根据患者情况和医师的熟练程度选用下列手术方法。如合并凝血功能异常,除手术外,需补充凝血因子等。(1)宫腔填塞:有宫腔水囊压迫和宫腔纱条填塞两种方法,阴道分娩后宜选用水囊压迫,剖宫产术中可选用水囊或纱条填塞[14]。宫腔填塞术后应密切观察出血量、子宫底高度、生命体征变化等,动态监测血红蛋白、凝血功能状况,以避免宫腔积血,水囊或纱条放置24~48h 后取出,注意预防感染。(2)子宫压迫缝合术:最常用的是 B-Lynch 缝合术,适用于子宫收缩乏力、胎盘因素和凝血功能异常性产后出血,子宫按摩和宫缩剂无效并有可能切除子宫的患者[15]。先试用两手加压，观察出血量是否减少以估计 B-Lynch 缝合术成功止血的可能性，应用可吸收线缝合[16]。B-Lynch 缝合术后并发症的报道较为罕见，但有感染和组织坏死的可能，应掌握手术适应证。除此之外，还有多种改良的子宫缝合技术如方块缝合等。（3）盆腔血管结扎术：包括子宫动脉结扎和髂内动脉结扎，子宫血管结扎术适用于难治性产后出血，尤其是剖宫产术中子宫收缩乏力或胎盘因素的出血，经宫缩剂和按摩子宫无效，或子宫切口撕裂而局部止血困难者。推荐实施 3 步血管结扎术法：即双侧子宫动脉上行支结扎；双侧子宫动脉下行支结扎；双侧卵巢子宫血管吻合支结扎[5, 17]。见图 1。髂内动脉结扎术手术操作困难，需要对盆底手术熟练的妇产科医师操作。适用于子宫颈或盆底渗血、子宫颈或阔韧带出血、腹膜后血肿、保守治疗无效的产后出血，结扎前后需准确辨认髂外动脉和股动脉，必须小心，勿损伤髂内静脉[18]，否则可导致严重的盆底出血。（4）经导管动脉栓塞术（transcatheter arterial embolization，TAE）：此方法适用于有条件的医院。适应证：经保守治疗无效的各种难治性产后出血（包括子宫收缩乏力、产道损伤和胎盘因素等），孕产妇生命体征稳定。禁忌证：生命体征不稳定、不宜搬动的患者；合并有其他脏器出血的 DIC；严重的心、肝、肾和凝血

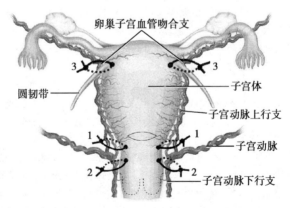

1：双侧子宫动脉上行支结扎　2：双侧子宫动脉下行支结扎
3：双侧卵巢子宫血管吻合支结扎

图 1　子宫血管结扎术步骤示意图

功能障碍;对造影剂过敏者[19]。(5)子宫切除术:适用于各种保守性治疗方法无效者。一般为子宫次全切除术,如前置胎盘或部分胎盘植入子宫颈时行子宫全切除术。操作注意事项:由于子宫切除时仍有活动性出血,故需以最快的速度"钳夹、切断、下移",直至钳夹至子宫动脉水平以下,然后缝合打结,注意避免损伤输尿管[20]。对子宫切除术后盆腔广泛渗血者,可用大纱条填塞压迫止血并积极纠正凝血功能障碍。

(二)产道损伤的处理

充分暴露手术视野,在良好照明下,查明损伤部位,注意有无多处损伤,缝合时注意恢复解剖结构,并应在超过裂伤顶端 0.5cm 处开始缝合,必要时应用椎管内麻醉。发现血肿尽早处理,可采取切开清除积血、缝扎止血或碘伏纱条填塞血肿压迫止血(24~48h 后取出)。

1.子宫体内翻:如发生子宫体内翻,产妇无严重休克或出血,子宫颈环尚未缩紧,可立即将内翻子宫体还纳,还纳困难者可在麻醉后还纳。还纳后静脉滴注缩宫素,直至宫缩良好后将手撤出。如经阴道还纳失败,可改为经腹子宫还纳术,如果患者血压不稳定,在抗休克同时行还纳术[21]。

2.子宫破裂:立即开腹行手术修补或行子宫切除术。

(三)胎盘因素的处理

胎儿娩出后,尽量等待胎盘自然娩出。

1.胎盘滞留伴出血:对胎盘未娩出伴活动性出血者可立即行人工剥离胎盘术,并加用强效宫缩剂。对于阴道分娩者术前可用镇静剂,手法要正确、轻柔,勿强行撕拉,以防胎盘残留、子宫损伤或子宫体内翻的发生。

2.胎盘残留:对胎盘、胎膜残留者应用手或器械清理,动作要轻柔,避免子宫穿孔。

3.胎盘植入:胎盘植入伴活动性出血,若为剖宫产可先采用保守治疗方法,如盆腔血管结扎、子宫局部楔形切除、介入治疗等;若为阴道分娩应在输液和(或)输血的前提下,进行介入治疗或其他保守性手术治疗。如果保守治疗方法不能有效止血,则应考虑及时行子宫切除术[22]。

4.凶险性前置胎盘:即附着于子宫下段剖宫产瘢痕处的前置胎盘,常常合并有胎盘植入,出血量大。此处将其单独列出以引起重视。如果保守治疗措施如局部缝扎或楔形切除、血管结扎、压迫缝合、子宫动脉栓塞等无法有效止血,应早期做出切除子宫的决策,以免发展为失血性休克和多器官功能衰竭而危及产妇生命。对于有条件的医院,也可采用预防性髂内动脉球囊阻断术,以减少术中出血。

(四) 凝血功能障碍的处理

一旦确诊为凝血功能障碍,尤其是 DIC,应迅速补充相应的凝血因子。

1. 血小板计数:产后出血尚未控制时,若血小板计数低于$(50\sim75)\times10^9/L$ 或血小板计数降低并出现不可控制的渗血时,则需考虑输注血小板,治疗目标是维持血小板计数在 $50\times10^9/L$ 以上。

2. 新鲜冰冻血浆:是新鲜抗凝全血于 $6\sim8h$ 内分离血浆并快速冰冻,几乎保存了血液中所有的凝血因子、血浆蛋白、纤维蛋白原。应用剂量为 $10\sim15ml/kg$。

3. 冷沉淀:输注冷沉淀主要为纠正纤维蛋白原的缺乏,如纤维蛋白原水平高于 1.5g/L 不必输注冷沉淀。冷沉淀常用剂量为 $0.10\sim0.15U/kg$。

4. 纤维蛋白原:输入纤维蛋白原 1g 可提升血液中纤维蛋白原 0.25g/L,1 次可输入纤维蛋白原 $4\sim6g$(也可根据患者具体情况决定输入剂量)。

总之,补充凝血因子的主要目标是维持凝血酶原时间及活化凝血酶原时间均 <1.5 倍平均值,并维持纤维蛋白原水平在 1g/L 以上[23]。

三、产后出血的输血治疗

成分输血在治疗产后出血尤其是严重产后出血中起着非常重要的作用。产后出血输血的目的在于增加血液的携氧能力和补充丢失的凝血因子。应结合临床实际情况掌握好输血的指征,既要做到输血及时、合理,又要做到尽量减少不必要的输血及其带来的相关不良后果。

1. 红细胞悬液:产后出血何时输注红细胞尚无统一的指征,往往是根据产妇出血量的多少、临床表现如休克相关的生命体征变化、止血情况和继续出血的风险、血红蛋白水平等综合考虑来决定是否输注。一般情况下,血红蛋白水平 >100g/L 可不考虑输注红细胞,而血红蛋白水平 <60g/L 几乎都需要输血,血红蛋白水平 <70g/L 应考虑输血[23],如果出血较为凶险

且出血尚未完全控制或继续出血的风险较大,可适当放宽输血指征。每个单位红细胞悬液是从200ml全血中提取的,每输注两个单位红细胞悬液可使血红蛋白水平提高约10g/L,应尽量维持血红蛋白水平>80g/L。

另外,在剖宫产术中如果出血量超过1500ml,有条件的医院还可考虑自体血过滤后回输[24]。

2. 凝血因子:补充凝血因子的方法同上述,包括输注新鲜冰冻血浆、血小板、冷沉淀、纤维蛋白原等。另外,在药物和手术治疗都无法有效止血且出血量较大并存在凝血功能障碍的情况下,有条件的医院还可考虑使用重组活化Ⅶ因子(rFⅦa)作为辅助治疗的方法,但由于临床研究证据不足而不推荐常规应用,应用剂量为90μg/kg,可在15~30min内重复给药。

3. 止血复苏及产科大量输血:止血复苏(hemostatic resuscitation)强调在大量输注红细胞时,早期、积极的输注血浆及血小板以纠正凝血功能异常(无需等待凝血功能检查结果),而限制早期输入过多的液体来扩容(晶体液不超过2000ml,胶体液不超过1500ml),允许在控制性低压的条件下进行复苏[25]。过早输入大量的液体容易导致血液中凝血因子及血小板的浓度降低而发生"稀释性凝血功能障碍",甚至发生DIC及难以控制的出血;过量的晶体液往往积聚于第3间隙中,可能造成脑、心、肺的水肿及腹腔间隔室综合征等并发症。

产科大量输血在处理严重产后出血中的作用越来越受到重视,应用也越来越多,但目前并无统一的产科大量输血方案(massive transfusion protocol, MTP)[26],按照国内外常用的推荐方案,建议红细胞:血浆:血小板以1:1:1的比例(如10U红细胞悬液+1000ml新鲜冰冻血浆+1U机采血小板)输注[27]。如果条件允许,还可以考虑及早应用rFⅦa。

产后出血的防治流程

产后出血的处理可分为预警期、处理期和危重期,分别启动一级、二级和三级急救方案,见图2。产后2h出血量达到400ml且出血尚未控制者为预警线,应迅速启动一级急救处理,包括迅速建立两条畅通的静脉通道、吸氧、监测生命体征和尿量、向上级医护人员求助、交叉配血,同时积极寻找出血原因并进行处理;如果继续出血,应启动相应的二、三级急

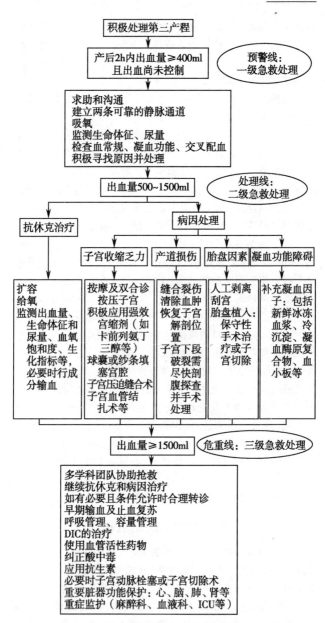

图 2　产后出血的防治流程图

救措施。病因治疗是产后出血的最重要的治疗,同时应抗休克治疗,并求助麻醉科、ICU、血液科医师等协助抢救。在抢救产后大出血时,团体协作十分重要。

如果缺乏严重产后出血的抢救条件,应尽早合理转诊。转诊条件包括:(1)产妇生命体征平稳,能够耐受转诊;(2)转诊前与接诊单位充分的沟通、协调;(3)接诊单位具有相关的抢救条件。但是,对于已经发生严重产后出血且不宜转诊者,应当就地抢救,可请上级医院会诊。

参 考 文 献

[1] Liang J, Dai L, Zhu J, et al. Preventable maternal mortality: Geographic/ruralurban differences and associated factors from the population-based maternal mortality surveillance system in China[J]. Bmc Public Health, 2011, 11: 243.

[2] 中华医学会妇产科学分会产科学组. 产后出血预防与处理指南(草案)[J]. 中华妇产科杂志, 2009, 44: 554-557.

[3] American College of Obstetricians and Gynecologists. ACOG Practice Bulletin: Clinical Management Guidelines for Obstetrician-Gynecologists Number 76, October 2006: postpartum hemorrhage[J]. Obstet Gynecol, 2006, 108: 1039-1047.

[4] 刘兴会, 杨慧霞. 产后出血预防和处理措施评价 [J]. 中华围产医学杂志, 2013, 16: 449-451.

[5] B-Lynch C. A comprehensive textbook of postpartumhemorrhage: an essential clinical reference for effective management[M]. 2nd ed. London: Sapiens Publishing, 2012: 1-12.

[6] Tunçalp O, Souza JP, Gülmezoglu M, et al. New WHO recommendations on prevention and treatment of postpartum hemorrhage[J]. Int J Gynaecol Obstet, 2013, 123: 254-256.

[7] Leduc D, Senikas V, Lalonde AB, et al. Active management of the third stage of labour: prevention and treatment of postpartum hemorrhage[J]. J Obstet Gynaecol Can, 2009, 31: 980-993.

[8] Gülmezoglu AM, Lumbiganon P, Landoulsi S, et al. Active management of the third stage of labour with and without controlled cord traction: a randomised, controlled, non-inferiority trial[J]. Lancet, 2012, 379: 1721-1727.

[9]　Chen M, Chang Q, Duan T, et al. Uterine massage to reduce blood loss after vaginal delivery: a randomized controlled rrial[J]. Obstet Gynecol, 2013, 122: 290-295.

[10]　Wedisinghe L, Macleod M, Murphy DJ. Use of oxytocin to prevent haemorrhage at caesarean section: a survey of practice in the United Kingdom[J]. Eur J Obstet Gynecol Reprod Biol, 2008, 137: 27-30.

[11]　WHO Guidelines Approved by the Guidelines Review Committee. WHO guidelines for the management of postpartum haemorrhage and retained placenta[M]. Geneva: World Health Organization, 2009: 1-10.

[12]　Beverly W, Rasha D, Jill D, et al. Treatment of postpartum haemorrhage with sublingual misoprostol versus oxytocin in women not exposed to oxytocin during labour: a double-blind, randomised, non-inferiority trial[J]. Lancet, 2010, 375: 210-216.

[13]　杨慧霞, 郑淑蓉, 时春艳, 等. 氨甲环酸用于减少产后出血量的临床研究 [J]. 中华妇产科杂志, 2001, 36: 590-592.

[14]　Royal College of Obstetricians and Gynaecologists. RCOG Green-top Guideline No.52. Prevention and management of postpartum haemorrhage, 2011[EB/OL]. [2014-04-04]. http://www.rcog.org.uk/files/rcog-corp/GT52 Postpartum Haemor rhage0411.pdf.

[15]　El-Hamamy E, Wright A, B-Lynch C. The B-Lynch suture technique for postpartum haemorrhage: a decade of experience and outcome[J]. J Obstet Gynaecol, 2009, 29: 278-283.

[16]　Price N, B-Lynch C. Technical description of the B-Lynch brace suture for treatment of massive postpartum hemorrhage and review of published cases[J]. Int J Fertil Womens Med, 2005, 50: 148-163.

[17]　刘兴会, 徐先明, 段涛, 等. 实用产科手术学 [M]. 北京: 人民卫生出版社, 2014: 161-162.

[18]　Joshi VM, Otiv SR, Majumder R, et al. Internal iliac artery ligation for arresting postpartum haemorrhage[J]. BJOG, 2007, 114: 356-361.

[19]　Hunter LA. Exploring the role of uterine artery embolization in the management of postpartum hemorrhage[J]. J Perinat

Neonatal Nurs，2010，24：207-214.

[20] Wright JD，Bonanno C，Shah M，et al. Peripartum hysterectomy[J]. Obstet Gynecol，2010，116：429-434.

[21] Witteveen T，van Stralen G，Zwart J，et al. Puerperal uterine inversion in the Netherlands：a nationwide cohort study[J]. Acta Obstet Gynecol Scand，2013，92：334-337.

[22] Sentilhes L，Goffinet F，Kayem G. Management of placenta accreta[J]. Acta Obstet Gynecol Scand，2013，92：1125-1134.

[23] Royal College of Obstetricians and Gynaecologists. RCOG Green-top Guideline No.47. Blood transfusion in obstetrics，2008[EB/OL]. [2014-04-04]. http://www.rcog.org.uk/files/rcog-corp/uploaded-files/GT47BloodTransfusions1207amended.pdf.

[24] Pacheco LD，Saade GR，Gei AF，et al. Cutting-edge advances in the medical management of obstetrical hemorrhage[J]. Am J Obstet Gynecol，2011，205：526-532.

[25] Johansson PI，Stensballe J. Hemostatic resuscitation for massive bleeding：the paradigm of plasma and platelets：a review of the current literature[J]. Transfusion，2010，50：701-710.

[26] Pacheco LD，Saade GR，Costantine MM，et al. The role of massive transfusion protocols in obstetrics[J]. Am J Perinatol，2013，30：1-4.

[27] 大量输血现状调研协作组. 大量输血指导方案(推荐稿)[J]. 中国输血杂志，2012，25：617-621.

（通信作者：刘兴会）

参与本指南制定与讨论的专家组成员：杨慧霞（北京大学第一医院）、刘兴会（四川大学华西第二医院）、段涛（上海市第一妇婴保健院）、贺晶（浙江大学医学院附属妇产科医院）、胡娅莉（南京大学医学院附属鼓楼医院）、张为远（首都医科大学附属北京妇产医院）、董悦（北京大学第一医院）、黄醒华（首都医科大学附属北京妇产医院）、时春艳（北京大学第一医院）、陈敦金（广州医科大学附属第三医院）

本指南撰写的执笔专家：刘兴会（四川大学华西第二医院）

（本文刊载于《中华妇产科杂志》2014 年第 49 卷第 9 期第 641-646 页）

剖宫产手术的专家共识（2014）

中华医学会妇产科学分会产科学组

近年来，剖宫产手术在处理难产、妊娠合并症和并发症、降低母儿死亡率和病率中起了重要作用[1-3]。随着围产医学的发展，手术、麻醉技术及药物治疗条件的改进，剖宫产手术的安全性不断提高，但与此同时，剖宫产率在世界各国也随之升高[3-4]。我国的剖宫产率从 20 世纪 60 年代的 5% 左右上升到 90 年代初的 20%；且近 20 年来，呈现持续上升的状况。文献报道显示，国内多数医院的剖宫产率在 40%～60% 之间，个别医院甚至高达 70% 以上[3-5]。剖宫产率的上升可导致母体并发症及死亡率增加。WHO 在全球剖宫产率的调查报告中指出，阴道助产和剖宫产的孕妇发生严重并发症及死亡的危险度明显高于阴道自然分娩的孕妇[6]。为规范剖宫产手术的实施，进一步完善剖宫产手术指征、术前准备、手术步骤及术后管理等，在参考英国、美国等国家剖宫产临床指南的基础上[7]，结合我国现状制定了我国剖宫产手术的专家共识。

一、剖宫产手术指征

剖宫产手术指征是指不能经阴道分娩或不宜经阴道分娩的病理或生理状态[5]。

1. 胎儿窘迫：指妊娠晚期因合并症或并发症所致的急、慢性胎儿窘迫和分娩期急性胎儿窘迫短期内不能经阴道分娩者。

2. 头盆不称：绝对头盆不称或相对头盆不称经充分阴道试产失败者。

3. 瘢痕子宫：2 次及以上剖宫产手术后再次妊娠者；既往子宫肌瘤剔除术穿透宫腔者。

4. 胎位异常：胎儿横位，初产足月单胎臀位（估计胎儿出生体质量 >3500g 者）及足先露。

5. 前置胎盘及前置血管：胎盘部分或完全覆盖宫颈内口者及前置血管者。

6. 双胎或多胎妊娠：第 1 个胎儿为非头位；复杂性双胎妊娠；连体双胎、三胎及以上的多胎妊娠应行剖宫产手术[8]。

7. 脐带脱垂：胎儿有存活可能，评估结果认为不能迅速经阴道分娩，应行急诊剖宫产手术以尽快挽救胎儿。

8. 胎盘早剥：胎儿有存活可能，应监测胎心率并尽快实行急诊剖宫产手术娩出胎儿。重度胎盘早剥，胎儿已死亡，也应行急诊剖宫产手术。

9. 孕妇存在严重合并症和并发症：如合并心脏病、呼吸系统疾病、重度子痫前期或子痫、急性妊娠期脂肪肝、血小板减少及重型妊娠期肝内胆汁淤积症等，不能承受阴道分娩者。

10. 妊娠巨大儿者：妊娠期糖尿病孕妇估计胎儿出生体质量＞4250g 者[9]。

11. 孕妇要求的剖宫产：美国妇产科医师协会（ACOG）将孕妇要求的剖宫产（cesarean delivery on maternal request，CDMR）定义为足月单胎、无医学指征因孕妇要求而实行的剖宫产[7, 10-11]。（1）仅是孕妇个人要求不作为剖宫产手术指征，如有其他特殊原因须进行讨论并详细记录。（2）当孕妇在不了解病情的情况下要求剖宫产，应详细告知剖宫产手术分娩与阴道分娩相比的整体利弊和风险，并记录。（3）当孕妇因恐惧阴道分娩的疼痛而要求剖宫产手术时，应提供心理咨询，帮助减轻其恐惧；产程过程中应用分娩镇痛方法以减轻孕妇的分娩疼痛，并缩短产程。（4）临床医师有权拒绝没有明确指征的剖宫产分娩的要求，但孕妇的要求应该得到尊重，并提供次选的建议。

12. 产道畸形：如高位阴道完全性横膈、人工阴道成形术后等。

13. 外阴疾病：如外阴或阴道发生严重静脉曲张者。

14. 生殖道严重的感染性疾病：如严重的淋病、尖锐湿疣等。

15. 妊娠合并肿瘤：如妊娠合并子宫颈癌、巨大的子宫颈肌瘤、子宫下段肌瘤等。

二、剖宫产手术的时机

剖宫产手术时机的选择十分重要，是影响母儿预后的重要因素。

1. 择期剖宫产术[12]：是指具有剖宫产手术指征，孕妇及胎儿状态良好,有计划、有准备的前提下,先于分娩发动的择期手术。因妊娠 39 周前的剖宫产手术,新生儿发生呼吸道感染并发症的风险较高,除双胎或多胎妊娠及前置胎盘等外,择期剖宫产手术不建议在妊娠 39 周前实施。

2. 急诊剖宫产手术 [13]:是指在威胁到母儿生命的紧急状况下的剖宫产手术。应争取在最短的时间内结束分娩。并需要产妇与家属配合,以及产科、新生儿科和麻醉科医护人员的沟通与配合。

三、剖宫产手术的术前准备

(一)术前谈话内容

术前谈话需结合孕妇及家属的文化背景、受教育程度和对分娩方式的选择意向。产科医师需充分告知孕妇及家属术中及术后可能出现的不良结局 [13],对 CDMR 更应解释清楚。

1. 剖宫产手术的指征和必要性:向孕妇及家属详细交代病情,解释经阴道分娩的危险性,采取剖宫产手术结束妊娠的必要性,获得孕妇及家属的同意。

2. 剖宫产手术前、术中和术后母儿可能出现的并发症:(1)手术对母体的影响:①术后切口持续不适感;②切口感染、裂开,脂肪液化,皮下血肿,切口延期不愈等;③产后出血,休克,DIC;④子宫切除;⑤羊水栓塞;⑥术后血栓栓塞性疾病;⑦输尿管、膀胱等周围脏器损伤;⑧孕产妇死亡;⑨由于孕妇合并症及并发症不同,有针对性地说明相关的发生风险,如重度子痫前期孕妇在手术中、手术后可能发生子痫、心肝肾的功能衰竭等并发症,合并心脏病的孕妇在手术中可能会出现心脏骤停等。(2)手术对新生儿的影响:①新生儿呼吸窘迫综合征;②新生儿低血糖症、败血症、新生儿住院超过 5d 的风险增加;③发生新生儿产伤。(3)剖宫产对再次妊娠和生育的影响:①再次妊娠分娩时剖宫产手术的可能性增加;②再次妊娠或分娩时发生子宫破裂的风险;③再次妊娠时出现前置胎盘、胎盘粘连甚至胎盘植入的风险;④再次妊娠时子宫瘢痕部位妊娠的风险。(4)远期并发症:有子宫内膜异位症以及子宫憩室等。

3. 签署知情同意书:夫妻双方及主管医师签字。

(二)术前准备

1. 术前应具备以下化验检查项目 [13]:(1)血、尿常规,血型;(2)凝血功能;(3)感染性疾病筛查(乙型肝炎、丙型肝炎、

HIV 感染、梅毒等);(4)心电图检查;(5)生化检查(包括电解质、肝肾功能、血糖);(6)胎儿超声检查;(7)其他,根据病情需要而定。

2. 酌情备皮:手术前日先剃去腹部汗毛及阴部阴毛。注意操作要轻柔,防止损伤皮肤,发现皮肤有感染、疖肿等应先行处理后再行备皮。

3. 留置导尿管:按无菌导尿法插入保留导尿管,通常为Foley 双腔气囊尿管。

4. 备血:手术前日为患者抽血进行血交叉检查,通过血库准备适量鲜血,以备手术中应用。如为胎盘早剥、子宫破裂、前置胎盘、多胎妊娠等可能在手术过程中出血超过 1000ml 者,需在具备充足血源的医疗单位实施。

5. 预防感染:抗菌药物使用按照卫生部抗菌药物使用规范。剖宫产手术(Ⅱ类切口)的抗菌药物使用为预防性用药,可减少手术后切口感染的发生 [13]。

6. 术前评估:对重症孕妇做好充分的术前评估,做好术前讨论并记录,决定麻醉方式及手术方式(如合并严重盆腔感染孕妇是否应该做腹膜外剖宫产等)。

四、麻醉方式的选择及其注意事项

应根据孕妇与胎儿的状态、医疗机构的条件以及麻醉技术来做出决定 [13]。剖宫产手术的麻醉方式包括椎管内麻醉(蛛网膜下腔麻醉 + 硬膜外阻滞的联合麻醉、或连续性硬脊膜外阻滞);全身麻醉;局部浸润麻醉等。

1. 与孕妇及家属的麻醉前谈话:介绍麻醉的必要性、麻醉方式及可能的并发症,并签署麻醉知情同意书。

2. 禁食水:麻醉前 6～8h 禁食水。

3. 麻醉前的生命体征监护:监测孕妇的呼吸、血压、脉搏,监测胎心率等。

五、子宫下段剖宫产手术中的重要步骤

1. 腹壁切口的选择:(1)腹壁横切口 [14-18]:与纵切口相比,横切口手术后孕产妇切口不适感的发生率更低,外观比较美观。腹壁横切口包括:①Joel-Cohen 切口。切口位于双侧髂前上棘连线下大约 3cm 处,切口呈直线。缺点是位置偏高,外观不太美观。②Pfannenstiel 切口。切口位于耻骨联合上 2 横指(3cm)或下腹部皮肤皱褶水平略上,切口呈浅弧形,

弯向两侧髂前上棘。其切口位置偏低较为美观，切口张力小，术后反应轻微，切口更容易愈合。(2)腹壁纵切口[19]：位于脐耻之间腹白线处，长约10～12cm。其优点为盆腔暴露良好，易掌握与操作，手术时间短；其不足之处为术后疼痛程度较重，切口愈合时间较长，外观不够美观。

2．膀胱的处理：一般情况下，当子宫下段形成良好时，不推荐剪开膀胱腹膜反折而下推膀胱；除非是子宫下段形成不良或膀胱与子宫下段粘连者。

3．子宫切口的选择[20-22]：多选择子宫下段中上1/3处的横切口，长约10cm。子宫下段形成良好时建议钝性分离打开子宫，这样可减少失血以及产后出血的发生率。前置胎盘或胎盘植入孕妇避开胎盘附着部位的情选择切口位置。

4．产钳的应用：当胎头娩出困难的时候，可考虑应用产钳助产。

5．缩宫素的应用：胎儿娩出后予缩宫素10～20U直接行子宫肌壁注射和(或)缩宫素10U加入500ml晶体液中静脉滴注。可以有效促进子宫收缩和减少产后出血。

6．胎盘娩出方式：建议采取控制性持续牵拉胎盘而非徒手剥离娩出胎盘，可减少出血量和子宫内膜炎的发生风险。不建议胎儿娩出后立即徒手剥取胎盘，除非存在较明显的活动性出血或5min后仍无剥离迹象。娩出后仔细检查胎盘、胎膜是否完整。

7．缝合子宫切口：单层缝合子宫方法的安全性和效果尚不明确。目前，建议采用双层连续缝合子宫切口[22-23]。注意子宫切口两边侧角的缝合，缝合应于切口侧角外0.5～1.0cm开始；第一层全层连续缝合，第二层连续或间断褥式缝合包埋切口；要注意针距、缝针距切缘的距离及缝线松紧度。

8．缝合腹壁：(1)要清理腹腔，检查是否有活动性出血、清点纱布和器械。(2)酌情缝合脏层和壁层腹膜。(3)连续或间断缝合筋膜组织。(4)酌情缝合皮下组织。(5)间断或连续皮内缝合皮肤。

9．新生儿的处理：断脐、保暖、清理呼吸道等常规处理。

六、剖宫产术后管理

1．术后常规监测项目[13]：(1)生命体征监测：术后2h内每30分钟监测1次心率、呼吸频率以及血压，此后每小时监测 1 次直至孕产妇情况稳定。如果生命体征不平稳,需增加监测次数和时间。对于应用硬膜外阻滞镇痛泵的产妇,应每小时监测 1 次呼吸频率、镇静效果和疼痛评分,直至停止用药后的 2h。(2)宫缩及出血情况:术后 15min、30min、60min、90min、120min 应监测子宫收缩情况及阴道出血量,若出血较多应增加监测次数,必要时监测血常规、尿常规、凝血功能及肝肾功能,直至出血量稳定在正常情况。

2. 预防血栓形成:深静脉血栓形成的预防是必须重视的,剖宫产术后孕产妇深静脉血栓形成的风险增加,因此建议采取预防措施。鼓励尽早下床活动,可根据产妇有无血栓形成的高危因素,个体化选择穿戴弹力袜、预防性应用间歇充气装置、补充水分以及皮下注射低分子肝素等措施。

3. 进食进水的时机:产妇进食进水的时机应根据麻醉方式酌情安排进食进水。

4. 尿管拔除时机:剖宫产术后次日酌情拔除留置的导尿管。

5. 术后切口疼痛的管理:术后给予含有阿片类镇痛药物的镇痛泵,可缓解剖宫产术后的切口疼痛。

6. 术后缩宫素的应用:术后常规应用缩宫素。

7. 血、尿常规的复查:常规复查血常规,酌情复查尿常规。

8. 出院标准:(1)一般状况良好,体温正常;(2)血、尿常规基本正常;(3)切口愈合良好;(4)子宫复旧良好,恶露正常。

七、减少剖宫产手术的措施

1. 孕期宣教:了解阴道分娩与剖宫产手术的优缺点、分娩过程及注意事项,产前模拟分娩,增强孕妇自然分娩的信心,可减少 CDMR。

2. 分娩期人性化护理措施:导乐陪伴持续支持可能会降低剖宫产率。

3. 引产时机:无妊娠合并症的孕妇妊娠达 41 周应给予引产处理,有利于降低围产儿死亡率和剖宫产率。

4. 分娩镇痛:可减轻分娩疼痛,增强产妇阴道分娩的信心。

参 考 文 献

[1] 张为远. 中国剖宫产现状与思考 [J]. 实用妇产科杂志,2011, 27: 161-163.

[2] 庞汝彦. 我国剖宫产的现状与对策 [J]. 实用妇产科杂志，2012，28：175-177.

[3] 黄醒华. 对剖宫产术的思考 [J]. 中国实用妇科与产科杂志，2003，19：385-388.

[4] 杨慧霞. 剖宫产的现状与应对措施的思考 [J]. 中华围产医学杂志，2011，14：2-4.

[5] 侯磊，李光辉，邹丽颖，等. 全国剖宫产率变化及剖宫产指征构成比的多中心研究 [J]. 中华妇产科杂志，2014，49：728-735.

[6] Lumbiganon P，Laopaiboon M，Gtilmezoglu AM，et al. Method of delivery and pregnancy outcomes in Asia: the WHO global survey on maternal and perinatal health 2007-08[J]. Lancet，2010，375：490-499.

[7] Gholitabar M，Ullman R，James D，et al. Guideline Development Group ofthe National Institute for Health and Clinical Excellence. Caesarean section: summary of updated NICE guidance[J]. BMJ，2011，343：7108.

[8] Hofmeyr GJ，Barrett JF，Crowther CA. Planned caesarean section for women with a twin pregnancy[J]. Cochrane Database Syst Rev，2011，12：CD006553.

[9] 中华医学会妇产科学分会产科学组. 妊娠合并糖尿病诊治指南（2014）[J]. 中华妇产科杂志，2014，49：561-569.

[10] American College of Obstetricians and Gynecologists. ACOG Committee Opinion No.386 November 2007: cesarean delivery on maternal request[J]. Obstet Gynecol，2007，110：1209-1212.

[11] Zhang J，Liu YH，Meikle S，et al. Cesarean delivery on maternal request in southeast China[J]. Obstet Gynecol，2008，111：1077-1082.

[12] 周希亚，边旭明. 择期剖宫产的时机选择 [J]. 中华围产医学杂志，2012，15：300-302.

[13] 刘兴会. 实用产科手术学 [M]. 北京：人民卫生出版社，2014：P98-135.

[14] Hopkins L，Smaill F. Antibiotic prophylaxis regimens and drugs for cesarean section[J]. Cochrane Database Syst Rev，2000，2：CD001136.

[15] Mathai M, Hofmeyr GJ. Abdominal surgical incisions for caesarean section[J]. Cochrane Database Syst Rev, 2007, 24: CD004453.

[16] Hofmeyr GJ, Mathai M, Shah A, et al. Techniques for caesarean section[J]. Cochrane Database Syst Rev, 2008, 23: CD004662.

[17] The CORONIS Collaborative Group, Abalos E, Addo V, et al. Caesarean section surgical techniques(CORONIS): a fractional, factorial, unmasked, randomised controlled trial[J]. Lancet, 2013, 382: 234-248.

[18] Dumas AM, Girard R, Ayzac L, et al. Maternal infection rates after cesarean delivery by Pfannenstiel or Joel-Cohen incision: amulticenter surveillance study[J]. Eur J Obstet Gynecol Reprod Biol, 2009, 147: 139-143.

[19] Wallin G, Fall O. Modified Joel-Cohen technique for caesarean delivery[J]. Br J Obstet Gynaecol, 1999, 106: 221-226.

[20] Hofmeyr JG, Novikova N, Mathai M, et al. Techniques for cesarean section[J]. Am J Obstet Gynecol, 2009, 201: 431-444.

[21] Song SH, Oh MJ, Kim T, et al. Finger-assisted stretching technique forcesarean section[J]. Int J Gynaecol Obstet, 2006, 92: 212-216.

[22] Mathai MI, Hofmeyr GJ, Mathai NE. Abdominal surgical incisions for caesarean section[J]. Cochrane Database Syst Rev, 2013, 31: CD004453.

[23] Wood RM, Simon H, Oz AU. Pelosi-type vstraditional cesarean delivery: a prospective comparison[J]. J Reprod Med, 1999, 44: 788-795.

（通信作者：张为远）

参与本共识制定与讨论的专家组成员：张为远（首都医科大学附属北京妇产医院）、杨慧霞（北京大学第一医院）、余艳红（南方医科大学南方医院）、刘兴会（四川大学华西第二医院）、段涛（上海市第一妇婴保健院）、贺晶（浙江大学医学院附属妇产科医院）、钟梅（南方医科大学南方医院）、胡娅莉（南京大学医学院附属鼓楼医院）、范玲（首都医科大学附属北京妇产医院）、杨孜（北京大学第三医院）、蔺莉（首都医科大学附属北京友谊医院)、王少为(北京医院)、路军丽(首都医科大学附属北京朝阳医院)、邹丽颖(首都医科大学附属北京妇产医院)

　　本共识撰写的执笔专家：张为远(首都医科大学附属北京妇产医院)、余艳红(南方医科大学南方医院)

　　（本文刊载于《中华妇产科杂志》2014 年第 49 卷第 10 期第 721-724 页）

妊娠晚期促子宫颈成熟与引产指南（2014）

中华医学会妇产科学分会产科学组

妊娠晚期引产是在自然临产前通过药物等手段使产程发动，达到分娩的目的，是产科处理高危妊娠常用的手段之一。引产是否成功主要取决于子宫颈成熟程度。但如果应用不得当，将危害母儿健康，因此，应严格掌握引产的指征、规范操作，以减少并发症的发生。中华医学会妇产科学分会产科学组在 2008 年发表了《妊娠晚期促宫颈成熟与引产指南（草案）》[1]，现在此基础上结合国内外近年来的循证医学证据，再次进行了较大程度地修改，以提供妊娠晚期促子宫颈成熟和引产方面符合循证医学的建议。

本指南标出的循证医学证据的等级：Ⅰ级证据：来自至少一个设计良好的随机对照临床试验中获得的证据；Ⅱ-1 级证据：来自设计良好的非随机对照试验中获得的证据；Ⅱ-2 级证据：来自设计良好的队列研究或病例对照研究的证据；Ⅱ-3 级证据：来自多个带有或不带有干预的时间序列研究得出的证据，非对照试验中得出的差异极为明显的结果也可作为这一等级的证据；Ⅲ级证据：来自临床经验、描述性研究、病例报告或专家委员会报告的权威意见。

本指南标出的推荐分类等级：A 级：有充分的证据来推荐；B 级：有合理的证据来推荐；C 级：现有的证据相互矛盾，不允许做支持或反对的推荐；D 级：有合理的证据不推荐；E 级：有充分的证据不推荐；L 级：没有足够的证据（数量或质量）做推荐。

一、引产的适应证

引产的主要适应证[2]如下。

1. 延期妊娠：妊娠已达 41 周或过期妊娠的孕妇应予引产，以降低围产儿死亡率，及导致剖宫产率增高的胎粪吸入综合征的发生率（Ⅰ-A）。

2．妊娠期高血压疾病：妊娠期高血压、轻度子痫前期患者妊娠满 37 周，重度子痫前期妊娠满 34 周或经保守治疗效果不明显或病情恶化，子痫控制后无产兆，并具备阴道分娩条件者。

3．母体合并严重疾病需要提前终止妊娠：如糖尿病、慢性高血压、肾病等内科疾病患者并能够耐受阴道分娩者。

4．胎膜早破：足月妊娠胎膜早破 2h 以上未临产者。

5．胎儿及其附属物因素：包括胎儿自身因素，如严重胎儿生长受限（FGR）、死胎及胎儿严重畸形；附属物因素如羊水过少、生化或生物物理监测指标提示胎盘功能不良，但胎儿尚能耐受宫缩者。

二、引产的禁忌证

1．绝对禁忌证 [2]：(1)孕妇有严重合并症或并发症，不能耐受阴道分娩或不能阴道分娩者（如心功能衰竭、重型肝肾疾病、重度子痫前期并发器官功能损害者等）。(2)子宫手术史，主要是指古典式剖宫产术、未知子宫切口的剖宫产术、穿透子宫内膜的肌瘤剔除术、子宫破裂史等。(3)完全性及部分性前置胎盘和前置血管。(4)明显头盆不称，不能经阴道分娩者。(5)胎位异常，如横位、初产臀位估计经阴道分娩困难者。(6)子宫颈癌。(7)某些生殖道感染性疾病，如未经治疗的单纯疱疹病毒感染活动期等。(8)未经治疗的 HIV 感染者。(9)对引产药物过敏者。(10)生殖道畸形或有手术史，软产道异常，产道阻塞，估计经阴道分娩困难者。(11)严重胎盘功能不良，胎儿不能耐受阴道分娩。(12)脐带先露或脐带隐性脱垂。

2．相对禁忌证 [2]：(1)臀位（符合阴道分娩条件者）。(2)羊水过多。(3)双胎或多胎妊娠。(4)经产妇分娩次数≥5 次者。

三、引产前的准备

1．仔细核对引产指征和预产期：防止医源性的早产和不必要的引产。

2．判断胎儿成熟度：如果胎肺未成熟，情况许可，尽可能先行促胎肺成熟后再引产。

3．详细检查骨盆情况：包括骨盆大小及形态、胎儿大小、胎位、头盆关系等，排除阴道分娩禁忌证。

4. 进行胎儿监护：在引产前应行胎心监护和超声检查，了解胎儿宫内状况。

5. 评估并发症情况：妊娠合并内科疾病及产科并发症者，在引产前，充分估计疾病严重程度及经阴道分娩的风险，并进行相应检查，制定详细的处理方案。

6. 医护人员的基本要求：医护人员应熟练掌握各种引产方法及其并发症的早期诊断和处理，要严密观察产程，做好详细记录，引产期间需配备行阴道助产及剖宫产的人员和设备。

四、促子宫颈成熟的方法

促子宫颈成熟的目的是促进宫颈变软、变薄并扩张，降低引产失败率、缩短从引产到分娩的时间 [3]。若引产指征明确但宫颈条件不成熟，应采取促子宫颈成熟的方法。对于宫颈不成熟而实施引产的初产妇，剖宫产的风险会提高 2 倍(Ⅱ-2)[4-6]。此外，引产的产程进展明显较自然临产慢(Ⅱ-2)[7]。医务人员应对宫颈成熟度进行评价，以决定适合的引产方式并预测成功概率(Ⅱ-2A)。目前，公认的评估宫颈成熟度最常用的方法是 Bishop 评分法，评分≥6 分提示宫颈成熟，评分越高，引产的成功率越高；评分＜6 分提示宫颈不成熟，需要促宫颈成熟。孕妇宫颈 Bishop 评分需要被记录在病案中(Ⅲ-B)。

（一）前列腺素制剂促宫颈成熟

常用的促宫颈成熟的药物主要是前列腺素制剂。目前在临床常使用的前列腺素制剂如下。

1. 可控释地诺前列酮栓：是 1 种可控制释放的前列腺素 E2(PGE2)栓剂，含有 10mg 地诺前列酮，以 0.3mg/h 的速度缓慢释放，需低温保存。

（1）优点：可以控制药物释放，在出现宫缩过频时能方便取出。

（2）应用方法：外阴消毒后将可控释地诺前列酮栓置于阴道后穹隆深处，并旋转 90°，使栓剂横置于阴道后穹隆，宜于保持原位。在阴道口外保留 2～3cm 终止带以便于取出。在药物置入后，嘱孕妇平卧 20～30min 以利栓剂吸水膨胀；2h 后复查，栓剂仍在原位后孕妇可下地活动。

（3）出现以下情况时应及时取出：①出现规律宫缩(每 3 分钟 1 次的宫缩)并同时伴随有宫颈成熟度的改善，宫颈 Bishop 评分≥6 分(Ⅰ)。②自然破膜或行人工破膜术。③子宫收缩过频(每10分钟5次及以上的宫缩; Ⅱ-1)。④置药24h(Ⅱ-1)。⑤有胎儿出现不良状况的证据: 胎动减少或消失、胎动过频、电子胎心监护结果分级为Ⅱ类或Ⅲ类。⑥出现不能用其他原因解释的母体不良反应, 如恶心、呕吐、腹泻、发热、低血压、心动过速或者阴道流血增多(Ⅱ-1)。取出至少30min后方可静脉点滴缩宫素(Ⅱ-1)。

(4) 禁忌证: 包括哮喘、青光眼、严重肝肾功能不全等; 有急产史或有3次以上足月产史的经产妇; 瘢痕子宫妊娠(Ⅱ-2D); 有子宫颈手术史或子宫颈裂伤史; 已临产; Bishop 评分≥6分; 急性盆腔炎; 前置胎盘或不明原因阴道流血; 胎先露异常; 可疑胎儿窘迫; 正在使用缩宫素; 对地诺前列酮或任何赋形剂成分过敏者。

2. 米索前列醇: 是1种人工合成的前列腺素 E1(PGE1)制剂, 有100μg和200μg两种片剂, 美国食品与药品管理局(FDA)2002年批准米索前列醇用于妊娠中期促宫颈成熟和引产, 而用于妊娠晚期促宫颈成熟虽未经 FDA 和中国国家食品药品监督管理总局认证, 但美国妇产科医师学会(ACOG)2009年又重申了米索前列醇在产科领域使用的规范[8]。参考 ACOG 2009年的规范并结合我国米索前列醇的临床使用经验, 中华医学会妇产科学分会产科学组经多次讨论, 制定米索前列醇在妊娠晚期促宫颈成熟的应用常规如下。

(1) 用于妊娠晚期未破膜而宫颈不成熟的孕妇, 是一种安全有效的引产方法(Ⅰ-A)。

(2) 每次阴道放药剂量为25μg, 放药时不要将药物压成碎片。如6h后仍无宫缩, 在重复使用米索前列醇前应行阴道检查, 重新评价宫颈成熟度, 了解原放置的药物是否溶化、吸收, 如未溶化和吸收则不宜再放。每日总量不超过50μg, 以免药物吸收过多。

(3) 如需加用缩宫素, 应该在最后1次放置米索前列醇后4h以上, 并行阴道检查证实米索前列醇已经吸收(Ⅲ-B)才可以加用。

(4) 使用米索前列醇者应在产房观察, 监测宫缩和胎心率, 一旦出现宫缩过频, 应立即进行阴道检查, 并取出残留药物。

(5) 优点: 价格低、性质稳定、易于保存、作用时间长, 尤其适合基层医疗机构应用。

一些前瞻性随机临床试验和荟萃分析表明,米索前列醇可有效促宫颈成熟 [9-11]。母体和胎儿使用米索前列醇产生的多数不良后果与每次用药量超过 25μg 相关(Ⅰ) [8, 12]。

(6)禁忌证与取出指征:应用米索前列醇促宫颈成熟的禁忌证及药物取出指征与可控释地诺前列酮栓相同。

(二)机械性促宫颈成熟

包括低位水囊、Foley 导管、海藻棒等,需要在阴道无感染及胎膜完整时才可使用。主要是通过机械刺激宫颈管,促进宫颈局部内源性前列腺素合成与释放从而促进宫颈软化、成熟。

优点:与前列腺素制剂相比,成本低,室温下稳定,宫缩过频的风险低。缺点:有潜在的感染、胎膜早破、子宫颈损伤的可能。

在宫颈条件不成熟的引产孕妇中,研究已经证实了机械性宫颈扩张器促宫颈成熟的有效性,与单独使用缩宫素相比,可降低剖宫产率。在宫颈不成熟的孕妇中,使用缩宫素引产前放置 Foley 导管可显著缩短临产时间,降低剖宫产率 [13-14]。目前,尚无足够的研究进行机械方法与前列腺素制剂促宫颈成熟有效性的比较,与 Foley 导管相比,应用前列腺素制剂可能增加宫缩过频(伴或不伴胎心率改变)的风险 [11, 15]。

五、常规引产方法

(一)缩宫素静脉滴注

小剂量静脉滴注缩宫素为安全、常用的引产方法,但在宫颈不成熟时,引产效果不好。其优点是可随时调整用药剂量,保持生理水平的有效宫缩,一旦发生异常可随时停药。缩宫素作用时间短,半衰期为 5~12min。

1. 方法:静脉滴注缩宫素推荐使用低剂量,有条件者最好使用输液泵。具体应用方法:(1)静脉滴注中缩宫素的配制方法:应先用乳酸钠林格注射液 500ml,用 7 号针头行静脉滴注,按每分钟 8 滴调好滴速,然后再向输液瓶中加入 2.5U 缩宫素,将其摇匀后继续滴入。切忌先将 2.5U 缩宫素溶于乳酸钠林格注射液中直接穿刺行静脉滴注,因此法初调时不易掌握滴速,可能在短时间内使过多的缩宫素进入体内,不够安全。(2)合适的浓度与滴速:因缩宫素个体敏感度差异极大,静脉滴注缩宫素应从小剂量开始循序增量,起始剂量为 2.5U 缩宫素溶于乳酸钠林格注射液 500ml 中即 0.5% 缩宫素浓度,以每毫升 15 滴计算相当于每滴液体中含缩宫素 0.33mU。从每分钟 8 滴开始,根据宫缩、胎心情况调整滴速,一般每隔 20 分钟调整 1 次。应用等差法,即从每分钟 8 滴(2.7mU/min)调整至 16 滴(5.4mU/min),再增至 24 滴(8.4mU/min);为安全起见也可从每分钟 8 滴开始,每次增加 4 滴,直至出现有效宫缩。

有效宫缩的判定标准为 10min 内出现 3 次宫缩,每次宫缩持续 30~60s,伴有宫颈的缩短和宫口扩张。最大滴速不得超过每分钟 40 滴即 13.2mU/min,如达到最大滴速,仍不出现有效宫缩时可增加缩宫素浓度,但缩宫素的应用量不变。增加浓度的方法是以乳酸钠林格注射液 500ml 中加 5U 缩宫素变成 1% 缩宫素浓度,先将滴速减半,再根据宫缩情况进行调整,增加浓度后,最大增至每分钟 40 滴(26.4mU),原则上不再增加滴数和缩宫素浓度。

缩宫素的副反应主要与剂量相关,最常见的副反应是宫缩过频和胎心率异常。宫缩过频会导致胎盘早剥或子宫破裂。小剂量给药和低频率加量可减少伴胎心率改变的宫缩过频的发生(Ⅲ)[16]。大剂量给药和高频率加量可能缩短临产时间、减少绒毛膜羊膜炎和因难产而导致的剖宫产,但可能增加伴胎心率变化的宫缩过频(Ⅰ)[16-17]。

2. 注意事项:(1)要有专人观察宫缩强度、频率、持续时间及胎心率变化并及时记录,调好宫缩后行胎心监护。破膜后要观察羊水量及有无胎粪污染及其程度。(2)警惕过敏反应。(3)禁止肌内、皮下、穴位注射及鼻黏膜用药。(4)输液量不宜过大,以防止发生水中毒。(5)宫缩过强应及时停用缩宫素,必要时使用宫缩抑制剂。(6)引产失败:缩宫素引产成功率与宫颈成熟度、孕周、胎先露高低有关,如连续使用 2~3d,仍无明显进展,应改用其他引产方法。

(二)人工破膜术

用人工方法使胎膜破裂,刺激内源性前列腺素和缩宫素释放,诱发宫缩。本方法应对宫颈条件理想者实施,适用于头先露并已衔接的孕妇(Ⅲ-B)。单独使用人工破膜术引产时,引产到宫缩发动的时间间隔难以预料。尚无足够证据证

实单独使用人工破膜术的疗效和安全性。1项临床试验对比
了人工破膜术联合缩宫素静脉滴注与单独使用人工破膜术,
结果发现,人工破膜术联合缩宫素的方法缩短了从引产到分
娩的时间(Ⅰ)[18]。人工破膜术相关的潜在风险包括:脐带脱
垂或受压、母儿感染、前置血管破裂和胎儿损伤。不适用于
头先露未入盆的孕妇。人工破膜术前要排除阴道感染。应在
宫缩间歇期破膜,以避免羊水急速流出引起脐带脱垂或胎盘
早剥。人工破膜术前、后要听胎心率,破膜后观察羊水性状
和胎心率变化情况。

六、足月妊娠胎膜早破孕妇的引产

目前,较大样本量的随机对照研究发现,缩宫素引产缩
短了胎膜早破到分娩之间的时间,也减少了绒毛膜羊膜炎、
产褥病率以及新生儿抗生素的应用,未增加剖宫产率和新生
儿感染率[19]。1项包括6814例足月妊娠胎膜早破孕妇的荟
萃分析将使用前列腺素制剂或缩宫素引产与期待疗法对比,
结果发现,前者患绒毛膜羊膜炎或子宫内膜炎的风险明显下
降,入住新生儿ICU(NICU)的新生儿数也明显下降[20]。因
此,建议对于未临产的足月妊娠孕妇胎膜早破2h以上未临产
且无明显规律宫缩者,入院后使用小剂量缩宫素静脉滴注尽
早引产,以减少绒毛膜羊膜炎的风险。静脉滴注过程中应加
强监护。

七、特殊情况下的引产

特殊情况包括母体存在瘢痕子宫、前置胎盘、胎盘早剥、
孕中期要求终止妊娠、胎死宫内及严重胎儿畸形者,引产应
在具备相应条件的医疗机构进行。引产前应充分了解病情及
引产适应证,除外禁忌证,术前应充分知情告知。

1. 主要方法

(1) 利凡诺引产术:利凡诺引产术适用于妊娠14~27周
要求终止妊娠而无禁忌证者,以及妊娠27周后产前诊断发现
胎儿具有致死性畸形者。同时要严格掌握禁忌证:①有急慢
性肝、肾疾病,及肝肾功能不全者;②各种急性感染性疾病;
③全身状态不佳,如严重贫血、心功能衰竭或凝血功能障碍;
④术前有两次体温在37.5℃以上者。子宫壁有手术瘢痕、宫
颈有陈旧性裂伤、子宫发育不良者慎用。

在引产过程中应密切观察患者有无副反应、体温及宫缩

等情况，10%～20% 的孕妇在应用利凡诺后 24～48h 体温一过性上升达 37.5℃，1% 超过 38℃，偶有达到 39℃ 以上者。大多数不需处理，胎儿娩出后即可恢复正常；超过 38℃ 可对症降温治疗。注射药物 120h 尚未发动宫缩者，为引产失败，应改用其他方法终止妊娠[2]。

（2）Foley 导管或水囊引产：经宫颈管内应用 Foley 导管或水囊促宫颈成熟导致子宫破裂的风险与自然临产者相同（Ⅱ-2）[21]。宫颈管内 Foley 导管是可以被接受的引产方法（Ⅱ-2B），能安全应用于拟阴道分娩的既往有剖宫产史的孕妇（Ⅱ-2B）。

2．不同孕周特殊情况的引产

（1）孕 28 周内胎死宫内、胎儿畸形且有子宫瘢痕的孕妇，可以予（200～400）μg/（6～12）h 剂量的米索前列醇引产，并不增加并发症的发生率（Ⅱ-2）[22-23]，但尚需进一步研究来评价其疗效、安全性、最佳给药途径及剂量。

（2）有剖宫产术史或子宫大手术史的孕周≥28 周的孕妇，使用米索前列醇等前列腺素制剂可能增加子宫破裂的风险，因此，妊娠晚期应避免使用（Ⅲ）[24-25]。

3．有剖宫产术史：既往有子宫下段横切口剖宫产术史的孕妇可以选择宫颈管内应用 Foley 导管等机械方法促宫颈成熟引产。缩宫素可以应用于计划阴道分娩的既往有剖宫产术史的住院孕妇（Ⅱ-3B）。而既往有古典式剖宫产术史的孕妇的临床经验尚不足，引产方法应个体化。

4．轻度胎盘早剥：在严密监测下可尝试阴道分娩。经产妇一般情况较好，出血以显性为主，宫口已开大，估计短时间内能迅速分娩者，可经阴道分娩，先行人工破膜术，使羊水缓慢流出，逐渐减低子宫压力，防止胎盘继续剥离，并可促进子宫收缩，必要时配合静脉滴注缩宫素缩短产程。分娩过程中，密切观察孕妇的血压、脉搏、宫底高度、宫缩及胎心率等的变化，有条件者可应用胎儿电子监测仪进行监护，能早期发现宫缩及胎心率的异常情况。

八、引产中的相关注意事项

1．引产时应严格遵循操作规程，严格掌握适应证及禁忌证，严禁无指征的引产。如果引产不成功，则引产的指征及引产方法需要重新评价（Ⅲ-B）。

2. 可疑巨大儿不应作为独立的引产指征(Ⅲ-D)。

3. 所有孕妇最好在早孕期进行超声检查,以确定孕周(Ⅰ-A)。

4. 根据不同个体,选择适当的引产方法及药物用量、给药途径。

5. 不能随意更改和追加药物剂量。

6. 操作应准确无误。

7. 密切观察产程,并仔细纪录。

8. 一旦进入产程,应常规行胎心监护,随时分析监护结果。

9. 若出现宫缩过频、胎儿窘迫、梗阻性分娩、先兆子宫破裂、羊水栓塞等情况,应按如下流程进行处理:(1)立即停止使用催引产药物;(2)立即左侧卧位、吸氧、静脉输液(不含缩宫素);(3)静脉给予子宫松弛剂,如羟苄麻黄碱或硫酸镁等;(4)立即行阴道检查,了解产程进展。可疑胎儿窘迫未破膜者给予人工破膜,观察羊水有无胎粪污染及其程度。经上述综合处理,尚不能消除危险因素,短期内又无阴道分娩的可能或病情危重者,应迅速选用剖宫产术终止妊娠。

参 考 文 献

[1] 中华医学会妇产科学分会产科学组. 妊娠晚期促宫颈成熟与引产指南(草案)[J]. 中华妇产科杂志,2008,43:75-76.

[2] 曹泽毅. 中华妇产科学. 3版. 北京:人民卫生出版社,2014:830-832.

[3] Smith R. Parturition[J]. N Engl J Med,2007,356:271-283.

[4] Moore LE,Rayburn WF. Elective induction of labor[J]. Clin Obstet Gynecol,2006,49:698-704.

[5] Luthy DA,Malmgren JA,Zingheim RW. Cesarean delivery after elective induction in nulliparous women:the physician effect[J]. Am J Obstet Gynecol,2004,191:1511-1515.

[6] Vrouenraets FP,Roumen FJ,Dehing CJ,et al. Bishop score and risk of cesarean delivery after induction of labor in nulliparous women[J]. Obstet Gynecol,2005,105:690-697.

[7] Vahratian A,Zhang J,Troendle JF,et al. Labor progression and risk of cesarean delivery in electively induced nulliparas[J].

Obstet Gynecol, 2005, 105: 698-704.

[8] ACOG Practice Bulletin No.107: Induction of labor[J]. Obstet Gynecol, 2009, 114: 386-397.

[9] Sanchez-Ramos L, Chen AH, Kaunitz AM, et al. Labor induction with intravaginal misoprostol in term premature rupture of membranes: a randomized study[J]. Obstet Gynecol, 1997, 89: 909-912.

[10] Wing DA, Ortiz-Omphroy G, Paul RH. A comparison of intermittent vaginal administration of misoprostol with continuous dinoprostone for cervical ripening and labor induction[J]. Am J Obstet Gynecol, 1997, 177: 612-618.

[11] Toppozada MK, Anwar MY, Hassan HA, et al. Oral or vaginal misoprostol for induction of labor[J]. Int J Gynaecol Obstet, 1997, 56: 135-139.

[12] Wing DA, Jones MM, Rahall A, et al. A comparison of misoprostol and prostaglandin E2 gel for preinduction cervical ripening and labor induction[J]. Am J Obstet Gynecol, 1995, 172: 1804-1810.

[13] Boulvain M, Kelly A, Lohse C, et al. Mechanical methods for induction of labour[J]. Cochrane Database Syst Rev, 2001 (4): CD001233.

[14] Gelber S, Sciscione A. Mechanical methods of cervical ripening and labor induction[J]. Clin Obstet Gynecol, 2006, 49: 642-657.

[15] 崔金晖, 滕奔琦, 伍玲, 等. 宫颈扩张球囊与控释地诺前列酮栓用于足月妊娠促宫颈成熟的临床研究 [J]. 中华围产医学杂志, 2013, 16: 622-626.

[16] Crane JM, Young DC. Meta-analysis of low-dose versus high-dose oxytocin for labour induction[J]. J SOGC, 1998, 20: 1215-1223.

[17] Hannah ME, Ohlsson A, Farine D, et al. Induction of labor compared with expectant management for prelabor rupture of the membranes at term[J]. N Engl J Med, 1996, 334: 1005-1010.

[18] Moldin PG, Sundell G. Induction of labour: a randomised

clinical trial of amniotomy versus amniotomy with oxytocin infusion[J]. Br J Obstet Gynaecol, 1996, 103: 306-312.

[19] Merrill DC, Zlatnik FJ. Randomized, double-masked comparison of oxytocin dosage in induction and augmentation of labor[J]. Obstet Gynecol, 1999, 94: 455-463.

[20] Dare MR, Middleton P, Crowther CA, et al. Planned early birth versus expectant management (waiting) for prelabour rupture of membranes at term (37 weeks or more)[J]. Cochrane Database Syst Rev, 2006, 25: CD005302.

[21] Bujold E, Blackwell SC, Gauthier RJ. Cervical ripening with transcervical Foley catheter and the risk of uterine rupture[J]. Obstet Gynecol, 2004, 103: 18-23.

[22] Dickinson JE, Evans SF. The optimization of intravaginal misoprostol dosing schedules in second-trimester pregnancy termination[J]. Am J Obstet Gynecol, 2005, 193: 597.

[23] Daskalakis GJ, Mesogitis SA, Papantoniou NE, et al. Misoprostol for second trimester pregnancy termination in women with prior caesarean section[J]. BJOG, 2005, 112: 97-99.

[24] Wing DA, Lovett K, Paul RH. Disruption of prior uterine incision following misoprostol for labor induction in women with previous cesarean delivery[J]. Obstet Gynecol, 1998, 91: 828-830.

[25] Induction of labor for VBAC. ACOG Committee Opinion No.342. American College of Obstetricians and Gynecologists[J]. Obstet Gynecol, 2006, 108: 465-467.

（通信作者：杨慧霞）

参与本指南制定及讨论的专家：杨慧霞（北京大学第一医院），范玲（首都医科大学附属北京妇产医院），刘兴会（四川大学华西第二医院），贺晶（浙江大学医学院附属妇产科医院），胡娅莉（南京大学医学院附属鼓楼医院），段涛（上海市第一妇婴保健院），张为远（首都医科大学附属北京妇产医院），董悦（北京大学第一医院），时春艳（北京大学第一医院），徐先明（上海交通大学附属第一人民医院），刘喆（北京大学第一医院）

参与本指南撰写的专家：刘喆（北京大学第一医院），杨慧霞（北京大学第一医院）

（本文刊载于《中华妇产科杂志》2014年第49卷第12期第881-885页）

胎膜早破的诊断与处理指南（2015）

中华医学会妇产科学分会产科学组

  胎膜早破（premature rupture of membrane，PROM）是指胎膜在临产前发生自发性破裂，依据发生的孕周分为足月 PROM 和未足月 PROM（preterm premature rupture of membrane，PPROM）。足月单胎 PROM 发生率为 8%；单胎妊娠 PPROM 发生率为 2%～4%，双胎妊娠 PPROM 发生率为 7%～20%，PPROM 是早产的主要原因之一 [1-4]。PROM 的诊治，尤其是 PPROM 的处理策略，一直是产科临床工作中的棘手问题。目前，国内对于不同孕周 PPROM 的处理原则缺乏共识；对于足月 PROM 短时间内未临产者是否引产及引产方法等问题尚存在争议；对于 PPROM 期待治疗的处理、保胎期限、如何预防感染、终止妊娠方式等问题尚无统一的指南或规范。

  因此，有必要制定足月 PROM 和 PPROM 的诊断与处理指南。本指南的制定参考了美国妇产科医师协会（ACOG，2013 年）、英国皇家妇产科医师学会（RCOG，2010 年）等关于 PROM 的相关指南以及最新的循证医学证据，并结合了国内的围产现状，旨在规范和指导 PROM 的诊治。

一、总论

（一）PROM 的病因和高危因素

  足月 PROM 与妊娠晚期生理性宫缩所致的胎膜薄弱有一定的关系，而早产 PROM 更多是由于亚临床绒毛膜羊膜炎所致。具有下述高危因素者更容易发生 PROM（II/B 级）。

  1. 母体因素：反复阴道流血、阴道炎、长期应用糖皮质激素、腹部创伤、腹腔内压力突然增加（剧烈咳嗽、排便困难）、吸烟、药物滥用、营养不良、前次妊娠发生早产 PROM 史、妊娠晚期性生活频繁等。

  2. 子宫及胎盘因素：子宫畸形、胎盘早剥、子宫颈机能不全、子宫颈环扎术后、子宫颈锥切术后、子宫颈缩短、先兆早产、子宫过度膨胀（羊水过多、多胎妊娠）、头盆不称、胎位异常（臀位、横位）、绒毛膜羊膜炎、亚临床宫内感染等。

（二）PROM 的诊断

1. 临床症状和体征：孕妇主诉突然出现阴道流液或无控制的"漏尿"，少数孕妇仅感觉到外阴较平时湿润，窥阴器检查见混有胎脂的羊水自子宫颈口流出，即可做出诊断。值得注意的是要应用消毒的窥器进行检查，并且避免指检以防止上行性感染。

2. 辅助检查

（1）阴道酸碱度测定：正常阴道液 pH 值为 4.5～6.0，羊水 pH 值为 7.0～7.5。胎膜破裂后，阴道液 pH 值升高（pH≥6.5）。pH 值通常采用硝嗪或石蕊试纸测定，如果后穹隆有液池，且试纸变蓝可以明确诊断。但子宫颈炎、阴道炎、血液、肥皂、尿液、精液或防腐剂可能会造成 pH 试纸测定的假阳性[1-4]。pH 值诊断 PROM 的敏感度为 90%，假阳性率为 17%[2]（Ⅱ/B 级）。

（2）阴道液涂片：取阴道液涂于玻片上，干燥后显微镜下观察，出现羊齿状结晶提示为羊水。精液和宫颈黏液可造成假阳性[3]。其诊断 PROM 的敏感度为 51%～98%，假阳性率为 6%[2]。通常，在上述检查不能确定 PROM 时使用（Ⅱ/B 级）。

（3）生化指标检测：对于上述检查方法仍难确定的可疑 PROM 孕妇，可采用生化指标检测。临床应用最多是针对胰岛素样生长因子结合蛋白 1（insulin like growth factor binding protein-1，IGFBP-1），胎盘 α 微球蛋白 1（placental alpha microglobulin-1，PAMG-1）[1-6]。但是在有规律宫缩且胎膜完整者中有高达 19%～30% 的假阳性率[7]，所以主要应用于难确诊且无规律宫缩的可疑 PROM 孕妇（Ⅱ/B 级）。

（4）超声检查：对于可疑 PROM 孕妇，超声检测羊水量可能有一定帮助，如果超声提示羊水量明显减少，同时孕妇还有过阴道排液的病史，在排除其他原因导致的羊水过少的前提下，应高度怀疑 PROM，可以结合上述生化指标检测手段诊断 PROM[1-4]。

（三）胎膜早破的并发症

1. 足月 PROM 的常见并发症：足月 PROM 常常是即将临产的先兆，50% 的孕妇在胎膜破裂后 12h 内自行临产，20% 的孕妇在 12～24h 内临产，25% 的孕妇在 24～72h 内临产，

5% 的孕妇 72h 内仍不能临产[4]。足月 PROM 的主要并发症是宫内感染[1]。破膜时间越长,临床绒毛膜羊膜炎的风险越大,进而导致母体的产褥感染、新生儿感染、败血症等。

2. PPROM 的常见并发症:PPROM 有 15%～25% 者合并有临床症状的绒毛膜羊膜炎[1-2]。孕周越早绒毛膜羊膜炎的风险越大。PPROM 最主要的并发症是早产,由于早产儿不成熟及宫内感染导致的各种并发症,包括新生儿呼吸窘迫综合征(respiratory distress syndrome,RDS)、脑室内出血(intraventricular hemorrhage,IVH)和坏死性小肠结肠炎(necrotising entercolitis,NEC)、败血症等。尽管积极保胎等处理仍有约 50% 的早产胎膜早破在破膜后 1 周内分娩,是早产的主要原因[1-3]。其他常见的并发症有胎儿窘迫、胎盘早剥。胎膜早破导致羊水过少、脐带受压甚至脐带脱垂,从而发生胎儿窘迫甚至胎死宫内。PROM 发生后宫腔压力的改变约 2%～5% 的 PPROM 者发生胎盘早剥[1]。

(四)预防和监测绒毛膜羊膜炎

1. 绒毛膜羊膜炎的诊断和鉴别诊断:绒毛膜羊膜炎是PROM 的常见并发症,互为因果。绒毛膜羊膜炎可以导致母儿不良结局,应注意识别和预防。破膜时间越长,绒毛羊膜炎的风险越大。急性临床绒毛膜羊膜炎的主要表现为孕妇体温升高(体温≥37.8℃)、脉搏增快(≥100 次/min)、胎心率增快(≥160 次/min)、宫底有压痛、阴道分泌物异味、外周血白细胞计数升高(≥15×10^9/L 或核左移)。孕妇体温升高的同时伴有上述 2 个或以上的症状或体征可以诊断为临床绒毛膜羊膜炎[8-9],但上述任何单项的临床表现或指标异常都不能诊断。单纯一项指标异常应进行相应的鉴别诊断,并密切观察和监测。如糖皮质激素的应用会导致白细胞计数的增高;某些药物或其他情况可以引起孕妇脉搏增快或胎心率增快,如β受体兴奋剂可以导致孕妇脉搏及胎心率增快。产程中硬膜外阻滞的无痛分娩可以引起发热等[8]。

2. 绒毛膜羊膜炎的监测:建议每 4～8 小时监测孕妇的体温、脉搏,按常规和个体情况行血常规的检测和胎心率监测及行胎儿电子监护,同时严密观察羊水性状、子宫有无压痛等绒毛膜羊膜炎征象,及早发现和处理绒毛膜羊膜炎。阴道检查可造成阴道内细菌的上行性感染,可增加绒毛膜羊膜炎及产后子宫内膜炎、胎儿感染及新生儿感染的风险 [1-2]，在期待保胎、引产过程中或产程中应尽量减少不必要的阴道检查（Ⅱ/B级）。

3. 绒毛膜羊膜炎的处理：临床诊断绒毛膜羊膜炎或可疑绒毛膜羊膜炎时，应及时应用抗生素 [8-11]，诊断绒毛膜羊膜炎尽快终止妊娠，不能短时间内阴道分娩者应选择剖宫产术终止妊娠。有条件者胎儿娩出后进行新生儿耳拭子和宫腔分泌物培养及胎盘胎膜送病理检查，但是有典型的临床感染的症状如果无病理支持并不能否认宫内感染的诊断 [9]。新生儿按高危儿处理。（Ⅱ/B级）。

（五）预防 B 族溶血性链球菌上行性感染

PROM 是 B 族溶血性链球菌（group B streptococcus，GBS）上行性感染的高危因素 [1-3, 12]，是导致孕妇产时及产褥期感染、胎儿感染及新生儿感染的重要病原菌，应重视 GBS 感染的防治。这一相关问题也越来越受到国内围产医学界的重视 [13-15]。若之前有过筛查并且 GBS 阳性则在发生胎膜破裂后立即使用抗生素治疗，若未行 GBS 培养，足月 PROM 破膜时间≥18h 或孕妇体温≥38℃也应考虑启动抗生素的治疗 [12]。对 PPROM 孕妇有条件者建议行阴道下 1/3 及肛周分泌物的 GBS 培养。GBS 培养阳性者，即使之前已经应用了广谱抗生素，一旦临产，应重新给予抗生素治疗 [12, 16]。青霉素为首选药物，如果青霉素过敏则用头孢菌素类抗生素或红霉素 [1-2, 12, 16]。预防GBS 感染的抗生素用法：(1) 青霉素 G 首次剂量 480 万单位静脉滴注，然后 240 万单位 /4h 直至分娩；或氨苄青霉素，负荷量 2g 静脉滴注，然后每 4 小时 1g 的剂量静脉滴注直至分娩。(2) 对青霉素过敏者则选用头孢唑啉，以 2g 作为起始剂量静脉滴注，然后每 8 小时 1g 直至分娩。(3) 对头孢菌素类过敏者则用红霉素 500mg，每 6 小时 1 次静脉滴注；或克林霉素 900mg 静脉滴注，每 8 小时 1 次 [12]。

二、足月 PROM 的处理

（一）足月 PROM 孕妇宜适时引产

足月 PROM 明确诊断后，应评估母胎状况，排除胎儿窘迫、绒毛羊膜炎、胎盘早剥、胎位异常、母体合并症等。随着破膜时间延长，宫内感染的风险显著增加 [1-3]。无剖宫产指征者破膜后 2～12h 内积极引产可以显著缩短破膜至分娩的时间，并且显著降低绒毛膜羊膜炎及母体产褥感染的风险，而不增加剖宫产率和阴道助产率及其他不良妊娠结局的发生率[17-19];孕妇接受度也高于给予期待治疗的对照孕妇,但积极引产者与期待者的新生儿感染率并无显著差异,其研究对象41%为经产妇,59%为初产妇[18]。国内主要基于初产妇的回顾性研究结果显示延迟至破膜后24h如果不临产再引产则显著增加新生儿感染率和剖宫产率[20]。足月PROM孕妇在短时间内不临产者在经积极引产后更有利于获得良好的母儿结局[17-21]。如无明确剖宫产指征,则宜在破膜后2～12h内积极引产。良好的规律宫缩引产至少12～18h如仍在潜伏期阶段才可考虑诊断引产失败行剖宫产分娩[22]。对于拒绝引产者应充分告知期待治疗可能会增加母儿感染风险(Ⅱ/B级)。

(二)引产方法

对于子宫颈条件成熟的足月PROM孕妇,行缩宫素静脉滴注是首选的引产方法[1]。引产过程中应遵循引产规范[23-24];对子宫颈条件不成熟同时无促宫颈成熟及阴道分娩禁忌证者,可应用前列腺素制剂以促进子宫颈成熟[1,17,24-27],但要注意预防感染[1]。使用前列腺素类药物改善子宫颈条件时应注意产科的相关规范,密切监测宫缩情况和胎儿情况,若发生宫缩过频或胎儿窘迫征象应及时取出药物,必要时应用宫缩抑制剂[23-27](Ⅱ/B级)。

三、PPROM的评估和处理

根据孕周大小可将PPROM分为无生机的PPROM(<24孕周),远离足月的PPROM(孕24～31周[+6]),近足月的PPROM(孕32～36周[+6])[1]。远离足月的PPROM(孕24～31周[+6]),按照我国情况可以分为孕24～27周[+6]和28～31周[+6],近足月的PPROM又分为孕32～33周[+6]和孕34～36周[+6]。

(一)PPROM处理总则

1. 对孕妇和胎儿状况进行全面评估

(1)准确核对孕周:依据月经周期、受孕时间、早中孕期超声测量数据等;

(2)评估有无感染;

(3)评估胎儿状况:胎儿大小、胎方位、羊水指数、有无胎儿窘迫;有无胎儿畸形;

(4)评估母体有无其他合并症或并发症,如胎盘早剥等。

2. 确定处理方案:依据孕周、母胎状况、当地的医疗水平及孕妇和家属意愿 4 个方面进行决策：放弃胎儿，终止妊娠；期待保胎治疗；如果终止妊娠的益处大于期待延长孕周，则积极引产或有指征时剖宫产术分娩[1-4]。

（1）立即终止妊娠放弃胎儿：①孕周 <24 周：为无生机儿阶段，由于需期待数周才能获得生存可能，早产儿不良结局发生率较高，且母儿感染风险大，多不主张继续妊娠，以引产为宜[1]。②孕 24～27 周 +6 者要求引产放弃胎儿者，我国仍然采用≥28 孕周才算进入围产期，孕 24～27 周 +6 尚未进入围产期者，可以依据孕妇本人及家属的意愿终止妊娠。

（2）期待保胎：①孕 24～27 周 +6 符合保胎条件同时孕妇及家人要求保胎者；但保胎过程长，风险大，要充分告知期待保胎过程中的风险。但如果已经羊水过少，羊水最大深度 <20mm 宜考虑终止妊娠。②孕 28～33 周 +6 无继续妊娠禁忌，应保胎、延长孕周至 34 周，保胎过程中给予糖皮质激素和抗生素治疗，密切监测母胎状况。

（3）不宜继续保胎采用引产或剖宫产终止妊娠：①孕 34～36 周 +6，已接近足月者，90% 以上的胎儿肺已经成熟，新生儿发生 RDS 的概率显著下降，早产儿的存活率接近足月儿，则不宜保胎[1-4]；虽然从新生儿感染的结局方面当前尚无充分证据证明积极引产可显著减少新生儿严重感染的发生率[28]，但是积极引产可以减少绒毛膜羊膜炎、羊水过少、胎儿窘迫等导致的新生儿不良结局[1-3]（Ⅱ/B 级）。

对于孕 34～34 周 +6 由于有约 5% 以上的新生儿会发生 RDS[1-2]，目前，国内外学术界对于是否延长孕周至 35 周尚无统一的意见[1, 28]，建议依据孕妇本人状况和意愿及当地医疗水平决定是否期待保胎，但要告之延长孕周有增加绒毛膜羊膜炎等发生的风险[1, 29-30]。

②无论任何孕周，明确诊断的宫内感染、明确诊断的胎儿窘迫、胎儿早剥等不宜继续妊娠者。

PPROM 的处理流程见图 1。

（二）期待保胎过程中的处理

1. 促胎肺成熟：产前应用糖皮质激素促胎肺成熟能减少新生儿 RDS、IVH、NEC 的发生，且不会增加母儿感染的风险[31]（Ⅰ/A 级）。

（1）应用指征：<34 孕周无期待保胎治疗禁忌证者，均应

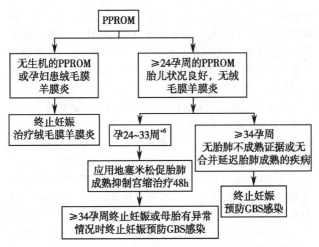

注: PPROM:未足月胎膜早破;GBS: B 族溶血性链球菌

图1　PPROM 处理流程

给予糖皮质激素治疗 [1-4, 31-32]。但孕 26 周前给予糖皮质激素的效果不肯定,建议达孕 26 周后再给予糖皮质激素 [33]。≥34 孕周分娩的新生儿中,仍有 5% 以上的 NRDS 发生率,鉴于我国当前围产医学状况和最近中华医学会妇产科学分会产科学组制定的早产指南 [34],建议对孕 34~34 周 +6 的 PPROM 孕妇,依据其个体情况和当地的医疗水平来决定是否给予促胎肺成熟的处理,但如果孕妇合并妊娠期糖尿病,建议进行促胎肺成熟处理。

(2)具体用法:地塞米松 6mg 孕妇肌内注射(国内常用剂量为 5mg),每 12 小时 1 次,共 4 次,或倍他米松 12mg 孕妇肌内注射,每天 1 次,共 2 次。给予首剂后,24~48h 内起效并能持续发挥作用至少 7d。即使估计不能完成 1 个疗程的孕妇也建议使用,能有一定的作用,但不宜缩短使用间隔时间 [31-34]。孕 32 周前使用了单疗程糖皮质激素治疗,孕妇尚未分娩,在应用 1 个疗程 2 周后,孕周仍不足 32 周 +6,估计短期内终止妊娠者可再次应用 1 个疗程,但总疗程不能超过 2 次 [32, 34]。对于糖尿病合并妊娠或妊娠期糖尿病孕妇处理上无特殊,但要注意监测血糖水平,防治血糖过高而引起酮症。

2. 抗生素的应用:导致 PPROM 的主要原因是感染,多数为亚临床感染,30%~50% 的 PPROM 羊膜腔内可以找到感染的证据[35-36]。即使当时没有感染,在期待保胎过程中也因破膜容易发生上行性感染。对于 PPROM 预防性应用抗生素的价值是肯定的,可有效延长 PPROM 的潜伏期,减少绒毛膜羊膜炎的发生率,降低破膜后 48h 内和 7d 内的分娩率,降低新生儿感染率以及新生儿头颅超声检查的异常率[37-39](Ⅰ/A 级)。

具体应用方法:ACOG 推荐的有循证医学证据的有效抗生素,主要为氨苄青霉素联合红霉素静脉滴注 48h,其后改为口服阿莫西林联合肠溶红霉素连续 5d[1, 37-39]。具体用量为,氨苄青霉素 2g + 红霉素 250mg 每 6 小时 1 次静脉点滴 48h,阿莫西林 250mg 联合肠溶红霉素 333mg 每 8 小时 1 次口服连续 5d。青霉素过敏的孕妇,可单独口服红霉素 10d[2]。应避免使用氨苄青霉素 + 克拉维酸钾类抗生素,因其有增加新生儿发生坏死性小肠结肠炎的风险[1, 37]。但由于我国抗生素耐药非常严重,在参考 ACOG 推荐的抗生素方案的前提下要依据个体情况选择用药和方案。

3. 宫缩抑制剂的使用:PROM 发生后会出现不同程度的宫缩,PPROM 引起的宫缩多由于亚临床感染诱发前列腺素大量合成及分泌有关,如果有规律宫缩,建议应用宫缩抑制剂 48h,完成糖皮质激素促胎肺成熟的处理,减少新生儿 RDS 的发生,或及时转诊至有新生儿 ICU 的医院,完成上述处理后,如果仍有规律宫缩应重新评估绒毛膜羊膜炎和胎盘早剥的风险,如有明确感染或已经进入产程不宜再继续保胎,临产者应用宫缩抑制剂不能延长孕周[1-3, 40-41],此外,长时间使用宫缩抑制剂对于 PPROM 者不利于母儿结局[41](Ⅱ/B 级)。

随机对照研究提示孕 32 周前有分娩风险孕妇应用硫酸镁可以降低存活儿的脑瘫率[1]。所以对于孕周小于 32 周的 PPROM 孕妇,有随时分娩风险者可考虑应用硫酸镁保护胎儿神经系统,但无统一方案[1]。

常用的宫缩抑制剂有 β 受体兴奋剂、前列腺素合成酶抑制剂、钙离子拮抗剂、缩宫素受体拮抗剂等。个体化选择宫缩抑制剂,同时应注意对孕妇及胎儿带来的不良反应[34]。

4. 期待过程中的监测:保守期待治疗时高臀位卧床休息,避免不必要的肛查和阴道检查,动态监测羊水量、胎儿情况、有无胎盘早剥及定期监测绒毛膜羊膜炎和临产的征象。当前没有对于监测的最佳频率达成共识,目前的监测手段包括定期超声监测胎儿生长和羊水量、胎心监护、及感染指标的检测,保胎时间长者可以考虑行宫颈分泌物培养和中段尿培养及时发现绒毛膜羊膜炎。卧床期间应注意预防孕妇卧床过久可能导致的一些并发症,如血栓形成、肌肉萎缩等。若保守治疗中出现感染、胎儿窘迫、胎盘早剥、羊水持续过少时,应考虑终止妊娠,而病情稳定者可待至孕≥34周后终止妊娠[1-3]。

（三）分娩方式

PPROM 选择何种分娩方式,需综合考虑孕周、早产儿存活率、是否存在羊水过少或绒毛膜羊膜炎、胎儿能否耐受宫缩、胎方位等因素。PPROM 不是剖宫产指征,分娩方式应遵循标准的产科常规,在无明确的剖宫产指征时应选择阴道试产,产程中密切注意胎心变化,有异常情况时放宽剖宫产指征。阴道分娩时不必常规会阴切开,亦不主张预防性产钳助产。有剖宫产指征时,应选择剖宫产术分娩为宜;胎儿臀位时应首选剖宫产术分娩,但也要注意根据孕周、当地医疗条件权衡[29-30]。PPROM 胎儿娩出后建议有条件者行胎盘胎膜病理检查,明确有无组织病理性绒毛膜羊膜炎。对于可疑宫内感染或明确的宫内感染者行羊膜腔和新生儿耳拭子培养。

（四）其他问题

1. 羊水过少的处理:羊水指数 <5cm 或羊水最大平面垂直深度 <2cm 为羊水过少,是 PPROM 的常见并发症。建议采用羊水平面的最大垂直深度来监测 PPROM 的羊水量。适宜的羊水量是胎儿肺发育的重要条件,如果在孕 26 周前羊水过少可以导致胎儿肺发育不良;胎儿变形如 POTTER 面容、肢体挛缩、骨骼变形等。此外,羊水过少也是绒毛膜羊膜炎和胎儿窘迫的高危因素[1-2]。但羊膜腔灌注并不能改善妊娠结局[1-2]。在期待保胎过程中羊膜腔内灌注不能明显改善肺发育不良的发生率[1-2],产程中羊膜腔灌注不能显著减少胎儿窘迫的发生率和降低剖宫产率[1-2]。因此,不推荐在羊水过少时行羊膜腔灌注[2]。如果羊水过少,密切监测有无绒毛膜羊绒炎和胎儿窘迫,依据情况适时终止妊娠。

2. 能否在家期待保胎:明确的 PROM 由于难以预测随时发生的病情变化,不宜在家保胎;如果高位破膜,住院观察一段时间后羊水不再流出、超声提示羊水量正常,无相关并发症,可以考虑回家,但要监测体温,定期产前检查。

3. 子宫颈环扎术后 PPROM 的处理：子宫颈环扎术是 PPROM 的高危因素，约 38% 发生 PPROM[42]，如何处理？是否立即拆线？也是临床经常面对的问题。目前，尚缺乏前瞻性的随机对照研究；回顾性研究发现，如果保留环扎线可以显著延长孕周 48h 以上，但可显著增加孕妇绒毛膜羊膜炎、新生儿感染和新生儿败血症的发生率[42-43]，因此，建议个体化处理，对于孕周 <24 周的 PPROM 孕妇可拆线放弃胎儿；孕 24~27 周[+6] 的 PPROM，依据患者的知情同意和个体情况决定是否期待治疗并给予促胎肺成熟；孕 28~31 周[+6] 的 PPROM，在无禁忌证的前提下促胎肺成熟完成后，依据个体情况可以考虑拆线或保留；≥32 孕周，一旦诊断 PROM 后应考虑拆线[1,43]（Ⅱ/B 级）。

参 考 文 献

[1] American College of Obstetricians and Gynecologists. Practice Bulletin No.139: premature rupture of membranes. Clinical management guidelines for obstetrician-gynecologists[J]. Obstet Gynecol, 2013, 122(4): 918-930.

[2] Royal College of Obstetricians and Gynaecologists(RCOG). Preterm prelabour rupture of membranes(Green-top guideline No.44)[EB/OL]. 2010 [2014-09-28]. https://www.rcog.org.uk/globalassets/documents/guidelines/gtg44pprom28022011.pdf.

[3] Di Renzo GC, Roura LC, Facchinetti F, et al. Guidelines for the management of spontaneous preterm labor: identification of spontaneous preterm labor, diagnosis of preterm premature rupture of membranes, and preventive tools for preterm birth[J]. J Matern Fetal Neonatal Med, 2011, 24(5): 659-667.

[4] Caughey AB, Robinson JN, Norwitz ER. Contemporary diagnosis and management of preterm premature rupture of membranes[J]. Rev Obstet Gynecol, 2008, 1: (1)11-22.

[5] Erdemoglu E, Mungan T. Significance of detecting insulin-like growth factor binding protein-1 in cervicovaginal secretions: comparison with nitrazine test and amniotic fluid volume assessment[J]. Acta Obstet Gynecol Scand, 2004, 83(7): 622-626.

[6] Lee SE，Park JS，Norwitz ER，et al. Measurement of placental alpha-microglobulin-1 in cervicovaginal discharge to diagnose rupture of membranes[J]. Obstet Gynecol，2007，109（3）：634-640.

[7] Lee SM，Romero R，Park JW，et al. The clinical significance of a positive Amnisure test in women with preterm labor and intact membranes[J]. J Matern Fetal Neonatal Med，2012，25（9）：1690-1698.

[8] Tita AT，Andrews WW. Diagnosis and management of clinical chorioamnionitis[J]. Clin perinatol 2010，37（2）：339-354.

[9] 时春艳. 羊膜腔感染的诊断和处理 [J]. 中华产科急救电子杂志，2013，2（1）：33-36.

[10] Flenady V，King J. Antibiotics for prelabour rupture of membranes at or near term[J]. Cochrane Database Syst Rev，2002，（3）：CD001807.

[11] American College of Obstetricians and Gynecologists. Practice Bulletin No.120: Use of Prophylactic Antibiotics in Labor and Delivery. Clinical management guidelines for obstetrician-gynecologists[J]. Obstet Gynecol，2011，122（4）：918-930.

[12] Verani JR，McGee L，Schrag SJ，et al. Prevention of perinatal group B streptococcal disease--revised guidelines from CDC，2010[J]. MMWR Recomm Rep，2010，59（10）：1-36.

[13] 时春艳，杨慧霞. B 族溶血性链球菌围产期感染的预防和处理策略 [J]. 中华围产医学杂志，2008，11（4）：315-318.

[14] 时春艳，杨磊，杨慧霞，等. 妊娠晚期孕妇 B 族链球菌感染的检测及其对妊娠结局的影响 [J]. 中华妇产科杂志，2010，45（1）：12-16.

[15] 时春艳，赵扬玉，范玲，等. 实时聚合酶链反应方法检测妊娠晚期孕妇 B 族溶血性链球菌的多中心研究 [J]. 中华围产医学杂志，2014，17（7）：489-492.

[16] American College of Obstetricians and Gynecologists Committee on Obstetric Practice. ACOG Committee Opinion No.485: Prevention of early-onset group B streptococcal disease in newborns[J]. Obstet Gynecol，2011，117（4）：1019-1027.

[17] Mozurkewich E，Chilimigras J，Koepke E，et al. Indications

for induction of labour: a best-evidence review[J]. BJOG, 2009, 116 (5): 626-636.

[18] Hannah ME, Ohlsson A, Farine D, et al. Induction of labor compared with expectant management for prelabor rupture of the membranes at term[J]. N Engl J Med, 1996, 334 (16): 1005-1010.

[19] Dare MR, Middleton P, Crowther CA, et al. Planned early birth versus expectant management (waiting) for prelabour rupture of membranes at term (37 weeks or more) [J]. Cochrane Database Syst Rev, 2006, 25 (1): CD005302.

[20] 郑淑敏, 王允锋, 孙万卉, 等. 足月及近足月胎膜早破临床最佳干预时机的探讨 [J]. 中华围产医学杂志, 2010, 13 (6): 398-402.

[21] Li K, Wang Y, Li H, et al. A study of 579 pregnant women with premature rupture of membranes at term[J]. Int J Gynecol Obstet, 2011, 112 (1): 45-47.

[22] Rouse DJ, Weiner SJ, Bloom SL, et al. Failed labor induction: toward an objectivediagnosis. Eunice Kennedy Shriver National Institute of Child Health and Human Development (NICHD) Maternal-Fetal Medicine Units Network (MFMU). Obstet Gynecol, 2011, 117: 267-272.

[23] 中华医学会妇产科学分会产科学组. 妊娠晚期促宫颈成熟与引产指南 (草案) [J]. 中华妇产科杂志, 2008, 43 (1): 75-78.

[24] ACOG Committee on Practice Bulletins--Obstetrics. ACOG Practice Bulletin No.107: Induction of labor[J]. Obstet Gynecol, 2009, 114 (2 Pt 1): 386-397.

[25] Bricker L, Peden H, Tomlinson AJ, et al. Titrated low-dose vaginal and/or misoprostol to induce labour for prelabor membrane rupture: a randomized trial[J]. BJOG, 2008, 115 (2): 1503-1511.

[26] Tan PC, Daud SA, Omar SZ. Concurrent dinoproston and oxytocin for labor induction in term premature rupture of membranes: a randomized controlled trial[J]. Obstet Gynecol, 2009, 113 (5): 1059-1065.

[27] 邹丽颖, 范玲, 段涛, 等. 0.8mm 控释地诺前列酮栓用于足月胎膜早破促宫颈成熟的多中心研究 [J]. 中华妇产科杂

志，2010，45：492-496.

[28] Buchanan SL，Crowther CA，Levett KM，et al. Planned early birth versus expectant management for women with preterm prelabour rupture of membranes prior to 37 weeks' gestation for improving pregnancy outcome[J]. Cochrane Database Syst Rev，2010，(3)：CD004735.

[29] 漆洪波，吴味辛. 重视未足月胎膜早破的研究 [J]. 中华妇产科杂志，2006，41(1)：3-6.

[30] 漆洪波. 未足月胎膜早破的诊断和治疗策略 [J]. 中华妇幼临床医学杂志，2010，6(4)：305-307.

[31] Roberts D，Dalziel SR. Antenatal corticosteroids for accelerating fetal lung maturation for women at risk of preterm birth[J]. Cochrane Database Syst Rev，2006，(3)：CD004454.

[32] ACOG Committee on Obstetric Practice. ACOG Committee Opinion No.475：antenatal corticosteroid therapy for fetal maturation[J]. Obstet Gynecol，2011，117(2 Pt 1)：422-424.

[33] Onland W，de Laat MW，Mol BW，et al. Effects of antenatal corticosteroids givenprior to 26 weeks' gestation：a systematic review of randomized controlled trials[J]. Am JPerinatol，2011，28(1)：33-44.

[34] 中华医学会妇产科学会产科学组. 早产临床诊断与治疗指南 [J]. 中华妇产科杂志，2014，49(7)：481-485.

[35] Gomez R，Romero R，Nien JK，et al. Antibiotic administration to patients with preterm premature rupture of membranes dose not eradicate intra-amniotic infection[J]. J Matern Fetal Neonatal Med，2007，20(2)：167-173.

[36] DiGiulio DB，Romero R，Kusanovic JP，et al. Prevalence and diversity of microbes in the amniotic fluid，the fetal inflammatory response，and pregnancy outcome in women with preterm pre-labor rupture of membranes[J]. Am J Reprod Immunol，2010，64(1)：38-57.

[37] Mercer BM，Miodovnik M，Thurnau GR，et al. Antibiotic therapy for reduction of infant morbidity after preterm premature rupture of the membranes. A randomized controlled trial. National Institute of Child Health and Human Development

Maternal-Fetal Medicine Units Network[J]. JAMA, 1997, 278 (12): 989-995.

[38] Kenyon SL, Taylor DJ, Tarnow-Mordi W. Broad-spectrum antibiotics for preterm, prelabour rupture of fetal membranes: the ORACLE I randomised trial. ORACLE Collaborative Group[J]. Lancet, 2001, 357 (9261): 979-988.

[39] Kenyon S, Boulvain M, Neilson J. Antibiotics for preterm rupture of membranes: a systematic review[J]. Obstet Gynecol, 2004, 104 (5 Pt 1): 1051-1057.

[40] Combs CA, Mc Cune M, Clark R, et al. Aggressivetocolysis does not prolong pregnancy or reduce neonatal morbidity after preterm premature rupture of the membranes[J]. Am J Obstet Gynecol, 2004, 190 (6): 1723-1728.

[41] Mackeen AD, Seibel-Seamon J, Grimes-Dennis J, et al. Tocolytics for preterm premature rupture of membranes[J]. Cochrane Database Syst Rev, 2011, (10): CD007062.

[42] Giraldo-Isaza MA, Berghella V. Cervical cerclage and preterm PROM[J]. Clin Obstet Gynecol, 2011, 54 (2): 313-320.

[43] Laskin MD, Yinon Y, Whittle WL. Preterm premature rupture of membranes in the presence of cerclage: isthe risk for intra-uterine infection and adverse neonatal outcome increased? [J]. J Matern Fetal Neonatal Med, 2012, 25 (4): 424-428.

（通信作者：时春艳）

参与本指南制定及讨论的专家：漆洪波（重庆医科大学附属第一医院），杨慧霞（北京大学第一医院），胡娅莉（南京大学医学院附属鼓楼医院），刘兴会（四川大学华西第二医院），贺晶（浙江大学医学院附属妇产科医院），边旭明（北京协和医院），范玲（首都医科大学附属北京妇产医院），时春艳（北京大学第一医院）

参与本指南撰写的执笔专家：时春艳（北京大学第一医院），漆洪波（重庆医科大学附属第一医院），杨慧霞（北京大学第一医院）

（本文刊载于《中华妇产科杂志》2015 年第 50 卷第 1 期第 3-8 页）

妇 科 专 业

编者按 2002年9月,中华医学会妇产科学分会部分专家在成都倡议制定外阴阴道念珠菌病(VVC)的诊治规范(草案)(简称VVC诊治规范)。同年9月底在青岛,来自全国9个省、18家医院的妇产科专家,讨论了关于中国VVC诊治标准的相关问题,包括该病的诊断方法、临床治疗规范及随访方案等。随后,VVC诊治规范正式开始起草,在规范制定过程中,遵循科学性与可行性相结合的原则,规范编写完成后,曾在全国范围内多次广泛征求意见。2003年3月在杭州召开了定稿会,来自全国的妇产科专家,进一步对VVC诊治规范进行补充和修改,并于同年8月在北京召开了中华医学会妇产科学分会感染性疾病协作组会议,再次对VVC诊治规范进行了讨论,并一致通过。现将VVC诊治规范全文刊登如下,希望广大妇产科及相关学科的临床、科研人员,在临床实践中,继续提出宝贵的意见和建议,使VVC诊治标准能不断完善,以适应临床工作的需要。

外阴阴道念珠菌病诊治规范(草案)

中华医学会妇产科学分会感染性疾病协作组

外阴阴道念珠菌病(vulvovaginal candidiasis,VVC)曾称为霉菌性阴道炎,其病原菌是以白色念珠菌为主的酵母菌,其他如光滑念珠菌、热带念珠菌、近平滑念珠菌等占少数。本草案提出的VVC诊疗原则及方案,是基于目前国内外对本病的认识和诊断及治疗原则而制定的。

一、VVC的分类

VVC分为单纯性VVC和复杂性VVC。单纯性VVC是指发生于正常非孕宿主的、散发的、由白色念珠菌引起的轻度 VVC。复杂性 VVC 包括：复发性 VVC（RVVC）、重度 VVC 和妊娠期 VVC、非白色念珠菌所致的 VVC 或宿主为未控制的糖尿病、免疫功能低下者。重度 VVC 是指临床症状严重，外阴或阴道皮肤黏膜有破损，按 VVC 评分标准（见表 1），评分≥7 分者。RVVC 是指妇女患 VVC 后，经过治疗，临床症状和体征消失，真菌学检查阴性后，又出现症状，且真菌学检查阳性或 1 年内发作 4 次或以上者。

表 1　VVC 评分标准

症状及体征	0 分	1 分	2 分	3 分
瘙痒	无	偶有发作	症状明显	持续发作,坐立不安
疼痛	无	轻	中	重
充血、水肿	无	<1/3 阴道壁充血	1/3～2/3 阴道壁充血	>2/3 阴道壁充血抓痕、皲裂、糜烂
分泌物	无	较正常稍多	量多,无溢出	量多,有溢出

二、VVC 的诊断

1. 临床表现：（1）症状：外阴瘙痒、灼痛，还可伴有尿痛及性交痛等症状；白带增多。（2）体征：外阴潮红、水肿，可见抓痕或皲裂，小阴唇内侧及阴道黏膜附着白色膜状物，阴道内可见较多的白色豆渣样分泌物，可呈凝乳状。

2. 实验室检查：（1）悬滴法：10% KOH 悬滴、镜检，菌丝阳性率 70%～80%。生理盐水法阳性率低，不推荐。（2）涂片法：革兰染色后镜检，菌丝阳性率 70%～80%。（3）培养法：RVVC 或有症状但多次显微镜检查阴性者，应采用培养法诊断，同时进行药物敏感试验。VVC 诊断流程见图 1。

三、VVC 的治疗

（一）治疗原则

1. 积极去除 VVC 的诱因。

2. 规范化应用抗真菌药物。首次发作或首次就诊是规范化治疗的关键时期。

3. 性伴侣无需常规治疗。但 RVVC 患者的性伴侣应同时检查，必要时给予治疗。

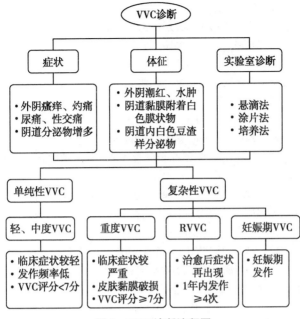

图1　VVC诊断流程图

4. 不主张阴道冲洗。

5. VVC 急性期间避免性生活。

6. 同时治疗其他性传播疾病。

7. 强调治疗的个体化。

8. 长期口服抗真菌药物应注意监测肝、肾功能及其他有关毒副作用。

（二）治疗方案

1. 单纯性 VVC：首选阴道用药，下述方案任选一种，具体方案如下：

（1）阴道用药

● 咪康唑栓 400mg，每晚 1 次，共 3d。

● 咪康唑栓 200mg，每晚 1 次，共 7d。

● 克霉唑栓 500mg，单次用药。

● 克霉唑栓 100mg，每晚 1 次，共 7d。

● 制霉菌素泡腾片 10 万 U，每晚 1 次，共 14d。

● 制霉菌素片 50 万 U，每晚 1 次，共 14d。

（2）口服用药

● 伊曲康唑：200mg，2 次 /d，共 1d。

● 氟康唑：150mg，顿服，共 1 次。

2. 重度 VVC：首选口服用药，症状严重者，局部应用低浓度糖皮质激素软膏或唑类霜剂。

（1）口服用药

● 伊曲康唑：200mg，2 次 /d，共 2d。

● 氟康唑：150mg，顿服，3d 后重复 1 次。

（2）阴道用药：在治疗单纯性 VVC 方案基础上，延长疗程。

3. 妊娠期 VVC：早孕期权衡利弊慎用药物。可选择对胎儿无害的唑类药物，以阴道用药为宜，而不选用口服抗真菌药物治疗。具体方案同单纯性 VVC。

4. RVVC：治疗原则包括强化治疗和巩固治疗。根据分泌物培养和药物敏感试验选择药物。在强化治疗达到真菌学治愈后，给予巩固治疗半年。

强化治疗可在口服或局部用药方案中任选一种，具体方案如下：

（1）口服用药

● 伊曲康唑 200mg，2 次 /d，共 2～3d。

● 氟康唑 150mg，3d 后重复 1 次。

（2）阴道用药

● 咪康唑栓 400mg，每晚 1 次，共 6d。

● 咪康唑栓 200mg，每晚 1 次，共 7～14d。

● 克霉唑栓 500mg，3d 后重复 1 次。

● 克霉唑栓 100mg，每晚 1 次，共 7～14d。

巩固治疗：鉴于目前国内、外没有成熟的方案，下列方案仅供参考。

（1）口服用药

小剂量、长疗程达 6 个月。

（2）阴道药物

● 咪康唑栓 400mg，1 次 /d，每月 3～6d，共 6 个月。

● 克霉唑栓 500mg，1 次 / 月，共 6 个月。

VVC 治疗流程见图 2。

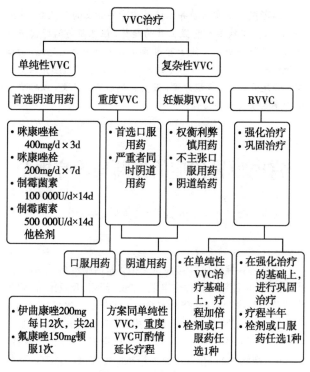

图2　VVC治疗流程图

四、随访

重视治疗后随访,对 VVC 在治疗结束后 7～14d 和下次月经后进行随访,两次阴道分泌物真菌学检查阴性,为治愈。对 RVVC 在治疗结束后 7～14d、1 个月、3 个月和 6 个月各随访 1 次。

（杨慧霞　樊尚荣　整理）

（本文刊载于《中华妇产科杂志》2004 年第 39 卷第 6 期第 430-431 页）

编者按 子宫内膜异位症是中青年妇女的常见病、多发病,目前其发病率有明显上升的趋势,但诊断与治疗仍有诸多问题有待解决。为使子宫内膜异位症的诊治规范化,由郎景和教授牵头的中华医学会妇产科学分会子宫内膜异位症协作组经反复讨论、草拟方案,五易其稿后遂成此文,以期有助于指导临床医生的工作。

子宫内膜异位症的诊断与治疗规范

中华医学会妇产科学分会子宫内膜异位症协作组

子宫内膜异位症(内异症)是指子宫内膜组织(腺体和间质)在子宫内膜以外的部位出现、生长、浸润、反复出血,可形成结节及包块,引起疼痛和不育等。内异症是生育年龄妇女的多发病,发病率有明显上升趋势;其特点表现为:(1)症状与体征及疾病的严重性不成比例;(2)病变广泛、形态多样;(3)极具浸润性,可形成广泛而严重的粘连;(4)具有激素依赖性,易于复发。

一、内异症的临床病理类型

1. 腹膜型内异症:腹膜型内异症(peritoneal endometriosis, PEM)是指发生在盆腹腔腹膜的各种内异症病灶,主要包括红色病变(早期病变)、蓝色病变(典型病变)及白色病变(陈旧病变)。

2. 卵巢型内异症:卵巢型内异症(ovarian endometriosis, OEM)可形成囊肿,称为子宫内膜异位囊肿(内异症囊肿);根据囊肿大小和异位病灶浸润程度分为:Ⅰ型:囊肿直径<2cm,囊壁有粘连、解剖层次不清,手术不易剥离。Ⅱ型:又分为3个亚型,ⅡA:内膜种植灶表浅,累及卵巢皮质,未达卵巢内异症囊肿壁,常合并功能性囊肿,手术易剥离;ⅡB:内膜种植灶已累及卵巢内异症囊肿壁,但与卵巢皮质的界限清楚,手术较易剥离;ⅡC:内膜种植灶穿透卵巢内异症囊肿壁并向周围扩展,囊肿壁与卵巢皮质粘连紧密,并伴有纤维化或多房腔;

囊肿与盆侧壁粘连,体积较大,手术不易剥离。

3. 深部浸润型内异症:深部浸润型内异症(deep infiltrating endometriosis, DIE)是指病灶浸润深度≥5mm,常见于宫骶韧带、子宫直肠陷凹、阴道穹隆、直肠阴道隔等。其中直肠阴道隔包括两种情况,一种为假性阴道直肠隔内异症,即子宫直肠陷凹的粘连封闭,病灶位于粘连下方;另一种为真性直肠阴道隔内异症,即病灶位于腹膜外,在直肠阴道隔内,子宫直肠陷凹无明显解剖异常。

4. 其他部位的内异症:其他部位的内异症(other endometriosis, OtEM)可累及消化、泌尿、呼吸系统,可形成瘢痕内异症及其他少见的远处内异症等。

二、内异症的临床表现、妇科检查及辅助检查

1. 临床表现:(1)疼痛:70%～80% 的内异症患者均有不同程度的盆腔疼痛,与病变程度不完全平行,包括痛经(典型者为继发性痛经并渐进性加重)、非经期腹痛[慢性盆腔痛(chronic pelvic pain, CPP)]、性交痛及排便痛等;卵巢内异症囊肿破裂可引起急性腹痛。(2)不孕:约 50% 的内异症患者合并不孕。(3)月经异常。(4)盆腔包块。特殊部位的内异症则表现为各种症状并常伴有周期性变化,也可合并盆腔内异症的临床表现。例如:(1)消化道内异症:大便次数增多或便秘、便血、排便痛等。(2)泌尿道内异症:尿频、尿痛、血尿及腰痛,甚至造成泌尿系统梗阻及肾功能障碍。(3)呼吸道内异症:经期咯血及气胸。(4)瘢痕内异症:剖宫产等手术后腹壁切口瘢痕处结节,经期增大,疼痛加重;会阴切口或切口瘢痕结节,经期增大,疼痛加重。

2. 妇科检查:典型病例子宫常为后位、活动度差;宫骶韧带、子宫直肠陷凹或后穹隆触痛结节;可同时存在附件囊性、不活动包块。

3. 辅助检查:(1)CA_{125}:血清 CA_{125} 水平多表现为轻、中度升高。(2)影像学检查:B 超检查主要对卵巢内异症囊肿诊断有意义,典型的卵巢内异症囊肿 B 超影像为附件区无回声包块,内有强光点。MRI 对卵巢内异症囊肿、盆腔外内异症及深部浸润病灶的诊断和评估有意义。(3)其他:如静脉肾盂造影、膀胱镜、结肠镜等。

三、内异症的诊断

1. 症状：疼痛（痛经、CPP、性交痛等）、不孕。

2. 妇科及辅助检查：盆腔检查发现内异症病灶，影像学检查发现内异症病灶，血清 CA_{125} 水平轻、中度升高。

3. 腹腔镜检查：腹腔镜检查是目前诊断内异症的通用方法。诊断的依据主要基于腹腔镜下病灶的形态，但难以全部经病理学检查证实。

四、内异症的临床分期

目前，常用的内异症分期方法是美国生育学会 1985 年修订的内异症分期（r-AFS）法，主要根据腹膜或卵巢病变的大小及深浅，卵巢与输卵管粘连的范围及粘连的程度，以及子宫直肠陷凹的封闭程度进行评分。

五、内异症的治疗

治疗的目的是减灭和消除病灶、缓解并解除疼痛、改善和促进生育、减少和避免复发。治疗时，主要应考虑的因素为年龄、生育要求、症状的严重性、病变范围、既往治疗史及患者的意愿。治疗措施要规范化与个体化。对盆腔疼痛、不孕及盆腔包块的治疗要分别对待。治疗的方法可分为手术治疗、药物治疗、介入治疗及辅助生育治疗等。

（一）手术治疗

1. 手术目的：手术的目的是去除病灶，恢复解剖。

2. 术式分类：内异症的手术根据术式不同分为：（1）保守性手术：保留患者的生育功能，尽量去除肉眼可见的病灶及卵巢内异症囊肿，同时分离盆腔粘连。适用于年轻或需要保留生育功能者。（2）半根治性手术：切除子宫和病灶，但保留卵巢，主要适用于无生育要求但希望保留卵巢内分泌功能者。（3）根治性手术：切除全子宫＋双附件及所有肉眼可见的病灶。适用于年龄较大、无生育要求、症状重或者多种治疗无效者。（4）辅助性手术：如子宫神经去除术及骶前神经切除术，适用于中线部位的疼痛者。

3. 手术前准备：术前准备中最重要的内容是准确评估病情的严重程度，充分地与患者或家属沟通，并获得理解和知情同意。此外，还要评估手术的风险、手术损伤特别是泌尿系统与肠道损伤的可能性，以及腹腔镜手术转开腹手术的可能；对深部浸润型内异症，特别是病变累及阴道直肠部位者，应做好充分的肠道准备；有明显宫旁深部浸润病灶者，术前应检查输尿管和肾脏是否有异常，必要时需泌尿外科以及普通外科的协助。

4. 手术实施的要点：首先分离盆腔粘连，以恢复解剖；要尽量切除或破坏腹膜型内异症病灶，达到减灭的目的；对较小及较表浅的病灶，可进行烧灼或汽化；深部浸润病灶，应进行切除。(1)卵巢内异症囊肿：卵巢内异症囊肿剥除术中应先分离与周围的粘连，吸尽囊内深棕色黏稠液体并将囊内壁冲洗干净后，切除囊肿破口周围纤维组织环，并将囊内壁完整剥除，尽量保护正常卵巢组织；对合并不孕者可同时进行宫腔镜检查以及输卵管通液术。(2)深部浸润型内异症：处理上比较困难，如病变未侵犯直肠或结肠壁，则尽量切除病灶；如果有肠壁浸润，但无肠道狭窄，一般不主张切除肠壁或者肠段，以病灶减灭为宜；如果病灶大，造成肠道狭窄甚至肠梗阻，则酌情进行肠段切除及吻合术。(3)膀胱内异症：根据膀胱内异症病灶的大小，施行病灶切除或部分膀胱壁切除。(4)输尿管内异症：根据病变情况以及输尿管梗阻程度，施行粘连松解或部分输尿管切除及吻合术。(5)瘢痕内异症：以手术治疗为主，因药物治疗多不敏感。对手术难以切除干净的内异症病灶，或有损伤重要器官组织可能时，术前可用药物如促性腺激素释放激素激动剂(GnRH-a)治疗3～6个月。分离粘连、切除子宫、处理子宫血管及韧带时，要注意输尿管周围的解剖关系，必要时，术前放置输尿管导管作为指示。此外，术后患者可应用防粘连制剂。

（二）药物治疗

药物治疗目的是抑制卵巢功能，阻止内异症进展，减少内异症病灶的活性及减少粘连的形成。选择药物时应了解：(1)药物治疗宜用于基本确诊的病例，不主张长期"试验性治疗"；(2)药物治疗尚无标准化方案；(3)各种方案疗效基本相同，但副作用不同；(4)应考虑患者的意愿及经济能力。治疗内异症可供选择的药物主要有口服避孕药、高效孕激素、雄激素衍生物及 GnRH-a 四大类。常用的药物治疗方案、作用机制及副作用如下。

1. 口服避孕药：连续或周期用药，共 6 个月，可抑制排卵；副作用较少，但可有消化道症状或肝功能异常等。

2．高效孕激素：醋酸甲羟孕酮（其他名称：安宫黄体酮）20～30mg/d，分2～3次口服，连用6个月。醋酸甲羟孕酮可引起内膜组织蜕膜样改变，最终导致内膜萎缩，同时可负反馈抑制下丘脑－垂体－卵巢轴。副作用主要是突破性出血、乳房胀痛、体重增加、消化道症状及肝功能异常等。

3．雄激素衍生物：用于治疗内异症的雄激素衍生物有：(1)达那唑：600～800mg/d，分2～3次口服，共6个月。达那唑可抑制月经中期黄体生成素(LH)峰，从而抑制排卵；还可抑制参与类固醇合成的多种酶，并增加血液中游离睾酮的水平。副作用主要是男性化表现，如毛发增多、情绪改变、声音变粗；此外，还可能影响脂蛋白代谢、引发肝功能损害及体重增加等。(2)孕三烯酮：口服每次2.5mg，2～3次／周，共6个月。孕三烯酮可拮抗孕激素与雌激素，降低性激素结合蛋白水平，以及升高血中游离睾酮水平。副作用主要是抗雌激素及雄激素样作用，基本同达那唑，但较轻微。

4．GnRH-a：根据不同剂型分为皮下注射和肌内注射，每月1次，共用3～6个月。GnRH-a可下调垂体功能，造成药物暂时性去势及体内低雌激素状态。副作用主要是低雌激素血症引起的更年期症状，如潮热、阴道干燥、性欲下降、失眠及抑郁等，长期应用可引起骨质丢失。

GnRH-a＋反向添加(Add-back)方案的理论基础是依据"雌激素窗口剂量理论"，不同组织对雌激素的敏感性不同，将体内雌激素水平维持在不刺激异位内膜的生长而又不引起更年期症状及骨质丢失的范围（雌二醇水平在110～146pmol/L之间），既不影响治疗效果又可减轻副作用，以延长治疗时间。Add-back方案包括(1)雌孕激素联合方案：结合雌激素（其他名称：倍美力）0.3～0.625mg/d＋醋酸甲羟孕酮2～4mg/d。(2)替勃龙（其他名称：利维爱）：1.25mg/d。

应用GnRH-a 3个月以上，多主张应用Add-back方案，根据症状的严重程度，也可从用药第2个月开始，治疗剂量应个体化，有条件时应监测雌激素水平。

（三）痛经与不孕的治疗

1．痛经的治疗：对合并盆腔结节或附件包块者，首选手术治疗；无盆腔结节或附件包块者，首选药物治疗；对药物治疗无效者可考虑手术治疗。

痛经的常用治疗药物包括：(1)一线用药：可选用非类固醇类抗炎药或口服避孕药。口服避孕药可周期或连续用药，有效者可继续应用，无效者改用二线用药。(2)二线用药：可选用孕激素、雄激素衍生物及 GnRH-a，其中以 GnRH-a＋Add-back 方案为首选，可有效控制其长期用药的不良反应。如二线用药无效，应考虑手术治疗。(3)术前药物：对病变较重，估计手术难以切除彻底或手术有可能损伤重要器官者，术前可短暂用药 3 个月，以降低手术难度。(4)术后用药：根据具体情况，如果病变较轻或手术切除较彻底，可暂不用药；如果盆腔病变严重或不能彻底切除病灶，视有无疼痛症状用药 3～6 个月。

2．不孕的治疗：对经全面检查，排除了其他不孕因素，单纯药物治疗无效的内异症不孕患者，可行腹腔镜检查，以评估内异症病变类型及分期；对年轻的轻、中度内异症患者，术后期待自然受孕半年，并给予生育指导；对有高危因素者(年龄≥35 岁、输卵管有粘连且功能评分低、不孕时间≥3 年，尤其是原发不孕、中或重度内异症伴盆腔粘连，病灶切除不彻底)，应积极采用辅助生殖技术助孕。治疗不孕的腹腔镜保守性手术要尽量彻底切除病灶，分离粘连、恢复解剖；剔除卵巢内异症囊肿时要特别注意保护正常卵巢组织；术中同时行输卵管通液，了解输卵管的通畅情况，同时行宫腔镜检查，了解宫腔情况。治疗不孕的辅助生育技术主要包括控制性超促排卵和(或)人工授精、体外受精 - 胚胎移植(IVF-ET)等，应根据患者的具体情况进行选择。(1)控制性超促排卵和(或)人工授精主要用于轻或中度内异症患者、男性因素(轻度少、弱精等)、宫颈因素及不明原因的不孕患者。人工授精的单周期妊娠率约为 15%，如 3～4 个疗程仍未能成功妊娠，则应调整助孕方式。(2)IVF-ET 主要用于重度内异症或其他治疗方法失败(包括自然受孕、诱导排卵、人工授精、手术治疗等)、病程长、高龄的不孕患者。建议在 IVF-ET 前使用 GnRH-a 预处理 2～3 个月，有助于提高助孕成功率。用药时间依据患者内异症严重程度、卵巢储备情况进行调整，见图 1。

六、内异症患者的激素治疗问题

内异症患者绝经后或根治性手术后，可以进行激素治疗，以改善患者生活质量。激素治疗时应根据患者症状，进行个

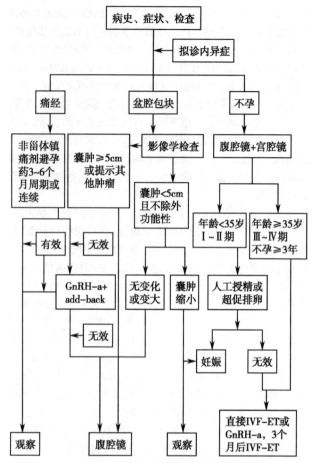

图1　内异症的诊断与治疗流程图

体化治疗。即使子宫已被切除,如有残存内异症病灶,建议在雌激素治疗的同时应用孕激素,无残存病灶者也可只应用雌激素进行治疗,有条件时应监测雌二醇水平,使雌激素水平符合"两高一低"的原则,即高到不出现内异症症状和不复发,低到不引起骨质丢失。

七、内异症的复发

经手术和规范的药物治疗,病灶缩小或消失及症状缓解后,再次出现临床症状且恢复至治疗前水平或加重,或再次出现内异症病灶均为内异症的复发。内异症复发的治疗原则基本遵循初治原则,但应个体化。对卵巢内异症囊肿可进行手术或超声引导下穿刺,术后给予药物治疗。如药物治疗痛经后复发,应手术治疗;术后复发,可先用药物治疗,若仍无效,应考虑手术;如年龄较大、无生育要求且症状重者,可考虑根治性手术。不孕患者如合并卵巢内异症囊肿,可手术治疗或超声引导下穿刺,术后给予 GnRH-a 3 个月,然后进行 IVF-ET;未合并卵巢内异症囊肿者,给予 GnRH-a 3 个月后进行 IVF-ET。

八、内异症的恶变

内异症恶变的发生率为 1% 左右。有以下情况时应警惕恶变:(1)囊肿直径 > 10cm 或短期内明显增大;(2)绝经后复发;(3)疼痛节律改变,痛经进展或呈持续性;(4)影像学检查发现,囊肿呈实性或乳头状结构,彩色多普勒超声示病灶血流丰富,阻力指数低;(5)血清 CA_{125} 明显升高(> 200kU/L)。

不典型内异症的诊断标准是:(1)癌组织与内异症组织并存于同一病变部位;(2)两者有组织学相关性,类似于子宫内膜间质及腺体,或有陈旧性出血;(3)排除其他原发肿瘤的存在,或癌组织发生于内异症病灶,而不是从其他部位转移而来;(4)有内异症病变向恶性病变移行的形态学证据,或良性内异症病变与恶性肿瘤组织相互浸润。不典型内异症是组织病理学已诊断的异位内膜腺上皮的不典型或核异型性改变,但不突破基底膜;其组织病理学表现为异位内膜腺上皮细胞核深染或淡染、苍白,伴有中、重度异型性,核 / 质比例增大,细胞密集、呈复层或簇状突。不典型内异症视为癌前病变或交界性肿瘤状态。

内异症恶变的部位主要在卵巢,其他部位如阴道直肠隔、腹部或会阴切口等,但较少。内异症恶变的治疗,遵循卵巢癌的治疗原则。

九、子宫腺肌病

子宫肌层内存在子宫内膜腺体和间质,在激素的影响下发生出血、肌纤维结缔组织增生,形成弥漫性病变或局限性病变,也可形成子宫腺肌瘤。

1. 病因:目前,子宫腺肌病的病因不清,主要有子宫内膜侵入学说,其他包括血管、淋巴管播散、上皮化生及激素影响等。

2. 临床表现:(1)痛经:半数以上患者有继发性痛经,且渐进性加重;(2)月经异常:可表现为月经过多、经期延长及不规则出血;(3)不孕;(4)子宫增大:多为子宫均匀性增大,呈球形,也可为突起不平,质硬。

3. 诊断:根据症状、盆腔检查及以下辅助检查可做出初步诊断:(1)超声扫描显示子宫增大,肌层增厚,后壁更明显,内膜线前移。病变部位为等回声或回声增强,其间可见点状低回声,病灶与周围无明显界限。(2)MRI 示子宫内存在界线不清、信号强度低的病灶,T_2 加强影像可有信号强度高的病灶,内膜与肌层结合区变宽,>12mm。(3)血清 CA_{125} 水平多数可升高。(4)病理诊断是子宫腺肌病的金标准。

4. 治疗:(1)期待治疗:对无症状、无生育要求者可定期观察。(2)手术治疗:是主要的治疗方法,其中子宫切除是根治性手术。对年轻需要保留生育功能者,可以进行病灶切除或者子宫楔形切除,也可辅助行子宫神经去除术、骶前神经切除术或者子宫动脉阻断术。无生育要求伴月经量增多者,可进行子宫内膜去除术。(3)药物治疗:同内异症。(4)介入治疗。(5)辅助生育治疗:对不孕患者可先用 GnRH-a 治疗3～6个月,再行助孕治疗,对病变局限或子宫腺肌病者,可先行手术＋GnRH-a 治疗,再行助孕治疗。

(通信作者:郎景和)

协作组成员:中国医学科学院中国协和医科大学北京协和医院(郎景和、郁琦、冷金花、朱兰);北京大学人民医院(魏丽惠、崔恒);北京大学第一医院(周应芳);首都医科大学附属北京朝阳医院(张震宇);北京中日友好医院(卞美璐);复旦大学医学院附属妇产科医院(曹斌融);中山大学附属第二医院(杨冬梓);华中科技大学附属协和医院(顾美皎);浙江大学医学院附属第一医院(张信美);中南大学湘雅二医院(肖红梅);暨南大学附属第一医院(罗新);福建省妇幼保健院(陈捷)

(本文刊载于《中华妇产科杂志》2007 年第 42 卷第 9 期第 645-648 页)

美国疾病预防与控制中心"外阴阴道假丝酵母菌病治疗指南"解读

美国疾病预防与控制中心(CDC)从1985年起发表性传播疾病(STD)治疗指南,至今已出版了第6版(2006版),其所推荐的STD治疗方案,主要参考了世界范围内的大样本临床试验结果,从多种方案中筛选出最经济、方便、有效的方案,成为在疾病治疗中实用的权威指导和规范。以下是对2006版STD治疗指南(简称指南)中关于外阴阴道假丝酵母菌病(vulvovaginalcandidiasis,VVC)部分的解读。

一、VVC 发病情况

VVC通常由白假丝酵母菌引起,有时也可由其他假丝酵母菌属或酵母菌所致。VVC的典型症状包括外阴瘙痒、阴道灼痛、性交痛、尿痛及阴道分泌物异常,这些症状没有一个是VVC特异性的。约75%的女性一生至少患1次VVC,40%~50%的女性一生患VVC达2次或2次以上。根据临床表现、微生物学特性、宿主情况及对治疗的反应等将VVC分为单纯性和复杂性两类,见表1。在诊断和治疗时应考虑到约10%~20%的女性会发生复杂性VVC。

表1 VVC的分类及特点

单纯性 VVC	复杂性 VVC
散发或非经常发作	复发或经常发作
轻度至中度 VVC	重度 VVC
白假丝酵母菌引起的假丝酵母菌病	非白假丝酵母菌引起的假丝酵母菌病
宿主免疫功能正常	宿主糖尿病未得到控制、免疫力低下、应用免疫抑制剂或妊娠妇女

二、单纯性VVC

1. 诊断:临床上出现下列症状和体征时应考虑VVC的

诊断。临床表现为尿痛、外阴瘙痒、疼痛和红肿。体征包括外阴水肿、皮肤皲裂、表皮脱落和分泌物稠厚呈凝乳状。对于有阴道炎症状和体征的女性，存在下列阳性检查结果之一即可确诊：(1)阴道分泌物 10% KOH 湿片或革兰染色后，显微镜检查发现酵母菌的芽孢或假菌丝。(2)阴道分泌物培养或其他试验结果为酵母菌阳性，假丝酵母菌性阴道炎患者阴道的 pH 值通常 <4.5。10% KOH 可溶解遮蔽酵母菌和假菌丝的细胞成分，从而改善酵母菌和菌丝的检出率。对所有出现 VVC 症状和体征的女性，需进行 10% KOH 湿片检查，结果阳性者应接受治疗；结果阴性者，若存在多种症状和体征，则应考虑阴道分泌物假丝酵母菌培养。如果没有条件进行假丝酵母菌培养，具有 VVC 任一症状的女性即使 10% KOH 湿片检查阴性，也应考虑经验性治疗。假丝酵母菌培养阳性，但无阴道炎症状或体征时并非治疗指征，因为约 10%～20% 女性阴道中存在假丝酵母菌或其他酵母菌。VVC 可与性传播疾病并发，大多数患单纯性 VVC 的女性找不到诱发因素。

[**解读**] 重点强调阴道分泌物 10% KOH 湿片检查的重要性。本指南建议对所有出现 VVC 症状和体征的女性均需进行 10% KOH 湿片检查。因为根据以往的经验，普通湿片检查的诊断准确率只有 30%～50%，而 10% KOH 湿片检查，准确率可以达到 80% 以上。

2. 治疗：短期局部用药可有效治疗单纯性 VVC。局部应用唑类药物比制霉菌素更有效，完成唑类药物治疗方案的患者中，80%～90% 的患者症状缓解且假丝酵母菌培养结果阴性。推荐治疗方案中乳膏和栓剂的基质是油脂，可破坏乳胶类避孕工具的效果，使用时应进一步参考此类乳胶制品的使用说明。布康唑、克霉唑、硝酸咪康唑和噻康唑是用于阴道放置的非处方(OTC)药。既往诊断为 VVC 的女性未必能够自我诊断，因此，对于 OTC 药物治疗后阴道炎症仍持续存在或 2 个月内症状复发的女性，应到医院检查评估。OTC 药物的滥用或使用不当很常见，这可能延误对其他引起外阴阴道炎的病原体的治疗，从而导致临床预后不良。药物治疗 VVC 的推荐方案如下。

阴道内用药：治疗 VVC 的阴道用药分为单次用药或按疗程用药，常用的治疗方案有：(1)2% 布康唑乳膏 5g，每日 1 次，连续 3d；(2)2% 缓释布康唑乳膏 5g，单次用药；(3)1%

克霉唑乳膏 5g，每日 1 次，连续 7～14d；(4) 克霉唑阴道片，每日 1 片，连续 7d；(5) 克霉唑阴道片，每日 2 片，连续 3d；(6) 2% 咪康唑乳膏 5g，每日 1 次，连续 7d；咪康唑阴道栓 (100mg)，每日 1 枚，连续 7d；(7) 咪康唑阴道栓 (200mg)，每日 1 枚，连续 3d；(8) 咪康唑阴道软胶囊 1200mg，单次用药；(9) 制霉菌素片 (100 000U)，每日 1 片，连续 14d；(10) 6.5% 噻康唑软膏 5g，单次用药；(11) 0.4% 特康唑乳膏 5g，每日 1 次，连续 7d；(12) 0.8% 特康唑乳膏 5g，每日 1 次，连续 3d；(13) 特康唑阴道栓 (80mg)，每日 1 枚，连续 3d。

口服用药：氟康唑片 150mg，单次口服。

[解读] 以上推荐的各种短期局部用药方案，如单次用药或 1～3d 治疗方案，其所用药物主要是唑类抗真菌药物，与制霉菌素类药物比较，这种短期的局部用药方案治疗效果好，患者依从性较好。指南所推荐的药物中，软膏类药物目前我国市场上无此类药物出售，我国常用的药物是咪康唑、克霉唑和制霉菌素片。在治疗方案中，有一种方案是咪康唑栓每日 100mg，连用 7d。经调查，在美国没有咪康唑栓 100mg 剂型，至于咪康唑栓每日 200mg，连用 3d 的方案，存在用药总量不足的问题。按照生产厂家的推荐使用方案应该是，咪康唑栓每日 200mg，连用 7d，而不是 3d。

3. 随访：发病后 2 个月内若症状仍持续存在或复发，应进行回访。

4. 性伴侣治疗：VVC 一般不通过性生活传染，因此，不推荐性伴侣接受治疗，倘若反复感染时应考虑性伴侣治疗。少数男性伴侣会发生龟头炎，表现为龟头红斑伴瘙痒或刺激感，这些患者局部应用抗真菌药物症状可缓解。

5. 过敏、不耐受和不良反应：局部用药一般不会引起全身的不良反应，仅用药局部有灼痛或刺激感。口服药物偶尔会引起恶心、腹痛和头痛。口服唑类药物治疗，导致肝酶水平异常升高罕见。这些口服药和其他药物(包括阿司咪唑、钙通道拮抗剂、西沙必利、华法林钠、环孢素、口服降糖药、苯妥英钠、蛋白酶抑制剂、他克莫司、特非那定、茶碱、三甲曲沙、利福平)联合应用时会发生具有临床意义的药物相互作用。

三、复杂性 VVC

1. 复发性 VVC：复发性 VVC(RVVC)通常定义为 1 年

内 VVC 症状发作 4 次或 4 次以上。对 RVVC 的发病机制仍不甚了解，多数 RVVC 女性无明显诱发或潜在影响因素。RVVC 患者应行阴道分泌物培养，以明确诊断并鉴别不常见菌属，如非白假丝酵母菌属，尤其是光滑假丝酵母菌。10%～20% 的 RVVC 患者阴道分泌物可检出光滑假丝酵母菌和其他非白假丝酵母菌，传统的抗真菌治疗效果不理想。

[解读] 本指南中 RVVC 的定义是，1 年内 VVC 症状发作 4 次或 4 次以上，并未强调一定是治疗后连续随访 3 次阴性才算治愈，之后的发作才算复发。

治疗：唑类药物短期口服或局部外用治疗由白假丝酵母菌引起的单次 RVVC 疗效好，但为了维持临床和真菌学治愈的疗效，一些专家建议延长初始治疗疗程[如 7～14d 的局部治疗或氟康唑（100、150 或 200mg）口服，每 3 天 1 次，共 3 次]，目的是在开始抗真菌维持治疗前达到真菌学治愈。

维持治疗：每周口服氟康唑（100、150 或 200mg），连续 6 个月作为一线治疗方案。若该方案不可行，一些专家推荐局部外用克霉唑 200mg，每周 2 次或每周 1 次 500mg 克霉唑阴道栓，或间断应用其他局部治疗药物。抗真菌维持治疗可有效降低 RVVC 发生率。但 30%～50% 的女性患者维持治疗中止后又复发。对性伴侣是否给予常规治疗仍存争议。阴道内白假丝酵母菌株极少对唑类药物产生耐药，因此通常无需行药敏试验即可指导患者药物治疗。

[解读] 美国 CDC 推荐的一线治疗方案是每周口服氟康唑（100、150 或 200mg），连续 6 个月。由于价格昂贵和用药习惯的不同，这一治疗方案在中国推广是不现实的，一般还是建议局部用药、间断治疗。与中国的外阴阴道念珠菌病诊治规范（草案）中 RVVC 维持治疗方案不同的是，美国 CDC 推荐的是每周治疗 1 次。即使是按照其方案治疗，仍然有 30%～50% 的患者在终止维持治疗后复发。

2. 重度 VVC：对重度 VVC 如出现大面积外阴红斑、水肿、表皮脱落及皮肤皲裂者，推荐方案是局部外用唑类药物 7～14d 或口服氟康唑 150mg，并在首次用药 72h 后再次口服氟康唑 150mg。

四、非白假丝酵母菌性外阴阴道炎

对非白假丝酵母菌性外阴阴道炎的治疗尚无最佳方案，

可选择氟康唑以外的其他唑类药物口服或局部用药,并延长抗真菌药物治疗时间(如7~14d)作为一线治疗方案,复发时推荐600mg硼酸胶囊置于阴道,每日1次,连用2周。该方案约有70%的临床和真菌学治愈率。如果症状再次复发,建议咨询专家。

[解读] 非白假丝酵母菌性外阴阴道炎尚无最佳治疗方案,对于治疗效果差的非白假丝酵母菌性外阴阴道炎可以使用硼酸胶囊治疗,遗憾的是目前国内尚无该类产品。

五、引发VVC的其他因素

1. 免疫力低下:免疫力低下的女性(如糖尿病或应用皮质类固醇类药物者)对短期治疗反应欠佳,应先纠正原发病并延长抗真菌药物治疗的时间(如7~14d)。

2. 妊娠:VVC也常发生于妊娠期间,对于妊娠妇女,仅推荐应用7d的唑类药物局部治疗。

[解读] 对孕期发生的VVC,仅推荐应用7d的唑类局部治疗。考虑在安全的前提下,达到治疗有效的目的。

3. 人类免疫缺陷病毒感染:人类免疫缺陷病毒(HIV)感染妇女的VVC发生率尚不清楚。在相同的人口统计学特征和高危行为的人群中,HIV感染者阴道假丝酵母菌的感染率高于HIV血清学反应阴性的女性,且感染率与免疫抑制的严重程度呈正相关。有症状的VVC更常见于HIV血清学反应阳性的女性,同样与免疫缺陷的严重程度相关。此外,对于HIV感染的女性患者,与阴道内分离出非白假丝酵母菌属和全身应用唑类药物相关。

应区别对待HIV血清学反应阳性和阴性女性患者的VVC治疗,尽管每周应用200mg氟康唑的长期预防治疗,可有效降低白假丝酵母菌的定植和有症状VVC的发生,但仍不推荐该方案作为无RVVC的HIV感染者的常规一级预防用药。考虑到RVVC在免疫功能正常的人群中的发生率,RVVC的发生不应作为HIV检测的指征。

(通信作者:段 涛)

(本文刊载于《中华妇产科杂志》2008年第43卷第3期第239-240页)

盆腔炎症性疾病诊治规范（草案）

中华医学会妇产科学分会感染性疾病协作组

盆腔炎症性疾病（pelvic inflammatory disease，PID）是由女性上生殖道炎症引起的一组疾病，包括子宫内膜炎、输卵管炎、输卵管卵巢脓肿和盆腔腹膜炎等。性传播感染（sexuaully transmitted infection，STI）的病原体如淋病奈瑟菌、沙眼衣原体是主要的致病原。一些需氧菌、厌氧菌、病毒和支原体等也参与PID的发病过程。多数引起PID的致病微生物是由阴道上行而来的，且多为混合感染，延误对PID的诊断和有效治疗都可能导致上生殖道感染后遗症（输卵管因素不孕和异位妊娠等）的发生。中华医学会妇产科学分会感染性疾病协作组从2006年开始，经过全体协作组成员的两轮讨论及两次征求意见后，现推出《盆腔炎症性疾病诊治规范（草案）》。

PID 的诊断

PID的临床表现各异，因此其诊断通常依据临床症状、体征和实验室检查。在性活跃期女性及STI患者，如满足以下条件又无其他病因，应开始按PID治疗。

1. 最低诊断标准：（1）子宫压痛；（2）附件压痛；（3）宫颈举痛。下腹压痛同时伴有下生殖道感染征象的患者，诊断PID的可能性明显增加。

2. 支持PID诊断的附加条件：（1）口腔温度≥38.3℃；（2）宫颈或阴道脓性分泌物；（3）阴道分泌物显微镜检发现白细胞增多；（4）红细胞沉降率加快；（5）C反应蛋白水平升高；（6）实验室检查证实有宫颈淋病奈瑟菌或沙眼衣原体感染存在。

大多数PID患者都有宫颈脓性分泌物或阴道分泌物镜检白细胞增多。如果宫颈分泌物外观正常并且阴道分泌物镜检无白细胞增多，则PID诊断成立的可能性不大，需要考虑其他可能引起下腹痛的病因。如有条件应积极寻找致病微生物。

3. PID 的特异性诊断标准：(1)子宫内膜活检显示有子宫内膜炎的组织病理学证据；(2)经阴道超声或 MRI 检查显示输卵管管壁增厚、管腔积液，可伴有盆腔游离液体或输卵管、卵巢包块；(3)腹腔镜检查结果符合 PID 表现。

PID 的治疗

一、治疗原则

以抗生素抗感染治疗为主，必要时行手术治疗。根据经验选择广谱抗生素以覆盖可能的病原体，包括淋病奈瑟菌、沙眼衣原体、支原体、厌氧菌和需氧菌等。(1)所有的治疗方案都必须对淋病奈瑟菌和沙眼衣原体有效，因为子宫内膜和宫颈分泌物筛查无阳性发现并不能除外上生殖道感染。(2)目前推荐的治疗方案中，抗菌谱应覆盖厌氧菌。(3)一经诊断立即开始治疗，因为及时合理地应用抗生素与远期预后直接相关。(4)选择治疗方案应综合考虑有效性、费用、患者依从性和药物敏感性等因素。(5)适宜的中医、中药治疗 PID 也可产生一定疗效。

二、药物治疗

治疗方案中选择静脉给药和非静脉给药及是否需要住院治疗由医生决定。

(一)静脉药物治疗

1. 静脉药物治疗 A 方案：头孢替坦 2g，静脉滴注，1次/12h；或头孢西丁 2g，静脉滴注，1 次/6h。加用：多西环素 100mg，口服，1 次/12h 或米诺环素 100mg，口服，1 次/12h；或阿奇霉素 0.5g，静脉滴注或口服，1 次/d。但需特别注意的是：(1)其他二代或三代头孢菌素(如头孢唑肟、头孢噻肟和头孢曲松)也可能对 PID 有效，并有可能代替头孢替坦和头孢西丁，但后两者的抗厌氧菌效果更强。(2)对输卵管、卵巢脓肿的患者，通常在应用多西环素(或米诺环素或阿奇霉素)的基础上，加用克林霉素或甲硝唑，可更有效地对抗厌氧菌。(3)对输卵管、卵巢脓肿的患者，应用多西环素(或米诺环素或阿奇霉素)加甲硝唑或多西环素(或米诺环素或阿奇霉素)加克林霉素比单纯应用多西环素(或米诺环素或阿奇霉素)对治疗厌氧菌感染更有效。(4)临床症状改善后，继续静脉给药至少 24h，然后转为口服药物治疗，共持续 14d。

2. 静脉药物治疗 B 方案：克林霉素 900mg，静脉滴注，

1 次 /8h。加用硫酸庆大霉素负荷剂量（2mg/kg），静脉滴注或肌内注射，维持剂量为 1.5mg/kg，1 次 /8h。也可采用每日 1 次给药。应注意的是：（1）临床症状改善后，继续静脉给药至少 24h，继续口服克林霉素 450mg，每天 1 次，共 14d。（2）注意硫酸庆大霉素的毒副作用。

3. 静脉药物治疗替代方案：（1）氧氟沙星 400mg，静脉滴注，1 次 /12h，加用甲硝唑 500mg，静脉滴注，1 次 /8h；或左氧氟沙星 500mg，静脉滴注，1 次 /d，加用甲硝唑 500mg，静脉滴注，1 次 /8h；或莫西沙星 400mg，静脉滴注，1 次 /d。（2）氨苄西林舒巴坦钠 3g，静脉滴注，1 次 /6h，加用：多西环素 100mg，口服，1 次 /12h，或米诺环素 100mg，口服，1 次 /12h；或阿奇霉素 0.5g，静脉滴注或口服，1 次 /d。

（二）非静脉药物治疗

下列药物的抗菌谱覆盖 PID 常见的病原体，口服药物治疗持续 72h 无明显改善者，应重新确认诊断并调整治疗方案。

1. 非静脉药物治疗 A 方案：氧氟沙星 400mg，口服，2 次 /d，加用甲硝唑 500mg，口服，2 次 /d，共 14d；或左氧氟沙星 500mg，口服，1 次 /d，加用甲硝唑 500mg，口服，2 次 /d，共 14d；或莫西沙星加 400mg，口服，1 次 /d，共 14d。

2. 非静脉药物治疗 B 方案：头孢曲松 250mg，肌内注射，单次给药；或头孢西丁 2g，肌内注射，加丙磺舒 1g，口服，均单次给药；或其他三代头孢菌素类药物，例如头孢唑肟、头孢噻肟等非静脉给药。加用多西环素 100mg，口服，1 次 /12h；或米诺环素 100mg，口服，1 次 /12h；或阿奇霉素 0.5g，口服，1 次 /d，共 14d。可加用甲硝唑 500mg，口服，2 次 /d，共 14d。方案 B 中头孢菌素的选择尚不确定。头孢西丁可以更好地覆盖厌氧菌，而头孢曲松可以更好地覆盖淋病奈瑟菌。

3. 非静脉药物治疗替代方案：阿莫西林克拉维酸钾加用多西环素可以获得短期的临床效果，但胃肠道副作用可能会影响该方案的依从性。

三、手术治疗

1. 手术治疗指征：（1）药物治疗无效：输卵管、卵巢脓肿或盆腔脓肿经药物治疗 48～72h，体温持续不降，患者中毒症状加重或包块增大者，应及时手术，以免发生脓肿破裂。（2）脓肿持续存在：经药物治疗病情有好转，可继续控制炎症 2～3 周，包块仍未消失但已局限化,应手术切除,以免日后再次急性发作,或形成慢性盆腔炎。(3)脓肿破裂:突然腹痛加剧,寒战、高热、恶心、呕吐、腹胀、腹部拒按或有中毒性休克表现,应怀疑脓肿破裂。若脓肿破裂未及时诊治,死亡率高。因此,一旦怀疑脓肿破裂,需立即在抗生素治疗的同时行剖腹探查术。

2. 手术方式:可根据情况选择经腹手术或腹腔镜手术。手术范围应根据病变范围、患者年龄、一般状态等全面考虑。原则是以切除病灶为主。年轻妇女应尽量保留卵巢功能,以采用保守性手术为主;对年龄大、双侧附件受累或附件脓肿屡次发作者,应行子宫全切除术及双侧附件切除术;对极度衰弱的危重患者的手术范围,须根据具体情况决定。若盆腔脓肿位置低、突向阴道后穹隆时,可经阴道切开排脓,同时注入抗生素。

四、性伴侣的治疗

对 PID 患者出现症状前 60d 内接触过的性伴侣应进行检查和治疗。这种检查和评价是必要的,因为患者有再感染的危险,而且其性伴侣很可能感染淋病奈瑟菌及沙眼衣原体。由淋病奈瑟菌或沙眼衣原体感染引起 PID 患者的男性性伴侣常无症状。无论 PID 患者分离的病原体如何,均应建议患者的性伴侣进行 STI 的检测和治疗。在女性 PID 患者治疗期间,应避免无保护(避孕套)的性生活。

五、妊娠期 PID 的治疗

由于妊娠期 PID 可增加孕产妇死亡、死胎、早产的风险,因此建议可疑 PID 的妊娠妇女住院接受静脉抗生素治疗。妊娠期和哺乳期妇女禁用盐酸四环素、多西环素、米诺环素及氟喹诺酮类药物。

随访及预防

患者应在开始治疗 3d 内出现临床情况的改善,如退热、腹部压痛或反跳痛、子宫及附件压痛、宫颈举痛减轻等。在此期间病情无好转的患者,应酌情住院治疗,进一步检查或手术治疗。对于药物治疗的患者,应在 72h 内随诊,明确有无临床情况的改善。如果未见好转则建议住院接受静脉药物治疗及进一步检查。对于沙眼衣原体和淋病奈瑟菌感染的 PID 患者,还应在治疗结束后 4~6 周时,重新复查上述病原体。

沙眼衣原体感染筛查和高危妇女的治疗能有效降低 PID

的发病率。对高危妇女的宫颈分泌物筛查可以预防大部分PID 的发生。

女性下腹痛病症的处理

下腹痛是 PID 的主要症状，包括：下腹痛疼、性交痛、痛经，其体征包括：下腹触痛、肌紧张、反跳痛，宫颈举痛，宫颈分泌物异常、出血，发热等。但是，目前我国的医疗资源不平衡，许多基层医院无法对急性 PID 进行病因学诊断及必要的实验室检查，使 PID 不能得到及时的诊疗。为了更好地对 PID 进行诊治，避免上生殖道感染后遗症的发生，保证妇女健康，针对女性下腹痛的处理原则具有实用价值。但在临床应用时，尤其是对急性下腹痛，首先应该排除外科或妇产科其他急症后，方可给予抗生素治疗。女性下腹痛病症处理流程，见图 1。

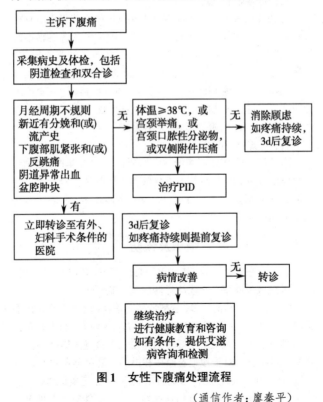

图 1　女性下腹痛处理流程

（通信作者：廖秦平）

　　协作组成员：北京大学第一医院(廖秦平、刘朝晖、杨慧霞)；北京协和医院(王友芳、向阳)；解放军总医院(宋磊)；上海交通大学医学院附属仁济医院(狄文)；北京大学人民医院(梁旭东)；北京妇产医院(范玲)；天津医科大学总医院(薛凤霞)；山东大学齐鲁医院(杨兴升)；西安交通大学医学院第一附属医院(安瑞芳)；浙江大学医学院附属妇产科医院(贺晶)；上海交通大学医学院附属新华医院(杨祖菁)；北京大学深圳医院(樊尚荣)；中山大学附属第二医院(张帝开)；四川大学华西第二医院(胡丽娜)；中国医科大学附属盛京医院(张淑兰)；河北医科大学第二医院(王惠兰)

　　（本文刊载于《中华妇产科杂志》2008年第43卷第7期第556-558页）

妇产科抗生素使用指南

中华医学会妇产科学分会感染性疾病协作组

　　为提高细菌性感染的抗菌治疗水平，保障患者用药安全及减少细菌耐药性，2004 年 8 月 19 日卫生部颁布了《抗生素临床应用原则》，对感染性疾病中最重要的细菌性感染的治疗原则及预防性应用指征及合理给药方案的制订原则进行了阐述，并列出了常用抗生素的适应证及注意事项、各种常见细菌性感染的病原体治疗。中华医学会妇产科学分会感染性疾病协作组根据妇产科感染性疾病的特点，制定《妇产科抗生素使用指南》（以下简称《指南》），希望能更好地帮助妇产科临床医师正确使用抗生素。

　　各类抗生素的适应证和注意事项请参照卫生部颁布的《抗生素临床应用原则》。《指南》为临床应用抗生素获取最佳疗效，并最大程度避免或减少不良反应而制定，不是教材或参考书，也不涉及具体的给药方案。《指南》主要限于治疗细菌、支原体、衣原体、立克次体、螺旋体、真菌等病原微生物所致感染性疾病的抗生素，不包括各种病毒性疾病和寄生虫病的治疗药物。《指南》中抗生素临床应用的基本原则在临床治疗中必须遵循，各类抗生素临床应用的适应证和注意事项以及各种感染的病原体治疗原则供临床医师参考。《指南》仅涉及国内临床常用抗生素的部分品种，重点介绍各类药物的抗菌作用、适应证和注意事项，有关抗生素临床应用的详细内容仍应参考有关专业书籍。在医疗工作中，临床医师仍应结合患者具体情况，制订个体化给药方案。除《指南》所列通常选用的药物品种外，临床医师可根据患者临床情况、病原体耐药性及当地药物供应情况选用最合适的抗生素。

第一部分　临床应用抗生素的基本原则

　　抗生素临床应用是否正确、合理，基于以下两方面：（1）有无指征应用抗生素；(2)选用的品种及给药方案是否正确、合理。

一、治疗性应用抗生素的基本原则

（一）细菌性感染的抗生素应用

根据患者的症状、体征及实验室检查结果，初步诊断为细菌性感染或经病原微生物检查确诊为细菌性感染者方有指征应用抗生素；由真菌、衣原体、螺旋体及部分原虫等病原微生物所致的感染也有指征应用抗生素。如果缺乏细菌及上述病原微生物感染的证据，诊断不能成立者，以及病毒性感染者，均无指征应用抗生素。

（二）根据病原微生物种类及细菌药物敏感试验结果应用抗生素

抗生素应用的原则是根据病原微生物种类及其对抗生素的敏感性或耐药程度而定，即根据细菌的药物敏感（药敏）试验的结果而定。因此有条件的医疗机构，住院患者必须在开始抗生素治疗前，先留取相应标本，立即送细菌培养加药敏试验，以尽早明确病原微生物和药敏结果。危重患者在未获知病原微生物及药敏结果前，可根据患者的发病情况、发病场所、原发病灶、基础疾病等凭经验推断最可能的病原微生物，并结合当地细菌耐药状况先给予经验性的抗生素治疗，获知细菌培养及药敏结果后，对疗效不佳的患者应调整给药方案。

（三）根据药物的抗菌作用特点及其体内过程选择抗生素

各种抗生素的药效学（抗菌谱和抗菌活性）和人体药代动力学（吸收、分布、代谢和排出过程）特点不同，其临床适应证也不同。临床医师应根据各种抗生素的特点，按临床适应证正确选用抗生素。

（四）综合确定抗生素的应用方案

根据病原微生物种类、感染部位、感染严重程度和患者的生理、病理情况制订抗生素治疗方案。

1. 抗生素选择：根据病原微生物种类及药敏结果选用抗生素。

2. 给药剂量：按各种抗生素的治疗剂量范围给药。治疗重症感染和抗生素不易达到部位的感染时，抗生素剂量宜较大，即治疗剂量范围的高限。

3. 给药途径：(1)轻症感染可接受口服给药者，应选用口服吸收完全的抗生素,不必采用静脉或肌内注射给药。重症感染、全身性感染患者初始治疗应静脉给药,以确保药效;病情好转能口服时应及早转为口服给药。(2)抗生素的局部应用宜尽量避免,黏膜局部应用抗生素很少被吸收,抗生素在感染部位不能达到有效浓度,反易引起过敏反应或导致耐药菌产生,因此,治疗全身性感染或脏器感染时应避免局部应用抗生素。某些部位如阴道等黏膜表面的感染可采用抗生素局部应用或外用,但应避免将主要供全身应用的抗生素作为局部用药。局部用药宜采用刺激性小、不易吸收、不易导致耐药和不易导致过敏反应的杀菌剂,青霉素类、头孢菌素类等易产生过敏反应的药物不可局部应用。

4. 给药次数:为保证药物在体内能最大限度地发挥药效,杀灭感染灶病原微生物,应根据药代动力学和药效学相结合的原则给药。青霉素类、头孢菌素类等 β 内酰胺类、红霉素等大环内酯类、氯林可霉素等消除半衰期短者,应 1d 多次给药;氟喹诺酮类、氨基糖苷类等可 1d 给药 1 次(重症感染者除外)。

5. 疗程:抗生素疗程因感染不同而异,一般宜用至体温正常、症状消退后 72~96h,特殊情况特殊处理,如盆腔炎等疾病需较长的疗程(14d)方能彻底治愈,并防止复发。

6. 抗生素的联合应用:单一药物可有效治疗的感染,不需联合用药,仅在下列情况时可联合用药。(1)病原微生物尚未查明的重症感染。(2)单一抗生素不能控制的需氧菌及厌氧菌混合感染,2 种或 2 种以上病原微生物感染。(3)单一抗生素不能有效控制的重症感染。(4)联合用药时宜选用具有协同或相加作用的抗生素联合应用,如青霉素类、头孢菌素类等其他 β 内酰胺类与氨基糖苷类联合。联合用药通常采用 2 种药物联合,3 种及 3 种以上药物联合仅适用于个别情况。此外,必须注意联合用药后药物不良反应将增加。(5)对有肝、肾功能不全的患者,应用抗生素时应详细阅读所选药物的给药方式、代谢途径、主要副作用等,严格抗生素的使用适应证。

二、妇产科手术预防性应用抗生素的基本原则

(一)妇产科手术预防性应用抗生素的目的

预防手术后切口感染,以及清洁 - 污染或污染手术后手术部位感染及术后可能发生的全身性感染。

（二）妇产科手术预防性抗生素应用的基本原则

妇产科手术基本上属于清洁-污染手术或污染手术，应该预防性应用抗生素以防感染。

1. 清洁-污染手术：由于阴道存在大量寄殖菌群，手术时可能污染手术野引致感染，故此类手术需预防性应用抗生素。

2. 污染手术：多为开放性创伤未经扩创等已造成手术野严重污染的手术，此类手术需预防性应用抗生素。术前已存在细菌性感染的手术，如盆腔腹膜炎、盆腔脓肿切除术等，属抗生素治疗性应用，不属预防性应用范畴。

3. 预防性应用抗生素的选择及给药方法：（1）药物选择：抗生素的选择视预防目的而定。为预防术后切口感染时，应针对金黄色葡萄球菌（金葡菌）选用药物；预防手术部位感染或全身性感染时，则需依据手术野污染或可能的污染菌种类选用，如对大肠埃希菌和脆弱拟杆菌有效的抗生素。选用的抗生素必须是疗效肯定、安全、使用方便及价格相对较低的品种。（2）给药方法：应符合围手术期用药的原则。在术前0.5～2.0h内给药，或麻醉开始时给药，使手术切口暴露时局部组织中已达到足以杀灭手术过程中入侵切口细菌的药物浓度。如果手术时间超过3h，或失血量>1500ml，可在手术中再次给抗生素预防感染，抗生素的有效覆盖时间应包括整个手术过程和手术结束后4h，总的预防用药时间为24h，必要时延长至48h。但污染手术可依据患者感染情况酌量延长抗生素的使用时间。对手术前已形成感染者，抗生素使用时间应按治疗性应用而定。

第二部分　妇科常见感染及抗生素应用

一、阴道感染

根据病因和病原微生物的不同，阴道感染可分为细菌性阴道病、外阴阴道假丝酵母菌病和滴虫性阴道炎等，也有部分为需氧菌感染。细菌性阴道病的最常见病原体为阴道加德纳菌、各种厌氧菌和动弯杆菌属。外阴阴道假丝酵母菌病的病原微生物80%以上为白假丝酵母菌；10%～20%为其他假丝酵母菌，如热带假丝酵母菌、光滑假丝酵母菌和近平滑假丝酵母菌。滴虫性阴道炎的病原体为毛滴虫，可同时合并细菌或假丝酵母菌感染。

1. 治疗原则：(1)取阴道分泌物进行病原微生物检查，通常在显微镜下检查即可诊断，必要时再进行培养。难治性或反复发作的外阴阴道假丝酵母菌病必须进行酵母菌培养，获病原微生物后进行药敏试验，根据不同病原微生物选择抗真菌药物。如为两种病原微生物同时感染，如外阴阴道假丝酵母菌病和滴虫性阴道炎，可同时使用两种抗生素。(2)应同时去除病因，如停用广谱抗生素、控制糖尿病等。(3)治疗期间避免性生活或性交时坚持使用安全套。(4)抗生素使用必须按疗程完成。(5)妊娠期应选择阴道局部用药，妊娠初期3个月，禁用可能对胎儿有影响的药物。(6)对外阴阴道假丝酵母菌病患者应区分单纯性和复杂性外阴阴道假丝酵母菌病，应参照《外阴阴道念珠菌病诊治规范(草案)》[1]区别治疗。

2. 治疗方案：阴道感染的具体治疗方案应遵循各疾病的诊治规范。见表1。

表1　阴道感染的治疗方案

病原微生物	宜选药物	给药途径	备注
厌氧菌	甲硝唑	全身或局部给药	
阴道加德纳菌	克林霉素	全身或局部给药	
假丝酵母菌	制霉菌素、咪康唑	局部给药	按照不同的分类给予不同的疗程
	克霉唑	局部给药	
	伊曲康唑、氟康唑	全身给药	
滴虫	甲硝唑	全身或局部给药	宜单次口服大剂量(2.0g)效果最好

二、宫颈炎

急性宫颈炎最常见的致病微生物是淋病奈瑟球菌(淋菌)和沙眼衣原体，均为性传播疾病；也可由葡萄球菌属、链球菌属和肠球菌属引起。

1. 治疗原则：(1)检测宫颈炎致病微生物，可根据高倍(×400)显微镜下宫颈涂片每个视野中多形核白细胞>30个，或油镜下可见每个视野多形核白细胞＞10个做出初步诊断。（2）治疗期间避免性生活。（3）抗生素的剂量和疗程必须足够。（4）约50%的淋菌性宫颈炎合并沙眼衣原体感染,应同时应用对这两种病原微生物均有效的抗生素。

2. 治疗方案:宫颈炎的治疗应尽可能针对病原微生物进行治疗,治疗方案见表2。

表2　宫颈炎的治疗方案[a]

疾病	病原微生物	宜选药物
淋菌性宫颈炎	淋病奈瑟球菌	头孢曲松、大观霉素、氟喹诺酮类、多西环素
非淋菌性宫颈炎	沙眼衣原体	多西环素、大环内酯类、氟喹诺酮类
细菌性宫颈炎	其他细菌	根据细菌培养及药敏结果选择

注:"[a]"代表葡萄球菌属、链球菌属和肠球菌属等感染所致宫颈炎的病原治疗见"盆腔炎性疾病"

三、盆腔炎性疾病

盆腔炎性疾病(PID)是由女性上生殖道炎症引起的一组疾病,包括子宫内膜炎、输卵管炎、输卵管卵巢脓肿和盆腔腹膜炎。性传播感染(sexually transmitted infection, STI)的病原微生物如淋菌、沙眼衣原体是主要的致病微生物。一些需氧菌、厌氧菌、病毒和支原体也参与PID的发生。多数引起PID的致病微生物是由阴道上行感染的,且多为混合感染。

1. 治疗原则:(1)采集血、宫颈管分泌物和盆腔脓液等标本进行培养及药敏试验。(2)对有发热等全身感染症状明显者,应全身应用抗生素。(3)盆腔炎症大多为混合感染,根据经验选择广谱抗生素覆盖可能的病原微生物,包括淋菌、沙眼衣原体、支原体、厌氧菌和需氧菌等。病原微生物检查阳性者依据药敏试验结果调整用药。(4)抗生素的剂量应足够,疗程为14d,以免病情反复发作或转成慢性。初始治疗时根据病情轻重可静脉给药或非静脉给药;病情好转后可改为口服给药。

2. 治疗方案:药物治疗方案可参见《盆腔炎症性疾病诊

治规范（草案）》[2]。具体方案包括：头孢替坦（或头孢西丁或其他二代或三代头孢菌素）+多西环素（或米诺环素或阿奇霉素）+甲硝唑；氯林可霉素+硫酸庆大霉素；氟喹诺酮类+甲硝唑（如为莫西沙星，不必加甲硝唑）；氨苄西林或舒巴坦+多西环素（或米诺环素或阿奇霉素）+甲硝唑。

四、性传播疾病

常见的性传播疾病包括梅毒、淋病、非淋菌性尿道炎（或宫颈炎）、软下疳、性病性淋巴肉芽肿等，主要通过性接触传播。

1. 治疗原则：（1）明确诊断后应参照卫生部 2000 年颁布的《性病诊疗规范和性病治疗推荐方案》尽早开始规范治疗。（2）治疗期间禁止性生活。（3）同时检查和治疗性伴侣。

2. 治疗方案：性传播疾病的治疗主要是针对病原微生物的治疗。对梅毒患者，使用青霉素前须进行过敏试验；青霉素过敏者可选用红霉素或多西环素，但妊娠者不宜使用多西环素，对其所分娩的新生儿应采用青霉素治疗；治疗时应注意避免赫氏反应。对淋病患者，必要时可联合应用抗沙眼衣原体的药物。见表 3。

表 3　性传播疾病的治疗方案

疾病	病原微生物	宜选药物	可选药物
梅毒	梅毒螺旋体	普鲁卡因青霉素或苄星青霉素	红霉素、多西环素
淋病	淋菌	头孢曲松或大观霉素	氟喹诺酮类、多西环素
软下疳	杜克雷嗜血杆菌	阿奇霉素、头孢曲松	红霉素、氟喹诺酮类、大观霉素
非淋菌性尿道炎	衣原体或支原体	多西环素、大环内酯类	氟喹诺酮类
性病性淋巴肉芽肿	沙眼衣原体 L_1、L_2、L_3	大环内酯类	多西环素

第三部分　产科常见感染及抗生素应用

一、妊娠期抗生素的应用

妊娠期抗生素的应用需考虑药物对孕妇和胎儿两方面的影响。对胎儿有致畸或明显毒性作用的药物，如四环素类、喹诺酮类等,妊娠期避免应用。对孕妇和胎儿均有毒性作用的药物,如氨基糖苷类、万古霉素、去甲万古霉素等,妊娠期避免应用;确有应用指征时,须在血药浓度监测下使用,以保证用药安全、有效。妊娠期感染应使用药物毒性低,对胎儿及孕妇均无明显影响,也无致畸作用药物,如青霉素类、头孢菌素类等β内酰胺类等。

美国食品药品管理局(FDA)按照药物在妊娠期应用时的危险性分为 A、B、C、D 及 X 类[3],见表4。A 类:在孕妇中研究证实无危险性,可供药物选用时参考,妊娠期可安全使用;B 类:在动物研究中无危险性,但人类研究资料不充分,或对动物有毒性,但人类研究无危险性,有明确指征时慎用;C 类:在动物研究中显示毒性,人体研究资料不充分,但用药时可能患者的受益大于危险性,在确有应用指征时,充分权衡利弊决定是否选用;D 类:已证实对人类有危险性,但仍可能受益多于危险性,应避免应用,但在确有应用指征、且患者受益大于可能的风险时严密观察下慎用;X 类:对人类致畸,危险性大于受益,禁用。妊娠期感染者接受氨基糖苷类、万古霉素、去甲万古霉素、氯霉素、磺胺、氟胞嘧啶治疗时必须进行血药浓度监测,据以调整给药方案。

表4　妊娠期应用抗生素的危险性分类

FDA 分类	抗生素
A	无
B	青霉素类、红霉素、两性霉素 B、甲硝唑、头孢菌素类、阿奇霉素、特比萘芬、呋喃妥因、青霉素类＋β内酰胺酶抑制剂、克林霉素、利福布丁、氨曲南、磷霉素、乙胺丁醇、美罗培南、克霉唑、厄他培南
C	亚胺培南或西司他丁、氟康唑、磺胺药或甲氧苄啶、乙胺嘧啶、氯霉素、伊曲康唑、氟喹诺酮类、利福平、克拉霉素、酮康唑、利奈唑胺、异烟肼、万古霉素、氟胞嘧啶、咪康唑、吡嗪酰胺、伊曲康唑、制霉菌素
D	氨基糖苷类、四环素类
X	奎宁、乙硫异烟胺、利巴韦林

二、哺乳期抗生素的应用

哺乳期感染者接受抗生素治疗后，药物可自乳汁分泌，通常母乳中药物浓度不高，不超过哺乳期患者每日用药量的1%；少数药物乳汁中分泌量较高，如氟喹诺酮类、四环素类、大环内酯类、氯霉素、磺胺甲噁唑、甲氧苄啶、甲硝唑等。青霉素类、头孢菌素类等β内酰胺类和氨基糖苷类等在乳汁中浓度低。然而，无论乳汁中药物浓度如何，均存在对乳儿的潜在影响，并可能出现不良反应，如氨基糖苷类抗生素可导致乳儿听力减退，氯霉素可致乳儿骨髓抑制，磺胺甲噁唑等可致核黄疸、溶血性贫血，四环素类可致乳齿黄染，青霉素类可致过敏反应等。因此，治疗哺乳期感染者时，应避免选用氨基糖苷类、喹诺酮类、四环素类、氯霉素、磺胺等药物。哺乳期感染者应用任何抗生素时，均宜暂停哺乳，停止哺乳时间可根据不同药物代谢的时间而定。

三、新生儿抗生素的应用

新生儿期肝、肾均未发育成熟，肝酶的分泌不足或缺乏，肾清除功能较差，因此，新生儿感染时应避免应用毒性大的抗生素，包括主要经肾脏排泄的氨基糖苷类、万古霉素、去甲万古霉素等，以及主要经肝脏代谢的氯霉素等。必须要用时，主要经肾脏排泄的青霉素类、头孢菌素类等β内酰胺类药物需减量应用，以防止药物在体内蓄积导致严重中枢神经系统毒性反应的发生。新生儿期应避免或禁用可能发生严重不良反应的抗生素。可影响新生儿生长发育的四环素类、喹诺酮类禁用，可导致脑性核黄疸及溶血性贫血的磺胺类药和呋喃类药避免应用。

第四部分　妇产科手术前预防性应用抗生素

妇产科手术前预防性应用抗生素的原则遵循妇产科手术抗生素预防性应用的基本原则。产科手术前预防性抗生素的应用以第二代头孢菌素或头孢曲松或头孢噻肟＋甲硝唑为宜；妇科手术前预防性抗生素的应用也以第二代头孢菌素或头孢曲松或头孢噻肟＋甲硝唑为宜，如均过敏，可用喹诺酮类抗生素。

参 考 文 献

[1] 中华医学会妇产科学分会感染性疾病协作组. 外阴阴道念珠菌病诊治规范(草案). 中华妇产科杂志, 2004, 39: 430-431.

[2] 中华医学会妇产科学分会感染性疾病协作组. 盆腔炎症性疾病诊治规范(草案). 中华妇产科杂志,2008,43：556-558.

[3] 董悦,赵瑞琳. 现代妇产科诊疗手册. 2版. 北京：北京医科大学出版社,2001：238-244.

（通信作者：刘朝晖）

中华医学会妇产科学分会感染性疾病协作组成员：北京大学第一医院(廖秦平、刘朝晖、杨慧霞)；中国医学科学院北京协和医院(王友芳、向阳)；解放军总医院(宋磊)；上海交通大学医学院附属仁济医院(狄文)；北京大学人民医院(梁旭东)；首都医科大学附属北京妇产医院(范玲)；天津医科大学总医院(薛凤霞)；山东大学齐鲁医院(杨新升)；西安交通大学医学院第一附属医院(安瑞芳)；浙江大学医学院附属妇产科医院(贺晶)；上海交通大学医学院附属新华医院(杨祖菁)；北京大学深圳医院(樊尚荣)；中山大学附属第二医院(张帝开)；四川大学华西第二医院(胡丽娜)；中国医科大学附属盛京医院(张淑兰)；河北医科大学第二医院(王惠兰)

（**本文刊载于《中华妇产科杂志》2011年第46卷第3期**第230-233页）

编者按　中华医学会妇产科学分会感染性疾病协作组参考 2006 年美国疾病预防控制中心制定的"细菌性阴道病诊治指南",同时结合我国的具体情况,经过协作组成员两次讨论、两次网上征求意见,历时两年后定稿了"细菌性阴道病诊治指南(草案)"和"滴虫阴道炎诊治指南(草案)",以期有助于临床医师的工作。

细菌性阴道病诊治指南(草案)

中华医学会妇产科学分会感染性疾病协作组

细菌性阴道病(bacterial vaginosis,BV)是以阴道乳杆菌减少或消失,相关微生物增多为特征的临床症候群。BV 与盆腔炎、不孕、不育、流产、妇科和产科手术后感染、早产、胎膜早破、新生儿感染和产褥感染等的发生有关。与 BV 发病相关的微生物包括阴道加德纳菌、普雷沃菌属、动弯杆菌、拟杆菌、消化链球菌、阴道阿托普菌和人型支原体等。

一、BV 的诊断

约 1/2 的 BV 患者无临床症状,有症状者可表现为阴道分泌物增多伴腥臭味,查体可见外阴阴道黏膜无明显充血等炎性反应,阴道分泌物均质、稀薄。

根据 BV 的诊断标准[1],下列 4 项临床特征中至少 3 项阳性即可诊断 BV:(1)线索细胞阳性;(2)氨试验阳性;(3)阴道 pH 值 >4.5;(4)阴道均质、稀薄分泌物。其中(1)必备。有条件者可采用阴道涂片 Nugent 评分[2]进行诊断。

二、BV 的治疗

1. 治疗指征:有症状的患者、妇科和产科手术前患者、无症状孕妇。

2. 具体方案:(1)首选方案:甲硝唑 400mg,口服,每日 2 次,共 7d;或甲硝唑阴道栓(片)200mg,每日 1 次,共 5～7d;或 2% 氯洁霉素膏 5g,阴道上药,每晚 1 次,共 7d。(2)替换方案:氯洁霉素 300mg,口服,每日 2 次,共 7d。(3)可选用恢复阴道正常菌群的制剂。

三、妊娠期和哺乳期 BV 的治疗

（一）治疗方案

1. 妊娠期：（1）首选方案：甲硝唑 400mg，口服，每日 2 次，共 7d。（2）替换方案：氯洁霉素 300mg，口服，每日 2 次，共 7d。妊娠期应用甲硝唑需执行知情选择原则。

2. 哺乳期：选择局部用药，尽量避免全身用药。

（二）妊娠期 BV 筛查

无需常规对孕妇进行 BV 筛查[3]。

四、性伴侣的治疗

无须常规治疗性伴侣。

五、随访

治疗后若症状消失，无需随访。对妊娠合并 BV 需要随访治疗效果。

参 考 文 献

[1] Amsel R，Totten PA，Spiegel CA，et al. Nonspecific vaginitis. Diagnostic criteria and microbial and epidemiologic associations. Am J Med，1983，74：14-22.

[2] Nugent RP，Krohn MA，Hillier SL. Reliability of diagnosing bacterial vaginosis is improved by a standardized method of gram stain interpretation. J Clin Microbiol，1991，29：297-301.

[3] Centers for Disease Control and Prevention，Workowski KA，Berman SM. Sexually transmitted diseases treatment guidelines，2006. MMWR Recomm Rep，2006，55：1-94.

（通信作者：廖秦平）

协作组成员：北京大学第一医院（廖秦平、刘朝晖、杨慧霞）；中国医学科学院北京协和医院（王友芳、向阳）；解放军总医院（宋磊）；上海交通大学医学院附属仁济医院（狄文）；北京大学人民医院（梁旭东）；首都医科大学附属北京妇产医院（范玲）；天津医科大学总医院（薛凤霞）；山东大学齐鲁医院（杨新升）；西安交通大学医学院第一附属医院（安瑞芳）；浙江大学医学院附属妇产科医院（贺晶）；上海交通大学医学院附属新华医院（杨祖菁）；北京大学深圳医院（樊尚荣）；中

山大学附属第二医院（张帝开）；四川大学华西第二医院（胡丽娜）；中国医科大学附属盛京医院（张淑兰）；河北医科大学第二医院（王惠兰）

（本文刊载于《中华妇产科杂志》2011年第46卷第4期第317页）

滴虫阴道炎诊治指南(草案)

中华医学会妇产科学分会感染性疾病协作组

滴虫阴道炎(trichomonal vaginitis)是由阴道毛滴虫感染引起的下生殖道炎症。主要经性接触直接传播,也可通过公共浴池、浴盆、浴巾、游泳池、坐便器、衣物、污染的器械等间接传播。滴虫阴道炎与沙眼衣原体感染、淋病奈瑟菌感染、盆腔炎性疾病、宫颈上皮内瘤变、HIV感染、孕妇发生早产、胎膜早破及分娩低出生体质量儿相关[1]。

一、诊断

滴虫阴道炎主要表现为阴道分泌物增多、外阴瘙痒、灼热感,部分患者有尿频等症状;也有少数患者临床表现轻微,甚至没有症状[2]。查体可见外阴阴道黏膜充血,阴道分泌物多呈泡沫状、黄绿色。下列检测方法中任意一项阳性即可确诊[1]。

1. 悬滴法:显微镜下,在阴道分泌物中找到阴道毛滴虫。但悬滴法的敏感度仅为60%~70%,且需要立即检查湿片以获得最准确的诊断结果。

2. 培养法:培养法是最为敏感及特异的诊断方法,其准确率达98%。对于临床可疑而悬滴法结果阴性者,可进行滴虫培养。

二、治疗

(一)患者的治疗

治疗滴虫阴道炎主要是硝基咪唑类药物[3]。滴虫阴道炎经常合并其他部位的滴虫感染,故不推荐局部用药[1-2]。

1. 推荐方案:全身用药,甲硝唑2g,单次口服;或替硝唑2g,单次口服。

2. 替代方案:全身用药,甲硝唑400mg,口服,每日2次,共7d。

对于不能耐受口服药物或不适宜全身用药者,可选择阴道局部用药,但疗效低于口服用药。

3. 注意事项:患者服用甲硝唑 24h 内或在服用替硝唑 72h 内应禁酒。

（二）性伴侣的治疗

对性伴侣应进行治疗[1,4-5],并告知患者及性伴侣治愈前应避免无保护性交。

（三）对硝基咪唑类药物过敏或不耐受者的治疗

对硝基咪唑类药物过敏或不耐受的患者,可以选择硝基咪唑类以外的药物治疗[1,5],但疗效较差。

（四）妊娠期的治疗

尽管滴虫阴道炎与孕妇发生早产、胎膜早破及分娩低出生体质量儿存在相关性,但尚没有足够的研究结果表明对其进行治疗可降低上述并发症的发生。对孕妇滴虫阴道炎进行治疗,可缓解阴道分泌物增多症状,防止新生儿呼吸道和生殖道感染,阻止阴道毛滴虫的进一步传播,但临床中应权衡利弊,知情选择。妊娠期滴虫阴道炎的治疗可选择甲硝唑（美国 FDA 认证的 B 级药物,需患者知情选择）400mg,口服,每日 2 次,共 7d[1-2]。

（五）哺乳期的治疗

服用甲硝唑者,服药后 12~24h 内避免哺乳,以减少甲硝唑对婴儿的影响;服用替硝唑者,服药后 3d 内避免哺乳[1]。

三、随访

治疗后无临床症状者不需随访。

参 考 文 献

[1] Centers for Disease Control and Prevention, Workowski KA, Berman SM. Sexually transmitted diseases treatment guidelines, 2006. MMWR Recomm Rep, 2006, 55: 1-94.

[2] Richard LS, Ronald SG. Infectious diseases of the female genital tract. 5th ed, philadelphia: Lippincott Williams & Wilkins, 2009: 196-199.

[3] 乐杰. 妇产科学. 7 版. 北京:人民卫生出版社, 2008: 238-239.

[4] van der Pol B. Trichomonas vaginalis infection: the most prevalent nonviral sexually transmitted infection receives the least public health attention. Clin Infect Dis, 2007, 44: 23-25.

[5] Kissinger P. Should expedited partner treatment for women with Trichomonas vaginalis be recommended? Sex Transm Dis, 2010, 37: 397-398.

（通信作者：廖秦平）

协作组成员：北京大学第一医院(廖秦平、刘朝晖、杨慧霞)；中国医学科学院北京协和医院(王友芳、向阳)；解放军总医院(宋磊)；上海交通大学医学院附属仁济医院(狄文)；北京大学人民医院(梁旭东)；首都医科大学附属北京妇产医院(范玲)；天津医科大学总医院(薛凤霞)；山东大学齐鲁医院(杨新升)；西安交通大学医学院第一附属医院(安瑞芳)；浙江大学医学院附属妇产科医院(贺晶)；上海交通大学医学院附属新华医院(杨祖菁)；北京大学深圳医院(樊尚荣)；中山大学附属第二医院(张帝开)；四川大学华西第二医院(胡丽娜)；中国医科大学附属盛京医院(张淑兰)；河北医科大学第二医院(王惠兰)

（本文刊载于《中华妇产科杂志》2011年第46卷第4期第318页）

女性压力性尿失禁诊断和治疗指南（试行）

中华医学会妇产科学分会妇科盆底学组

压力性尿失禁（stress urinary incontinence，SUI）是指喷嚏、咳嗽、大笑或运动等腹压增高时出现不自主的尿液自尿道口漏出。症状表现为喷嚏、咳嗽、运动等腹压增高时不自主漏尿。体征是在增加腹压时，能观察到尿液不自主地从尿道口漏出。尿动力学检查表现为充盈性膀胱测压时，在腹压增高而无逼尿肌收缩的情况下出现不随意漏尿。中国成年女性 SUI 患病率高达 18.9%，在 50～59 岁年龄段，SUI 患病率最高，为 28.0%。目前，国际上对尿失禁的治疗日益规范，中华医学会妇产科学分会妇科盆底学组参考国际上相关的尿失禁治疗指南，结合我国国情，经研究讨论制定了我国 SUI 诊断和治疗指南，目的是指导疾病的诊治。该指南将根据实际工作需要和研究进展不断修订，加以完善。

一、诊断

SUI 的病理生理机制包括：（1）膀胱颈及近端尿道下移；（2）尿道黏膜的封闭功能减退；（3）尿道固有括约肌功能下降；（4）支配控尿组织结构的神经系统功能障碍。SUI 的诊断主要依据主观症状和客观检查，并需除外其他类型的尿失禁及膀胱疾病。

（一）SUI 的诊断

基本病史和检查：（1）病史：包括全身情况，SUI 症状，漏尿次数及严重程度，泌尿系统的其他症状及其他病史（既往病史、月经生育史、生活习惯、活动认知能力、并发疾病和使用药物、盆腔手术史和放疗史等），患者预期的治疗效果。（2）查体：包括一般状态，全身检查，专科检查和神经系统检查。专科检查应了解外生殖器有无盆腔器官脱垂及程度；外阴部有无长期感染所引起的异味、皮疹；双合诊了解子宫位置、大小和盆底肌收缩力等;肛门指诊检查肛门括约肌肌力及有无直肠膨出。神经系统检查包括会阴感觉、球海绵体肌反射及肛门括约肌肌力的检查。

初步评估:压力试验及指压试验,尿常规检查;尿常规检查阳性或存在下尿路症状者行中段尿培养检查,尿培养检查阳性者针对药物敏感试验进行抗生素治疗。包含工作和休息状态的 3d 排尿日记(可准确记录患者的排尿情况及尿失禁状况和次数,并可作为治疗效果的评价手段),排尿日记的内容包括每次排尿的时间、排尿量、漏尿时间和类型。有条件可进行棉签试验和尿垫试验。

如出现以下情况及施行抗尿失禁手术前,建议进行下尿道功能的特殊检查,包括尿动力学检查、膀胱镜、造影等检查。(1)根据症状及初步评估无法确定诊断;(2)伴随尿频、尿急、夜尿等膀胱过度活动症状;(3)下尿道手术史,包括抗尿失禁手术失败史;(4)已知的或疑诊神经性膀胱功能障碍;(5)压力试验阴性;(6)尿常规检查异常,如无法解释的血尿或脓尿;(7)大量残余尿及排尿障碍;(8)盆腔器官脱垂定量(POP-Q)分度法Ⅲ度或以上的盆腔器官脱垂;(9)高龄(年龄≥65 岁);(10)存在糖尿病等引起的慢性外周神经血管病变。手术治疗前进行以上检查能避免误诊,除外急迫性尿失禁和混合性尿失禁,检测出尿道固有括约肌缺陷型(intrinsic sphincter deficiency)SUI,以提高手术的成功率[1-2]。

(二)SUI 严重程度的评价

1. 临床症状主观分度:采用 Ingelman-Sundberg 分度法。轻度:尿失禁发生在咳嗽、喷嚏时,不需使用尿垫;中度:尿失禁发生在跑跳、快步行走等日常活动时,需要使用尿垫;重度:轻微活动、平卧体位改变时等发生尿失禁。

2. 客观检查:采用尿垫试验,推荐 1h 尿垫试验。1h 漏尿量≥2g 为阳性。轻中度:2g≤1h 漏尿量<10g;重度:10g≤1h 漏尿量<50g;极重度:1h 漏尿量≥50g。

3. 尿失禁对生命质量影响的问卷调查:国际上建议使用以患者为主导的调查问卷客观评价尿失禁对生命质量的影响。尿失禁对生命质量的影响建议使用经中文验证的尿失禁影响问卷简表(incontinence impact questionnaire short form,IIQ-7),此表为国际尿失禁专家咨询委员会(International

Consultation on Incontinence，ICI）2005 年提出的，属 A 级
证据。尿失禁对患者性生活的影响建议使用盆腔器官脱
垂 - 尿失禁性生活问卷简表（pelvic organ prolapse-urinary
incontinence sexual questionnaire-12，PISQ-12），此表为 ICI
2005 年提出的，属 B 级证据。

（三）SUI 的分型诊断

分型诊断并非必须，但对于临床表现与查体不甚相符，
以及经初步治疗效果不佳的患者，建议进行尿失禁分型诊断。
主要分为尿道高活动性 SUI 和尿道固有括约肌缺陷型 SUI。
可以通过尿动力学检查结果进行分型。

腹部漏尿点压（abdominal leakage point pressure，ALPP）
结合影像尿动力学进行分型：I 型 SUI：ALPP≥90cmH$_2$O
（1cmH$_2$O＝0.098kPa）；II 型 SUI：ALPP 60～90cmH$_2$O；III 型
SUI：ALPP≤60cmH$_2$O。 I 型和II型为尿道高活动性 SUI，III
型为尿道固有括约肌缺陷型 SUI。

以最大尿道闭合压（maximum urethral closure pressure，
MUCP）进行分型：MUCP＞20cmH$_2$O（或＞30cmH$_2$O）提示尿
道高活动性 SUI；MUCP≤20cmH$_2$O（或≤30cmH$_2$O）提示尿道
固有括约肌缺陷型 SUI。

二、非手术治疗

ICI 和英国国家卫生和临床医疗优选研究所（National
Institute for Health and Clinical Excellence，NICE）建议对尿失
禁患者首先应进行非手术治疗 [3-4]，尤其是轻、中度 SUI 患者。
非手术治疗也可用于手术前后的辅助治疗。非手术治疗具有
并发症少、风险小的优点，尤其适合于老年患者，可减轻患者
的尿失禁症状 [5]。

1. 生活方式干预：又称行为治疗，包括减轻体重，尤其
是体质指数（BMI）＞30kg/m^2 者、戒烟、减少饮用含咖啡因的
饮料，避免和减少增加腹压的活动。

2. 治疗便秘等慢性腹压增高疾病。

3. 盆底肌训练：盆底肌训练（pelvic floor muscle training，
PFMT）又称为 Kegel 运动。NICE 建议将 PFMT 作为对 SUI
患者的一线治疗，最短为期 3 个月（A 级证据）。PFMT 应达
到相当的训练量，才可能有效。可参照如下方法实施：持续
收缩盆底肌（即缩肛运动）不少于 3s，松弛休息 2～6s，连续做

15～30min，每日 3 次；或每天做 150～200 次。持续 3 个月或更长。应在训练 3 个月后门诊随访进行主客观治疗效果的评价。PFMT 可采用生物反馈方法，疗效优于单纯医师口头指导患者的 PFMT。文献报道，PFMT 的短期有效率可达 50%～75%[6-7]。但 PFMT 存在依从性差、训练技巧不易掌握的缺点。NICE 建议孕妇进行 PFMT 预防产后尿失禁（A 级证据）。

4．盆底电刺激治疗：盆底电刺激通过增强盆底肌肉的力量，提高尿道闭合压来改善控尿能力，但不作为治疗 SUI 的常规方法。对于不能主动收缩盆底肌的患者可采用生物反馈和盆底电刺激的方法。治疗效果与 PFMT 相当，也可联合 PFMT 应用，效果更好。

5．药物治疗：药物治疗可减少患者的漏尿次数、提高生命质量评分[8]。(1)选择性 α_1 肾上腺素受体激动剂：常用药物有盐酸米多君等。通过激活尿道平滑肌 α_1 肾上腺素受体及躯体运动神经元，增加尿道阻力，有效率约 30%。用法：2.5～5mg/ 次，每日 2～3 次。禁忌证：急迫性尿失禁、夜尿次数过多、高血压、青光眼。副作用：头皮麻木、头痛、立毛、肢端发冷，较少见的副作用有高血压、心悸，严重者可发生脑血管意外。因副作用较大不建议长期使用。(2)丙米嗪：通过抑制肾上腺素能神经末梢的去甲肾上腺素和 5- 羟色胺再吸收，增加尿道平滑肌的收缩力，并可以从脊髓水平影响尿道横纹肌的收缩能力；抑制膀胱平滑肌收缩，缓解急迫性尿失禁。用法：50～150mg/d。禁忌证：心功能衰竭患者，老年人慎用。副作用：口干、视力模糊、便秘、尿潴留和体位性低血压等胆碱能受体阻断症状；组胺 H_1 受体阻断引起的镇静、嗜睡和定向力减退等；对心功能衰竭患者可引起心律失常。对于以上 4 种非手术治疗失败或不能进行手术的患者可以使用丙米嗪。(3)阴道局部雌激素治疗：对绝经后妇女，阴道局部雌激素治疗可以缓解部分绝经后 SUI 症状及下尿路症状。

三、手术治疗

美国泌尿学会（American Urological Association，AUA）经过全面的文献检索及严格的分析认为，手术对于大多数 SUI 患者具有长期（＞48 个月）、确定的疗效。但手术对患者有一定的创伤，并且存在术后排尿困难、尿急、脏器损伤等风险，因此，在制定手术方案时，应告知患者可选择的手术方式及每种方式的利弊和风险、手术所需时间、住院时间、可能发生的并发症及并发症的处理，同时，要考虑到患者的生育计划，由医师和患者共同决定手术方式。手术治疗的主要适应证包括：(1)非手术治疗效果不佳或不能坚持、不能耐受的患者；(2)中、重度 SUI，严重影响生命质量的患者；(3)盆腔器官脱垂伴有 SUI 需行盆底手术者，可同时行抗 SUI 手术 [9-10]。NICE 不推荐阴道前壁修补、阴道旁修补及针刺悬吊术作为 SUI 的术式(A 级证据)。

存在以下情况时应慎重选择手术及手术方式：(1)如果患者存在以急迫性尿失禁为主的混合性尿失禁，应先采用药物治疗，如症状明显改善，患者满意，则可不手术治疗；抗急迫性尿失禁药物治疗效果不佳，提示患者为以 SUI 为主的混合性尿失禁，可进行手术治疗。(2)对于合并尿道阴道瘘、尿道侵蚀、术中尿道损伤和(或)尿道憩室的 SUI 患者，均不能使用合成吊带。建议这类患者可使用自体筋膜或生物吊带。(3)SUI 合并逼尿肌功能减退、尿潴留、膀胱容量小的患者慎重选择抗尿失禁手术 [9-10]。

(一) 阴道无张力尿道中段悬吊带术

阴道无张力尿道中段悬吊带术主要分为经耻骨后路径和经闭孔路径两种方式完成。经耻骨后路径阴道无张力尿道中段悬吊带术有自下而上、自上而下路径完成吊带放置。该手术方法已成为一线的治疗 SUI 术式。抗 SUI 和治疗脱垂的手术可同时进行，但在吊带拉紧前应完成脱垂修补。对于合并重度脱垂的患者，未提示存在隐匿性尿失禁的患者，目前不建议进行预防性抗尿失禁手术 [9-10]。

1. 经耻骨后路径：NICE 建议将其作为 SUI 的首选治疗术式(A 级证据)。穿刺方向多为"下→上"，也可以为"上→下"。适应证：(1)尿道高活动性 SUI；(2)尿道固有括约肌缺陷型 SUI；(3)以 SUI 为主的混合性尿失禁。

7～11 年随诊的治愈率为 80%～90%，对以 SUI 为主的混合性尿失禁的治愈率约 80%。如同时进行盆腔器官脱垂的手术修复，尿失禁手术具有相似的效果。手术的主要并发症为膀胱损伤，需注意在吊带手术结束之前，必须进行膀胱镜检查。此外，手术并发症还有出血、排尿障碍、尿潴留、泌尿系统感染、吊带暴露和侵蚀等问题。

2.经闭孔路径:穿刺方向分为"外→内"和"内→外"两种方式。经闭孔路径阴道无张力尿道中段悬吊带术治疗效果与经耻骨后路径相似。适应证:(1)尿道高活动性 SUI;(2)以 SUI 为主的混合性尿失禁。

由于手术路径的改变,降低了膀胱和髂血管损伤的风险,术中可酌情考虑施行膀胱镜检查。并发症与经耻骨后路径相似,但与经耻骨后路径相比,术后可发生下肢疼痛等并发症。

3.阴道单切口微小吊带手术:为近年来在经耻骨后路径及经闭孔路径阴道无张力尿道中段悬吊带术的基础上,发展的一种更微创、体内放置吊带更少、无身体皮肤切口的治疗方法。短期随访的治愈率为 50%~90%,远期效果尚待验证。

(二)耻骨后膀胱颈悬吊术

进行 Cooper 韧带悬吊的 Burch 手术为耻骨后膀胱颈悬吊术的代表,曾为治疗 SUI 的"金标准"术式。Burch 手术经耻骨后将膀胱颈及近端尿道两侧的阴道壁缝合悬吊于 Cooper 韧带,以上提膀胱颈及近端尿道,从而减少膀胱颈的活动度。术后治愈率为 80% 左右,仍被认为是治疗有效的方法之一。有开腹及腹腔镜两种途径完成,腹腔镜进入耻骨后间隙的路径有腹膜内和腹膜外路径两种;腹腔镜与开腹的治愈率基本相似。NICE 建议开腹耻骨后膀胱颈悬吊术可作为治疗 SUI 的方法之一,而腹腔镜耻骨后膀胱颈悬吊术治疗 SUI 应由有经验的内镜医师在综合医院施行(A 级证据)。

适应证:尿道高活动性 SUI。常见并发症有发热、泌尿系统感染、膀胱损伤、术后排尿障碍、输尿管损伤、逼尿肌不稳定。

(三)经阴道膀胱颈悬吊术

自膀胱颈及近端尿道下方将膀胱颈向耻骨上方向悬吊并锚定,固定于腹直肌前鞘,以改变膀胱尿道角度,固定膀胱颈和近端尿道,并对尿道产生轻微的压迫作用;吊带材料主要为自身筋膜,也可为同种移植物、异体或异种移植物、合成材料及不可吸收悬吊线。初次手术的治愈率为 82%~85%;用于复发后再次手术的患者时治愈率约为 64%。

并发症包括尿潴留(高于其他术式)、急迫性尿失禁。合成吊带膀胱颈悬吊术的尿道侵蚀发生率很高。尸体吊带由于长期耐受性受到质疑,并未广泛使用。

（四）膀胱颈旁注射填充剂

膀胱颈旁注射明胶醛交叉连接牛胶原蛋白及碳珠等填充剂。填充剂注射应注意过敏反应。膀胱颈旁注射填充剂治疗有效率随时间延长而下降，远期疗效较差，患者通常每1～2年需要再次进行治疗。

适应证：（1）尿道固有括约肌缺陷型SUI；（2）不能耐受其他抗尿失禁手术的患者。

四、治疗后随访

1. 随访时间：推荐术后6周内至少进行1次随访，主要了解近期并发症。6周以后主要了解远期并发症及手术疗效。

2. 手术疗效评价内容和指标：手术疗效评价分为：治愈：咳嗽等腹压增高情况下无漏尿；改善：咳嗽等腹压增高情况下有漏尿，1h尿垫试验漏尿量较治疗前减少≥50%；无效：咳嗽等腹压增高下有漏尿，1h尿垫试验漏尿量较治疗前减少<50%。（1）主观指标：即患者使用问卷进行的自我评价，包括经中文验证的ⅡQ-7和PISQ-12。（2）客观指标：当患者为改善和无效时建议行排尿日记、1h尿垫试验及尿动力学检查。

3. 并发症随访：对SUI的术后随访中必须观察和记录近期和远期并发症。近期并发症包括排尿困难、尿潴留、尿急、急迫性尿失禁（术前已存在或新发）、感染、发热、脏器损伤、死亡等。远期并发症包括吊带侵蚀、尿瘘、疼痛、性功能障碍等。

参 考 文 献

[1] Agur W, Housami F, Drake M, et al. Could the National Institute for Health and Clinical Excellence guidelines on urodynamics in urinary incontinence put some women at risk of a bad outcome from stress incontinence surgery? BJU Int, 2009, 103: 635-639.

[2] Renganathan A, Duckett J, Nayak K. Female urinary incontinence-urodynamics: yes or no? J Obstet Gynaecol, 2009, 29: 473-479.

[3] Abrams P, Andersson KE, Brubaker L. Recommendations of the International Scientific Committee: evaluation and treatment of urinary incontinence, pelvic organ prolapse and faecal incontinence//Abrams P, Cardozo L, Khoury S, et al. Incontinence. 3rd ed. Paris: Health Publications Ltd, 2005:

1589-1630.

[4] National Institute for Health and Clinical Excellence. Urinary incontinence: the management of urinary incontinence in women (NICE clinical guideline 40. 2006)[EB/OL]. [2011-06-01]. http://www.nice.org.uk/CG40.

[5] Freeman RM. Initial management of stress urinary incontinence: pelvic floor muscle training and duloxetine. BJOG, 2006, 113 Suppl 1: 10-16.

[6] Hay-Smith EJ, Bø Berghmans LC, Hendriks HJ, et al. Pelvic floor muscle training for urinary incontinence in women. Cochrane Database Syst Rev, 2001, 1: CD001407.

[7] Wilson PD, Bo K, Bourcier A, et al. Conservative management in women//Abrams P, Khoury S, Wein A. Incontinence. Paris: Health Publications Ltd, 1999: 579-636.

[8] 中华医学会泌尿外科学分会. 女性压力性尿失禁诊断治疗指南（2007）[EB/OL]. [2011-06-01]. http://www.bethune. net.cn/zhenliaozhinan/2010/0731/11453.html.

[9] Leach GE, Dmochowski RR, Appell RA, et al. Female Stress Urinary Incontinence Clinical Guidelines Panel summary report on surgical management of female stress urinary incontinence. J Urol, 1997, 158: 875-880.

[10] Dmochowski RR, Blaivas JM, Gormley EA, et al. Update of AUA guideline on the surgical management of female stress urinary incontinence. J Urol, 2010, 183: 1906-1914.

（通信作者：朱　兰）

备注：中华医学会妇产科学分会妇科盆底学组参与讨论"女性压力性尿失禁诊断和治疗指南（试行）"的专家组成员：郎景和、朱兰、宋岩峰、王建六、鲁永鲜、罗新、杨欣、张晓薇、马庆良、童晓文、华克勤、罗来敏、韩劲松、马乐、胡丽娜、刘培淑、文建国、许学先、金杭美、谢静燕、黄欧平、李际春、夏志军；执笔：史宏晖、朱兰

（本文刊载于《中华妇产科杂志》2011年第46卷第10期第796-798页）

妇科宫腔镜诊治规范

中华医学会妇产科学分会妇科内镜学组

宫腔镜手术作为一种经自然腔道的手术方式,具有创伤小、恢复快、住院时间短等优点,已经和开腹手术、阴式手术、腹腔镜手术一起成为妇科手术的四大基本技能。

一、宫腔镜检查术的适应证及禁忌证

（一）适应证

可疑宫腔内的病变,均为宫腔镜检查的适应证。

1. 异常子宫出血。

2. 宫腔内占位性病变。

3. 宫内节育器异常及宫内异物。

4. 不孕、不育。

5. 宫腔粘连。

6. 子宫畸形。

7. 宫腔影像学检查异常。

8. 宫腔镜术后相关评估。

9. 阴道排液和(或)幼女阴道异物。

10. 子宫内膜癌和宫颈管癌手术前病变范围观察及镜下取活检。

（二）禁忌证

1. 绝对禁忌:无。

2. 相对禁忌:(1)体温>37.5℃;(2)子宫活跃性大量出血、重度贫血;(3)急性或亚急性生殖道或盆腔炎症;(4)近期发生子宫穿孔;(5)宫腔过度狭小或宫颈管狭窄、坚硬、难以扩张;(6)浸润性宫颈癌、生殖道结核未经抗结核治疗;(7)严重的内、外科合并症不能耐受手术操作。

二、宫腔镜手术的适应证及禁忌证

（一）适应证

1. 久治无效的异常子宫出血,患者无生育要求而有保留子宫的愿望。

　　2. 子宫内膜息肉。

　　3. 影响宫腔形态的子宫肌瘤。

　　4. 宫腔粘连。

　　5. 子宫畸形。

　　6. 宫腔内异物。

　　7. 与妊娠相关的宫腔病变。

　　8. 子宫内膜异常增生。

　　9. 幼女阴道异物。

　　（二）禁忌证

　　与宫腔镜检查术相同。

三、术前评估

　　（一）宫腔镜检查

　　1. 排除严重内、外科合并症及各类宫腔镜手术禁忌证。

　　2. 血尿常规、HBsAg、丙型肝炎（丙肝）抗体、HIV 及梅毒螺旋体抗体、阴道分泌物常规。

　　3. 心电图。

　　4. 根据病情酌情增加相关辅助检查。

　　（二）宫腔镜手术

　　1. 完成上述宫腔镜检查项目。

　　2. 辅加项目：血型、Rh 因子、凝血功能、肝肾功能、血糖、乙型肝炎（乙肝）五项等。

　　3. 胸片（或胸透）、盆腔 B 超、宫颈细胞学检查等。

四、麻醉

　　1. 宫颈管黏膜表面麻醉：适用于宫腔镜检查或宫腔内病变活检等小型宫腔镜手术。

　　2. 静脉麻醉：适用于比较简单的宫腔镜手术。

　　3. 硬膜外或区域阻滞麻醉：适用于各类宫腔镜手术，特别是子宫腔内病变复杂，需要较好地松弛宫颈，如直径 >4cm 的 I 型和 II 型黏膜下肌瘤等。

　　4. 全身麻醉：主要适用于宫腔镜联合腹腔镜手术。

五、术前预处理（视手术需要酌情选择）

　　1. 子宫内膜预处理：（1）药物预处理：促性腺激素释放激素激动剂（GnRH-a）或孕三烯酮等，使用 2～3 个月，抑制内膜增生，薄化子宫内膜；（2）机械性预处理：术中负压吸宫，薄化子宫内膜（不孕症及宫腔粘连者慎用）。

2. 子宫肌瘤预处理：对于肌瘤直径≥4cm 的Ⅰ型和Ⅱ型黏膜下肌瘤及肌壁间内突肌瘤，或黏膜下肌瘤合并严重贫血者，应用 GnRH-a 治疗 2～3 个月，使肌瘤和子宫体积缩小，纠正贫血。

六、手术时机选择

1. 手术应选择在早卵泡期实施，此时内膜较薄，视野相对开阔，便于手术操作。

2. 术前已进行药物预处理者，完成预处理后即可进行手术。

七、术前准备

1. 病情告知与知情同意。

2. 宫颈准备：术前晚酌情放置宫颈扩张棒扩张宫颈或给予米索前列醇 400μg 阴道后穹隆放置，以软化宫颈，便于术中宫颈扩张。

3. 术前禁食 6h 以上。

八、宫腔镜手术基本要求

1. 体位：非头低位的膀胱截石位。

2. 测宫腔深度与扩张宫颈：探针探测宫腔深度并记录，以宫颈扩张棒逐号扩张宫颈至 10～12 号。

3. 膨宫与灌流：使用宫腔镜膨宫与灌流系统，宫腔内压力设置为 80～100mmHg（1mmHg＝0.133kPa）或≤患者平均动脉压。手术操作前应排空灌流管道内空气；术中记录灌流液出入量，并计算灌流液吸收量。

根据能源系统选择灌流液种类。宫腔镜单极电系统多选用 5% 葡萄糖溶液，糖尿病患者可选用 5% 甘露醇溶液；宫腔镜双极电系统多选用生理盐水。

九、宫腔镜手术基本操作

1. 机械分离：通过宫腔镜操作孔道置入微型剪刀对粘连组织、中隔组织进行分离与剪切。

2. 电切割：以高频电为能源，使用环状或针状电极对病变部位进行切除或分离，多用于宫腔内占位病变切除或粘连分离，需要注意切割速度和深度。

3. 电凝固：以高频电为能源，使用球状或柱状电极对病变部位进行凝固、破坏，也可以激光为能源实施上述操作，主要用于子宫内膜去除或凝固、止血。

4. 输卵管插管与通液：将输卵管导管经宫腔镜操作孔道插入输卵管间质部，注入亚甲蓝（美蓝）通液，评估输卵管通畅情况。

十、常见手术技能与技巧

1. 子宫内膜活检术：在宫腔镜直视下评估宫腔形态及宫腔和（或）宫颈管病变，对可疑病变部位进行活检，注意活检组织的大小。

2. 子宫内膜息肉切除术：根据息肉形态、大小及根蒂部位，选择切除方法；对于有生育要求的患者，既要切除息肉根蒂部，还应注意保护病变周围正常内膜。

3. 子宫内膜切除或去除术：以环状或球状电极顺序切除或凝固子宫内膜。一般自宫底部开始至两侧宫角及侧壁内膜，然后自上而下切除子宫前壁及后壁内膜。切除或凝固深度应包括子宫内膜全层及其下方 2～3mm 的肌肉组织，切除或凝固范围终止于宫颈内口上方 0.5～1.0cm（部分切除）或下方 0.5～1.0cm（完全切除）。手术中应注意对双侧宫底部、宫角部内膜的破坏深度，必要时可以环状和球状电极交替使用，尽量减少内膜残留。

4. 子宫肌瘤切除术：实施宫腔镜子宫肌瘤切除术前应评估肌瘤类型，按照不同类型肌瘤实施手术。（1）0 型黏膜下肌瘤：估计可经宫颈完整取出的肌瘤，可以环状电极切除肌瘤根蒂部后，以卵圆钳夹持取出；对于肌瘤体积较大者，需以环状电极从肌瘤两侧壁切割以缩小肌瘤体积，再以卵圆钳夹持拧转取出，酌情修整肌瘤瘤腔并止血。对于脱入阴道的肌瘤，在宫腔镜直视下切断肌瘤根蒂部取出。（2）Ⅰ型及Ⅱ型黏膜下肌瘤：以作用电极在肌瘤最突出部位切开瘤体包膜，使肌瘤瘤体突向宫腔，然后切除之，术中可通过使用缩宫素、水分离等方法促使肌瘤瘤体向宫腔内移动；对于不能突向宫腔的肌瘤不宜强行向肌壁内掏挖，将肌瘤切除至与周围肌壁平行，残留部分肌瘤视术后生长情况酌情进行二次手术。（3）突向宫腔的肌壁间肌瘤：对于可实施宫腔镜切除的肌壁间内突肌瘤，手术方法与原则参照Ⅰ型及Ⅱ型黏膜下肌瘤。建议手术中使用 B 超监护，以提高手术安全性。

5. 子宫中隔切除术：子宫不全中隔切除或分离时，应自中隔组织的尖端开始,左右交替至中隔基底部位,作用电极的切割或分离方向应沿中线水平,以免损伤前壁或后壁子宫肌层组织;当切割或分离至子宫底部时,应注意辨别中隔与子宫底肌层组织的分界,在切除或分离中隔的同时,尽量避免损伤正常子宫肌壁组织,以免出血或穿孔发生。

完全中隔切除或分离时,自宫颈内口水平向宫底方向分离或切除,方法与不全中隔相同。宫颈部分中隔不必切开,可留在阴道分娩或剖宫产分娩时处理。

中隔子宫畸形是子宫的形态学异常,建议酌情选择 B 超监护和(或)联合腹腔镜手术。

6. 宫腔粘连分离术:依据粘连类型、粘连范围酌情选择分离方法。膜性粘连可以用微型剪刀分离;肌性粘连多以针状电极或环状电极分离,分离术中应分清子宫腔的解剖学形态,操作应沿宫腔中线向两侧进行,注意子宫腔的对称性。特别强调手术中对正常子宫内膜的保护。宫腔粘连分离时,可根据粘连程度酌情选用 B 超和(或)腹腔镜监护,以提高手术疗效与安全性。

7. 宫腔异物取出或切除术:(1)宫内节育器:宫内节育器残留、嵌顿或被粘连组织包裹时,应在宫腔镜直视下进行分离直到其完全显露,再以异物钳取出;对于残留肌壁间的节育器,酌情联合 B 超定位并按上述方法分离取出。(2)妊娠组织残留:依据残留组织类型及残留部位,酌情选择针状或环状电极进行分离或切除。术中注意对正常子宫内膜的保护;处理宫角部的残留组织时应把握深度,避免子宫穿孔;剖宫产瘢痕处妊娠物(突向子宫腔内)切除应酌情经药物治疗和(或)子宫血管阻断后施术,术中酌情选择 B 超或联合腹腔镜手术。

8. 宫腔镜输卵管间质部插管术:在宫腔镜直视下放置输卵管导管并注入亚甲蓝通液,可作为输卵管通畅度评估与输卵管梗阻治疗的方法之一。

9. 宫颈管赘生物切除术:对宫颈管内赘生物如息肉、肌瘤及炎性病变切除或宫颈管内膜活检等。

十一、术中监测

1. 生命体征:包括呼吸、脉搏、血压、血氧饱和度及心电监护等。

2. 灌流介质:计算灌流液入量和出量的差值(进入患者

体内的灌流液量），如该差值≥1000ml，应严密观察生命体征改变，警惕灌流液过量吸收综合征发生；当灌流液入量和出量差值达到2000ml，应注意生命体征变化，尽快结束手术。

3．血清电解质：灌流液出入量差值≥1000ml 时，酌情测定血清电解质变化。

4．B 超监护：可提示宫腔手术切割范围及深度，防止子宫穿孔。

5．联合腹腔镜手术：对复杂的宫腔内手术、子宫畸形、子宫穿孔风险大及腹腔内病变需同时诊断与治疗时，酌情选择。

十二、术后处理

1．观察生命体征，适时下床活动。

2．有阴道出血时，酌情选用缩宫素及止血药物。

3．合理使用抗生素。

4．酌情选择预防宫腔粘连的方法。

5．酌情使用促进或抑制内膜生长的药物。

十三、宫腔镜手术并发症防治

1．出血：宫腔镜手术中出血的主要原因是对子宫内膜下方肌层组织破坏过深。出血的高危因素包括子宫穿孔、动静脉瘘、胎盘植入、宫颈妊娠、剖宫产瘢痕妊娠和凝血功能障碍等。减少出血的对策包括术前药物预处理（缩宫素及止血药物的应用）、宫腔球囊压迫、联合腹腔镜监护及预防性子宫动脉阻断等。处理方案应依据出血量、出血部位、范围和手术种类确定。

2．子宫穿孔：引起子宫穿孔的高危因素包括宫颈狭窄、宫颈手术史、子宫过度屈曲、宫腔过小及施术者经验不足等。（1）临床表现：①宫腔塌陷，视线不清；②B 超声像图见子宫周围游离液体，或大量灌流液进入腹腔；③宫腔镜可见腹膜、肠管或大网膜；④如有腹腔镜监护则可见子宫浆膜面透亮、起水泡、出血、血肿或穿孔的创面；⑤作用电极进入并损伤盆、腹腔脏器引起相应并发症症状等。（2）处理：首先查找穿孔部位，确定邻近脏器有无损伤，决定处理方案。穿孔范围小、无活动性出血及脏器损伤时，可使用缩宫素及抗生素、观察；穿孔范围大、可能伤及血管或有脏器损伤时，应立即腹腔镜或开腹探查并进行相应处理。（3）预防：①加强宫颈预处理、避免暴力扩宫；②酌情联合 B 超或腹腔镜手术；③培训与提高术者手术技巧;④酌情使用 GnRH-a 类药物缩小肌瘤或子宫体积、薄化子宫内膜。

3. 灌流液过量吸收综合征:宫腔镜手术中膨宫压力与使用非电解质灌流介质可使液体介质进入患者体内,当超过人体吸收阈值时,可引起体液超负荷及稀释性低钠血症,并引起心、脑、肺等重要脏器的相应改变,出现一系列临床表现,包括心率缓慢,血压升高或降低、恶心、呕吐、头痛、视物模糊、焦躁不安、精神紊乱和昏睡等,如诊治不及时,将出现抽搐、心肺功能衰竭甚至死亡。(1)诱因:宫内高压、灌流介质大量吸收等。(2)处理原则:吸氧、利尿、治疗低钠血症、纠正电解质紊乱和水中毒,处理急性左心功能衰竭、防治肺和脑水肿。特别注意稀释性低钠血症的纠正,应按照补钠量计算公式计算并补充:所需补钠量 =(正常血钠值 - 测得血钠值)52% × 体质量(kg)。开始补给量按照计算总量的 1/3 或 1/2 补给,根据患者神志、血压、心率、心律、肺部体征及血清 Na^+、K^+、Cl^- 水平的变化决定后续补给量。切忌快速、高浓度静脉补钠,以免造成暂时性脑内低渗透压状态,使脑组织间的液体转移到血管内,引起脑组织脱水,导致大脑损伤。宫腔镜双极电系统以生理盐水作为宫腔内灌流介质,发生低钠血症的风险降低,但仍有液体超负荷的危险。(3)预防:①宫颈和子宫内膜预处理有助于减少灌流液的吸收;②保持宫腔压力≤100mmHg或 < 平均动脉压;③控制灌流液差值在 1000~2000ml;④避免对子宫肌壁破坏过深。

4. 气体栓塞:手术操作中的组织气化和室内空气可能经过宫腔创面开放的血管进入静脉循环,导致气体栓塞。气体栓塞发病突然,进展快,早期症状如呼气末 PCO_2 下降、心动过缓、PO_2 下降,心前区闻及大水轮音等;继之血流阻力增加、心输出量减少,出现发绀、低血压、呼吸急促、心肺功能衰竭而死亡。(1)处理:立即停止操作、正压吸氧、纠正心肺功能衰竭;同时,输入生理盐水促进血液循环,放置中心静脉导管,监测心肺动脉压。(2)预防:①避免头低臀高体位;②手术前排空注水管内气体;③进行宫颈预处理,避免粗暴扩宫致宫颈裂伤;④加强术中监护与急救处理。

5. 感染:严格掌握手术适应证,生殖道感染急性期禁忌手术;术后酌情使用抗生素预防感染。

6. 治疗失败与复发：治疗失败或症状复发可酌情选择后续治疗，包括二次宫腔镜手术、药物或子宫切除手术。特别强调宫腔镜手术为治疗子宫疾病的保守性手术，术前应充分履行知情同意义务，切忌违反患者意愿强制施术。

十四、宫腔镜手术分级

（一）一级手术

1. 宫腔镜检查术

2. 宫腔镜定位活检

（二）二级手术

1. 0型黏膜下肌瘤、直径<3cm 的Ⅰ型黏膜下肌瘤切除术

2. 子宫内膜息肉切除术

3. 宫颈管赘生物切除术

4. 宫内游离异物取出术

（三）三级手术

1. 宫腔中度粘连切除及修复术

2. Ⅰ型黏膜下肌瘤（直径≥3cm 但<5cm）切除术

3. 残留妊娠物切除术

4. 宫内异物切除或取出术

5. 选择性输卵管间质部插管术

（四）四级手术

1. 重度宫腔粘连分离术

2. Ⅱ型黏膜下肌瘤及壁间内突肌瘤切除术

3. 直径≥5cm 的Ⅰ型黏膜下肌瘤切除术

4. 多发性黏膜下肌瘤切除术

5. 先天性生殖道畸形矫治术

6. 特殊部位（宫颈、宫角、剖宫产切口瘢痕部位）妊娠物切除术

7. 宫内节育器断裂、嵌顿、迷失或复杂宫内异物取出或切除术

8. 子宫内膜切除术

9. 剖宫产切口憩室修复术

（通信作者：段　华）

妇科内镜学组成员：中国医学科学院北京协和医院（郎景和、冷金花、朱兰）；首都医科大学附属复兴医院（夏恩兰）；

首都医科大学附属北京妇产医院（段华）；第二军医大学附属长征医院（刘彦）；中山大学附属第一医院（姚书忠）；佛山市第一人民医院（李光仪）；北京大学第一医院（周应芳）；浙江大学医学院附属妇产科医院（林俊）；首都医科大学附属北京朝阳医院（张震宇）；重庆市第三军医大学第一附属医院（梁志清）；安徽省立医院（凌斌）；山西医科大学第二医院（郝敏）；哈尔滨医科大学附属第一临床医学院（卢美松）；郑州大学第三附属医院（申爱荣）；四川大学华西第二医院（石钢）；福建省人民医院（陈捷）；北京大学人民医院（崔恒）；西安交通大学医学院第二附属医院（薛翔）；中国医科大学附属盛京医院（王永来）；复旦大学附属妇产科医院（林金芳）

（本文刊载于《中华妇产科杂志》2012年第47卷第7期第555-558页）

妇科腹腔镜诊治规范

中华医学会妇产科学分会妇科内镜学组

腹腔镜手术作为一种微创化的手术方式,具有创伤小、恢复快、住院时间短等优点,已经和开腹手术、阴式手术一起成为妇科手术的三大基本技术。

一、腹腔镜手术的适应证与禁忌证

（一）最佳适应证

腹腔镜手术通常作为首选手术方法,能有效地明确诊断并进行相应处理。

1. 急腹症:如异位妊娠、卵巢囊肿蒂扭转、卵巢囊肿破裂等。

2. 附件包块:如卵巢良性肿瘤、输卵管系膜囊肿、附件炎性包块等。

3. 内异症。

4. 慢性盆腔痛。

5. 不孕症。

6. 其他:如盆腹腔内异物、子宫穿孔等。

（二）选择性适应证

腹腔镜作为可供选择的手术方法。

1. 子宫肌瘤:在腹腔镜下进行子宫肌瘤剔除术或子宫切除术等。

2. 子宫腺肌病:在腹腔镜下进行子宫腺肌病病灶切除或子宫切除术等。

3. 早期子宫内膜癌、早期宫颈癌、早期卵巢交界性肿瘤及卵巢上皮性癌（卵巢癌）等:在腹腔镜下进行肿瘤分期、再分期手术以及早期宫颈癌保留生育功能的手术。

4. 盆底功能障碍性疾病:进行腹腔镜盆底重建手术。

5. 生殖器官发育异常:进行人工阴道成形术等。

6. 妊娠期附件包块。

7. 其他需要切除子宫和（或）附件的疾病等。

（三）绝对禁忌证

1. 严重的心、脑血管疾病及肺功能不全。

2. 严重的凝血功能障碍、血液病。

3. 膈疝。

（四）相对禁忌证

1. 广泛盆腹腔内粘连。

2. 巨大附件肿物。

3. 肌壁间子宫肌瘤体积较大（直径≥10cm）或者数目较多（≥4个）而要求保留子宫者。

4. 晚期或广泛转移的妇科恶性肿瘤。

二、腹腔镜围手术期处理

（一）术前准备

1. 术前检查：血尿常规、血型（包括 Rh 血型）、出凝血时间、肝肾功能、乙型肝炎五项、丙型肝炎抗体、梅毒及 HIV、心电图、胸片、B 超检查。必要时需完成心肺功能、超声心动图、宫颈细胞学、妇科肿瘤标志物、阴道分泌物及盆腹腔 MRI、CT 检查等。

2. 皮肤准备：按照腹部和会阴部手术常规，特别注意脐部清洁。

3. 阴道准备：术前可酌情阴道冲洗。

4. 肠道准备：手术前 1d 口服泻药，必要时灌肠或清洁灌肠，术前禁食 6h 以上。

5. 膀胱准备：排空膀胱，导尿或留置尿管。

（二）术后处理

1. 术后酌情决定进食、下床活动、留置尿管的时间。

2. 仔细监测体温、手术切口、皮下血肿或气肿、排气或排便状况等症状及体征变化，及时发现和处理术后并发症，必要时监测外周血象等指标。

3. 术后上腹部（尤其是膈肋部）以及肩部疼痛一般不需特殊处理，必要时可给予口服止痛药。

（三）围手术期用药

根据手术情况酌情使用抗生素预防感染。

三、腹腔镜手术基本要求

1. 体位：平卧位或者改良膀胱截石位。可放置举宫器及肩托,术中采用头低臀高位。

2. 麻醉:首选全身麻醉。

3. 放置举宫器:对于已婚患者以及复杂腹腔镜手术应放置举宫器,便于手术操作;依据手术的不同,选择不同的举宫装置。

4. 气腹的建立:一般使用全自动高流量气腹机,使用 CO_2 气体,腹腔内压力维持在 $12\sim15mmHg$（$1mmHg=0.133kPa$）。

5. 切口选择与穿刺套管置入:第一穿刺孔可选择脐部或脐与剑突之间。脐部切口可选择脐轮上、下缘或脐部正中央切口。一般先用气腹针形成气腹后再用直径为 10mm 的穿刺套管穿刺。在腹腔镜直视下于下腹两侧穿刺置入 $2\sim4$ 个直径 $5\sim10mm$ 的穿刺套管,然后进行手术。

四、腹腔镜手术基本操作

1. 手术野的暴露:头低位使肠管移至上腹部,可充分暴露盆腔脏器,借助举宫器摆动子宫可暴露子宫前、后方的组织结构,者或助手用手术器械在腹腔内拨动或提拉相应组织、脏器,必要时分离粘连,以达到有效暴露手术野的目的。

2. 组织切割:可用电刀、剪刀或超声刀等进行组织分离、切割。

3. 组织分离:可依据术中情况分别选择锐性(用分离钳、剪刀、电刀等)、钝性(用剥离棒、吸引器或者"花生米"剥离子)或水压分离法。

4. 打结:体外打结和腹腔内打结。

5. 止血:常用的止血方法有电凝、缝扎及夹闭血管、纱条压迫等方法。

6. 脏器、组织修复:多采用缝合方法。

7. 组织或标本取出:可通过穿刺套管直接取出;子宫或子宫肌瘤标本可用组织粉碎器逐块切割取出,也可以通过阴道取出。组织标本建议使用标本袋取出。

五、术中监测

术中全面监测血压、呼吸、心率等生命体征;监测脉搏、血氧饱和度及 CO_2 分压;同时监测术中出血量。

六、腹腔镜手术并发症的预防和处理

(一)腹腔镜手术并发症发生的特点

1. 因腹腔镜为二维影像,视野有局限性,并发症发生概

率增加且不易被及时发现。

2. 脏器损伤与穿刺、能量器械使用等相关。

3. 损伤类型可以为机械性损伤或者热损伤。

4. 损伤后腹腔镜的处理比较困难,可能需要开腹手术治疗。

(二)腹腔镜手术并发症的高危因素

1. 第一穿刺套管盲法置入。

2. 二维影像,视野局限。

3. CO_2 气腹的使用以及头低臀高位。

4. 能量器械的使用。

5. 盆腹腔粘连,肿瘤体积大或者位置特殊。

(三)常见的腹腔镜手术并发症及其防治

1. 出血:包括腹膜后大血管、腹壁血管损伤出血以及手术野出血。腹膜后血管、腹壁血管损伤多为由穿刺引起的机械性损伤;而脏器血管损伤多与手术操作相关。腹膜后大血管损伤是严重的并发症,可能导致患者死亡。(1)预防措施:掌握穿刺和手术操作技术,熟悉盆腹腔解剖。(2)治疗措施:如发生腹膜后大血管损伤,建议立即开腹止血,并和相关科室合作处理。

2. 泌尿系统损伤:包括膀胱和输尿管损伤。可为机械性损伤或者热损伤,其中热损伤在术中很难被发现,多为术后1周左右出现症状。(1)预防措施:提高手术技术、术中排空膀胱、必要时术前放置输尿管支架或者术中解剖输尿管。(2)治疗措施:术中发现及时修补;术后发现者,先行保守治疗,如膀胱损伤放置导尿管引流,输尿管损伤放置双"J"管引流,如果上述治疗措施失败则进行手术治疗。

3. 肠管损伤:包括穿刺造成的机械性损伤,或者术中的机械性、热损伤,其中热损伤在术中很难发现,多为术后出现症状,出现症状的时间和严重程度与损伤的程度相关。(1)预防措施:提高手术技术;对高危患者术前强化肠道准备;手术视野不清或者术中发现盆腔粘连严重者,酌情改开腹手术。(2)治疗措施:根据损伤的情况酌情处理。

4. 气腹相关并发症:包括充气并发症以及 CO_2 吸收后引起的腹膜局部或全身的酸碱平衡改变。充气并发症包括皮下气肿、气胸及气栓。(1)预防措施:提高穿刺技术,在形成气腹时,充气速度不宜过快;尽量缩短手术时间;手术结束前充分冲洗盆腹腔;术后尽量排除残余气体。(2)治疗措施:出现皮下气肿,不需特殊处理;发生气胸时,应立即停止手术,监测 CO_2 分压、血氧饱和度、气道压力等,并进行胸腔穿刺抽气;气栓很少见,一旦发生可有生命危险。怀疑气栓发生时应立即停止充气,有条件时可进行中心静脉插管,抽取右心房内气体(或进行食管超声检查心脏内气体),其他抢救措施还包括输液、吸氧;出现肩部牵涉性疼痛,一般不需特殊处理,必要时使用止痛药物。

5.其他并发症:包括麻醉并发症、神经损伤、切口疝及恶性肿瘤切口种植等。

七、妇科腹腔镜手术的分级

(一)一级手术

1.腹腔镜检查术

2.输卵管绝育术

3.盆腹腔组织活检术

4.输卵管妊娠注药术

5.轻度盆腔粘连松解术

6.早期腹膜型内异症病灶烧灼术

(二)二级手术

1.输卵管妊娠开窗术

2.输卵管切除术

3.输卵管造口术

4.输卵管系膜及卵巢冠囊肿剥除术

5.单纯卵巢囊肿剥除术

6.卵巢部分或楔形切除术

7.卵巢打孔术

8.卵巢(或)附件切除术(严重粘连者除外)

9.腹腔游离异物取出术

10.子宫圆韧带悬吊术

(三)三级手术

1.子宫全切除及附件切除术或腹腔镜辅助的阴式子宫切除术(LAVH)

2.子宫次全切除术

3.子宫肌瘤剔除术

4. 卵巢子宫内膜异位囊肿剔除术或附件切除术

5. 子宫腺肌病病灶切除术

6. 剖宫产术后瘢痕妊娠病灶切除术

7. 盆腔包裹性积液的手术治疗

8. 中、重度盆腔粘连松解术

9. 盆腔脓肿切开引流术

10. 子宫修补术

11. 残角子宫切除术

12. 子宫骶神经切断术

13. 高位宫骶韧带悬吊术

14. 合并严重粘连的附件切除术

（四）四级手术

1. 子宫体积≥12孕周的子宫全切除术

2. 深部浸润型内异症病灶切除术

3. 合并重度内异症的子宫全切除术

4. 广泛性子宫切除术

5. 盆腔淋巴结切除术

6. 腹主动脉旁淋巴结切除术

7. 大网膜切除术

8. 广泛性子宫颈切除术

9. 骶前神经切断术

10. 输卵管吻合术

11. 子宫和（或）阴道骶骨固定术

12. 膀胱颈悬吊术

13. 阴道成形术

14. 双角子宫成形术

15. 中孕期腹腔镜手术

八、跨学科手术

1. 膀胱内异症病灶切除术

2. 肠管内异症病灶切除术

3. 肠管修补术

4. 血管修补术

5. 膀胱修补术

（通信作者：冷金花）

妇科内镜学组成员：中国医学科学院北京协和医院（郎景和、冷金花）；首都医科大学附属复兴医院（夏恩兰）；首都医科大学附属北京妇产医院（段华）；上海长征医院（刘彦）；中山大学附属第一医院（姚书忠）；广东省佛山市第一人民医院（李光仪）；北京大学第一医院（周应芳）；浙江大学医学院附属妇产科医院（林俊）；首都医科大学附属北京朝阳医院（张震宇）；第三军医大学第一附属医院（梁志清）；哈尔滨医科大学附属第一临床医学院（卢美松）；郑州大学第三附属医院（申爱荣）；四川大学华西第二医院（石钢）；北京大学人民医院（崔恒）；西安交通大学医学院第二附属医院（薛翔）；中国医科大学附属盛京医院（王永来）；复旦大学附属妇产科医院（林金芳）；中南大学湘雅二医院（方小玲）

（本文刊载于《中华妇产科杂志》2012 年第 47 卷第 9 期第 716-718 页）

美国FDA"经阴道植入网片安全警示"解读与专家共识

中华医学会妇产科学分会妇科盆底学组

近10多年来，随着现代盆底学理论的发展、手术器械的改进以及修补材料的发明和应用，盆底修补和重建手术有了突破性的进展。基于传统手术复发率高的缺点，借鉴外科疝修补术和应用吊带治疗压力性尿失禁成功的经验，从2004年开始，应用经阴道植入网片治疗盆腔器官脱垂（POP）的手术应运而生，盆底修复成品套盒治疗POP的病例迅速增多。据美国食品药品管理局（FDA）的资料，2010年美国至少有10万例POP患者接受了加用网片的盆底重建手术，其中大约7.5万例是经阴道操作完成的。网片成品套盒在我国的使用也日趋普遍，相对应用自体组织筋膜的盆底重建手术，其主要优点是能最大限度地简化手术操作，同时纠正盆底中央缺陷和侧方缺陷，实现手术的标准化和规范化，给临床工作带来很大便利，A级证据说明经阴道前壁网片的植入手术能降低解剖学复发率[1-10]。但是这类新手术本身尚属"年轻"阶段，缺乏高水平的循证医学证据全面评价其安全性和有效性。2008年和2011年美国FDA就经阴道植入网片引发的并发症进行了两次安全警示[11]，部分POP网片套盒退市，引起了国内外妇科医师的广泛关注。中华医学会妇产科学分会妇科盆底学组就此进行了专题研讨会，结合中国国情进行了广泛、深入的研讨，达成以下共识，供妇产科界同道临床实践参考。

一、美国FDA发布针对经阴道植入网片安全警示的背景和意义

2001年始，美国FDA对于医用网片是作为Ⅱ类医疗器械来审批注册，其法定程序是通过上市前通告［510（K）］的形式得到批准的，见表1。美国FDA在2005至2007年3年中收到超过1000例来自9个厂商关于在治疗POP及压力性

表1　美国FDA对医疗器械的注册及管理模式

类别	管理级别	管理内容
Ⅰ类产品	普通管理	风险小或无风险的产品,如医用手套、压舌板、手动手术器械等。美国FDA对这些产品大多豁免上市前通告程序,一般生产企业向美国FDA提交证明其符合优良制造标准(GMP)并进行登记后,产品即可上市销售
Ⅱ类产品	普通＋特殊管理	在普通管理的基础上,还要通过实施标准管理或特殊管理,以保证产品的质量安全和有效。美国FDA只对少量的Ⅱ类产品豁免上市前通告程序,其余大多数产品均要求进行上市前通告[510(K)]。通过[510(K)]审查后,产品才能够上市销售
Ⅲ类产品	上市前批准管理	具有较高风险或危害性,或是支持或维护生命的产品,例如人工心脏瓣膜、心脏起搏器、人工晶体、人工血管等。美国FDA对此类产品采用上市前批准制度,生产企业在产品上市前必须向美国FDA提交产品上市审核批准(PMA)申请书及相关资料,证明产品质量符合要求,在临床使用中安全、有效。只有当美国FDA做出批准申请的决定后,该产品才能上市销售

尿失禁手术中植入网片后出现相关并发症的不良事件报告,美国FDA为此于2008年10月专门发布安全信息通告,以期引起全球妇科泌尿专业医师的重视。此后不良事件数量持续攀升,美国FDA器械不良反应注册数据库调查显示,2008年1月1日至2010年12月31日间又发生了2874例使用网片修复相关的损伤、死亡和失效的病例报告,其中1503例与POP手术相关,较2005至2007年期间增加了5倍。尽管并发症增加的确切原因不确定,但是美国FDA认为严重并发症的增加值得高度关注。最为常见的并发症包括:阴道网片暴露、疼痛、感染、排尿问题、神经肌肉问题、阴道瘢痕或挛缩和

患者感受问题,其中很多并发症需要进一步的药物或者手术治疗。还有 7 例和植入网片相关的患者死亡的病例报告,其中 3 例患者死亡是和网片放置的操作有关(2 例肠穿孔、1 例出血),4 例患者死于术后内科合并症。为此,2011 年 7 月美国 FDA 再次发出警告,该警示仅针对经阴道植入网片修复 POP,不涉及用于治疗压力性尿失禁或经腹或腹腔镜植入网片的安全性和有效性。该警告主要内容:采用经阴道植入网片修复 POP 发生严重并发症的情况并不罕见,采用经阴道植入网片修补手术治疗 POP 的效果并没有比不加网片修复手术(如阴道骶骨固定术、骶棘韧带缝合固定术、高位骶韧带悬吊术)的效果好。

2012 年 1 月 4 日,美国 FDA 发表公告称,考虑是否把经阴道网片重新划分类别,即作为Ⅲ类医疗器械进行管理,见表 1。这就意味着此类产品上市前需要进行临床试验,即比较应用与不应用经阴道网片的临床疗效。美国 FDA 将继续通过各种途径加强对经阴道网片安全性的监管力度,包括强制生产厂家进行上市后的监测研究等。

二、国际妇产科专业学术组织的反应

应用成品套盒经阴道植入网片的盆底重建手术在美国也较为普遍,美国 FDA 的警示有可能在未来数年内影响医师对于 POP 手术方式的选择。对此,美国妇产科医师协会(ACOG)和美国妇科泌尿协会(AUGS)于 2011 年 12 月份发表了声明[12],建议经阴道植入网片治疗 POP 可用于复发病例或者有合并症不能耐受创伤更大的开腹或者腔镜手术的患者,并在患者充分知情同意、在利大于弊的情况下使用。2012 年 8 月 ACOG 和 AUGS 还就逐步完善和规范手术资格认证问题发表了详细的操作流程[13]。2011 年 12 月全世界妇科微创手术权威机构美国内镜医师协会(AAGL)也就美国 FDA 的警示做出应答[14],认为,美国 FDA 所作出的大部分结论和建议都是正确和应该积极采纳的,但是对于有些结论如某些并发症仅见于经阴道植入网片手术的提法是欠妥当的,容易对医师产生误导,对于复杂的 POP 重建手术的总体评价有失公正。美国盆底外科专家网(Pelvic Surgeons Network)[15]也同样对美国 FDA 的某些结论提出质疑,比如根据美国 FDA 数据库资料推算,应用经阴道植入网片的盆底重建手术的并发症发生率仅为

0.67%，而且网片相关的并发症主要与操作技术有关，不应用网片的手术也同样可能发生严重并发症，对于该类手术的临床应用价值需要进一步的验证等。

三、中国专家共识与建议

1. 盆底重建手术和经阴道植入网片 POP 修补术在我国的应用现状：近年来，国际上推出的新理论、新术式推动了我国在该领域的发展，应用套盒的经阴道植入网片手术更是发展迅速，在国内也积累了相当的病例资料。该手术选择经阴道切口，符合现代微创理念和低疼痛的外科准则，体现以人为本，强调症状改善，有较高的主、客观治愈率，提高了患者的生命质量，取得了一定的社会效益。但是，目前盆底重建手术尚在探索和经验积累的过程中，部分医院有手术适应证扩大和手术技术不到位的问题，急需加强监督和培训。

2. 正确理解美国 FDA 警示的意义：美国 FDA 作为药品和医疗器械使用的权威监管机构，依据最新获得的科学数据和信息反馈，就安全性问题发布警示是非常常见的，其目的在于指导认真、合理、规范使用，保护和促进患者的健康和安全，最大程度地发挥优点、降低风险。美国 FDA 关于经阴道植入网片手术的警示已经发布了两次，的确给广大医师提出了许多值得思考的问题，对盆底手术的规范开展更是起到了积极作用。但这并不说明经阴道网片就不能临床应用。广大医师在转变治疗理念、革新治疗方法的同时，需要对新的理论和应用技术进行考证，也需要大样本、前瞻性的临床试验，以便为临床决策提供有力的证据。

3. 中国经阴道植入网片手术的主要适应证建议：(1)POP 术后复发的患者；(2)年龄偏大的重度 POP[POP 定量(POP-Q)分度法Ⅲ至Ⅳ度]初治患者。对于阴道内大面积放置人工合成网片的盆底重建手术对性生活的影响，目前尚无循证医学结论，故在年轻、性生活活跃的患者，选择时应慎之又慎。对术前即有慢性盆腔痛或性交痛的患者也不宜选择经阴道网片。

4. 重视经阴道植入网片可能发生的并发症：临床医师应增强风险意识，充分了解并高度警惕网片相关及网片植入方法带来的并发症。注意在操作中使用穿刺工具放置网片而引发的肠管、膀胱及血管损伤等并发症，谨慎对待患者由于使用人工合成网片而出现的网片侵蚀、暴露和感染等不良事件。

加强手术医师的专业技能培训，熟悉盆底解剖，充分了解各种盆底修复手术的原理和适应证，重视手术细节，如阴道壁的全层分离、阴道的清洁、对污染切口预防性使用抗生素等，尽最大可能减少并发症的发生。

5. 重视患者的知情同意权，签署特殊知情同意书后方可行经阴道植入网片手术：要本着以人为本的原则，以患者为中心，与患者就应用网片的利弊进行全面的讨论，与患者和家属共同决定手术方式。盆底重建手术是改善生命质量的手术，仅手术后解剖恢复并不意味着达到改善生命质量的目的，功能恢复的难度和个体差异极大，所以术前谈话和充分沟通非常重要。应该告知患者可以选择非手术治疗或者应用自体组织进行重建。应告知患者及家属人工合成网片的植入是永久性的，一旦出现与人工合成网片相关的并发症，可能需要额外的外科处理，且无法确定能否完全消除该并发症。还应告知患者及家属可能存在的潜在严重并发症及其对生命质量的影响，尤其性生活质量包括性交痛、瘢痕、挛缩及阴道壁狭窄。因此，对于有应用网片适应证的患者，医师应该与患者及家属充分沟通，权衡手术的获益以及网片的花费和可能面临的并发症等利弊问题。

6. 重视非经阴道网片手术的作用和应用：仍应摒弃简单的切除脱垂组织和器官的旧观念，遵循现代的盆底重建原则。利用患者自身韧带、筋膜组织（骶骨前纵韧带、骶棘韧带、子宫骶骨韧带、坐骨棘筋膜和髂尾肌筋膜等）作为支持结构进行盆底重建手术效果肯定，部分手术费用低，并能避免经阴道植入网片相关的并发症。选择适合的病例，同样能完成从解剖恢复达到功能恢复的目的。经腹阴道骶骨固定术仍然是目前阴道顶端脱垂的金标准术式，阴道封闭术也有其不可替代的地位。

7. 探索中国盆底手术医师资格准入制度：学科的发展促进了专业技术队伍的建设，但是各地区和各级医院的发展并不平衡，急需探索建立妇科泌尿亚专业医师的资格认证制度，以及职业技能鉴定的考核体系和评价标准。盆底重建手术为Ⅳ级复杂手术，对于从未做过经阴道植入网片手术的医师，只有在完成足够的理论和技术培训后，具有良好的经阴道手术经验的前提下，才能慎重开展此类手术。对于已经开展此类手术的高级职称医师，也应该重视和掌握非网片类的盆底重建手术，充分权衡加用经阴道植入网片的利弊，只有对利大于弊的患者才考虑审慎使用。

8. 建立规范化管理和制度：对于我国目前存在的POP治疗不规范以及治疗过度等现象，应强调手术培训，进一步减少经阴道植入网片相关的并发症。需要建立、健全各项规章制度，如疑难病例会诊制度、转诊制度及跟踪随访制度，建立全国层面的不良事件统计汇总及上报制度，推动制度化管理。

9. 认真总结中国经验，创建新术式：随着对盆底重建手术的理念逐渐认识与深入，重建手术的方法也在不断创新。中国专家在紧跟国际前沿的同时，也探索并尝试了许多适合中国国情的手术方法，如坐骨棘筋膜固定手术、应用自裁网片进行盆底重建手术等，得到了国际社会的认可，但同样也面临许多临床亟待解决的问题。中国的妇科泌尿专业医师应该以此为契机，进一步在实践中积累经验。

10. 提倡前瞻性多中心大样本量研究：国际专科组织提倡进行随机对照研究，强调多中心长期随访的结果，比如目前正在欧洲进行的PROSPECT研究，主要是对比应用自体组织或者网片的重建手术的效果。这对于中国既是机遇也是挑战，我国人口基数大，有条件进行多中心大样本量的研究。希望国内同道能增强科研意识，进行多中心的随机对照研究，开展适合中国国情的经济有效的盆底重建手术，探索适合中国人的治疗策略，达到"有效诊疗、安全诊疗、经济诊疗"的目标。

参 考 文 献

[1] Sand PK, Koduri S, Lobel RW, et al. Prospective randomized trial of polyglactin 910 mesh to prevent recurrence of cystoceles and rectoceles. Am J Obstet Gynecol, 2001, 184: 1357-1364.

[2] Withagen MI, Milani AL, den Boon J, et al. Trocar-guided mesh compared with conventional vaginal repair in recurrent prolapse: a randomized controlled trial. Obstet Gynecol, 2011, 117: 242-250.

[3] Nieminen K, Hiltunen R, Takala T, et al. Outcomes after anterior vaginal wall repair with mesh: a randomized, controlled trial with a 3 year follow-up. Am J Obstet Gynecol, 2010, 203:

235 e1-8.

[4] Sivaslioglu AA, Unlubilgin E, Dolen I, et al. A randomized comparison of polypropylene mesh surgery with site-specific surgery in the treatment of cystocoele. Int Urogynecol J Pelvic Floor Dysfunct, 2008, 19: 467-471.

[5] Nguyen JN, Burchette RJ. Outcome after anterior vaginal prolapse repair: a randomized controlled trial. Obstet Gynecol, 2008, 111: 891-898.

[6] Altman D, Väyrynen T, Engh ME, et al. Nordic Transvaginal Mesh Group. Anterior Colporrhaphy versus Transvaginal Mesh for Pelvic-Organ Prolapse. N Engl J Med, 2011, 364: 1826-1836.

[7] Jia X, Glazener C, Mowatt G, et al. Efficacy and safety of using mesh or grafts in surgery for anterior and/or posterior vaginal wall prolapse: systematic review and meta-analysis. BJOG, 2008, 115: 1350-1361.

[8] Foon R, Toozs-Hobson P, Latthe PM. Adjuvant materials in anterior vaginal wall prolapse surgery: a systematic review of effectiveness and complications. Int Urogynecol J Pelvic Floor Dysfunct, 2008, 19: 1697-1706.

[9] Maher C, Feiner B, Baessler K, et al. Surgical management of pelvic organ prolapse in women. Cochrane Database Syst Rev, 2010, 14: CD004014.

[10] Sung VW, Rogers RG, Schaffer JI, et al. Society of gynecologic surgeons systematic review group. Graft use in transvaginal pelvic organ prolapse and urinary incontinence. Obstet Gynecol, 2008, 112: 1131-1142.

[11] Food and Drug Administration. FDA safety communication: UPDATE on serious complications associated with transvaginal placement of surgical mesh for pelvic organ prolapse. (2011-07-27)[2012-08-01]. http://www.fda.gov/MedicalDevices/Safety/AlertsandNotices/ucm262435.htm.

[12] Committee on Gynecologic PracticeVaginal placement of synthetic mesh for pelvic organ prolapse. Female Pelvic Med Reconstr Surg, 2012, 18: 5-9.

[13] American Urogynecologic Society's Guidelines Development Committee. Guidelines for providing privileges and credentials to physicians for transvaginal placement of surgical mesh for pelvic organ prolapse. Female Pelvic Med Reconstr Surg，2012，18：194-197.

[14] Stanford E，Moen M. Patient safety communication from the Food and Drug Administration regarding transvaginal mesh for pelvic organ prolapse surgery. J Minim Invasive Gynecol，2011，18：689-691.

[15] Murphy M，Holzberg A，van Raalte H，et al. Time to rethink：an evidence-based response from pelvic surgeons to the FDA Safety Communication："UPDATE on serious complications associated with transvaginal placement of surgical mesh for pelvic organ prolapse". Int Urogynecol J，2012，23：5-9.

（朱 兰 陈 娟 整理）

备注：中华医学会妇产科学分会妇科盆底学组参与讨论的专家组成员：郎景和、朱兰、宋岩峰、张晓薇、王建六、鲁永鲜、杨欣、马庆良、华克勤、罗来敏、韩劲松、马乐、刘培淑、许学先、金杭美、谢静燕、黄欧平、王鲁文、夏志军、李际春

（本文刊载于《中华妇产科杂志》2013 年第 48 卷第 1 期第 65-67 页）

美国妇科泌尿协会"经阴道植入网片治疗盆腔器官脱垂的手术医师资格认证指南"解读

　　盆底重建手术发展日新月异，但该类手术操作有盲区，为妇产科手术Ⅳ级复杂操作，因此建立严格的盆底重建手术培训制度，以及对手术医师进行资格论证和质量控制已成为各国盆底重建手术技术普及和发展的当务之急。2011年底，美国妇科泌尿协会针对施行经阴道植入网片治疗盆腔器官脱垂（POP）手术医师的培训和资格认证提出了具体要求和规定。以下是对该指南的解读，便于中国妇产科同道借鉴参考。

　　一、概述

　　临床医师会因多方面的因素接受某种新技术或者手术方式，患者的安全性和长期有效性是医师需要考虑的最主要因素。实施一项复杂的手术需要知识、手术技巧和经验的结合。经阴道植入网片治疗POP可改善患者生命质量和盆底解剖学结构（特别是阴道前壁），但是也有潜在的严重并发症。本指南的目的在于对那些计划开展或者已经开展此类手术医师的资格认证提供标准和实施依据。

　　［解读］　了解和借鉴国外成熟的妇科泌尿学医师专业培训、资格认证体系和模式，将会对制定适合中国国情、与国际接轨的制度体系提供思路，加快制度化和规范化进程。

　　背景：美国每年有超过30万例POP手术，女性因POP需要手术治疗的风险为7%。对于那些已经接受过手术治疗的患者，估计5年内有13%需要再次手术，因POP或者相关问题需要再次手术治疗的比例高达29%。目前广泛采用人工合成网片来加强阴道壁支持，目的是改善治疗效果和增加手术疗效的持久性，据统计，所有针对POP的手术中大约有1/4是经阴道植入网片手术。2011年7月，美国食品药品管理局（FDA）就经阴道植入网片的长期安全性问题发出了安全警示,其严重并发症并不少见,网片暴露是最常见的并发症。尽管许多患者可以保守治疗成功,但是有些情况需要多次手术修复,给患者造成很大痛苦。对于个别患者甚至多次手术仍不能解决问题。美国 FDA 强调实施经阴道植入网片手术时,需要手术医师有足够的训练、掌握手术技巧、选择恰当的适应证及与患者充分地术前沟通与询问。

　　为此,美国妇科泌尿协会和美国妇产科学会在 2011 年12 月份发表声明建议:(1)施行经阴道植入网片治疗 POP 的手术医师必须接受针对各种器械的特殊训练,对重建手术有丰富的经验,对盆腔解剖结构有充分的了解;(2)经阴道植入网片治疗 POP 应该用于植入网片利大于弊的患者,比如脱垂复发(特别是阴道前壁脱垂)或者因合并症不能耐受开腹或腹腔镜手术的患者。

　　本指南的目的为保证经阴道植入网片手术的质量与安全。指南中网片的含义只针对治疗 POP 经阴道植入的网片,不涵盖用于治疗压力性尿失禁的吊带,也不包括阴道骶骨固定术时开腹或腹腔镜放置的网片。实施经阴道植入网片手术的医师必须经过美国专科委员会认证,或者虽然尚未认证但是有资格的妇产科或泌尿外科医师,其对盆底重建手术有足够的知识、手术技巧和经验。建议通过医疗机构、地方或者国家层面的注册等方式进行内部核查,保证手术质量。

　　[解读]　为保证一种新术式的有效性和安全性,在国家层面进行监督和管理有积极意义。2008 年和 2011 年美国FDA 就经阴道植入网片引发的并发症进行了两次安全警示,部分 POP 网片套盒退市,引起了国内外妇科医师的广泛关注。中国经阴道植入网片手术自 2006 年始发展迅速,并发症并不少见,但缺乏国家层面的掌控。美国 FDA 的警示与部分 POP 网片套盒退市,在某种程度上对正确应用经阴道植入网片手术起了积极正面的指引作用。盆底重建手术为Ⅳ级复杂手术,对手术医师技术水平要求极高,建议对有能力实施该类手术的医院和医师颁发专项手术资格准入证书或授权证明,但是具体实施方案和过程的细化还任重道远。

　　二、对于目前尚未开展但是有意愿开展经阴道植入网片手术医师的建议

　　1. 具备相关知识:开展经阴道植入网片手术治疗 POP

之前,手术医师必须证明自己具有足够的盆腔解剖学和盆底重建手术的一般知识。完成妇科泌尿学或者女性盆底学和盆底重建手术的专科医师培训。没有进行过专科医师培训者,需要向当地医疗机构的资格认证委员会提供其参加盆底解剖学和盆底重建手术基础知识的继续教育证书。

对于所有盆底重建手术均需掌握的基础知识包括:(1)术前评估,选择需要手术的患者,讨论非手术治疗和不同手术方法的利弊;(2)相关盆底手术解剖学知识;(3)围手术期处理,包括预防、发现和处理常见并发症;(4)讨论目前已有的植入网片手术有效性研究结果,对文献的优、缺点进行评价;(5)能描述上市的人工合成网片及其他移植物生物力学的不同特性。建议完成继续教育项目后组织考试以确认。

对于某种特殊网片或者植入装置,手术医师应该掌握的相关知识:(1)相关盆腔解剖学知识;(2)阅读使用说明书;(3)通过动画、视频或者手术观摩了解操作步骤;(4)通过仿真模型、动物或尸体模型动手实践;(5)明确该模型系统特有的术中和术后并发症以及处理的必要步骤;(6)熟悉知情同意需告知的内容,即:①经阴道植入网片治疗 POP 的手术指征,如阴道前壁脱垂复发、结缔组织异常、有合并症的重度脱垂不能耐受腹部手术者;②相对禁忌证;③非手术治疗(如子宫托)、应用自体组织修复的手术,以及经腹或腹腔镜修复手术(如阴道骶前固定术)的可能;④目前文献报道的网片可能带来的益处;⑤经阴道网片植入潜在的并发症,如网片暴露、侵蚀,阴道瘢痕、狭窄、挛缩,瘘形成,性交痛,背部、腿、臀部和盆腔痛,对于此类疼痛需要额外干预,即使去除网片也不能完全缓解。

[解读] 经阴道植入网片手术除要求手术医师有良好、全面的手术经验外,还需要掌握特定的知识(包括并发症的处理)。

2. 具备手术技能:计划实施经阴道植入网片手术的医师应该接受监考官检查,确保其掌握了足够的手术技能并能独立完成手术。对于完成了妇科泌尿专业或者女性盆底学和重建手术方面专科训练的医师,可以提供其经阴道植入网片手术训练的文字记录或者某种特殊器械的使用记录。没有进行过专科训练者,应在监考官的监督下完成≥5 例手术,来证明其有能力独立完成此类手术。监考官的作用在于帮助医院完成手术的认证过程。监考官本人必须有非常丰富的手术经验，并具有独立评估候选人的资格。监考官有权利要求监考足够数量的手术，以证实手术医师能否达到要求。手术医师应该达到以下标准：(1)在签署知情同意时，能讲解手术过程、可能达到的手术疗效及并发症；(2)了解盆腔解剖学结构，以及与手术操作相关的安全、危险区域；(3)有能力安全有效地实施手术；(4)能对患者进行术后随访，评价手术疗效及并发症发生情况。

监考官应该有医院的书面证明，明确监考官在手术中的角色，是作为参观者还是助手身份，监考官还应得到医院的书面证明，即免于起诉因其在监考过程中的行为或疏忽引起的法律诉讼，或者有足够的医疗保险进行赔偿。

[解读] 在美国进行经阴道网片植入手术医师需特殊资质方可实施手术，并要求有一定的手术量和长期随访经验，保证了该类手术的安全性，值得借鉴。

3. 具备经验：拟行经阴道植入网片手术的医师必须声明其以往在处理盆底功能障碍性疾病，特别是 POP 方面所具有的经验。有经验的医师其手术并发症要相对少。完成妇科泌尿专业或者女性盆底学和重建手术方面的专科训练就足以说明该医师具备了经验。对于没有进行过专科训练的医师，必须提供证据证明，其进行的盆底功能障碍性疾病手术占总手术量的一半以上，并且每年至少施行 30 例各种类型的盆底重建手术。手术医师还应该说明，其具有经阴道非网片类手术的技能，包括阴道前后壁修补术和阴道顶端悬吊术（高位骶韧带悬吊术和骶棘韧带固定缝合术），有经验和资质进行术中膀胱镜检查监测尿道和膀胱完整性。强烈建议手术认证委员会要求所有手术医师提供这些材料，即使是对那些已经实施经阴道植入网片手术的医师也不例外。

4. 内部核查机制：为了保证经阴道植入网片手术的质量及安全，所有施行该类手术的医师都应该接受医院、地区或者国家注册的方式进行年度内部审核。医师应该对患者进行术后随访。

术后随访内容包括：脱垂的主观症状改善和满意度；客观检查；对复发性脱垂的治疗，包括手术和放子宫托治疗；对手术相关并发症的再手术率。

需要追踪的不良事件包括：泌尿生殖道损伤；胃肠道损伤；失血量＞500ml；手术时间；网片暴露或侵蚀；持续时间＞6周的新发阴道疼痛；持续时间＞6周的新发腿痛；瘘形成；新发性交痛或较前加重；持续性神经损伤。

[解读] 本指南对于美国经阴道植入网片手术医师的资质准入建立了系统和细致的标准框架，该框架是建立在成熟的专科医师培养制度上的。专科医师培训制度是国际上公认的医师水平与资质管理体系。美国专科医师委员会（American Board of Medical Specialties，ABMS）成立于1933年，是国家非政府性的专科医师培训与准入的最高管理机构，直接负责培训项目确定、标准制定、考核与认可，直至颁发证书。专业学（协）会在专科医师培养与准入中起着关键的作用。国际经验证明，建立医师培养和准入制度是提高医学人才素质，保障医疗服务质量的有效机制。我国目前没有专科医师培养制度，因此指南中有些内容并不适合我国现阶段情况，不能照搬。中华医学会妇产科学分会盆底学组是国家级学术组织，现阶段应该充分发挥学组的影响力，将来配合相关部门建立符合我国国情的盆底重建外科医师培训与准入制度，对医院和医师资质认证进行严格把关和管理，这对于加强专业队伍建设，提高医疗质量势在必行。

三、对于目前已获准进行经阴道网片植入手术医师的建议

所有目前已经开展经阴道植入网片手术的医师都应该提供每年参加盆底和重建手术相关培训的继续教育证书。手术医师还应该说明其具有经阴道非网片类手术的经验和资质，包括阴道前后壁修补术和阴道顶端悬吊术（高位骶韧带悬吊术和骶棘韧带固定缝合术），并有经验和资质进行术中膀胱镜检查监测尿道和膀胱完整性。每年必须完成至少30例各种类型盆底重建手术来保证技术的熟练性。还应每年接受内部核查。如果要施行某种新的经阴道网片技术和器械，手术医师必须掌握新术式的特殊知识，而且必须在监考官的监督下实施≥5例手术，直到被认可能够独立完成新术式或新技术。

[解读] 盆底重建手术同其他手术一样都需要知识、技能和经验的积累，三者缺一不可。美国对施行经阴道植入网

片手术的医师实行定期考核制度,以及新术式的医师准入制度,在保证手术安全性方面值得中国借鉴。

(通信作者:朱　兰)

（**本文刊载于《中华妇产科杂志》2013 年第 48 卷第 2 期第 159-160 页**）

澳洲妇科泌尿学组Ⅲ、Ⅳ度会阴裂伤相关处理的指南更新与解读

Ⅲ、Ⅳ度会阴裂伤手术修补近年来有所改进，并取得了较好的治疗效果。2007 年澳洲妇科泌尿学组（Austrian Urogynecologic Working Group, AUB）编写了产后Ⅲ、Ⅳ度会阴裂伤的处理指南，旨在对会阴裂伤的诊断、治疗、随访提供决策上的帮助，并减少持续症状的风险。2011 年 AUB 对指南进行了更新 [1]。现介绍如下。

一、会阴裂伤分度

目前国际上已广泛接纳的会阴裂伤分度为英国皇家妇产科学会（Royal College of Obstetricians and Gynaecologists, RCOG）[2] 以及国际尿失禁咨询委员会（International Consultation on Incontinence, ICI）采纳的会阴裂伤分度，具体分为：（1）Ⅰ度：仅阴道上皮损伤。（2）Ⅱ度：会阴肌肉损伤，但不包括肛门括约肌。（3）Ⅲ度：会阴损伤累及肛门括约肌复合体，但肛门直肠黏膜完整；Ⅲa：< 50% 肛门外括约肌撕裂；Ⅲb：≥50% 肛门外括约肌撕裂；Ⅲc：肛门内括约肌和外括约肌均撕裂。（4）Ⅳ度：会阴损伤累及肛门括约肌复合体以及肛门直肠黏膜。

严重会阴裂伤涉及产科相关肛门括约肌损伤（obstetric anal sphincter injuries, OASIS）包括Ⅲ、Ⅳ度会阴裂伤，与Ⅰ、Ⅱ度会阴裂伤相比可导致更严重的临床症状，如会阴痛、性交痛以及粪失禁等。肛门内括约肌在大便自禁中有更重要的作用，因而对其识别和修补有更大的意义 [3]（证据级别：Ⅱa 级，推荐等级：B 级）。

二、Ⅲ、Ⅳ度会阴裂伤的诊断

阴道分娩后，产科医师和（或）助产士应当检查会阴体，以识别或排除严重的会阴裂伤。如果不能除外存在Ⅲ或Ⅳ度裂伤，产科医师必须阐明情况，应当对裂伤程度进行初步分类并开始初始的进一步治疗（推荐等级：C 级）。

　　OASIS 的诊断主要依靠肛门指诊,经肛门超声的出现提高了肛门括约肌损伤的诊断率,是目前便失禁诊断的最佳方法,分娩前后的前瞻性研究显示,近 1/3 的妇女在分娩后存在隐性肛门括约肌损伤。OASIS 的临床诊断率并不理想,助产士及产科医师分别可能忽略了 87% 和 27% 的病例,而大部分"隐性"OASIS 均应在分娩时得到诊断 [4]。

　　发生Ⅲ、Ⅳ度会阴裂伤的危险因素包括 [5-7]:胎儿体质量 >4000g($OR=5.0$,随胎儿出生体质量增加)、产钳助娩($OR=2.6\sim3.7$)、会阴正中切($OR=2.4\sim2.9$)、初产妇($OR=2.4$)、肩难产($OR=2.0$)、截石位分娩($OR=2.0$)、宫底加压($OR=1.8$)、胎头吸引器助娩($OR=1.7\sim2.6$)、第二产程 >60min($OR=1.6$)、胎儿枕后位($OR=1.7$)。对于会阴侧切是否可以预防严重会阴裂伤,不同证据之间存在分歧 [8],在众多危险因素中,澳洲指南中强调会阴正中切口常与严重的会阴裂伤相关。并提出会阴侧切需要限制性使用 [9](证据等级:Ⅰa 级,推荐级别:A 级)。

三、Ⅲ、Ⅳ度会阴裂伤的手术修补要点

　　1. 术前准备:可采用局部麻醉或全身麻醉,以使括约肌最大限度地放松,并控制疼痛。修补手术应当在无菌的手术间进行,取膀胱截石位。手术团队中应包括一名有足够经验的专家(证据等级:Ⅳ级,推荐级别 C 级)。常规修补手术应当尽快进行,很少数情况下,手术可以推迟到产后 12h[10](证据等级:Ⅰb 级,推荐级别:B 级)。

　　术前需要预防性使用抗生素(例如二代头孢菌素)[11](证据等级:Ⅱ级,推荐级别:B 级)。

　　2. 手术策略:(1)适当的手术设施和麻醉方式。(2)麻醉下检查:必要时窥镜评估和肛门指诊以评估是否还有其他分娩损伤并明确会阴裂伤的分度。(3)修补的顺序是从内到外:先修补宫颈和阴道上部的裂伤,再修补会阴部。(4)针对Ⅳ度会阴裂伤:修补直肠黏膜时使用 3-0 延迟可吸收线。见图 1。(5)如果肛门内括约肌裂伤的断端可以识别,以 3-0 延迟可吸收线端 - 端间断褥式缝合。见图 2。(6)查找肛门外括约肌的断端并以 Allis 钳夹。(7)肛门外括约肌损伤的对合方法包括端 - 端缝合以及全层重叠缝合。选择 2-0 的缝线褥式缝合。端 - 端缝合即是将裂伤的两断端点对点缝合没有重叠;在肛门外括约肌完全撕裂的病例中，由外科医师来权衡选择进行全层重叠缝合还是端-端缝合方式[12]。（证据等级：Ⅰb级，推荐级别：A级）。见图3～6。(8)分层修复会阴。确保延迟吸

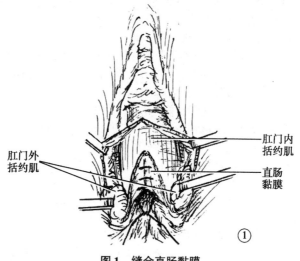

左：肛门外括约肌　右：肛门内括约肌、直肠黏膜

图1　缝合直肠黏膜

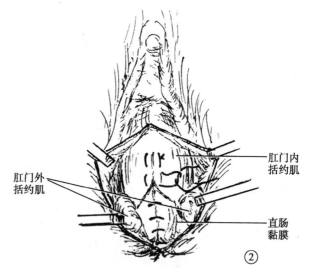

左：肛门外括约肌　右：肛门内括约肌、直肠黏膜

图2　缝合肛门内括约肌

收线在会阴肌肉的重叠部分被包埋，否则，缝合端会迁移并造成产妇不适。(9)缝合后需要进行肛门检查，目的是确认没有遗漏其他的损伤，缝合线没有被无意中插入直肠黏膜。如果发现直肠黏膜有线头，为将阴道直肠瘘的风险降至最低，将线头取出会更加安全。(10)详细记录手术操作过程。

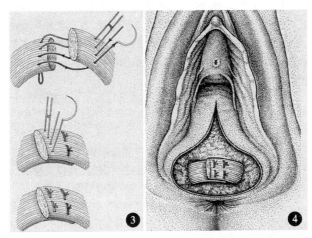

图3　全层重叠缝合方法[1]　　图4　全层重叠缝合修补术后[1]

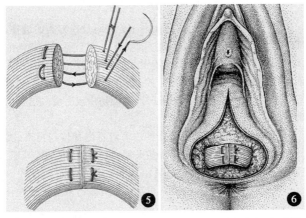

图5　端端缝合方法[1]　　图6　端端缝合修补术后[1]

缝合过程中应使用延迟可吸收线。选择编织还是单丝材料取决于外科医生的偏好[13]（证据级别：Ⅲ级，推荐等级：B级）。

四、术后处理

1. 抗生素：专家推荐术后应用抗生素，但不是基于临床试验（证据等级：Ⅳ级，推荐级别：C级）。

2. 大便软化剂、泻药：口服乳果糖减少首次排便的疼痛。泻药的使用不影响术后疼痛、切口感染率、便自禁和性交痛（证据等级：Ⅰb级，推荐级别：A级）。另外，推荐使用乳果糖以减少修复处由于排便而产生的机械摩擦力[14]（证据等级：Ⅳ级，推荐级别：C级）。

如果愈合过程平稳，应当避免直肠指诊[13]（证据等级：Ⅳ级，推荐级别C级）。

五、随诊

修补术后3个月进行随访。严重会阴裂伤后，早期随访中排气失禁的发生率为50%，急迫症状26%，稀便失禁8%，干便失禁4%[12, 15-16]（证据等级：Ⅰb级，推荐级别：A级）。

早期随访检查包括：大便失禁的症状；会阴部检查；阴道、直肠检查和触诊；推荐进行理疗（盆底肌训练），但没有证据表明何时开始物理治疗；应当讨论到大便失禁的症状随时间逐渐恶化或晚期出现的可能性[17]（证据等级：Ⅰb级，推荐级别：A级）；讨论下一次分娩和分娩方式。

六、再次分娩方式的建议

目前的数据不能明确建议再次分娩时分娩方式的选择。Ⅲ、Ⅳ度会阴裂伤后，再次阴道分娩时新发肛门括约肌损伤的风险增加了2～7倍；风险随新生儿体质量增加而增加[17-18]。Ⅲ、Ⅳ度会阴裂伤后行阴道分娩，近期持续性大便失禁的风险增加[19-20]，但在5年或更长时间的随访中没有看到这种风险增加[19-21]。

应当对Ⅲ、Ⅳ度会阴裂伤的患者进行选择性剖宫产，尤其合并以下情况时：持续性大便失禁，肛门括约肌功能减退，或可疑巨大儿（推荐等级：C级）。

Ⅲ、Ⅳ度会阴裂伤的产妇再次阴道分娩时应当限制性使用会阴切开术。

Ⅲ、Ⅳ度会阴裂伤处理流程见图7[22]。

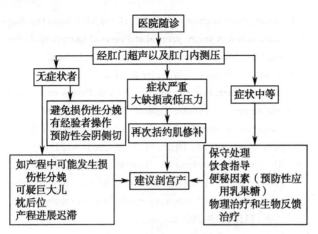

图7　Ⅲ、Ⅳ度会阴裂伤后的处理流程图

参 考 文 献

[1] Aigmueller T, Umek W, Elenskaia K, et al. Guidelines for the management of third and fourth degree perineal tears after vaginal birth from the Austrian Urogynecology Working Group. Int Urogynecol J, 2013, 24: 553-558.

[2] Royal College of Obstetricians and Gynaecologists. Management of third and fourth degree perineal tears following vaginal delivery. Guide-line No 29. London: RCOG, 2001.

[3] Lindqvist PG, Jernetz M. A modified surgical approach to women with obstetric anal sphincter tears by separate suturing of external and internal anal sphincter. A modified approach to obstetric anal sphincter injury. BMC Pregnancy and Childbirth, 2010, 10: 51.

[4] Andrews V, Sultan AH, Thakar R, et al. Risk factors for obstetric anal sphincter injury: a prospective study. Birth, 2006, 33: 117-122.

[5] Lowder JL, Burrows LJ, Krohn MA, et al. Risk factors for primary and subsequent anal sphincter lacerations: a comparison of cohorts by parity and prior mode of delivery. Am J Obstet Gynecol, 2007, 196: 344.e341-345.

[6] Landy HJ, Laughon SK, Bailit JL, et al. Characteristics associated with severe perineal and cervical lacerations during vaginal delivery. Obstet Gynecol, 2011, 117: 627-635.

[7] Groutz A, Hasson J, Wengier A, et al. Third- and fourth-degree perineal tears: prevalence and risk factors in the third millennium. Am J Obstet Gynecol, 2011, 204: 347.e341-344.

[8] Eskandar O, Shet D. Risk factors for 3rd and 4th degree perineal tear. J Obstet Gynaecol, 2009, 29: 119-122.

[9] Murphy DJ, Macleod M, Bahl R, et al. A randomised controlled trial of routine versus restrictive use of episiotomy at operative vaginal delivery: a multicentre pilot study. BJOG, 2008, 115: 1695-1702; discussion 1702-1703.

[10] Nordenstam J, Mellgren A, Altman D, et al. Immediate or delayed repair of obstetric anal sphincter tears-a randomised controlled trial. BJOG, 2008, 115: 857-865.

[11] Duggal N, Mercado C, Daniels K, et al. Antibiotic prophylaxis for prevention of postpartum perineal wound complications: a randomized controlled trial. Obstet Gynecol, 2008, 111: 1268-1273.

[12] Farrell SA, Flowerdew G, Gilmour D, et al. Overlapping compared with end-to-end repair of complete third-degree or fourth-degree obstetric tears: three-year follow-up of a randomized controlled trial. Obstet Gynecol, 2012, 120: 803-808.

[13] Sultan AH, Monga AK, Kumar D, et al. Primary repair of obstetric anal sphincter rupture using the overlap technique. Br J Obstet Gynaecol, 1999, 106: 318-323.

[14] Mahony R, Behan M, O'Herlihy C, et al. Randomized, clinical trial of bowel confinement vs. laxative use after primary repair of a third-degree obstetric anal sphincter tear. Dis Colon Rectum, 2004, 47: 12-17.

[15] Fernando RJ, Sultan AH, Kettle C, et al. Repair techniques for obstetric anal sphincter injuries: a randomized controlled trial. Obstet Gynecol, 2006, 107: 1261-1268.

[16] Malouf AJ, Norton CS, Engel AF, et al. Long-term results of overlapping anterior anal-sphincter repair for obstetric trauma.

Lancet，2000，355：260-265.

[17] Harkin R，Fitzpatrick M，O'Connell PR，et al. Anal sphincter disruption at vaginal delivery：is recurrence predictable? Eur J Obstet Gynecol Reprod Biol，2003，109：149-152.

[18] Payne TN，Carey JC，Rayburn WF. Prior third- or fourth-degree perineal tears and recurrence risks. Int J Gynaecol Obstet，1999，64：55-57.

[19] de Leeuw JW，Struijk PC，Vierhout ME，et al. Risk factors for third degree perineal ruptures during delivery. BJOG，2001，108：383-387.

[20] Poen AC，Felt-Bersma RJ，Dekker GA，et al. Third degree obstetric perineal tears：risk factors and the preventive role of mediolateral episiotomy. Br J Obstet Gynaecol，1997，104：563-566.

[21] Faltin DL，Otero M，Petignat P，et al. Women's health 18 years after rupture of the anal sphincter during childbirth：I. Fecal incontinence. Am J Obstet Gynecol，2006，194：1255-1259.

[22] 朱兰，王巍. 产科会阴撕裂新分类及国际最新缝合修补术. 中国实用妇科与产科杂志，2010，26：311-313.

（通信作者：朱　兰　蒋　芳）

（本文刊载于《中华妇产科杂志》2013年第48卷第11期第878-880页）

盆腔炎症性疾病诊治规范(修订版)

中华医学会妇产科学分会感染性疾病协作组

  盆腔炎症性疾病(pelvic inflammatory disease,PID)是女性上生殖道感染引起的一组疾病,包括子宫内膜炎、输卵管炎、输卵管卵巢脓肿和盆腔腹膜炎。性传播感染(sexually transmitted infection,STI)的病原体如淋病奈瑟菌、沙眼衣原体是PID主要的致病微生物。一些需氧菌、厌氧菌、病毒和支原体等也参与PID的发生。引起PID的致病微生物多数是由阴道上行而来的,且多为混合感染。延误对PID的诊断和有效治疗都可能导致PID后遗症如输卵管因素不孕和异位妊娠等。

PID 的诊断

  PID的临床表现各异,因此其诊断通常依据临床症状、体征和实验室检查综合决定。

  1. PID诊断的最低标准:在性活跃女性及其他存在STI风险者,如排除其他病因且满足以下条件之一者,应诊断PID并给予PID经验性治疗:(1)子宫压痛;(2)附件压痛;(3)子宫颈举痛。下腹疼痛同时伴有下生殖道感染征象时,诊断PID的可能性增加。

  2. PID诊断的附加标准:(1)口腔温度≥38.3℃;(2)子宫颈或阴道脓性分泌物;(3)阴道分泌物显微镜检查有白细胞增多;(4)红细胞沉降率升高;(5)C反应蛋白水平升高;(6)实验室检查证实有子宫颈淋病奈瑟菌或沙眼衣原体感染。大多数PID患者有子宫颈脓性分泌物或阴道分泌物镜检有白细胞增多。如果子宫颈分泌物外观正常,并且阴道分泌物镜检无白细胞,则诊断PID的可能性不大,需要考虑其他可能引起下腹痛的病因。如果有条件,应积极寻找致病微生物,尤其是与STI相关的病原微生物。

  3. PID诊断的特异性标准:(1)子宫内膜活检显示有子

宫内膜炎的组织病理学证据;(2)经阴道超声检查或 MRI 检查显示输卵管管壁增厚、管腔积液,可伴有盆腔游离液体或输卵管卵巢包块;(3)腹腔镜检查见输卵管表面明显充血、输卵管水肿、输卵管伞端或浆膜层有脓性渗出物等。

PID 的治疗

一、治疗原则

以抗菌药物治疗为主,必要时行手术治疗。根据经验选择广谱抗菌药物覆盖可能的病原体,包括淋病奈瑟菌、沙眼衣原体、支原体、厌氧菌和需氧菌等。(1)所有的治疗方案都必须对淋病奈瑟菌和沙眼衣原体有效,子宫内膜和子宫颈的微生物检查无阳性发现并不能除外淋病奈瑟菌和沙眼衣原体所致的上生殖道感染。(2)推荐的治疗方案抗菌谱应覆盖厌氧菌。(3)诊断后应立即开始治疗,及时合理地应用抗菌药物与远期预后直接相关。(4)选择治疗方案时,应综合考虑安全性、有效性、经济性以及患者依从性等因素。(5)给药方法:根据疾病的严重程度决定静脉给药或非静脉给药以及是否需要住院治疗。

二、抗菌药物治疗

(一)静脉药物治疗

1. 静脉给药 A 方案:(1)单药治疗:二代头孢菌素或三代头孢菌素类抗菌药物静脉滴注,根据具体药物的半衰期决定给药间隔时间,如头孢替坦 2g/12h,静脉滴注;或头孢西丁 2g/6h,静脉滴注;或头孢曲松 1g/24h,静脉滴注。(2)联合用药:如所选药物不覆盖厌氧菌,需加用硝基咪唑类药物,如甲硝唑 0.5g/12h,静脉滴注。为覆盖非典型病原微生物,可加用多西环素 0.1g/12h,口服,×14d;或米诺环素 0.1g/12h,口服,×14d;或阿奇霉素 0.5g/d,静脉滴注或口服,1~2d 后改为口服 0.25g/d,5~7d。

2. 静脉给药 B 方案:氧氟沙星 0.4g/12h,静脉滴注;或左氧氟沙星 0.5g/d,静脉滴注。为覆盖厌氧菌感染,可加用硝基咪唑类药物,如甲硝唑 0.5g/12h,静脉滴注。

3. 静脉给药 C 方案:氨苄西林钠舒巴坦钠 3g/6h,静脉滴注;或阿莫西林克拉维酸钾 1.2g/(6~8)h,静脉滴注。为覆盖厌氧菌,可加用硝基咪唑类药物,如甲硝唑 0.5g/12h,静脉滴注。为覆盖非典型病原微生物,可加用多西环素 0.1g/12h,口服,×14d;或米诺环素 0.1g/12h,口服,×14d;或阿奇霉素

0.5g/d，静脉滴注或口服，1～2d 后改为口服 0.25g/d，5～7d。

4. 静脉给药 D 方案：林可霉素剂量 0.9g/8h，静脉滴注；加用硫酸庆大霉素，首次负荷剂量为 $2mg \cdot kg^{-1} \cdot 8h^{-1}$，静脉滴注或肌内注射，维持剂量 $1.5mg \cdot kg^{-1} \cdot 8h^{-1}$；两种药物均可采用每日 1 次给药。

（二）非静脉药物治疗

1. 非静脉给药 A 方案：头孢曲松 250mg，肌内注射，单次给药；或头孢西丁 2g，肌内注射，单次给药。单次肌内给药后改为其他二代或三代头孢菌素类药物，例如头孢唑肟、头孢噻肟等，口服给药，共 14d。如所选药物不覆盖厌氧菌，需加用硝基咪唑类药物，如甲硝唑 0.4g/12h，口服；为治疗非典型病原微生物，可加用多西环素 0.1g/12h，口服（或米诺环素 0.1g/12h，口服）；或阿奇霉素 0.5g/d，口服，1～2d 后改为 0.25g/d，5～7d。

2. 非静脉给药 B 方案：氧氟沙星 0.4g/12h，口服；或左氧氟沙星 0.5g/d，口服；为覆盖厌氧菌可加用甲硝唑 0.4g/12h，口服，共 14d。

（三）给药注意事项

1. 静脉给药者应在临床症状改善后继续静脉治疗至少 24h，然后转为口服药物治疗，共持续 14d。

2. 如确诊为淋病奈瑟菌感染，首选静脉给药 A 方案或非静脉给药 A 方案，对于选择非三代头孢菌素类药物者应加用针对淋病奈瑟菌的药物。选择静脉给药 D 方案者应密切注意药物的耳、肾毒副作用，此外，有报道发现林可霉素和庆大霉素联合应用偶尔出现严重神经系统不良事件。药物治疗持续 72h 症状无明显改善者应重新确认诊断并调整治疗方案。

三、手术治疗

1. 手术指征：(1)药物治疗无效。输卵管、卵巢脓肿或盆腔脓肿经药物治疗 48～72h，体温持续不降、感染中毒症状未改善或包块增大者，应及时手术。(2)肿块持续存在。经药物治疗 2 周以上，肿块持续存在或增大，应手术治疗。(3)脓肿破裂。腹痛突然加剧，寒战、高热、恶心、呕吐、腹胀，检查腹部拒按或有感染中毒性休克表现，应疑诊脓肿破裂。若脓肿破裂未及时诊治，患者死亡率高。因此，一旦疑诊脓肿破裂，需立即在抗菌药物治疗的同时行手术探查。

2. 手术方式：手术可根据情况选择经腹手术或腹腔镜手

术。手术范围应根据病变范围、患者年龄、一般状况等全面考虑。原则应以切除病灶为主。年轻妇女应尽量保留卵巢；对年龄较大、双侧附件受累或附件脓肿屡次发作者，可行子宫全切除＋双侧附件切除术；对极度衰弱或危重患者须按具体情况决定手术范围。若盆腔脓肿位置低、突向阴道后穹隆时，可经阴道切开引流。

四、中医、中药及物理治疗

中医、中药和物理治疗在 PID 的治疗中具有一定作用。在抗菌药物治疗的基础上，辅以康妇消炎栓、桂枝茯苓胶囊、红花如意丸等中药治疗，可以减少慢性盆腔痛后遗症的发生。

五、妊娠期 PID 的治疗

由于妊娠期 PID 会增加孕产妇死亡、死胎、早产的风险，可疑 PID 的妊娠妇女建议住院接受静脉抗菌药物治疗。妊娠期和哺乳期妇女禁用四环素类及喹诺酮类药物。

六、性伴侣的治疗

PID 患者出现症状前 60d 内接触过的性伴侣很可能感染淋病奈瑟菌及沙眼衣原体，应进行检查及相应治疗。如 PID 患者检测出 STI 相关病原微生物，性伴侣需要同时接受治疗。

在女性 PID 患者治疗期间，必须避免无保护性交。

PID 治疗后的随访

对于药物治疗的 PID 患者，应在 72h 内随诊，明确有无临床情况的改善，如退热、腹部压痛或反跳痛减轻、子宫及附件压痛减轻、子宫颈举痛减轻等。如果未见好转则建议进一步检查并调整治疗方案。

对于沙眼衣原体和淋病奈瑟菌感染的 PID 患者，还应在治疗结束后4～6周重新检查上述病原体。

PID 的预防

对高危女性的子宫颈分泌物进行沙眼衣原体感染筛查和治疗能有效降低 PID 的发生率。

下腹痛的诊断和处理

下腹痛是 PID 的主要症状，但是目前我国的医疗资源不平衡，许多基层医院无法对急性 PID 进行病因学诊断及必要的实验室检查,使 PID 不能得到及时的诊断和治疗。为了更好地对 PID 进行诊治,避免上生殖道感染后遗症(输卵管因素不孕和异位妊娠)的形成,保证妇女健康,针对女性下腹痛的处理具有实用价值。但在临床应用时,尤其是面对急性下腹痛患者,应该注意排除外科或妇产科的其他急症后,方可给予抗菌药物治疗。

一、下腹痛的诊断

1.症状:下腹疼痛,性交痛,痛经。

2.体征:下腹触痛、肌紧张、反跳痛;子宫颈举痛;子宫颈分泌物异常、出血;发热。

二、下腹痛的处理

下腹痛的处理流程见图1。

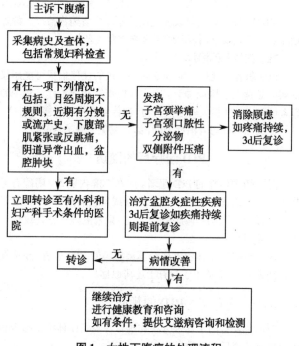

图1　女性下腹痛的处理流程

(通信作者:刘朝晖)

(本文刊载于《中华妇产科杂志》2013 年第 49 卷第 6 期第 401-403 页)

腹腔镜子宫或阴道骶骨固定术专家共识

中华医学会妇产科学分会妇科盆底学组

一、概述

经腹子宫或阴道骶骨固定术是治疗中盆腔缺陷的手术方式,该手术将子宫或阴道顶端与骶骨前纵韧带通过移植物桥接起来,仍然是目前公认的治疗顶端脱垂(Ⅰ水平缺陷)的"金标准"术式,远期成功率可达 74%～98%[1-3]。根据手术路径的不同,可以经腹、由腹腔镜或机器人腹腔镜完成。1957年,法国率先开展了经腹阴道骶骨固定术,后在临床中得到广泛应用。在 1991 年,随着腹腔镜技术的兴起,完成了首例腹腔镜阴道骶骨固定术(laparoscopic sacrocolpopexy, LSC)。如今该手术也成为机器人腹腔镜的适应证之一。

2013 年的荟萃分析表明,相对于经阴道盆底重建手术,经腹阴道骶骨固定术的复发率和性功能障碍发生率低,能较好地恢复阴道轴向和保持阴道长度,但是手术时间长、术后恢复时间长、费用高[4]。近年来,随着腹腔镜手术器械、设备不断改良,手术操作技巧不断提高,腹腔镜能比开腹更清楚地分辨盆腔深部解剖结构,手术视野更为清晰,使得腹腔镜骶骨固定术这一技术日趋成熟。LSC 的手术步骤与传统开腹手术相似,能很好地将微创的优点与经腹阴道骶骨固定术的优点结合起来。其与开腹手术相比,围手术期并发症和复发后再次手术率无差异,还可以降低围手术期出血量和住院时间,但是手术时间有所延长。有综述报道,LSC 术后 2 年,客观成功率为 92%(75%～100%),主观成功率为 94.4%;针对器官脱垂的再次手术率为 6.2%,网片暴露率为 2.7%,术后性生活障碍发生率为 7.8%,排尿功能障碍发生率 18.2%,肠道功能障碍发生率 9.8%[5]。腹腔镜子宫或子宫颈骶骨固定术(laparoscopic sacrohysteropexy/sacrocervicopexy)是保留子宫或子宫颈的重建手术方法；主要用于Ⅲ～Ⅳ度子宫脱垂的年轻妇女强烈要求保留子宫或子宫颈的情况，尤其是宫骶韧带薄弱不能行腹腔镜高位宫骶韧带悬吊术者[6]。并无证据表明保留子宫与否对疾病复发和性生活有影响。

鉴于腹腔镜子宫或阴道骶骨固定术相对于经阴道盆底重建手术的优势，该手术成为目前国际上治疗中盆腔缺陷为主的盆底重建手术的主流术式之一，因此，正确理解和掌握该手术是妇科医师的当务之急。中华医学会妇产科学分会妇科盆底学组的专家就此进行了专题研讨，达成本共识，供妇产科界同道临床实践参考。由于腹腔镜子宫或阴道骶骨固定术为Ⅳ级复杂腔镜操作，完成该手术需要熟练的腹腔镜下缝合打结技术以及对盆底和骶前区解剖的深刻认识。手术难度大，操作时间长，一般需要2～3h，成为限制其发展的主要因素[5-6]。相对于经阴道手术，初学者要经历更长的学习曲线。建议拟开展此手术的医师参加手术的规范化培训，要求至少有Ⅲ级及以上腹腔镜手术操作基础，能熟练掌握腹腔镜下的缝合打结技术。

二、适应证和禁忌证

由于腹腔镜子宫或阴道骶骨固定术手术时间长，所以该手术适用于身体状况良好、能耐受腔镜手术者。主要临床适应证为：(1)以中盆腔缺陷为主的盆腔器官脱垂[POP；盆腔器官脱垂定量(POP-Q)分度法为Ⅲ度及以上]，特别适用于年龄相对较轻、性生活活跃的患者；(2)有症状的阴道穹隆脱垂(≥POP-Q Ⅱ度)；(3)POP术后阴道顶端脱垂复发(有症状，且≥POP-Q Ⅱ度)。在适应证上值得一提的是，以中盆腔脱垂为主伴有阴道前后壁膨出的患者，可以在行LSC同时分离阴道前后壁至膨出的下方放置网片，后壁最低可放在会阴体，前壁可放在膀胱尿道的连接处，这样能达到同时修复阴道前后壁膨出的目的。

禁忌证：严重的内科合并症不能耐受手术；凝血功能障碍；有生育要求；盆腔炎症性疾病和阴道炎的急性发作期；严重的阴道溃疡；多次盆腹部手术史和严重盆腔粘连。保留子宫的患者应除外子宫颈和子宫内膜病变。

三、术前评估和准备

术前评估时应详细了解患者的病史，有无其他妇科疾病，既往盆腔手术史,以及影响手术和麻醉的内外科合并症,必要时请相关科室会诊。

查体时应全面评价盆腔各腔室(前、中、后)的缺陷部位和程度,建议使用 POP-Q 系统进行评估。单纯的顶端脱垂少见,常合并阴道前后壁膨出。截石位时可使用单叶窥器分别检查阴道前、后壁情况,必要时可以采用站立位向下屏气用力评价顶端脱垂程度。三合诊检查注意有无肠膨出。还应评估盆底神经肌肉功能。

仔细询问是否伴有排尿、排便症状以及性功能问题,推荐应用经中文验证过的问卷:盆底功能影响问卷简表(pelvic floor impact questionnaire-short form 7,PFIQ-7)、盆腔器官脱垂及尿失禁性生活问卷(pelvic organ prolapse-urinary incontinence sexual questionnaire,PISQ-12)评估上述症状的严重程度及对生命质量的影响。

缺陷复位后,13%~65% 的患者会新发压力性尿失禁,建议行隐匿性尿失禁筛查试验。所有患者均应测定残余尿量,有条件者建议行尿流率检查。有尿频、尿急、夜尿等膀胱过度活动症状者,建议行尿动力学检查。有下尿路感染症状者,应行尿常规和尿培养检查。其他检查可根据患者的主诉选择进行,建议行盆腔超声检查。保留子宫者应行子宫颈细胞学筛查,必要时行 HPV 检测。

良好的沟通有助于医患双方共同确定手术目标,患者应术前充分知情并签署同意书,交待手术相关的并发症特别是网片相关并发症。目前推荐使用大孔单股编织的聚丙烯合成网片,最好选用轻型材质。对于强烈要求保留子宫的患者,要排除子宫内膜和子宫颈病变。告知患者保留子宫的重建手术经验有限,重建手术后会增加后续子宫病变的处理难度。术前要进行充分的肠道准备。

四、手术步骤和注意事项

1. LSC:建议首先行腹腔镜下骶前区域的分离,患者取头低臀高位左低右高位暴露右侧结肠旁间隙,辨认右侧输尿管,纵行打开骶岬前腹膜,暴露骶前区域,取第 1 骶椎(S_1)椎体前无血管区作为缝合位点,沿右侧宫骶韧带内侧打开侧腹膜(或将网片穿行侧腹膜下方)至阴道穹隆处。有子宫者可先行子宫切除术。经阴道或腹腔镜下分离膀胱阴道间隙和直肠阴道间隙;腹腔镜操作时,阴道内应放置抬举穹隆的器械。对于阴道顶端缺陷的纠正,一般认为分离阴道顶端黏膜距离穹隆长 3cm 即可。将聚丙烯网片设计、剪裁成 Y 型,宽度 3cm。可以经阴道或腹腔镜下将网片分排间断缝合固定于阴道前后壁纤维肌层上 [7-9],注意缝线(可吸收缝线或不可吸收缝线均可)不能穿透阴道黏膜层。向上牵拉网片至缝合位点,必要时修剪网片长度,用不可吸收缝线(建议用爱惜邦线或普理灵线)将网片另一端间断缝合固定于 S_1 椎体前方的骶骨前纵韧带上,缝合深度应包含前纵韧带全层,并将网片充分展平,一般需 2~3 针。注意网片悬吊固定后阴道没有过多张力,C 点达 –6cm 以上。可吸收线关闭侧腹膜,将网片包埋于腹膜后。有指征时可以行其他附加手术,如阴道旁修补术、Burch 手术、尿道中段悬吊术及任何经阴道的手术。

2. 腹腔镜子宫或子宫颈骶骨固定术:保留子宫或子宫颈的骶骨固定术手术步骤与阴道骶骨固定术相似。打开子宫直肠窝腹膜,分离阴道后壁与直肠间隙,将网片缝合在宫骶韧带附着子宫颈处的子宫颈周围环上,前方打开膀胱阴道间隙,将网片包绕子宫颈前唇,必要时向下延伸至耻骨宫颈韧带处。两侧分别间断缝合在主骶韧带复合体上,同时展平膀胱阴道间隙和直肠阴道间隙网片材料,网片向下延伸达脱垂平面远端,其长度根据Ⅱ水平脱垂状况而定,以覆盖所有Ⅱ水平缺陷,甚至可达会阴体。

围手术期建议预防性使用抗生素和抗凝治疗,具体方法参考国家颁布的相关指南。术后阴道内压迫纱条有助于止血和固定网片位置。术后拔除尿管后测定残余尿量,评估自主排尿功能。绝经后阴道黏膜薄者建议术后开始使用局部雌激素制剂,每周 2 次,直至半年以上。建议术后 3 个月内避免提重物、便秘等增加腹压的情况。禁性生活和盆浴 3 个月,或者阴道黏膜修复完好为止。

五、手术特有并发症的处理和预防

1. 近期并发症

(1)出血:主要发生在骶前血管。由于此区域血管交通支丰富,因此止血较困难;局部压迫可暂时止血,但去除压迫后常再次发生出血,并且压迫可能进一步损伤小静脉。最初可试行缝合、银夹夹闭、烧灼或骨腊等方法止血,如果这些方法无法有效止血时,可以应用无菌的不锈钢止血钉止血。手术应在充分分离的情况下选择无血管区进行缝合,以避免引起大出血。腹腔镜处理困难时建议中转开腹。

(2)肠道和泌尿系统损伤:主要是与本手术关系密切的解剖结构如右侧输尿管、乙状结肠和直肠,术中应注意辨识清楚输尿管走行并使其在操作区域的外侧方以避免损伤。

(3)肠梗阻:术后肠梗阻的发生率为3.6%,需要手术治疗的患者为1.1%(0.6%～8.6%)[5],发生时间从术后11d至5年不等。既往腹部手术史是术后肠梗阻的高危因素,可能与粘连形成有关[10]。肠梗阻是较严重的并发症,术前应告知患者。

此外还有少见的神经损伤和骶骨骨髓炎的报道。

2. 远期并发症

(1)排尿、排便异常:主要有新发急迫性和压力性尿失禁,发生率为17.8%(2.4%～44%)[5]。前者与手术操作、尿路感染和膀胱过度活动症有关,新发压力性尿失禁不排除术前即存在隐匿性尿失禁,症状重时可以考虑行抗尿失禁手术。术后肠道功能障碍,如便秘、肛门痛及大便失禁等的发生率为9.8%(0～25%)[5],可能与饮食结构不合理、胃肠功能失调、植入网片有关,加强此方面的宣教,改善生活方式,使用缓泻剂可以缓解便秘症状。

(2)性功能障碍:LSC术后性功能障碍的发生率为7.8%(0～47%)[5]。

(3)网片相关并发症:包括网片挛缩、暴露和侵蚀等,发生率为2.7%(0～9%)[5],与随诊时间有关。主要并发症发生在阴道,暴露的网片往往位置隐蔽,需窥器及上下叶长拉钩显露后处理。文献有罕见的网片侵蚀至肠管的报道。网片暴露是否与同时行子宫切除术有关尚无定论。减少网片相关并发症的措施包括术中注意精细操作,分离阴道黏膜不应过薄,避免不可吸收线穿透黏膜层,将网片完全腹膜化,避免与肠管直接接触。严格无菌操作,抗生素预防感染,充分止血,减少血肿及感染的发生等。

六、随访

首次随访时间为术后4周～3个月,此后为术后半年、1年,至每年随访。建议术后规律随访至终生,及时发现复发和处理手术并发症。

参 考 文 献

[1] Hilger WS，Poulson M，Norton PA. Long-term results of abdominal sacrocolpopexy[J]. Am J Obstet Gynecol，2003，189：1606-1610.

[2] Occelli B，Narducci F，Cosson M，et al. Abdominal colposacroplexy for the treatment of vaginal vault prolapse with or without urinary stress incontinence[J]. Ann Chir，1999，53：367-377.

[3] Nygaard IE，McCreery R，Brubaker L. Abdominal sacrocolpopexy：a comprehensive review[J]. Obstet Gynecol，2004，104：805-823.

[4] Maher C，Feiner B，Baessler K，et al. Surgical management of pelvic organ prolapse in women[J]. Cochrane Database Syst Rev，2013，4：CD004014.

[5] Ganatra AM，Rozet F，Sanchez-Salas R. The current status of laparoscopic sacrocolpopexy：a review[J]. Eur Urol，2009，55：1089-1103.

[6] Gabriel B，Nassif J，Barata S，et al. Twenty years of laparoscopic sacrocolpopexy：where are we now? [J]. Int Urogynecol J，2011，22：1165-1169.

[7] Walters MD，Ridgeway BM. Surgical treatment of vaginal apex prolapse[J]. Obstet Gynecol，2013，121：354-374.

[8] 朱兰. 改良腹腔镜阴道骶前固定术治疗重度盆腔器官膨出及其并发症的处理和预防 [J]. 中华腔镜外科杂志：电子版，2011，4：160-162.

[9] 张晓薇，许丽，黎燕霞，等. 改良腹腔镜下阴道骶骨固定术临床疗效评价 [J]. 中华妇产科杂志，2013，48：570-574.

[10] Warner WB，Vora S，Alonge A，et al. Intraoperative and postoperative gastrointestinal complications associated with laparoscopic sacrocolpopexy[J]. Female Pelvic Med Reconstr Surg，2012，18：321-324.

（通信作者：朱　兰）

中华医学会妇产科学分会妇科盆底学组参加本共识讨论的专家组成员：郎景和（北京协和医院）、朱兰（北京协和医院)、王建六(北京大学人民医院)、张晓薇(广州医科大学附属第一医院)、马庆良(上海中医药大学附属曙光医院)、罗新(暨南大学附属第一医院)、华克勤(复旦大学附属妇产科医院)、罗来敏(上海市第六人民医院)、韩劲松(北京大学第三医院)、鲁永鲜(解放军总医院第一附属医院)、马乐(北京妇产医院)、杨欣(北京大学人民医院)、胡丽娜(重庆医科大学附属第二医院)、许学先(武汉大学人民医院)、金杭美(浙江大学医学院附属妇产科医院)、谢静燕(南京市第一医院)、李际春(宁夏医科大学总医院)、刘培淑(山东大学齐鲁医院)、夏志军(中国医科大学附属盛京医院)、王鲁文(郑州大学第三附属医院)、吴氢凯(上海市第六人民医院)、李兆艾(山西省妇幼保健院)、黄向华(河北医科大学第二医院)、龚健(无锡市妇幼保健院)、刘青(甘肃省妇幼保健院)、古丽娜(新疆医科大学第一附属医院)、王彦(烟台毓璜顶医院)、徐惠成(第三军医大学西南医院)、李怀芳(上海市同济医院)、孙智晶(北京协和医院)。执笔专家：朱兰(北京协和医院)、陈娟(北京协和医院)

（本文刊载于《中华妇产科杂志》2013年第49卷第8期第573-575页）

盆腔器官脱垂的中国诊治指南（草案）

中华医学会妇产科学分会妇科盆底学组

盆腔器官脱垂（pelvic organ prolapse，POP）是由于盆底肌肉和筋膜组织薄弱造成的盆腔器官下降而引发的器官位置及功能异常，主要症状为阴道口组织物脱出，可伴有排尿、排便和性功能障碍，不同程度地影响患者的生命质量。POP 是中老年妇女的常见疾病，近年来新理论和新技术的出现使得POP 的诊治水平有了突破性的进展。为了进一步规范和指导临床实践，中华医学会妇产科学分会妇科盆底学组在参考国内外循证医学研究结果及国际治疗建议的基础上，结合我国具体情况，提出如下诊治指南草案供同道参考。

POP 的诊断与评估

一、症状

首先应该询问病史，全面了解患者的临床症状。POP 伴有临床症状是医师界定患者是否需要进行治疗干预的重要依据。最特异的症状是患者能看到或者感到膨大的组织器官脱出阴道口，可伴有明显下坠感，久站或劳累后症状明显，卧床休息后症状减轻，严重时脱出的器官不能回纳，可有分泌物增多、溃疡、出血等。阴道前壁膨出者可有排尿困难、活动后漏尿、尿不尽感等；阴道后壁膨出者可有便秘、排便困难等。POP 导致的盆底功能障碍是一组疾病症状群，其严重程度与解剖学改变不完全呈正相关关系。建议应用经中文验证过的国际标准化问卷，如盆底功能影响问卷简表（pelvic floor impact questionnaire-short form 7，PFIQ-7）和盆腔器官脱垂及尿失禁性生活问卷（pelvic organ prolapse-urinary incontinence sexual questionnaire，PISQ-12）了解症状的严重程度及对患者生命质量的影响。对于某些非特异性症状，要告知患者不一定能通过治疗脱垂而缓解。

二、体格检查

包括全身检查、专科检查和神经肌肉检查。专科检查时患者取膀胱截石位,观察患者放松状态下以及屏气用力状态下的最大脱垂情况,同时注意外阴形态和有无阴道黏膜溃疡。如果患者提示脱垂不能达到最大程度,可取站立位检查。使用双叶窥具进行顶端支持的评估,使用单叶窥具进行阴道前后壁脱垂的评估。三合诊检查鉴别是否合并肠疝。有条件者可以行阴道旁缺陷的检查以及模拟顶端支持复位后的阴道前、后壁检查。注意是否合并子宫颈延长。检查结果使用盆腔器官脱垂定量(pelvic organ prolapse quantitation,POP-Q)分度法记录。神经系统检查主要包括会阴部感觉以及球海绵体肌反射、肛门反射等。还应判定盆底肌的基础张力和自主收缩力,包括肌肉收缩的强度、时程和对称性,可以参考盆底肌力牛津分级系统判定。见表1。

表1 盆底肌力牛津分级系统

分级	说明
0级	检测时手指未感觉到阴道肌肉收缩
I级	感觉阴道肌肉颤动
II级	感觉阴道肌肉不完全收缩,持续2s,重复2次
III级	感觉阴道肌肉完全收缩,持续3s,重复3次,无对抗
IV级	感觉阴道肌肉完全收缩,持续4s,重复4次,有轻微对抗
V级	感觉阴道肌肉完全收缩,持续≥5s,重复5次,有持续对抗

三、辅助检查

有关下尿路功能的检查需要结合患者的实际情况进行选择。对于POP且无压力性尿失禁症状者,可行脱垂复位后的隐匿性尿失禁试验,但是其临床意义有待探讨。对于合并尿失禁的患者,建议术前常规行尿动力学检查或尿失禁的临床检查,如排尿日记、尿垫试验等。行POP手术治疗前建议测定残余尿量和尿流率。对于复杂病例,建议行影像学检查。

POP 的分度和分类

　　POP 是临床诊断，通过病史和盆腔检查即可获得诊断。POP-Q 系统能对 POP 进行客观的、部位特异性的描述，是目前国内外最推荐使用的分级系统。但是如果采用 POP-Q 定义脱垂，则几乎一半的经产妇会确诊为脱垂，其中的大多数并无临床表现，一般来说，脱垂最低点达到或超过处女膜水平后才开始有自觉症状。所以，POP-Q 分度的真正意义并不在于临床诊断，而是作为治疗前后的评估手段。对于有临床处理意义的脱垂多认为是脱垂最低点达到或超过处女膜缘或 POP-Q≥Ⅱ度的状态[1-3]。

　　根据脱垂的部位，POP 可以分为子宫脱垂、阴道穹隆脱垂、阴道前壁膨出、阴道后壁膨出及子宫直肠窝疝等。而膀胱膨出、直肠膨出的传统提法由于应用广泛，仍然适用。

POP 的处理和治疗

一、原则

　　POP 的处理可分为随诊观察、非手术治疗和手术治疗。对于无自觉症状的轻度脱垂（POP-Q Ⅰ～Ⅱ度，尤其是脱垂最低点位于处女膜之上）患者，可以选择随诊观察，也可以辅助非手术治疗。治疗分为非手术治疗和手术治疗，只适用于有症状的患者，包括脱垂特异性症状以及相关的排尿、排便、性功能障碍等。治疗前应充分了解每位患者的症状及对其生命质量的影响，确定治疗目标。对于可以耐受症状且不愿意接受治疗的患者，特别是重度脱垂（POP-Q Ⅲ～Ⅳ度）的患者，必须定期随访监测疾病进展情况以及有无排尿、排便功能障碍，特别是泌尿系统梗阻问题。

二、非手术治疗

　　非手术治疗对于所有 POP 患者都是应该首先推荐的一线治疗方法。通常非手术治疗用于 POP-Q Ⅰ～Ⅱ度有症状的患者，也适用于希望保留生育功能、不能耐受手术治疗或者不愿意手术治疗的重度脱垂患者。非手术治疗的目标为缓解症状，增加盆底肌肉的强度、耐力和支持力，预防脱垂加重，避免或延缓手术干预。目前的非手术治疗方法包括应用子宫托、盆底康复治疗（pelvic floor rehabilitation）和行为指导。

（一）子宫托

子宫托是唯一特异的非手术治疗方法,经济有效,患者使用子宫托后总体症状和生命质量均有显著改善。子宫托治疗的适应证有:患者不愿意手术治疗或者全身状况不能耐受手术治疗,孕期或未完成生育者,POP 术后复发或者症状缓解不满意者,术前试验性治疗。禁忌证包括:急性盆腔炎症性疾病、阴道炎,严重的阴道溃疡和阴道异物,对子宫托材料过敏,不能确保随访的患者。脱垂的程度和是否有性生活不是子宫托使用的禁忌,有研究表明,选择长期佩戴子宫托者多为年龄在 65 岁以上或者有严重内科合并症不能手术的患者。

子宫托应用可能出现的并发症包括:少量阴道分泌物,便秘,阴道出血或轻度溃疡,新发压力性尿失禁或原有症状加重;多数症状轻微可以耐受,取出子宫托即可好转。少见的严重并发症多与不合理使用有关,如子宫托嵌顿,膀胱阴道瘘或直肠阴道瘘,大量阴道分泌物伴感染,甚至败血症,严重的泌尿系统并发症如肾积水和脓尿等。因此,强调在使用子宫托时一定要严密定期随访,规律摘戴。为了预防并发症的发生,对于绝经后阴道黏膜萎缩的患者,建议配合长期局部雌激素治疗。

子宫托分为支撑型和填充型两种。环形子宫托(有隔膜或无隔膜)是常用的支撑型子宫托,由于佩戴舒适,患者易于取戴,不影响性生活,是首选而且应用最为广泛的子宫托。牛角形(gellhorn)子宫托是常用的填充型子宫托,用于不能耐受环形子宫托的患者,如 POP-Q Ⅲ～Ⅳ度脱垂或会阴条件差者(如阴裂较宽)。子宫托的选择应当遵循个体化原则,类型的选择与严重程度、阴道口的完整性及性生活需求等因素有关,大小的选择与阴道的长度及宽度有关,一般选择能够舒适佩戴的最大号子宫托。子宫托合适的标准为放置后脱垂部位复位,子宫托与阴道之间容 1 指,患者佩戴舒适,站立做 Valsalva 动作或咳嗽时不脱落,不影响行动,不影响大小便。一般试戴 1～2 周后随诊,约 85% 的患者都可以选择到合适的子宫托。不成功的危险因素是阴道短(≤6cm),阴裂宽(>4指),既往脱垂或子宫切除手术史,伴有症状性压力性尿失禁等。随着时间延长,子宫托的持续使用率有所下降。有报道,试戴成功后短期(2～6 个月)的持续使用率为 81%(63%～

92%），中期（1～2年）为62%（53%～83%），长期（>5年）为14%～48%；总体中期满意率为70%～92%[4-6]。

（二）盆底康复治疗

主要是盆底肌训练（pelvic floor muscle exercises，PFME）即Kegel运动，方法简单，方便易行，可以加强薄弱的盆底肌肉的力量，增强盆底支持力，改善并预防轻、中度脱垂及其相关症状的进一步发展，但是当脱垂超出处女膜水平以外，其有效率降低。Kegel运动必须要使盆底肌达到相当的训练量才可能有效。可参照如下方法实施：持续收缩盆底肌不少于3s，松弛休息2～6s，连续15～30min，每天3次；或每天做150～200次。持续8周以上或更长。PFME最好是在专业人员指导下进行，对于训练效果不满意者还可辅以生物反馈治疗或电刺激等方法来增强锻炼效果。

（三）行为指导

行为指导即生活方式干预，对所有诊断为POP的患者，都应积极改善其生活方式。包括避免一过性或慢性的腹腔内压力增高（如排便时过分用力、慢性咳嗽或经常负重），不可避免要负重时应该采取正确的姿势，即弯曲膝盖背部挺直；保持足够的水分摄入并在规律的间隔时间内排空膀胱；排便费力者增加膳食纤维的摄入，改善排便习惯如定时排便，使用缓泻剂避免用力排便；超重者鼓励减轻体质量等。

三、手术治疗

（一）适应证的选择

手术主要适用于非手术治疗失败或者不愿意非手术治疗的有症状的患者，最好为完成生育且无再生育愿望者。并无证据表明手术能给无症状POP患者带来益处，反而增加手术带来的风险。手术原则是修补缺陷组织，恢复解剖结构，适当、合理应用替代材料，体现微创化和个体化。手术途径主要有经阴道、开腹和腹腔镜3种，必要时可以联合手术。选择术式时应以整体理论为指导，根据患者年龄，解剖缺损类型和程度，期望，是否存在下尿路、肠道和性功能障碍，以及医师本人的经验、技术等综合考虑决策。临床医师应仔细考虑每一位患者发生并发症的风险和脱垂复发的风险，慎重选择手术方式。术前应充分与患者沟通，了解患者的意愿和最迫切解决的困扰，对手术的目的和方式达成共识。应该告知患者,即使手术治疗能达到理想的解剖复位,仍不能确保功能恢复和症状改善,甚至可能会出现新发症状。

(二)手术的分类

手术治疗分为重建手术和封闭性手术。重建手术的目的是恢复阴道的解剖位置,而阴道封闭或半封闭术是将阴道管腔部分或全部关闭从而使脱垂的器官回放至阴道内,属于非生理性恢复,但具有创伤小、手术时间短、恢复时间快、成功率高等优点,文献报道,阴道封闭术的满意度为90%～95%[7],对无阴道性生活要求且有合并症、手术风险大的高龄人群尤为适合。

重建手术时根据Delancey阴道3水平支持理论和腔室理论,POP分为前盆腔缺陷、顶端缺陷及后盆腔缺陷。根据整体理论,不同腔室、不同阴道支持轴水平共同构成1个解剖和功能的整体,既相对独立又相互影响。多数患者同时存在不同部位的缺陷,而每一部位的缺陷程度不同,全面正确诊断有助于选择合理的手术方式。手术大体分为以下3类。

1. 针对中盆腔缺陷的重建手术。在POP的处理中,良好的顶端支持是手术成功的关键。阴道顶端缺陷的患者常合并阴道前、后壁膨出,顶端支持有助于阴道前、后壁膨出的改善。研究认为,顶端复位后可以纠正50%的阴道前壁膨出和30%的阴道后壁膨出[8]。中盆腔缺陷纠正的术式主要有3种,即阴道骶骨固定术(sacral colpopexy)、骶棘韧带固定术(sacrospinous ligament fixation,SSLF)和高位宫骶韧带悬吊术(high uterosacral ligament suspension,HUS)。

子宫或阴道骶骨固定术:手术可开腹或腹腔镜完成。手术要点是将阴道前、后壁顶端或子宫颈通过网片与第1骶椎(S_1)椎体的前纵韧带桥接起来。目前,推荐使用大孔单股编织的聚丙烯合成网片,最好选用轻型材质。远期成功率可达74%～98%[9]。目前,主要适应证是有症状的穹隆脱垂POP-Q Ⅱ度以上患者;POP术后顶端复发的患者(有症状,且POP-Q≥Ⅱ度);初治的中盆腔缺陷为主的POP-Q Ⅲ度以上,特别是性生活活跃的年轻患者。

SSLF:通过阴道后壁切口达到直肠阴道间隙及骶棘韧带,将阴道残端用不可吸收缝线固定于此韧带,缝合点应距离坐骨棘至少2cm,宽度为靠近韧带下缘的1/2,深度为韧带全层厚度的浅层 1/2。一般缝合右侧即可。该手术要求阴道有一定的长度以保证缝合到位。由于手术时间短、术后恢复快，主要适用于中盆腔缺陷为主的症状性 POP-Q Ⅱ度以上患者，可在子宫切除完成后或者保留子宫进行此操作。文献报道，解剖学成功率为 67%～97%，脱垂相关症状的治愈率为70%～98%；由于该术式改变了阴道的生理轴向，术后阴道前壁膨出发生率高达 6%～29%[10]。

与 SSLF 相似的手术还有：髂尾肌筋膜固定术（iliococcygeus suspension），即将阴道顶端缝合固定于坐骨棘下后方 1～2cm处的髂尾肌筋膜，宜缝合髂尾肌的肌层及其表面的筋膜；坐骨棘筋膜固定术（ischia spinous fascia fixation），其缝合位点为坐骨棘最突出点外侧 1cm 处的坐骨棘筋膜。这两种手术均简单易学，无需特殊器械，主、客观成功率与 SSLF 基本相仿[11-12]。其手术适应证与 SSLF 相似，尤其适用于阴道长度偏短操作困难无法完成 SSLF 的患者。一侧缝合后顶端支持不够时可缝合双侧。

HUS：该手术可经阴道或腹腔镜完成。当后穹隆无严重膨出时，仅将阴道残端在坐骨棘水平与同侧的宫骶韧带缝合，可避免影响直肠功能并保持阴道穹隆的宽度，保留足够深度的阴道。为防止术后肠膨出，也可同时行 McCall 后穹隆成形术，即折叠缝合两侧宫骶韧带及其间的腹膜，关闭道格拉斯窝。其手术适应证同 SSLF。荟萃分析表明，阴道顶端、前壁和后壁的手术成功率分别为 98%、81% 和 87%，症状缓解率为 82%～100%，因脱垂复发再次手术率为 9%[13]。该手术后阴道的轴向较 SSLF 更符合生理，理论上能加强阴道前壁的支持。对于要求保留子宫的患者，可在腹腔镜下用不可吸收线连续缝合宫骶韧带全层 3～4cm 至子宫颈周围环，打结使宫骶韧带折叠，文献报道也有满意的主、客观成功率。

经阴道植入网片的全盆底重建术（total vaginal mesh, TVM）：该类手术通过将网片后部两翼固定于骶棘韧带上实现第一水平的支持，同时还能加强膀胱阴道筋膜和直肠阴道筋膜，实现第二水平的支持。主要优点是能够同时纠正多腔室缺陷，纠正中央型缺陷和侧方缺陷，手术操作简化。可使用成品网片套盒或自裁网片。中华医学会妇产科学分会妇科盆底学组对经阴道网片植入手术的主要适应证定为 POP 术后复发的患者以及年龄偏大的重度 POP(POP-Q Ⅲ～Ⅳ度)初治患者。该类手术对性生活是否有影响目前尚无循证医学结论,故在年轻、性生活活跃的患者,应慎重选择。术前即有慢性盆腔痛或性交痛的患者也不宜选择该术式。对于网片暴露、皱缩等并发症,有时处理困难,甚至无法完全解除症状。因此,对于有应用网片适应证的患者应与其充分沟通,权衡手术的获益以及网片的花费和可能面临的并发症等问题慎重选择[14]。

曼式手术:传统的曼式手术也属于针对中盆腔缺陷的手术。包括诊刮、子宫颈部分截除、主韧带缩短和阴道前、后壁修补。主要适应证是症状性 POP-Q Ⅱ度以上伴子宫颈延长,无子宫病变,不存在重度阴道前、后壁膨出,要求保留子宫的患者。

2. 针对前盆腔缺陷的重建手术。现代理论认为,前盆腔缺陷可以分为中央型缺陷和侧方缺陷。对于中央型缺陷可行传统的阴道前壁修补术和特异部位的修补术(site-specific repair)。文献报道,单纯阴道前壁修补术后 1～2 年成功率较低,为 37%～83%。因此,对于有复发高风险的患者(如前壁缺损严重或复发患者),可以酌情加用网片(可吸收或永久性人工合成网片)或生物补片。最新的 Ⅰ 级证据说明,相对于应用自体组织筋膜的盆底重建手术,经阴道前壁植入聚丙烯网片的手术能降低阴道前壁解剖学复发率,增加主、客观成功率,在生命质量评分、术后新发性交痛及因脱垂复发再次手术率方面两者无明显差异,但是对于经闭孔路径放置的网片,手术时间、出血量、术后新发压力性尿失禁及新发阴道顶端和后壁脱垂增加[15]。因此,是否加用网片应遵循个体化原则,权衡利弊,综合考虑。加用生物补片和可吸收网片的手术也用于盆底重建手术,但这方面的临床资料尚少,无证据表明临床有效。

对于侧方缺陷,可行阴道旁修补术,但是其临床意义有待验证。

3. 针对后盆腔缺陷的重建手术。后盆腔缺陷可表现为直肠膨出、乙状结肠膨出及小肠膨出。比较公认的是经阴道后壁修补手术在主观症状改善、解剖学复位等方面均优于经肛门手术。手术方法分为传统的阴道后壁修补术和特异部位的修补术,以及会阴体修补术。阴道后壁修补术解剖学成功率可达 76%～96%,部分肠道功能、性功能改善。会阴体修补术时应注意,缝合球海绵体肌和会阴浅横肌时不宜折叠过度形成棱状,否则容易出现术后性交痛。阴道后壁修补术时是否需要加用聚丙烯网片以提高治愈率目前还无定论。对于大便失禁或肛门括约肌严重缺陷者可行肛门括约肌成形术。

（三）手术并发症

子宫或阴道骶骨固定术的主要并发症是骶前区血管出血、肠道和泌尿系统损伤、肠梗阻等,网片暴露率低于经阴道植入网片(分别为 2.7%、10.0%),但是有罕见的网片侵蚀至肠管的报道。对于所有经阴道的重建手术都需要分离膀胱阴道间隙和(或)直肠阴道间隙,因此,都有膀胱和直肠等的周围脏器损伤、出血、盆腔泌尿系统感染、排尿困难的风险。对于术中发现的器官损伤,应及时经阴道修补。盆腔血管损伤引起的出血,局部压迫往往有效。SSLF 手术较为特异的并发症是坐骨神经及其分支的卡压综合征,表现为臀部疼痛并向下肢放射、感觉麻木,疼痛严重者建议及早拆除缝线。HUS 手术较为特异的并发症是输尿管梗阻,文献报道高达 11%,术中建议行膀胱镜检查,一旦发现输尿管开口喷尿不佳,应立即拆除缝线。盆底重建手术的远期并发症有新发压力性尿失禁、急迫性尿失禁等,处理参照尿失禁的处理原则。

（四）术后处理及随诊

绝经后阴道黏膜萎缩者建议术后开始局部使用雌激素制剂,每周 2 次,至少半年以上。术后 3 个月内避免增加腹压及负重。禁性生活 3 个月,或者确认阴道黏膜修复完好为止。术后建议规律随访终生,及时发现复发、处理手术并发症。

参 考 文 献

[1] Haylen BT, de Ridder D, Freeman RM, et al. An International Urogynecological Association (IUGA)/International Continence Society (ICS) joint report on the terminology for female pelvic floor dysfunction[J]. Int Urogynecol J, 2010, 21: 5-26.

[2] Weber AM, Abrams P, Brubaker L, et al. The standardization of terminology for researchers in female pelvic floor disorders[J]. Int Urogynecol J Pelvic Floor Dysfunct, 2001, 12: 178-186.

[3] Swift SE, Barber MD. Pelvic organ prolapse: defining the disease[J]. Female Pelvic Med Reconstr Surg, 2010, 16: 201-203.

[4] Lamers BH, Broekman BM, Milani AL. Pessary treatment for pelvic organ prolapse and health-related quality of life: a review[J]. Int Urogynecol J, 2011, 22: 637-644.

[5] International Centre for Allied Health Evidence. IUGA Workshop Brisbane 2012 guidelines for the use of support pessaries in the management of pelvic organ prolapse [EB/OL]. [2014-01-08]. http://w3.unisa.edu.au/cahe/Resources/GuidelinesiCAHE/ THE%20PESSARY%20GUIDELINE_18%207%202012.pdf.

[6] Continence foundation of Australia. Guidelines for the use of support pessaries in the management of pelvic organ prolapse [EB/OL]. [2014-01-08]. http://www.continence.org.au/news. php/130/new-guidelines-for-health-professionals.

[7] Abbasy S, Kenton K. Obliterative procedures for pelvic organ prolapse[J]. Clin Obstet Gynecol, 2010, 53: 86-98.

[8] Lowder JL, Park AJ, Ellison R, et al. The role of apical vaginal support in the appearance of anterior and posterior vaginal pro lapse[J]. Obstet Gynecol, 2008, 111: 152-157.

[9] Ganatra AM, Rozet F, Sanchez-Salas R, et al. The current status of laparoscopic sacrocolpopexy: a review[J]. Eur Urol, 2009, 55: 1089-1103.

[10] Petri E, Ashok K. Sacrospinous vaginal fixation: current status[J]. Acta Obstet Gynecol Scand, 2011, 90: 429-436.

[11] Maher CF, Murray CJ, Carey MP, et al. Iliococcygeus or sacrospinous fixation for vaginal vault prolapse[J]. Obstet Gynecol, 2001, 98: 40-44.

[12] Zhu L, Lang J, Zhang Q. Clinical study of ischia spinous fascia fixation: a new pelvic reconstructive surgery[J]. Int Urogynecol J, 2011, 22: 499-503.

[13] Margulies RU, Rogers MA, Morgan DM. Outcomes of transvaginal uterosacral ligament suspension: systematic review and metaanalysis[J]. Am J Obstet Gynecol, 2010, 202: 124-134.

[14] 中华医学会妇产科学分会妇科盆底学组. 美国 FDA "经阴道植入网片安全警示"解读与专家共识 [J]. 中华妇产科杂志，2013，48：65-67.

[15] Maher C，Feiner B，Baessler K，et al. Surgical management of pelvic organ prolapse in women[J]. Cochrane Database Syst Rev，2013，4：CD004014.

（通信作者：朱　兰）

中华医学会妇产科学分会妇科盆底学组参与讨论"盆腔器官脱垂的中国诊治指南(草案)"的专家组成员：郎景和（中国医学科学院北京协和医院）、朱兰（中国医学科学院北京协和医院）、宋岩峰（南京军区福州总医院）、张晓薇（广州医科大学附属第一医院）、王建六（北京大学人民医院）、马庆良（上海中医药大学附属曙光医院）、童晓文（上海市同济医院）、华克勤（复旦大学附属妇产科医院）、罗来敏（上海市第六人民医院）、罗新（暨南大学附属第一医院）、韩劲松（北京大学第三医院）、鲁永鲜（解放军总医院第一附属医院）、马乐（首都医科大学附属北京妇产医院）、杨欣（北京大学人民医院）、胡丽娜（重庆医科大学附属第二医院）、刘培淑（山东大学齐鲁医院）、许学先（武汉大学人民医院）、金杭美（浙江大学医学院附属妇产科医院）、谢静燕（南京市第一医院）、黄欧平（江西省妇幼保健院）、李际春（宁夏医科大学总医院）、夏志军（中国医科大学附属盛京医院）、王鲁文（郑州大学第三附属医院）、吴氢凯（上海市第六人民医院）、李兆艾（山西省妇幼保健院）、黄向华（河北医科大学第二医院）、龚健（无锡市妇幼保健院）、刘青（甘肃省妇幼保健院）、古丽娜（新疆医科大学第一附属医院）、王彦（山东省烟台毓璜顶医院）、徐惠成（第三军医大学西南医院）、李怀芳（上海市同济医院）、孙智晶（中国医学科学院北京协和医院）。执笔专家：朱兰（中国医学科学院北京协和医院）、陈娟（中国医学科学院北京协和医院）

（本文刊载于《中华妇产科杂志》2013 年第 49 卷第 9 期第 647-651 页）

子宫内膜异位症的诊治指南

中华医学会妇产科学分会子宫内膜异位症协作组

子宫内膜异位症（内异症）是指子宫内膜组织（腺体和间质）在子宫腔被覆内膜及子宫肌层以外的部位出现、生长、浸润，反复出血，继而引发疼痛、不孕及结节包块等。内异症是生育年龄妇女的多发病、常见病。内异症病变广泛、形态多样、极具侵袭性和复发性，具有性激素依赖的特点。

一、发病机制

以 Sampson 经血逆流种植为主导理论，逆流至盆腔的子宫内膜需经黏附、侵袭、血管性形成等过程得以种植、生长、发生病变；在位内膜的特质起决定作用，即"在位内膜决定论"。其他发病机制包括体腔上皮化生、血管及淋巴转移学说以及干细胞理论。

相关基因的表达和调控异常、免疫炎症反应以及性激素受体表达异常等与内异症的发生密切相关。

内异症有家族聚集性。一级亲属中有内异症患者的妇女发生内异症的风险升高 7～10 倍。

二、内异症的临床病理类型

1. 腹膜型内异症或腹膜内异症：腹膜型内异症或腹膜内异症（peritoneal endometriosis）指盆腔腹膜的各种内异症种植病灶，主要包括红色病变（早期病变）、棕色病变（典型病变）以及白色病变（陈旧性病变）。

2. 卵巢型内异症或卵巢子宫内膜异位囊肿：卵巢型内异症或卵巢子宫内膜异位囊肿（ovarian endometriosis）又根据子宫内膜异位囊肿的大小和粘连情况分为 I 型和 II 型。

I 型：囊肿直径多＜2cm，囊壁多有粘连、层次不清，手术不易剥离。

II 型：又分为 A、B、C 3 种。II A：卵巢表面小的内异症种植病灶合并生理性囊肿如黄体囊肿或滤泡囊肿，手术易剥离；

ⅡB：卵巢囊肿壁有轻度浸润，层次较清楚，手术较易剥离；

ⅡC：囊肿有明显浸润或多房，体积较大，手术不易剥离。

3. 深部浸润型子宫内膜异位症：深部浸润型子宫内膜异位症（deep infiltrating endometriosis，DIE）指病灶浸润深度≥5mm，包括位于宫骶韧带、直肠子宫陷凹、阴道穹隆、阴道直肠隔、直肠或者结肠壁的内异症病灶，也可以侵犯至膀胱壁和输尿管。

4. 其他部位的内异症（other endometriosis）：包括瘢痕内异症（腹壁切口及会阴切口）以及其他少见的远处内异症，如肺、胸膜等部位的内异症。

三、临床表现

1. 内异症的临床症状具有多样性：最典型的临床症状是盆腔疼痛，70%～80%的患者有不同程度的盆腔疼痛，包括痛经、慢性盆腔痛（CPP）、性交痛、肛门坠痛等。痛经常是继发性，进行性加重。临床表现中也可有月经异常。妇科检查典型的体征是宫骶韧带痛性结节以及附件粘连包块。

2. 侵犯特殊器官的内异症常伴有其他症状：肠道内异症常有消化道症状如便频、便秘、便血、排便痛或肠痉挛，严重时可出现肠梗阻。膀胱内异症常出现尿频、尿急、尿痛甚至血尿。输尿管内异症常发病隐匿，多以输尿管扩张或肾积水就诊，甚至出现肾萎缩、肾功能丧失。如果双侧输尿管及肾受累，可有高血压症状。

3. 不孕：40%～50%的患者合并不孕。

4. 盆腔结节及包块：17%～44%的患者合并盆腔包块（子宫内膜异位囊肿）。

5. 其他表现：肺及胸膜内异症可出现经期咯血及气胸。剖宫产术后腹壁切口、会阴切口内异症表现为瘢痕部位结节、与月经期密切相关的疼痛。

四、诊断

1. 临床症状和体征。

2. 影像学检查：彩超检查，主要对卵巢子宫内膜异位囊肿的诊断有价值，典型的卵巢子宫内膜异位囊肿的超声影像为无回声区内有密集光点；经阴道或直肠超声、CT及MRI检查对浸润直肠或阴道直肠隔的深部病变的诊断和评估有一定意义。

3. 腹腔镜检查：目前，内异症诊断的通行手段是腹腔镜下对病灶形态的观察，术中要仔细观察盆腔，特别是宫骶韧带、卵巢窝这些部位。确诊需要病理检查；病理诊断标准：病灶中可见子宫内膜腺体和间质，伴有炎症反应及纤维化。

4. 血清 CA_{125} 水平检测：CA_{125} 水平检测对早期内异症的诊断意义不大。CA_{125} 水平升高更多见于重度内异症、盆腔有明显炎症反应、合并子宫内膜异位囊肿破裂或子宫腺肌病者。

5. 可疑膀胱内异症或肠道内异症，术前应行膀胱镜或肠镜检查并行活检，以除外器官本身的病变特别是恶性肿瘤。活检诊断内异症的概率为 10%～15%。

五、临床分期及内异症生育指数

1. ASRM 分期：目前，常用的内异症分期方法是美国生殖医学学会（American Society for Reproductive Medicine，ASRM）分期，即 1996 年第 3 次修订的美国生育学会修订的内异症分期（r-AFS）。ASRM 分期主要根据腹膜、卵巢病变的大小及深浅，卵巢、输卵管粘连的范围及程度，以及直肠子宫陷凹封闭的程度进行评分；共分为 4 期：Ⅰ期（微小病变）：1～5 分；Ⅱ期（轻度）：6～15 分；Ⅲ期（中度）：16～40 分；Ⅳ期（重度）：>40 分。评分方法见表 1。ASRM 分期是目前国际上最普遍使用的内异症临床分期，其主要缺陷是对患者的妊娠结局、疼痛症状、复发无很好的预测性。

2. 内异症生育指数：内异症生育指数（endometriosis fertility index，EFI）主要用于预测内异症合并不孕患者腹腔镜手术分期后的自然妊娠情况，评分越高，妊娠概率越高。预测妊娠结局的前提是男方精液正常，女方卵巢储备功能良好且不合并子宫腺肌病。见表 2。

六、治疗总则

1. 治疗目的：减灭和消除病灶，减轻和消除疼痛，改善和促进生育，减少和避免复发。

2. 治疗的基本考虑：治疗方案要基于以下因素：(1)年龄；(2)生育要求；(3)症状的严重性；(4)既往治疗史；(5)病变范围；(6)患者的意愿。治疗措施应个体化。对盆腔疼痛、不孕及盆腔包块的治疗要分别对待。

3. 治疗方法：可分为手术治疗、药物治疗、介入治疗、中药治疗及辅助治疗（如辅助生殖技术治疗）等。

表 1　内异症 ASRM 分期评分表（分）

类别	异位病灶位置	异位病灶 异位病灶大小			粘连 程度	粘连 粘连范围			直肠子宫陷凹封闭的评分	
		<1cm	1~3cm	>3cm		<1/3 包裹	1/3~2/3 包裹	>2/3 包裹	部分	完全
腹膜	表浅	1	2	3	—	—	—	—	—	—
	深层	2	4	6	—	—	—	—	—	—
卵巢	右侧表浅	1	2	4	右侧轻	1	2	4	—	—
	右侧深层	4	16	20	右侧重	4	8	16	—	—
	左侧表浅	1	2	4	左侧轻	1	2	4	—	—
	左侧深层	4	16	20	左侧重	4	8	16	—	—
输卵管	—	—	—	—	右侧轻	1	2	4	—	—
	—	—	—	—	右侧重	4	8	16	—	—
	—	—	—	—	左侧轻	1	2	4	—	—
	—	—	—	—	左侧重	4	8	16	—	—
直肠子宫陷凹封闭									4	40

注：如果输卵管伞端完全粘连，评 16 分；如果患者只残留 1 侧附件，其卵巢及输卵管的评分应乘以 2；—无此项；内异症：子宫内膜异位症；ASRM：美国生殖医学会

表2　子宫内膜异位症生育指数（EFI）的评分标准（分）

类别	评分
病史因素	
年龄≤35岁	2
年龄36～39岁	1
年龄≥40岁	0
不孕年限≤3年	2
不孕年限＞3年	0
原发性不孕	0
继发性不孕	1
手术因素	
LF评分7～8分	3
LF评分4～6分	2
LF评分0～3分	0
ASRM评分（异位病灶评分之和）＜16分	1
ASRM评分（异位病灶评分之和）≥16分	0
ASRM总分＜71分	1
ASRM总分≥71分	0

注：LF：最低功能评分（least function），指单侧（左侧或右侧）输卵管、输卵管伞端、卵巢3个部位各自进行评分，两侧均取单侧评分最低者，两者相加即为LF评分，以此纳入最后的统计。根据3个部位的情况，将评分分成0～4分，4分：功能正常，3分：轻度功能障碍，2分：中度功能障碍，1分：重度功能障碍，0分：无功能或缺失。LF评分标准：（1）输卵管：轻度功能障碍：输卵管浆膜层轻微受损；中度功能障碍：输卵管浆膜层或肌层中度受损，活动度中度受限；重度功能障碍：输卵管纤维化或轻中度峡部结节性输卵管炎，活动度重度受限；无功能：输卵管完全阻塞，广泛纤维化或峡部结节性输卵管炎。（2）输卵管伞端：轻度功能障碍：伞端轻微损伤伴有轻微的瘢痕；中度功能障碍：伞端中度损伤伴有中度的瘢痕，伞端正常结构中度缺失伴轻度伞内纤维化；重度功能障碍：伞端重度损伤伴有重度的瘢痕，伞端正常结构大量缺失伴中度伞内纤维化；无功能：伞端重度损伤伴有广泛的瘢痕，伞端正常结构完全缺失伴输卵管完全性梗阻或积水。（3）卵巢：轻度功能障碍：卵巢体积正常或大致正常，卵巢浆膜层极小或轻度受损；中度功能障碍：卵巢体积减小在1/3～2/3之间，卵巢表面中度受损；重度功能障碍：卵巢体积减小2/3或更多，卵巢表面重度受损；无功能：卵巢缺失或完全被粘连所包裹

七、手术治疗

（一）手术治疗的目的

手术治疗的目的：（1）切除病灶；（2）恢复解剖。

（二）手术种类及选择原则

1. 保守性手术：即病灶切除术。保留患者的生育功能，手术尽量切除肉眼可见的病灶、剔除卵巢子宫内膜异位囊肿以及分离粘连。适合于年龄较轻或需要保留生育功能者。保守性手术以腹腔镜作为首选。

2. 子宫及双侧附件切除术：切除全子宫、双侧附件以及所有肉眼可见的病灶。适合年龄较大、无生育要求、症状重或者复发经保守性手术或药物治疗无效者。

3. 子宫切除术：切除全子宫，保留卵巢。主要适合无生育要求、症状重或者复发经保守性手术或药物治疗无效，但年龄较轻希望保留卵巢内分泌功能者。

4. 神经阻断手术：如宫骶韧带切除术（LUNA）、骶前神经切除术（PSN）。由于手术的治疗效果不够理想，以及手术的风险，目前已经不再是治疗内异症相关疼痛的主要术式。

（三）手术前准备

1. 充分的术前准备及评估。

2. 充分的理解、认知和知情同意手术的风险、手术损伤特别是泌尿系统以及肠道损伤的可能性。

3. 对 DIE 患者，应做好充分的肠道准备。

4. 阴道直肠隔内异症患者，术前应行影像学检查，必要时行肠镜检查及活检以除外肠道本身的病变。有明显宫旁深部浸润病灶者，术前要常规检查输尿管、肾是否有积水，如果有输尿管肾盂积水，要明确积水的部位及程度以及肾功能情况。

5. 必要时泌尿外科及普通外科的协助。

（四）手术实施的要点

1. 充分暴露手术视野。如有盆腔粘连，应首先分离盆腔粘连，以恢复解剖。

2. 腹膜型内异症尽量切除或破坏病灶，达到减灭病灶的目的。可进行烧灼、汽化或切除。卵巢子宫内膜异位囊肿首选囊肿剔除术，术中应先分离与周围的粘连，吸尽囊内巧克力样液体，并将囊内壁冲洗干净后剥除囊壁。创面以低功率的电凝或缝合止血。手术时要注意组织的解剖层面,尽量保护正常的卵巢组织。

3. DIE 处理比较困难。病变未侵犯直肠或结肠壁,尽量切除病灶;如果有肠壁浸润,但无肠狭窄,一般不主张切除肠壁或肠段,以病灶减灭为宜。如果病灶大,造成肠道狭窄甚至肠梗阻或者周期性便血,则酌情进行肠壁切除加肠壁缝合或者肠段切除加吻合术。

4. 输尿管内异症造成输尿管梗阻时,可根据病变情况及输尿管梗阻程度施行粘连松解或部分输尿管切除及吻合术。术前输尿管内放置双 J 管作为指示。

5. 膀胱内异症应以施行病灶切除为主。

6. 合并不孕者可同时进行宫腔镜检查及输卵管通液术。

7. 手术完成后反复冲洗盆腹腔。手术创面应用防粘连制剂预防粘连。

八、药物治疗

(一)治疗的目的

抑制卵巢功能,阻止内异症的发展,减少内异症病灶的活性,以及减少粘连的形成。

(二)选择原则

1. 应用于基本确诊的病例,不主张长期"试验性治疗"。

2. 尚无标准化方案。

3. 各种方案疗效基本相同,但副作用不同,所以,选择药物时要考虑药物的副作用、患者的意愿及经济能力。

(三)可供选择的药物

主要分为分为非甾体类抗炎药(NSAID)、口服避孕药、高效孕激素、雄激素衍生物以及促性腺激素释放激素激动剂(GnRH-a)五大类。

(四)常用的药物治疗方案、作用机制及副作用

1. NSAID:用法:根据需要应用,间隔不少于6h。

作用机制:(1)抑制前列腺素的合成;(2)抑制淋巴细胞活性和活化的 T 淋巴细胞的分化,减少对传入神经末梢的刺激;(3)直接作用于伤害性感受器,阻止致痛物质的形成和释放。

副作用:主要为胃肠道反应,偶有肝肾功能异常。长期应用要警惕胃溃疡的可能。

2．口服避孕药：用法：连续或周期用药，6 个月及以上，可较长时间用药。

作用机制：抑制排卵。

副作用：较少，偶有消化道症状或肝功能异常。40 岁以上或有高危因素（如糖尿病、高血压、血栓史及吸烟）的患者，要警惕血栓的风险。

3．高效孕激素：疗程：连用 6 个月。

作用机制：合成的高效孕激素，引起子宫内膜蜕膜样改变，最终导致萎缩，同时，可负反馈抑制下丘脑 - 垂体 - 卵巢轴。

副作用：主要是突破性出血、乳房胀痛、体质量增加、消化道症状及肝功能异常。

4．孕三烯酮：用法：2.5mg，2～3 次 / 周，共 6 个月。

作用机制：孕三烯酮是雄激素衍生物，是合成的 19- 去甲睾酮衍生物，是 1 种抗孕激素的甾体激素。主要作用机制是减少雌孕激素受体水平、降低血中雌激素水平、降低性激素结合球蛋白水平。

副作用：雄激素样作用如毛发增多、情绪改变、声音变粗。此外，还可能影响脂蛋白代谢，可能有肝功能损害及体质量增加等。

5．GnRH-a：用法：依不同的制剂有皮下注射或肌内注射，每月 1 次，共用 3～6 个月或更长时间。

作用机制：下调垂体功能，造成暂时性药物去势及体内低雌激素状态。也可在外周与 GnRH-a 受体结合抑制在位和异位内膜细胞的活性。

副作用：主要是低雌激素血症引起的围绝经期症状如潮热、阴道干燥、性欲下降、失眠或抑郁等。长期应用则有骨质丢失的可能。

6．GnRH-a + 反向添加方案（add-back）：理论基础："雌激素窗口剂量理论"学说，不同组织对雌激素的敏感性不一样，将体内雌激素的水平维持在不刺激异位内膜生长而又不引起围绝经期症状及骨质丢失的范围［雌二醇水平在 146～183pmol/L（即 40～50pg/ml）之间］，则既不影响治疗效果，又可减轻副作用。

反向添加（add-back）方案：

（1）雌孕激素方案：雌孕激素连续联合用药。戊酸雌二醇 0.5～1.5mg/d, 或结合雌激素 0.3～0.45mg/d, 或半水合雌二醇贴每 7 日 1/2～1 帖, 或雌二醇凝胶 1.25g/d 经皮涂抹; 孕激素多采用地屈孕酮 5mg/d 或醋酸甲羟孕酮 2～4mg/d。也可采用复方制剂雌二醇屈螺酮片, 每日 1 片。

（2）单用孕激素方案: 每日醋酸炔诺酮 1.25～2.5mg。

（3）连续应用替勃龙, 推荐 1.25～2.5mg/d。

反向添加的注意事项: (1)何时开始反向添加尚无定论。(2)应用反向添加可以延长 GnRH-a 使用时间。治疗剂量应个体化, 有条件者应监测雌激素水平。

7. 联合调节: 3 个月内的 GnRH-a 短期应用, 只为缓解症状的需要, 也可以采用植物药, 如黑升麻异丙醇萃取物、升麻乙醇萃取物, 每日 2 次, 每次 1 片。

（五）有前景的药物

包括芳香酶抑制剂、促性腺激素释放激素拮抗剂及选择性孕激素受体调节剂 (selective progesterone receptor modulator, SPRM)都是值得进一步进行研究的内异症治疗新药。

九、痛经的治疗

1. 治疗原则: (1)合并不孕或附件包块者, 首选手术治疗; (2)未合并不孕及无附件包块者, 首选药物治疗; (3)药物治疗无效可考虑手术治疗。内异症相关疼痛的诊治流程见图 1。

2. 经验性药物治疗: 对无明显盆腔包块及不孕的痛经患者, 可选择经验性药物治疗。一线药物包括: NSAID、口服避孕药及高效孕激素(如醋酸甲羟孕酮等)。二线药物包括 GnRH-a、左炔诺孕酮宫内缓释系统(LNG-IUS)。一线药物治疗无效改二线药物, 如依然无效, 应考虑手术治疗。

所有的药物治疗都存在停药后疼痛的高复发率。

痛经也可考虑中药治疗。

3. 手术治疗: 指征: (1)卵巢子宫内膜异位囊肿直径≥4cm; (2)合并不孕; (3)痛经药物治疗无效。手术以腹腔镜为首选。应有仔细的术前评估和准备, 良好的手术设备, 合理的手术方式, 熟练的手术技术, 以及合适的术后处理方案。手术切除内异症病灶特别是 DIE 可有效缓解症状。手术后症状复发率较高, 年复发率高达 10%。故手术后应辅助药物治疗并长期管理。

术前药物治疗: 不建议。但对病变较重、估计手术困难者,术前可短暂应用 GnRH-a 3 个月，可减少盆腔充血并减小病灶大小，从而一定程度上减少手术难度，提高手术的安全性。

对卵巢子宫内膜异位囊肿者，应首选囊肿剔除术。目前的循证医学证据显示，与囊肿穿刺术及囊内壁电凝术比较，囊肿剔除术后复发率更低，妊娠率更高。

对于 DIE，病灶切除不彻底者疼痛复发率高，但完全切净病灶可能增加手术的风险如肠道及输尿管的损伤。侵犯至结直肠的 DIE 手术方式包括病灶削切术（shaving）、碟形切除（disc excision）及肠道节段切除加吻合术（segmental excision and re-anastomosis）。

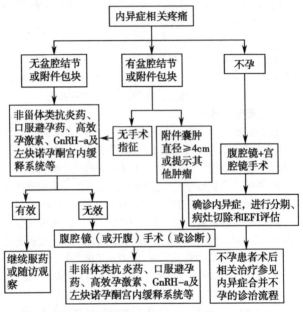

注：内异症：子宫内膜异位症；GnRH-a：促性腺激素释放激素激动剂；EFI：内异症生育指数

图1　内异症相关疼痛的诊治流程图

4. 术后药物治疗：可根据病情选择一线或二线药物治疗。术后药物治疗及长期管理可有效减少卵巢子宫内膜异位囊肿和疼痛的复发。值得注意的是，药物治疗仅在治疗期间有效，停药后症状会很快再出现。

十、不孕的治疗

1. 治疗原则:(1)对于内异症合并不孕患者首先按照不孕的诊疗路径进行全面的不孕症检查,排除其他不孕因素。(2)单纯药物治疗对自然妊娠无效。(3)腹腔镜是首选的手术治疗方式。手术需要评估内异症的类型、分期及 EFI 评分,可评估内异症病变的严重程度并评估不孕的预后,根据 EFI 评分给予患者生育指导。(4)年轻、轻中度内异症、EFI 评分高者,术后可期待自然妊娠 6 个月,并给予生育指导;EFI 评分低、有高危因素者(年龄在 35 岁以上、不孕年限超过 3 年,尤其是原发性不孕者;重度内异症、盆腔粘连、病灶切除不彻底者;输卵管不通者),应积极行辅助生殖技术助孕。助孕前应使用 GnRH-a 预处理,通常应用 3～6 个月。(5)复发型内异症或卵巢储备功能下降者,建议首选辅助生殖技术治疗。内异症合并不孕的诊治流程见图 2。

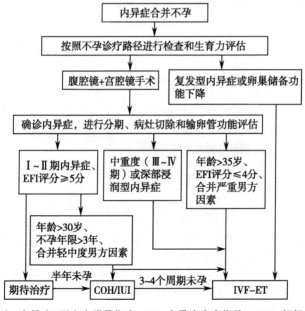

注:内异症:子宫内膜异位症;EFI:内异症生育指数;COH:超促排卵;IUI:宫腔内人工授精;IVF-ET:体外受精-胚胎移植

图 2　内异症合并不孕的诊治流程图

2. 治疗方法对妊娠的影响以及考虑的因素

（1）目前的研究显示，对于 ASRM 分期Ⅰ～Ⅱ期，手术能增加术后妊娠率；尚无循证医学证据表明，手术对Ⅲ～Ⅳ期内异症患者术后生育的影响。

（2）卵巢子宫内膜异位囊肿剥除手术，不可避免地造成卵巢组织的丢失，内异症本身对卵巢功能的破坏以及手术后卵巢创面的炎症反应等，都会造成术后卵巢储备功能的降低。故不孕患者腹腔镜手术前，应全面评估考虑手术对卵巢储备功能的影响。对于复发性囊肿，不建议反复手术；研究显示，再次手术后妊娠率仅为初治的 1/2，故建议首选囊肿穿刺术及辅助生殖技术治疗。如果疼痛症状严重、囊肿逐渐增大、穿刺无效或无法穿刺或者辅助生殖技术治疗反复失败者，应行手术治疗，但手术不能明显改善术后妊娠率。

（3）DIE 手术对妊娠率无明显影响，故对疼痛症状不明显的 DIE 合并不孕患者，首选体外受精 - 胚胎移植（IVF-ET），手术作为 IVF-ET 失败的二线治疗方法。

（4）术中可同时进行输卵管通液术，了解输卵管的通畅情况；也可同时行宫腔镜检查，了解宫腔情况。

（5）子宫腺肌病是影响术后妊娠的独立因素。对于弥漫性子宫腺肌病，应首选药物治疗，以缩小子宫体积后自然妊娠或行辅助生殖技术治疗；药物治疗无效者，可行子宫楔形切除术。对局限性的子宫腺肌瘤，可行手术切除。子宫腺肌病楔形切除术、子宫腺肌瘤切除术，不能完全切净病灶，术后复发率高，手术后妊娠有子宫破裂的风险。

3. 辅助生殖技术治疗：包括超促排卵（COH）/ 宫腔内人工授精（IUI）、IVF-ET，根据患者的具体情况选择。

（1）COH/IUI：指征：轻度或中度内异症；轻度的男性因素不孕（轻度少弱精症等）；子宫颈因素及原因不明不孕，输卵管通畅。单周期妊娠率约为 15%；3～4 个周期不成功，应调整辅助生殖技术治疗方式。

（2）IVF-ET：重度内异症、高龄不孕患者及输卵管不通者，首选 IVF-ET。其他方法失败者（包括自然妊娠、诱导排卵、人工授精、手术治疗后）应考虑 IVF-ET。IVF-ET 前应使用 GnRH-a 预处理 3～6 个月，有助于提高妊娠成功率（妊娠率可提高 4 倍）。用药时间长短依据患者内异症的严重程度、卵巢储备功能进行调整。

十一、DIE 的治疗

1. 主要特点:(1)典型的临床症状如痛经、性交痛、排便痛和 CPP;侵犯结肠、直肠、输尿管及膀胱等,引起胃肠道及泌尿系统相关症状。(2)体征:阴道后穹隆或子宫后方触痛结节;(3)病灶分布:大部分 DIE 病灶位于后盆腔,累及宫骶韧带、子宫直肠陷凹和阴道直肠隔。

2. 诊断:根据 DIE 的临床症状和体征可以作出初步诊断,组织病理学诊断是确诊的依据。MRI 检查对 DIE 的诊断价值较高,经直肠超声检查诊断直肠 DIE 具有较高的敏感性和特异性。

3. 治疗:DIE 手术指征:(1)疼痛症状,药物治疗无效;(2)合并卵巢子宫内膜异位囊肿和(或)不孕;(3)侵犯肠道、输尿管等器官致梗阻或功能障碍。对年轻需要保留生育功能的患者,以保守性病灶切除术为主,保留子宫和双侧附件。对年龄大、无生育要求,或者病情重特别是复发的患者,可以采取子宫切除或子宫双侧附件切除术。

4. DIE 手术要点

(1)对可疑肠道 DIE,术前可进行乙状结肠镜或直肠镜检查,主要目的是排除肠道肿瘤的可能。对提示盆腔粘连的患者,应进行双肾超声检查除外肾盂输尿管积水,必要时进行静脉肾盂造影(IVP)。

(2)充分暴露手术视野。如有盆腔粘连和卵巢囊肿,应首先分离盆腔粘连,剔除囊肿,以恢复解剖。

(3)手术应尽量切净病灶。肠道 DIE 目前的手术主要有肠壁病灶削切术、碟形切除及肠道节段切除加吻合术。无肠道狭窄,手术以病灶减灭为宜,尽量保证肠壁完整性和功能。肠道 DIE 最佳的手术方案目前仍有争议。手术决策时,要权衡手术安全性与手术效果。

5. 特殊类型的 DIE

(1)输尿管 DIE:较为少见,指与内异症相关的输尿管扩张或肾积水。临床特点:①发病隐匿,临床表现不特异;②症状与病变程度不平行,早期诊断很困难。

诊断:①诊断根据内异症病史及影像学检查,并除外其他原因造成的输尿管梗阻。②影像学检查主要用于评价输尿管肾盂积水程度和狭窄部位。泌尿系统超声检查是影像学诊断的首选工具。IVP、CT、泌尿系统 CT 重建(CTU)、MRI、泌尿系统 MRI 造影(MRU)等,可以提供更加清晰的影像学图像,梗阻部位更加明确。③术前肾血流图可以分别评价两侧肾功能。

治疗:①输尿管内异症治疗以手术切除为主,术前、术后可辅助药物治疗。②手术以切除病灶,恢复解剖,尽量保留和改善肾功能为主要目的,尽量切除盆腔其他部位内异症病灶以减少复发。③保守性手术后药物治疗可以有效减少复发。

(2) 膀胱 DIE:指异位内膜累及膀胱逼尿肌,较少见。多位于膀胱后壁和顶部。①典型的临床症状为膀胱刺激症状,血尿罕见,可合并不同程度的疼痛症状。②诊断依赖超声、MRI 及膀胱镜检查。术前膀胱镜检主要是除外膀胱肿瘤,以及确定病灶与输尿管开口的关系。③治疗以手术切除为主。病灶切除术是目前膀胱 DIE 的首选治疗方法。手术关键是尽量切净病灶,手术难易程度与病灶的大小、部位,特别是与输尿管开口的关系密切相关。术中需特别注意病灶与输尿管开口的关系。④术后尿管通畅是保证膀胱创口愈合的关键。主张用较粗的尿管,保持持续开放,术后留置 10~14d。如果合并其他盆腔内异症,术后建议药物治疗。

十二、内异症复发和未控

指内异症经手术和(或)药物治疗症状缓解后,临床症状再次出现,且恢复至治疗前水平或加重或者再次出现子宫内膜异位囊肿。

1. 治疗原则:基本遵循初治的原则,但应个体化。

2. 子宫内膜异位囊肿的治疗:年轻需要保留生育功能者,可进行手术或超声引导下穿刺术,术后药物治疗或辅助生殖技术治疗。年龄较大或者影像学检查提示囊内有实性部分或有明显血流者,以手术为宜。

3. 痛经的治疗:手术治疗后复发,可先用药物治疗,仍无效,应考虑手术。如年龄较大、无生育要求且症状重者,可考虑行子宫全切除或子宫双侧附件切除术。

4. 合并不孕的治疗:如合并子宫内膜异位囊肿,首选超声引导下穿刺,予 GnRH-a 3~6 个月后进行 IVF-ET。反复手术可能进一步降低卵巢储备功能,有卵巢功能早衰的风险。复发者 IVF-ET 的妊娠率是再次手术后妊娠率的 2 倍(分别为

40%、20%)。未合并子宫内膜异位囊肿者,予 GnRH-a 3～6个月后进行 IVF-ET。

十三、内异症恶变

内异症恶变率约为 1%,主要恶变部位在卵巢,多称为内异症相关的卵巢恶性肿瘤(EAOC),其他部位如阴道直肠隔、腹壁或会阴切口内异症恶变较少。目前的研究表明,内异症增加卵巢上皮性癌(卵巢癌)如卵巢子宫内膜样癌和透明细胞癌的风险,但不增加卵巢高级别浆液性癌及黏液性癌的风险。

1. 诊断:Sampson 于 1925 年提出了诊断标准:(1)癌组织与内异症组织并存于同一病变中;(2)两者有组织学的相关性,有类似于子宫内膜间质的组织围绕于特征性内膜腺体,或有陈旧性出血;(3)排除其他原发性肿瘤的存在,或癌组织发生于内异症病灶而不是从其他部位浸润转移而来。1953年,Scott 又补充了第(4)条诊断标准:有内异症向恶性移行的形态学证据,或良性内异症组织与恶性肿瘤组织相连接。

不典型内异症:属于组织病理学诊断,可能是癌前病变。不典型内异症指异位内膜腺上皮的不典型或核异型性改变,但未突破基底膜。诊断标准:异位内膜腺上皮细胞核深染或淡染、苍白,伴有中至重度异型性;核/质比例增大;细胞密集、复层或簇状突。

临床有以下情况应警惕内异症恶变:(1)绝经后内异症患者,疼痛节律改变;(2)卵巢囊肿过大,直径 >10cm;(3)影像学检查发现卵巢囊肿内部实性或乳头状结构,彩超检查病灶血流丰富,阻力低;(4)血清 CA_{125} 水平过高 >200kU/L(除外感染或子宫腺肌病)。

2. 治疗:EAOC 治疗应循卵巢癌的治疗原则。由于 EAOC 发病年龄较轻,期别较早,预后较非 EAOC 要好。

3. 预防:重视内异症的早期诊断和治疗是防止恶变的最好策略。

十四、绝经后内异症

绝经后内异症较为少见。多无症状,多以盆腔包块就诊,常有内异症病史或痛经病史。常需子宫双侧附件切除手术治疗。

十五、青少年内异症

青少年内异症也是一种进展性疾病,影响青少年患者的生命质量且影响以后的生育能力。青少年内异症的患者，要警惕合并生殖器官梗阻性畸形如阴道闭锁或阴道斜隔综合征。

1. 临床特点：痛经或周期性腹痛，可伴有胃肠道或膀胱症状，可出现卵巢子宫内膜异位囊肿，但 DIE 少见。

2. 治疗：青少年内异症主要是疼痛和卵巢囊肿，治疗目标主要是控制疼痛，保留其生育功能，延缓复发。疼痛的控制以药物治疗为主，治疗的流程同生育年龄内异症患者；卵巢子宫内膜异位囊肿首选的手术治疗方式是腹腔镜，但要注意掌握手术指征，术后需要辅助药物治疗，以减少复发，保护生育功能，并根据青少年的特点进行心理治疗和健康教育。

对有梗阻性生殖道畸形的患者，应及时解除梗阻。

口服避孕药是青少年内异症患者的一线治疗药物，对于年龄 <16 岁的内异症患者也是安全、有效的。

孕激素治疗有效，但长期使用可能发生无法逆转的骨质丢失。因此，青少年内异症患者应慎用单一的孕激素类药物。

GnRH-a + 反向添加治疗：GnRH-a 是目前公认的治疗成人内异症最有效的药物，也用于青少年内异症的治疗。但由于可引起骨质丢失，对于尚未达到骨密度峰值的青少年患者，应用此药对骨质的沉积有一定的影响，因此建议，对年龄≤16 岁的青少年内异症患者，选用连续或周期性口服避孕药作为药物治疗的一线方案，>16 岁的患者可考虑使用 GnRH-a。

十六、内异症患者的激素补充问题

内异症患者绝经后或子宫双侧附件切除术后可以进行激素补充治疗，以改善生命质量。激素补充治疗根据患者的症状，进行个体化治疗。

即使子宫已经切除，如有残存的内异症病灶，建议雌激素补充治疗同时应用孕激素。无残存病灶也可只应用雌激素补充治疗。

有条件时，应检测血雌二醇水平，使雌激素水平符合"两高一低"的原则，即"高到不出现症状，高于不引起骨质丢失，低到内异症不复发"。

十七、盆腔外内异症

（一）瘢痕内异症

发生在腹壁切口及会阴切口瘢痕处的内异症，称为瘢痕内异症，是 1 种特殊类型的内异症。

1. 主要临床表现：腹壁切口或会阴切口瘢痕处痛性结节，与月经伴发的周期性包块增大及疼痛加重。会阴部瘢痕内异症往往伴有肛门坠痛、排便时肛周不适或性交痛等。

2. 诊断：临床诊断主要依据：(1)手术等病史：剖宫产，会阴侧切或撕裂病史；(2)瘢痕部位结节、疼痛症状与月经周期相关；(3)辅助诊断方法包括超声、MRI、CT 检查等，确诊需要组织病理学结果。

3. 治疗：(1)手术是最主要的治疗方法。病情严重者术前可以短暂用药。(2)完全切除病灶：应彻底切净病灶包括病灶周围陈旧的瘢痕。(3)正确的组织修补：对齐解剖层次，对于组织结构缺损明显者予以修补（腹壁补片、肛门括约肌修补）。(4)正确的术后处理：预防感染，伤口管理。会阴部瘢痕内异症术后还需要饮食管理和排便管理。

（二）其他少见的盆腹腔外内异症

内异症可侵犯胸膜、肺、腹股沟、脐、横膈、坐骨神经、外耳、头皮等身体的各种部位。

盆腹腔外内异症的临床表现常伴有周期性变化的相关部位症状。如肺内异症可表现为经期咯血；胸膜内异症经期可出现气胸；腹股沟内异症表现为发生在圆韧带腹膜外部分不能还纳的腹股沟包块，易误诊为腹股沟疝或圆韧带囊肿。发生部位的超声、CT 或 MRI 检查等影像学检查对诊断和评估有一定意义。

治疗：根据临床表现可采取手术治疗或药物治疗。胸膜内异症和肺内异症引起的气胸和咯血常发生在经期，肺部 X 线片或 CT 检查可有气胸和肺部阴影，通常在月经后消失；诊断应排除肺部的其他疾病，特别是肿瘤和结核。治疗上以药物治疗为主，一般建议应用 GnRH-a 3～6 个月观察疗效，如果有效可继续用其他药物维持治疗。有生育要求者则建议妊娠。停药后有复发的可能。建议长期随诊。

十八、子宫腺肌病

子宫肌层内存在子宫内膜腺体和间质，在激素的影响下发生出血、肌纤维结缔组织增生，形成弥漫性病变或局限性病变，也可形成子宫腺肌瘤（adenomyoma）。病灶内部可以出现含咖啡色液体的囊腔，如果囊腔直径＞5mm 称为囊性子宫腺肌病，虽然较少见，但可以发生于年轻妇女，患者常有明显的痛经,有时需要与残角子宫积血鉴别。

1. 病因:病因不清,当子宫内膜受到损伤,基底层内膜可直接侵入子宫肌层内生长,可能与子宫内膜基底层损伤有关。一般认为妊娠、刮宫术、人工流产手术及分娩可能是损伤子宫内膜基底层的主要原因。子宫内膜 - 肌层结合带(junctional zone)内环境稳定性遭到破坏,基底层防御功能减退可能参与了发病。其他包括血管淋巴管播散、上皮化生、雌激素、孕激素和催乳素也参与了发病过程。

2. 临床表现:(1)痛经:半数以上患者有继发性痛经,渐进性加重;(2)月经异常:月经过多、经期延长或不规则出血;(3)不孕;(4)子宫增大:多为均匀性增大,呈球形,也可为突起不平,质硬。可合并子宫肌瘤和内异症。

3. 诊断:根据症状、盆腔检查及以下的辅助检查可作出初步诊断:(1)超声检查显示子宫增大,肌层增厚,后壁更明显,子宫内膜线前移。病变部位为等回声或回声增强,其间可见点状低回声,病灶与周围无明显界限。(2)MRI 检查显示子宫内存在界线不清、信号强度低的病灶,T_2 加权像可有高信号强度的病灶,子宫内膜 - 肌层结合带变宽,> 12mm。(3)血清 CA_{125} 水平多数可升高。(4)病理检查是诊断的"金标准"。

4. 治疗:应视疾病的严重程度、患者的年龄及有无生育要求而定。

(1)期待疗法:用于无症状、无生育要求者。

(2)药物治疗:用法同内异症治疗。对于年轻、希望保留子宫者使用口服避孕药或 LNG-IUS;子宫增大明显或疼痛症状严重者,可应用 GnRH-a 治疗 3~6 个月后,再使用口服避孕药或 LNG-IUS。LNG-IUS 治疗初期部分患者会出现淋漓出血、LNG-IUS 下移甚至脱落等,需加强随诊。某些中药对痛经有明显的缓解作用,可以试用。

(3)手术治疗:年轻要求保留生育功能者可以进行病灶切除或子宫楔形切除术,也可合并使用子宫动脉阻断术;无生育要求伴月经量增多者,可行子宫内膜去除术;痛经明显者可以考虑子宫动脉栓塞术(UAE);对已经完成生育,年龄较大而症状明显者应行子宫切除术,可根治本病。

(4)合并不孕的治疗:对于有生育要求的子宫腺肌病患者,

可选择药物治疗（GnRH-a）或保守性手术加药物治疗后积极行辅助生殖技术治疗。应注意保守性手术后妊娠子宫破裂的风险。对于无生育要求者，可选择药物治疗长期控制症状或保守性手术加药物治疗，也可切除子宫。

内异症的诊治总流程见图3。

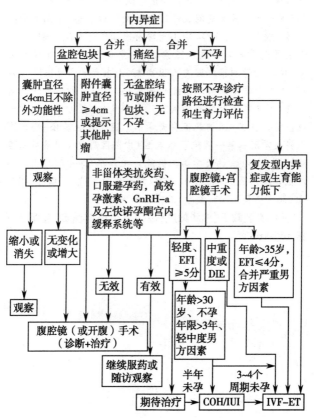

注：内异症：子宫内膜异位症；GnRH-a：促性腺激素释放激素激动剂；EFI：内异症生育指数；DIE：深部浸润型子宫内膜异位症；COH：超促排卵；IUI：宫腔内人工授精；IVF-ET：体外受精-胚胎移植

图3 内异症的诊治总流程图

（通信作者：郎景和）

　　参加本指南修订的专家：郎景和（北京协和医院）、冷金花（北京协和医院）、张震宇（北京朝阳医院）、周应芳（北京大学第一医院）、崔恒（北京大学人民医院）、郁琦（北京协和医院）、李华军（中日友好医院）、朱兰（北京协和医院）、狄文（上海交通大学医学院附属仁济医院）、华克勤（复旦大学附属妇产科医院）、张信美（浙江大学医学院附属妇产科医院）、张松英（浙江大学医学院附属邵逸夫医院）、姚书忠（中山大学附属第一医院）、杨冬梓（中山大学孙逸仙纪念医院）、郝敏（山西医科大学第二医院）、王素敏（南京市妇幼保健院）、方小玲（中南大学湘雅二医院）、王立杰（山东大学齐鲁医院）、黄薇（四川大学华西第二医院）、张国楠（四川省肿瘤医院）、梁志清（第三军医大学西南医院）、宋静慧（内蒙古医科大学附属医院）、王惠兰（河北医科大学第二医院）、卢美松（哈尔滨医科大学附属第一医院）、张淑兰（中国医科大学附属盛京医院）、崔满华（吉林大学第二医院）、王泽华（华中科技大学同济医学院附属协和医院）、宋磊（解放军总医院）。秘书：张俊吉（北京协和医院）、戴毅（北京协和医院）

　　（本文刊载于《中华妇产科杂志》2015年第50卷第3期第161-168页）

妇科肿瘤专业

复发性卵巢恶性肿瘤的诊治规范（建议）

中华妇产科杂志编委会
中华医学会妇产科学分会妇科肿瘤学组

一、复发性卵巢恶性肿瘤的定义

广义的复发性卵巢恶性肿瘤可分为两种情况，即复发和未控。各定义如下：(1)复发(recurrence, relapse)：即经治疗后达到临床完全缓解，在半年后再次出现肿瘤。(2)未控(failure of the treatment)：即经治疗后达到临床完全缓解，在半年内再次出现肿瘤；或经治疗后肿瘤持续存在。

二、卵巢恶性肿瘤复发的迹象和证据

复发的迹象和证据：(1)肿瘤标记物升高；(2)出现胸腹水；(3)身体检查发现肿块；(4)影像学检查发现肿块；(5)发生不明原因肠梗阻。以上各项中只要存在1项，即可考虑肿瘤复发；出现2项，肿瘤复发的可能性更大。肿瘤复发的诊断最好有病理检查报告的支持。

三、卵巢恶性肿瘤治疗后的监测

1. 监测项目：

● 身体检查：浅表性淋巴结、腹部检查、盆腔检查（强调三合诊）

● 肿瘤标记物：CA_{125}、CA_{19-9}、甲胎蛋白(α-FP)，人绒毛膜促性腺激素(hCG)等

● 影像学检查：超声、X线、CT、MRI、正电子发射体层显像(PET)等

● 可疑病灶活组织检查（活检）

2. 随诊时间：第1年，1个月1次；第2~3年，2个月1次；第4~5年，3个月1次；5年以上，半年1次。

四、卵巢恶性肿瘤复发的治疗概论

（一）复发和未控的分型

1. 化学药物治疗（化疗）敏感型：对初期以铂类药物为基础的化疗疗效，已经达到临床缓解，在计划化疗停止后持续6个月以上复发。

2. 化疗耐药型：对初期以铂类药物为基础的化疗达到临床缓解，但停止计划化疗后6个月内复发。

3. 持续性卵巢恶性肿瘤：对初期以铂类药物为基础的化疗有反应或明显反应，但进一步检查发现有残余病灶，如二次探查术阳性。

4. 难治性卵巢恶性肿瘤：对以铂类药物为基础的化疗无效，包括在初始化疗期间，肿瘤稳定或肿瘤进展。此类型发生率约为20%。其对二线化疗药物的有效反应率最差。

（二）治疗前准备

1. 详细复习病史：包括（1）初次治疗时手术病理分期；（2）组织学类型及分级；（3）手术的彻底性；（4）残余瘤的大小及部位；（5）术后化疗的方案、途径、疗程及疗效；（6）停止化疗的时间；（7）出现复发的时间等。

2. 分型及定位：对复发性卵巢恶性肿瘤进行分型和对复发灶进行定位。

3. 生活状态评分：对患者的生活状态进行评分，对患者重要器官的功能进行评估。

（三）治疗的基本考虑

治疗时主要考虑的因素：（1）复发性卵巢恶性肿瘤的定性、定位、定型及确定个体化治疗；（2）生存质量是应考虑的重要问题；（3）尊重患者的意愿；（4）采用姑息性对策，主要不是治愈性治疗；（5）对卵巢上皮性癌与卵巢生殖细胞肿瘤及性索间质细胞肿瘤应分别考虑。

（四）怎样降低复发和未控

降低复发和未控的措施：（1）提高肿瘤细胞减灭术的彻底性；（2）寻找更为有效的一线化疗方案，尤其是针对透明细胞癌；（3）研究化疗耐药的机制和相关的防治措施；（4）巩固治疗。

五、卵巢恶性肿瘤的手术治疗

（一）手术目的

目的：（1）切除或减灭病灶；（2）解除症状（肠梗阻）。

（二）手术种类

1. 再次剖腹探查术（re-laparotomy）：（1）明确是否复发，可疑部位进行活检；（2）分离粘连、解除梗阻及肠改路、肠造瘘。

2. 再次肿瘤细胞减灭术（re-cytoreductive surgery）：（1）复发灶彻底或非彻底切除；（2）肠、肝、脾、淋巴结、膀胱等转移灶或转移脏器的部分或全部切除。

（三）手术选择原则

1. 再次剖腹探查术：凡术时发现腹腔各脏器、组织呈弥漫性复发及转移（"麻花肠"）；难以切除的转移灶（肝门部、肾静脉旁、腹腔外转移灶及肝实质多个转移灶）；大量腹水、难以缓解的肠梗阻和脏器广泛粘连及解剖紊乱。在此情况下，手术目的旨在探查、缓解症状，提高生存质量。如进行再次肿瘤细胞减灭术，术后并发症很多，对患者没有好处。

2. 再次肿瘤细胞减灭术：凡术时发现边界清楚的局灶性病灶，完成一线化疗后超过 >12 个月以上的复发患者，一般状况或生活状态评分好、年龄较轻（<50 岁），估计可完成理想的肿瘤细胞减灭术。在上述情况下进行再次肿瘤细胞减灭术并发症较少，可达到预期的治疗目的，对患者有益。

（四）手术实施要点

1. 5 个充分（"five abundants"）：

● 充分的术前检查和评估

● 充分的理解、认知和同意，益处和风险知情，肠造瘘的可能

● 充分的肠道和血源准备

● 充分的心肺功能监护，一般状况的改善和支持

● 充分的普通外科、泌尿外科、血管外科等技术的协助

2. 根据情况可施行以下手术：（1）肠切除及吻合术、造瘘术（广泛播散性肠转移，不能完成理想的肿瘤细胞减灭术）；（2）脾切除（转移或横结肠脾曲大块转移）；（3）肝转移瘤切除（肝单发实质转移、横结肠肝曲大块转移）；（4）膀胱部分切除、修补，输尿管移植、吻合，肾切除；（5）高位淋巴结切除。

（五）手术方式的选择

初次治疗为：（1）早期卵巢上皮性癌：复发时应较积极考虑再次肿瘤细胞减灭术；（2）卵巢交界性瘤：因晚期复发和复发后多为交界性瘤，再次手术疗效好，应积极手术切除；（3）卵

巢恶性生殖细胞肿瘤：①需要保留生育功能的手术，其适应证（如一侧卵巢和子宫正常）不受初次手术期别的限制；②对于复发者应积极予以手术治疗及化疗；(4)性索间质肿瘤：能手术者应尽量再次手术。

六、卵巢恶性肿瘤的化疗

（一）二线化疗方案的选择

选择原则：(1)个体化：目前尚无标准的化疗方案；(2)初次化疗疗效可作为参考；(3)患者的意向。

（二）可供选择的二线化疗药物

化疗药物：(1)拓扑替肯(topotecan，商品名和美新)；(2)紫杉醇；(3)六甲蜜胺(HMM)；(4)异环磷酰胺(IFO)；(5)鬼臼素(VP16)；(6)泰索帝(docetaxel)；(7)吉西他滨(gemcitabine，商品名健择)；(8)脂质体多柔比星等。

（三）对铂类和紫杉醇治疗失败患者的补救治疗方案

1. 拓扑替肯单药：每天 $1.25mg/m^2$，静脉滴注，连续 5d，间隔 3 周。

2. 六甲蜜胺单药：六甲蜜胺每天 $260mg/m^2$，连续 14d，间隔 2 周。

3. 异环磷酰胺单药：异环磷酰胺每天 $1.0\sim1.2g/m^2$，连续 5d，间隔 3 周。用异环磷酰胺须配伍使用美斯钠(mesna)。美斯钠每次 $400mg/m^2$ + NS 4ml 每天给异环磷酰胺的同时及之后第 4、8 小时，静脉推注。

4. 足叶乙苷单药：足叶乙苷每天 50mg，口服，每天 1 次，连续 21d，4 周为 1 个疗程。

（四）不同类型卵巢恶性肿瘤的化疗

在制定二线化疗方案时，常把化疗耐药型，持续性和难治性卵巢恶性肿瘤归为一组考虑，而对铂类药物敏感的复发性卵巢恶性肿瘤常被分开考虑。

1. 化疗敏感型卵巢恶性肿瘤的治疗：(1)停止化疗的时间越长，再次治疗缓解的可能性越大，对这类患者的治疗应该是积极的。(2)对于 >12 个月复发的孤立可切除病灶，可考虑先行手术切除，然后再化疗；也可考虑先行化疗 2 个疗程再手术，术后继续化疗。(3)化疗可采用目前较为明确有效的二线化疗药物和方案，也可选择与一线化疗方案相似的方案。

2.持续性卵巢恶性肿瘤的治疗:治疗方案的选择取决于既往化疗方案和给药的途径。

3.耐药性和难治性卵巢恶性肿瘤的治疗:(1)主要是选用目前较为明确有效的二线化疗药物和方案;(2)充分考虑到患者的生存质量和药物的毒副作用。

(五)盆、腹腔外转移和复发的诊治

1.诊断:根据病史、症状、体征、各种辅助检查(B超、CT、MRI、X线检查及 CA_{125} 等肿瘤标记物)。

2.治疗:强调治疗的个体化原则。选择化疗、放射治疗(放疗)、手术、生物治疗等综合治疗。

七、卵巢恶性肿瘤的其他治疗

(一)放疗

1.适应证:主要用于晚期卵巢恶性肿瘤局部未控和单个转移或复发病灶且不宜手术或化疗耐药的患者,以达到姑息性治疗、延长患者的生命,提高生存质量的目的。

2.禁忌证:(1)腹部有广泛粘连;(2)既往有肠梗阻史;(3)腹部严重炎症;(4)炎症性肠病。

3.方法与剂量:(1)外照射:①全腹照射:自横膈上 1~2cm,至闭孔窝下缘,两侧缘包括两侧腹膜,前后平行对野照射或分成 2~4 个小照射野,对照射野垂直照射。肿瘤量为 25~30Gy/6~7 周。②盆腔照射:自脐孔水平,至闭孔窝下缘,外缘为骨盆外 1~2cm,照射野可为方形、菱形或长方形。肿瘤量为 45~50Gy。③全腹 + 盆腔照射:在全腹照射的基础上另加盆腔补充照射。(2)腔内照射:①阴道容器后装照射:适用于阴道残端复发和出血的治疗。不需照射的部位需用铅挡保护,肿瘤表面剂量 6~8Gy,每周 1 次,总剂量不超过 60Gy。②瘤内插植:适于阴道残端复发且肿瘤体积较大者。可根据情况采用单针或多针插植。针间距离 >1cm。一般在表面麻醉下进行。单次剂量一般 6~7Gy,每周 1 次,总剂量酌定。(3)外照射 + 腔内照射:根据肿瘤部位和大小等情况酌情配合使用。(4)腹腔放射性核素治疗:一般较少采用,多用于控制腹水,早期和仅有微小残留病灶者,常用核素有磷 -32(^{32}P)、金 -198(^{198}Au)。

(二)生物治疗

应用各种已经国家授权部门批准的各种生物制剂或疗法

治疗卵巢恶性肿瘤的方法为生物学治疗。为晚期和复发性卵巢恶性肿瘤的辅助治疗方法之一。临床疗效目前尚不肯定。

　　1. 适应证:(1)晚期卵巢恶性肿瘤经常规手术后配合化疗用于杀灭微小病灶;(2)晚期卵巢恶性肿瘤经手术和化疗后,用于预防复发;(3)晚期和复发性卵巢恶性肿瘤的姑息治疗。

　　2. 禁忌证:(1)有生物制剂过敏史或过敏试验阳性者;(2)临床评估生存期小于 1 个月者;(3)具体制剂或疗法的禁忌者。

　　3. 具体方法:(1)目前可用的方法:①各种上市的细胞因子、单克隆抗体、酶及肽类;②体细胞疗法(在授权的基地开展)。(2)目前研究中的方法:①免疫治疗(特异性、非特异性);②基因治疗;③肿瘤增殖病毒治疗等。

　　总之,对复发性卵巢恶性肿瘤的治疗可归纳为以下 3 点:(1)对复发性卵巢恶性肿瘤的治疗应个体化,分层进行治疗;(2)化疗敏感型卵巢恶性肿瘤,尤其是有较长时间无瘤缓解的患者,再次治疗有较好的疗效,对这一部分患者应该积极进行治疗;(3)对复发性卵巢恶性卵巢肿瘤的治疗,大多数是姑息性的,在制定治疗方案时要充分考虑到患者的生存质量和各种治疗方案的毒副作用。

(沈　锃　郎景和　整理)

　　(本文刊载于《中华妇产科杂志》2003 年第 38 卷第 11 期第 717-719 页)

妇科恶性肿瘤保留生育功能临床诊治指南

中华医学会妇科肿瘤学分会

随着价值医学理念的不断发展和肿瘤人性化治疗的不断深入,妇科肿瘤患者保留生育功能已成为肿瘤治疗的重要组成部分和临床工作的重要内容。2006 年,美国临床肿瘤学会(ASCO)发表了第 1 个肿瘤患者(包括成人和儿童)保留生育功能诊治的临床指南[1];2012 年,该指南由专家小组修订,新版指南的总体推荐原则基本未变[2]。在我国,妇科恶性肿瘤保留生育功能治疗越来越受到重视,很多相关的研究也在进行之中。但在临床诊治中,治疗方法各式各样,治疗效果也不尽相同,临床医师对此时常感到非常棘手,为了尽快改变这种局面,更好地为患者提供科学有效的诊治方案和医疗服务,因此制定相应的专家共识或诊治指南势在必行。根据我国的具体情况,借鉴 ASCO 制定保留生育功能诊治临床指南的经验,汇总和分析相关数据库的重要文献,通过妇科肿瘤学、生殖医学、妇科内分泌学专家充分讨论,达成共识,制定了中国第一部妇科恶性肿瘤保留生育功能临床诊治指南。本指南的制定,可为临床医师制定决策提供重要依据,更好地为患者服务;同时还可对患者进行相关医学知识的教育和科学引导,鼓励她们积极参加多中心临床试验,这对推动我国妇科恶性肿瘤患者保留生育功能治疗方案的改进起着积极的促进作用。

一、妇科恶性肿瘤保留生育功能治疗

(一)子宫颈癌

随着子宫颈癌筛查的普及,早期患者增多,其年龄也趋于年轻化,且随着国家计划生育政策的开放,很多年轻的子宫颈癌患者渴望保留生育功能。子宫颈癌保留生育功能治疗以手术为主。

1. 子宫颈锥切术：子宫颈锥切术（cervical conization）的手术指征：（1）Ⅰa1 期和Ⅰa2 期子宫颈鳞癌；（2）Ⅰa1 期子宫颈腺癌。许多文献报道，早期的子宫颈浸润癌只要其浸润深度≤3mm，且无淋巴血管间隙受累，均可以成功地应用子宫颈锥切术进行治疗 [3]。

注意事项：（1）切缘阳性、淋巴血管间隙受累、子宫颈间质受累和病变的多中心性是子宫颈锥切术后病变残留或复发的决定性因素。因此，术后病理检查结果一定要明确说明这 4 个方面的情况，这是制定患者子宫颈锥切术后处理方案的依据。（2）为了避免病变的残留，应根据患者的年龄、阴道镜检查结果和肿瘤的病理类型选择适当的锥切范围。总的来说，切除宽度应在病灶外 0.3cm，锥高延至颈管 2.0～2.5cm，锥切时必须将鳞柱交界一并切除。（3）切缘阳性的子宫颈微小浸润癌，国际妇产科联盟（FIGO）推荐再做一次子宫颈锥切活检或者按Ⅰb1 期子宫颈癌处理。（4）对于Ⅰa1 期子宫颈癌伴有淋巴血管间隙受累和Ⅰa2 期子宫颈癌患者应同时行盆腔淋巴结切除术，若同时伴阴道上皮内瘤变者应切除部分受累的阴道。

2. 子宫颈广泛性切除术：子宫颈广泛性切除术（radical trachelectomy）可通过阴式、开腹和腹腔镜进行，其最大优点是治疗子宫颈癌的同时可以保留患者的生育功能 [4-9]。子宫颈广泛性切除术的手术指征：（1）渴望生育的年轻患者；（2）患者不存在不育的因素；（3）肿瘤≤2cm；（4）临床分期为Ⅰa2～Ⅰb1 期；（5）鳞癌或腺癌；（6）阴道镜检查未发现子宫颈内口上方有肿瘤浸润；（7）未发现区域淋巴结有转移。

注意事项：（1）术前明确子宫颈癌的病理诊断和临床分期，进行精确评估，严格掌握手术指征。（2）子宫颈广泛性切除术仅适用于早期子宫颈癌，而对于肿瘤 >2cm 和（或）累及血管和淋巴管的Ⅰb2 期以上的子宫颈癌患者，术后容易复发，原则上也不宜行子宫颈广泛性切除术 [4]。（3）术前判断子宫颈肿瘤大小、肿瘤与子宫颈管内口的关系和子宫下段肌层是否有浸润很重要，应用 MRI 检查测量并评估，其准确率达 96.7%。（4）术中应按常规行冰冻病理检查，并尽可能保证其准确性，盆腔淋巴结和子宫颈切缘的病理检查结果对是否行保留生育功能治疗有指导意义。（5）随访保留生育功能手术治疗后的妊娠情况。术后随诊方法：术后半年内应每月对患者进行随诊，随诊内容包括妇科检查、B超检查和血清鳞状上皮细胞癌抗原（SCC-Ag）水平检测，必要时可行CT、MRI和正电子发射体层摄影术（PET）-CT检查。若无异常，此后每2个月随诊1次；1年后每3个月随诊1次；3年后每半年随诊1次。每3个月进行1次子宫颈细胞学检查，若两次细胞学检查阴性，可建议患者妊娠。多数学者建议在术后6个月后可以妊娠，如自然受孕失败，可以考虑采用辅助生殖技术。

3. 保留卵巢问题：早期子宫颈癌的卵巢转移率很低，其中子宫颈鳞癌的卵巢转移率 <1%，子宫颈腺癌约10%。临床资料也显示，卵巢分泌的性激素与子宫颈鳞癌的发生无明确关系。因此，早期子宫颈鳞癌患者术中可常规保留双侧卵巢，而早期子宫颈腺癌患者常规切除双侧卵巢。保留卵巢的指征：（1）病理类型为子宫颈鳞癌；（2）患者年龄≤45岁；（3）肿瘤≤2cm；（4）无子宫体和宫旁组织的肿瘤浸润；（5）无明确的淋巴结转移。

对需要进行盆腔放化疗的子宫颈癌患者，可通过手术（开腹或腹腔镜）在放疗前将卵巢移位至盆腔放射野以外的部位，常常固定在结肠侧沟、横结肠下方，以保留卵巢的内分泌功能，有利于提高患者治疗后的生命质量。卵巢移位前应行双侧卵巢的活检和快速冰冻病理检查并证实无肿瘤转移。

（二）子宫内膜癌

随着我国妇女生活方式和饮食结构的变化，子宫内膜癌的发病也有上升的趋势。对年轻的子宫内膜癌患者，采用大剂量高效孕激素保留生育功能治疗已被证明是一种有效的治疗方案[10-12]。

1. 适应证：（1）患者年龄≤40岁；（2）有强烈的生育要求；（3）病理类型为子宫内膜样腺癌；（4）病理分化程度为高分化；（5）病变局限于子宫内膜内，无肌层浸润、子宫外扩散及淋巴结受累；（6）PR表达阳性（适用于孕激素治疗者）；（7）患者无孕激素治疗禁忌证（适用于孕激素治疗者）；（8）患者经充分知情并能顺应治疗和随诊。

2. 治疗前评估：（1）病史采集：详细询问月经、婚育史；既往治疗过程及治疗反应；并发症病史，如多囊卵巢综合征（PCOS）、不孕症、糖尿病、高脂血症等。（2）查体及全身状况评估:包括身高、体质量、体质指数(BMI)等;妇科检查;全血细胞计数正常;肝、肾功能正常;出凝血功能正常;心电图正常;胸片除外肺转移、胸水、肺结核、肺癌。(3)病理诊断复核:由资深妇瘤病理科医师进行审核,病理类型为子宫内膜样腺癌、病理分化程度为高分化、免疫组化染色 PR 为阳性。(4)疾病程度评估:①无子宫肌层浸润:经阴道彩超检查(TVUS)或盆腔 MRI 检查[13];②未同时合并卵巢恶性肿瘤:行血清 CA_{125} 水平检测和 TVUS,必要时行腹腔镜检查及活检;③无盆腔淋巴结受累:行盆腔 CT、MRI 检查,必要时行PET-CT 或腹腔镜检查及活检。

　　知情同意:详细向患者阐述手术治疗和药物保守治疗的利弊;讲解保留生育功能治疗的流程、药物副反应及病情进展的风险;确保患者完全了解治疗流程及风险,能够坚持完成治疗及随诊;并给予患者充分的时间考虑和咨询,在其自愿选择保守治疗并签署治疗知情同意书后开始治疗。

　　3. 治疗方法:(1)大剂量高效孕激素治疗:①药物选择:甲羟孕酮片,持续口服,250~500mg/d;或甲地孕酮片,持续口服,160~480mg/d。②剂量调整:治疗期间可根据有无阴道流血、子宫内膜厚度的变化在上述剂量范围内增减剂量。(2)其他治疗方法:适用于具有肥胖症、肝功能异常等孕激素治疗禁忌证的患者,很少单独使用,多为两种方法合用[14]。①促性腺激素释放激素激动剂(GnRH-a);②左炔诺酮宫内缓释系统(LNG-IUS);③芳香化酶抑制剂,如来曲唑。(3)合并症的全身综合治疗:①减肥、降脂:知识宣教、饮食控制、运动指导;②诊断和治疗糖尿病。

　　4. 副反应监测:(1)可能出现的副反应:体质量增加,不规则阴道流血,乳房胀痛,食欲下降、恶心呕吐,皮疹,血栓栓塞性疾病。(2)监测方法:观察上述症状,每月测量体质量,测定肝、肾功能,经阴道超声检查测量子宫内膜厚度、观察卵巢大小。

　　5. 疗效评估:(1)评估时机及方法:连续药物治疗 3 个月为 1 个疗程,每 3 个月常规行彩超和(或)MRI 检查以评估子宫大小、子宫内膜厚度及有无肌层浸润,了解盆腹腔内卵巢等其他脏器情况;宫腔镜或诊刮获取子宫内膜组织送病理检查。(2)疗效判定标准:①完全缓解:治疗后子宫内膜完全退缩，间质蜕膜样变，未见任何子宫内膜增生或癌灶；②部分缓解：子宫内膜病变降低级别或有残余癌灶，伴腺体退化萎缩；③无反应或病情稳定：治疗后子宫内膜无变化，有残余癌灶，子宫内膜无退化和萎缩现象；④疾病进展：子宫内膜癌患者出现明确的肌层浸润或子宫外病变。

6. 药物治疗终止的指征：符合下列任何情况之一，可终止药物治疗。(1)有确切证据证实有子宫肌层浸润或子宫外病变，即疾病进展。(2)患者不再要求保留生育功能。(3)疗效评估已达完全缓解(视具体情况停止治疗或巩固治疗 1 个疗程)。(4)出现严重副反应无法继续治疗。(5)持续治疗 6 个月，肿瘤无反应者。

7. 随诊及后续治疗：(1)暂无生育要求者：其治疗的目的是维持规律月经、防止复发。①治疗对象：已完成大剂量孕激素治疗并获得完全缓解者；未婚或离异者；已完成生育者。②治疗方法：有自然月经者，给予观察、测基础体温。无自然月经或基础体温监测提示无排卵者，给予口服孕激素≥12d/月，然后撤退出血；或口服短效避孕药，每月定期撤退出血；或宫内置入 LNG-IUS。已完成生育者，给予子宫内置入 LNG-IUS，或手术切除子宫。③病情监测：每 3～6 个月定期随诊，记录月经情况、盆腔超声检测子宫内膜情况，如有子宫内膜异常增厚或占位病变、不规则阴道流血，行诊刮以了解子宫内膜情况。(2)迫切要求生育者：其治疗的目的是监测排卵、积极助孕。①既往有不孕病史：行不孕检查，包括精液常规、子宫碘油造影及有无排卵障碍等，如发现任何一项异常，根据不孕原因及程度进行个体化处理；如未发现异常，则监测排卵、期待妊娠，仍不孕者应用辅助生殖技术助孕。②既往无不孕病史：观察自然周期月经恢复情况，监测基础体温以了解排卵情况，排卵期同房争取自然妊娠，如发现无排卵或有排卵但 6 个月仍未自然妊娠，进入上述不孕检查和治疗流程。③病情监测：方法同前。

（三）卵巢恶性肿瘤

卵巢恶性肿瘤是妇科恶性肿瘤中病死率最高的一类肿瘤，不同病理类型卵巢恶性肿瘤的临床表现不同，处理和预后也不尽相同。卵巢恶性肿瘤是否可行保留生育功能的手术治疗取决于患者的年龄、病理类型及手术病理分期[15]。

1. 卵巢上皮性癌：对于卵巢上皮性癌（卵巢癌）患者施行保留生育功能治疗应持谨慎的态度，必须经过严格选择，向患者和家属交代保留生育功能治疗的利弊和风险，争得其理解和同意，并签署治疗同意书。卵巢癌保留生育功能的手术必须具备以下条件方可施行：(1)患者年龄＜35岁，渴望生育；(2)手术病理分期为Ⅰa期；(3)病理分化程度为高分化；(4)对侧卵巢外观正常，活检后病理检查阴性；(5)腹腔细胞学检查阴性；(6)"高危区域"（包括子宫直肠陷凹、结肠侧沟、肠系膜、大网膜和腹膜后淋巴结）探查及多点活检均阴性；(7)有随诊条件；(8)完成生育后视情况再行子宫及对侧附件切除术。

2. 卵巢恶性生殖细胞肿瘤：(1)保留生育功能手术：作为卵巢恶性生殖细胞肿瘤治疗的一个基本原则，不受期别的限制。理由：多数卵巢恶性生殖细胞肿瘤为单侧；复发也很少在对侧卵巢和子宫；对顺铂＋依托泊苷＋博来霉素（PEB）、顺铂＋长春新碱＋博来霉素（PVB）方案化疗很敏感；切除对侧卵巢和子宫并不改善患者预后。(2)手术范围：患侧附件切除术，保留对侧正常的卵巢和未受侵犯的子宫，尽可能将转移病灶切除干净，术后辅以化疗，但需注意化疗对卵巢的毒性作用，进行卵巢保护。对早期的卵巢无性细胞瘤和Ⅰ级未成熟畸胎瘤，除了需行患侧附件切除术，同时还应行包括大网膜切除和腹膜后淋巴结切除的全面分期手术，如证实其手术病理分期为Ⅰa1期，术后可不予化疗。

3. 卵巢交界性肿瘤：(1)单侧卵巢交界性肿瘤：对于年龄＜40岁的年轻患者，通常行患侧附件切除术，保留生育功能。对于早期患者多不主张进行分期手术，因为手术范围过大会造成盆腔粘连，导致术后不育；而且早期患者术后几乎不需要进行化疗。(2)双侧卵巢交界性肿瘤：其发生率为38%，只要有正常卵巢组织存在，也可仅行肿瘤剔除术，保留生育功能。(3)期别较晚的卵巢交界性肿瘤：只要对侧卵巢和子宫未受累，无外生型乳头结构及浸润性种植，也可考虑进行保留生育功能治疗。由于卵巢交界性肿瘤患者大多年轻，手术后容易复发，处理比较棘手。因此，治疗前必须向患者和家属交代保留生育功能治疗的利弊和风险，争得其理解和同意，并签署治疗同意书。

（四）妊娠滋养细胞肿瘤

妊娠滋养细胞肿瘤保留生育功能治疗已是临床共识，主要的原则如下：（1）滋养细胞肿瘤主要发生于育龄期妇女，治疗以化疗为主。（2）保留生育功能是治疗滋养细胞肿瘤的一项基本原则。（3）对晚期已有远处转移包括神经系统转移的滋养细胞肿瘤患者，只要治疗结果满意，均可保留其生育功能。（4）滋养细胞肿瘤患者化疗引起的流产、胎儿畸形及产科并发症的发生率无明显升高，长期随访治愈患者所生新生儿染色体畸变率与正常人群比较无明显差异。

二、妇科恶性肿瘤保留生育功能相关的生殖内分泌治疗

这部分治疗应以生殖内分泌学专家为主，但是，妇科肿瘤医师要参与治疗方案的制定和患者的随诊。尽管对放、化疗后永久性闭经风险的认识近年来并没有太多的改变，但是，不断发展和完善的保留生育功能治疗的技术可能会对制定患者的临床决策起到决定性作用。与妇科恶性肿瘤保留生育功能相关的生殖内分泌治疗，包括胚胎冷冻、卵母细胞冷冻、卵巢抑制、卵巢组织冷冻和移植等。保留生育功能的方案取决于患者年龄、病理诊断、治疗方法、是否已结婚以及患者个人和家属的意愿[16]。由于有些生殖内分泌治疗方案可能会推迟肿瘤治疗，故应强调尽早将患者转诊给妇瘤科医师以将肿瘤延迟治疗的风险减至最小。

1. 胚胎冷冻保存：胚胎冷冻是最为成熟、成功率最高的保留生育功能方法。体外受精后剩余胚胎冷冻保存早已常规应用于临床并获得很高的成功率。虽然月经周期的第3天是药物刺激卵巢最为理想的时间，但最新研究发现，在月经周期的任何时间刺激卵巢也能获得成功。此外，与传统药物相比，来曲唑或他莫昔芬同样有效，在激素敏感型肿瘤患者中应作为卵巢刺激的首选药物[17]。芳香化酶抑制剂（如来曲唑）主要用于激素敏感型乳腺癌（绝经前女性）的辅助治疗，具有既刺激卵巢、又抑制雌激素水平的作用。因此，在过去10年内，来曲唑被用于不育患者的诱导排卵，同时在激素敏感型肿瘤患者中用于卵巢刺激以备卵母细胞或胚胎冷冻保存（注意：生殖方面使用的来曲唑属于超说明书适应证使用，仅限于临床研究）。通过和传统药物结合，来曲唑可增加卵巢刺激并保持雌激素在相对不太高的水平。具体过程包括在化疗或手术前行卵巢刺激及取卵，处理卵母细胞及精子之后行常规体外受精或卵母细胞胞质内单精子注射，体外培养受精卵及胚胎并评价其发育情况，将发育良好的胚胎冷冻保存，待化疗结束后进行胚胎移植。研究表明，该途径可获得与传统疗法相近数量的卵母细胞、胚胎和妊娠结局[18]。短期随访研究表明，对患者的无瘤生存时间没有明显影响。

2. 卵母细胞冷冻保存：卵母细胞冷冻保存也是可选择的治疗方案之一，尤其适用于未婚（包括青春期前）不想使用捐赠精子、暂时不愿意使用丈夫精子或对胚胎冷冻有宗教伦理考虑的患者。以往，卵母细胞冷冻保存仅在有相关经验的治疗中心进行临床试验，分为未成熟卵母细胞冷冻保存和成熟卵母细胞冷冻保存。未成熟卵母细胞体外成熟技术可用于不适合或不愿意接受激素药物刺激的患者，可于月经周期的任何时间在超声引导下穿刺获取不成熟卵母细胞，或者在卵巢组织切薄片冻存时寻找不成熟卵母细胞，体外培养成熟后冷冻保存[19]。而成熟卵母细胞冷冻保存技术随着其成功率的显著提高，自2012年10月起，美国生殖医学协会（ASRM）认为该技术已不仅仅局限为临床试验阶段。部分辅助生殖研究中心已报道成熟卵母细胞冷冻保存技术成功率已经可以与新鲜卵母细胞技术的成功率相媲美，尤其在年轻女性中。成熟卵母细胞冷冻保存技术需要药物刺激卵巢和超声引导下取卵，目前有较多的卵巢刺激方案可供选择，刺激时间根据卵泡情况可以随时开始，不再依赖于月经周期，即获取卵母细胞可以是非月经周期依赖性的，与传统的刺激方案相比可以尽早开始卵巢刺激，以缩短延迟肿瘤治疗的时间。卵母细胞冷冻保存对于未婚不想使用捐赠精子的女性而言意义重大。1项荟萃分析显示，使用此方法可获得21%的活产率[20]。近期研究显示，使用卵母细胞冷冻技术获得的新生儿发生先天异常的概率与自然妊娠或使用新鲜卵母细胞妊娠者相似，但低温对卵母细胞的损伤、防冻保护剂的毒性作用等尚需进一步研究[21]。另外，我国目前辅助生殖条例中并没有阐明使用未婚女性卵母细胞进行辅助生殖技术的条例，尚需进一步完善相关条例以适应社会发展需要。

3. 卵巢移位：当肿瘤治疗涉及盆腔放疗时可考虑卵巢移位。但是，由于放疗散射和移位卵巢血液供应减少的原因，移位卵巢的功能并不一定都能得到良好保护，患者应认识到该治疗方案不一定都能有效。另外，卵巢移位后还可能会发生位置的重新移动，故该项技术应尽可能选在临近放疗开始的时候进行。卵巢移位后应定期检查卵巢的内分泌功能。

4. 卵巢抑制：目前，对于 GnRH-a 和其他卵巢抑制手段在保留生育功能治疗方面的确切效果和临床价值尚缺乏有效的支持证据。关于 GnRH-a 保护卵巢功能是否有效仍存在较多争议[22-23]。应鼓励患者积极参与化疗期间使用 GnRH-a 的相关临床试验，进一步明确其临床价值。

5. 卵巢组织冰冻保存和移植：育龄期妇女治疗前将卵巢组织冰冻保存，肿瘤治疗完成后，准备生育前再将冻存的卵巢组织移植至患者体内，这个技术不依赖于卵巢刺激和性成熟，故为儿童患者唯一的选择。该技术目前认为仍处于临床试验阶段，仅能在有相关经验的研究中心实施，需通过伦理委员会审核，且要有随诊肿瘤复发的条件。迄今为止，已报道了超过 19 个活产儿。移植卵巢组织是否会重新引入肿瘤细胞仍是该技术存在的最大顾虑和最为担心的问题，主要取决于肿瘤的原发部位、病理类型和手术病理分期，目前尚未有肿瘤复发的报道。因此，开展人类卵巢组织冷冻保存必须严格控制其使用指征。

6. 对雌激素敏感型肿瘤的治疗：对雌激素敏感型妇科恶性肿瘤的最大顾虑是保留生育功能的干预措施（如通过增加外源性雌激素来刺激卵巢）和（或）以后的妊娠是否会增加肿瘤复发的危险性。采用芳香化酶抑制剂（如来曲唑）的卵巢刺激方案可减少此顾虑，有研究表明，使用此方案获得的妊娠不增加肿瘤复发的危险性。

7. 其他考虑：(1)BRCA 基因突变携带者，尤其是 BRCA1 基因突变者，其卵巢的储备功能较低，对排卵诱导反应差，更容易发生化疗导致的不育。对这些妇科恶性肿瘤患者在咨询"化疗是否导致不育"问题时应给予高度重视。(2)对于有家族遗传性肿瘤的患者，采用卵母细胞或胚胎冷冻保存可能获益更大，因为通过胚胎活检可检测相应基因突变，移植前基因诊断也可提供重要的线索和依据。(3)应组建肿瘤生育学(oncofertility)专家小组，包括妇瘤科、放疗科、病理科、妇科内分泌和生殖医学专家，共同制定诊疗方案，应根据患者的肿瘤解剖部位、病理类型、分期、生育状态、生活方式、治疗后不育的风险和肿瘤复发的概率等因素进行综合考虑,制定个体化的治疗方案。

三、指南的不足

鉴于文献的局限性,文献检索仅检索到 18 个治疗中心的随机临床试验,6 个系统综述、荟萃分析和以前的指南,较多的文献为叙述性综述、病例系列分析和评论。妇科肿瘤保留生育功能的临床研究,目前尚缺大型和(或)随机对照的临床试验。现有数据多来自于队列研究、病例系列分析、小型非随机临床试验,循证医学的证据不强。由于妇科恶性肿瘤患者行保留生育功能治疗的多中心临床研究刚起步,因而判断干预手段是否有效、是否从肿瘤控制和生育结局等方面综合评价疗效以及对后代的长期健康问题认识等方面仍显得证据不够充分。保留生育功能干预措施带来的正面和负面效果(包括身体和心理)也未得到充分的重视和阐明。因此,应强化大型和(或)随机对照临床试验的力度,尽早获得高级别的循证医学证据,修订指南,服务临床。

参 考 文 献

[1] Loren AW, Mangu PB, Beck LN, et al. Fertility preservation for patients with cancer: American Society of Clinical Oncology clinical practice guideline update[J]. J Clin Oncol, 2013, 31: 2500-2510.

[2] Lee SJ, Schover LR, Partridge AH, et al. American Society of Clinical Oncology recommendations on fertility preservation in cancer patients[J]. J Clin Oncol, 2006, 24: 2917-2931.

[3] Baalbergen A, Smedts F, Helmerhorst TJ. Conservative therapy in microinvasive adenocarcinoma of the uterine cervix is justified: an analysis of 59 cases and a review of the literature[J]. Int J Gynecol Cancer, 2011, 21: 1640-1645.

[4] Dargent D, Brun JL, Roy M, et al. Pregnancies following radical trachelectomy for invasive cervical cancer[J]. Gynecol Oncol, 1994, 52: 105.

[5] Dargent D, Martin X, Sacchetoni A, et al. Laparoscopic vaginal radical trachelectomy: a treatment to preserve the

fertility of cervical carcinoma patients[J]. Cancer, 2000, 88: 1877-1882.

[6] Li J, Li Z, Wang H, et al. Radical abdominal trachelectomy for cervical malignancies: surgical, oncological and fertility outcomes in 62 patients[J]. Gynecol Oncol, 2011, 121: 565-570.

[7] Cao DY, Yang JX, Wu XH, et al. Comparisons of vaginal and abdominal radical trachelectomy for early-stage cervical cancer: preliminary results of a multi-center research in China[J]. Br J Cancer, 2013, 109: 2778-2782.

[8] 沈铿, 郎景和, 杨佳欣, 等. 腹腔镜阴式广泛性子宫颈切除术治疗早期子宫颈癌的临床分析 [J]. 中华妇产科杂志, 2006, 41: 222-226.

[9] 沈铿. 妇科恶性肿瘤保留生育功能治疗应注意的几个问题 [J]. 中华妇产科杂志, 2006, 41: 219-221.

[10] Chiva L, Lapuente F, González-Cortijo L, et al. Sparing fertility in young patients with endometrial cancer[J]. Gynecol Oncol, 2008, 111(2 Suppl): S101-104.

[11] Dursun P, Erkanli S, Güzel AB, et al. A Turkish Gynecologic Oncology Group study of fertility-sparing treatment for early-stage endometrial cancer[J]. Int J Gynaecol Obstet, 2012, 119: 270-273.

[12] Yu M, Yang JX, Wu M, et al. Fertility-preserving treatment in young women with well-differentiated endometrial carcinoma and severe atypical hyperplasia of endometrium[J]. Fertil Steril, 2009, 92: 2122-2124.

[13] Cade TJ, Quinn MA, McNally OM, et al. Predictive value of magnetic resonance imaging in assessing myometrial invasion in endometrial cancer: is radiological staging sufficient for planning conservative treatment? [J]. Int J Gynecol Cancer, 2010, 20: 1166-1169.

[14] Kim MK, Yoon BS, Park H, et al. Conservative treatment with medroxyprogesterone acetate plus levonorgestrel intrauterine system for early-stage endometrial cancer in young women: pilot study[J]. Int J Gynecol Cancer, 2011, 21: 673-677.

[15] Liu Q, Ding X, Yang J, et al. The significance of comprehensive staging surgery in malignant ovarian germ cell tumors[J]. Gynecol Oncol, 2013, 131: 551-554.

[16] Barton SE, Missmer SA, Berry KF, et al. Female cancer survivors are low responders and have reduced success compared with other patients undergoing assisted reproductive technologies[J]. Fertil Steril, 2012, 97: 381-386.

[17] Azim AA, Costantini-Ferrando M, Oktay K. Safety of fertility preservation by ovarian stimulation with letrozole and gonadotropins in patients with breast cancer: a prospective controlled study[J]. J Clin Oncol, 2008, 26: 2630-2635.

[18] Oktay K, Buyuk E, Libertella N, et al. Fertility preservation in breast cancer patients: a prospective controlled comparison of ovarian stimulation with tamoxifen and letrozole for embryo cryopreservation[J]. J Clin Oncol, 2005, 23: 4347-4353.

[19] Cao Y, Xing Q, Zhang ZG, et al. Cryopreservation of immature and in-vitro matured human oocytes by vitrification[J]. Reprod Biomed Online, 2009, 19: 369-373.

[20] Cobo A, Diaz C. Clinical application of oocyte vitrification: a systematic review and meta-analysis of randomized controlled trials[J]. Fertil Steril, 2011, 96: 277-285.

[21] Noyes N, Porcu E, Borini A. Over 900 oocyte cryopreservation babies born with no apparent increase in congenital anomalies[J]. Reprod Biomed Online, 2009, 18: 769-776.

[22] Del Mastro L, Boni L, Michelotti A, et al. Effect of the gonadotropin-releasing hormone analogue triptorelin on the occurrence of chemotherapy-induced early menopause in premenopausal women with breast cancer: a randomized trial[J]. JAMA, 2011, 306: 269-276.

[23] Munster PN, Moore AP, Ismail-Khan R, et al. Randomized trial using gonadotropin-releasing hormone agonist triptorelin for the preservation of ovarian function during (neo) adjuvant chemotherapy for breast cancer[J]. J Clin Oncol, 2012, 30: 533-538.

（通信作者：沈 铿）

　　参与指南编写的妇科肿瘤学专家：中国医学科学院北京协和医院（沈铿、郎景和、杨佳欣、曹冬焱）；北京大学人民医院（魏丽惠）；山东大学齐鲁医院（孔北华）；浙江大学医学院附属妇产科医院（谢幸）；复旦大学附属肿瘤医院（吴小华）

　　邀请参与本指南编写的生殖医学专家：山东大学省立医院（陈子江）；北京大学第三医院（乔杰）；中山大学孙逸仙纪念医院（杨冬梓）；中山大学附属第一医院（周灿权）；中国医学科学院北京协和医院（邓成艳）

　　（本文刊载于《中华妇产科杂志》2014 年第 49 卷第 4 期第 243-248 页）

外阴癌诊治指南

中华医学会妇科肿瘤学分会

一、简介

外阴癌发病率不高,占所有女性恶性肿瘤的 1% 以下,占女性生殖道原发性恶性肿瘤的 3%～5%。多见于老年人,近年来发病有年轻化趋势,<40 岁的患者占 40%。约 90% 的原发性外阴癌为鳞状细胞癌,其他包括恶性黑色素瘤、腺癌、基底细胞癌、疣状癌、肉瘤及其他罕见的外阴恶性肿瘤等。虽然外阴癌位于体表易于早期发现,但传统观念常常拖延了患者就诊的时机。而且由于多数患者伴有长期的外阴良性疾病史或合并其他妇科疾病,临床上也易被误诊。对外阴癌的治疗强调个体化和综合治疗。近年来,随着对外阴癌认识的深入和放、化疗的发展,手术范围趋于缩小,重视保留外阴的生理功能,减轻术后患者生理及心理方面的创伤,综合应用放疗及化疗,在提高疗效的同时,注意改善患者的生活质量。外阴癌患者的 5 年生存率为 52%～85%,预后与腹股沟淋巴结转移密切相关。由于发病率低,病例数较少,临床随机研究很少,对外阴癌的治疗方式需要更进一步的研究。

二、诊断

1. 危险因素　流行病学调查发现,外阴癌可以分为与人乳头状瘤病毒(human papillomavirus, HPV)感染相关和不相关两大类:①与 HPV 感染有关的外阴癌患者:多为年轻妇女,可能有外阴湿疣的病史。并且吸烟可能是这一部分患者发病的危险因素。HPV 感染的型别以 HPV 16、18、31 型多见,所导致的外阴癌的病理类型多为鳞癌。②另一部分与 HPV 感染无关的外阴癌患者:多为老年妇女,不吸烟,与外阴的慢性营养障碍,如外阴硬化性苔癣、外阴增生性营养障碍等有关,可合并有外阴的上皮内瘤变(vulvar intraepithelial neoplasia, VIN)。肥胖、高血压、糖尿病、免疫功能低下可能与外阴癌发生有一定关系,但不是独立的危险因素。

对有上述危险因素者,特别是有外阴硬化性苔癣或 VIN 3,以及生殖道其他部位恶性肿瘤的患者应定期检查外阴,必要时可进行阴道镜检查进一步评估。

2. 症状和体征　外阴癌多见于绝经后妇女。一些患者有外阴前驱病变的病史,如外阴硬化萎缩性苔癣、外阴增生性营养障碍等。最常见的症状是外阴瘙痒、局部肿块或溃疡,可伴有疼痛、出血、排尿困难及阴道排液,少部分患者可没有任何症状。

根据病灶部位分为中线型和侧位型,前者包括位于阴道口、尿道口、肛门、会阴后联合及会阴体的病灶,后者包括位于大小阴唇的病灶。可表现为单个或多发结节、菜花样肿物或浸润性溃疡。最多见的部位是大阴唇,其次是小阴唇、阴蒂、会阴体,可累及肛门、尿道和阴道。可出现一侧或双侧腹股沟淋巴结的肿大,甚至溃疡。

妇科检查时应注意外阴肿物的部位、大小、质地、活动度、与周围组织的关系,注意双侧腹股沟区是否有肿大的淋巴结。并应仔细检查阴道、宫颈、子宫及双侧附件区,以排除其他生殖器官的转移瘤。

3. 病理诊断　对体检发现的任何外阴病变在治疗前均应行活检病理确诊。活检组织应包括病灶、病灶周围的皮肤和部分皮下组织,推荐在局麻下行病灶切取活检。如果病灶直径≤2cm,必须完整切除病灶(局部广泛切除),进行连续切片以正确评估浸润深度。但对较大的病灶不宜行整个病灶的切除活检,因不利于确定进一步切除的范围。病理报告应包括以下内容:

(1)肿瘤浸润深度:必要时进行连续切片确定浸润的深度,以协助制订进一步治疗方案。

(2)病理组织学类型:鳞状细胞癌是外阴癌最常见的类型,其次为恶性黑色素瘤、腺癌、基底细胞癌、疣状癌、肉瘤等。

(3)组织病理学分级

G_x—分级无法评估

G_1—高分化

G_2—中分化

G_3—低分化

(4) 脉管间隙受累：若肿瘤呈浸润性生长或有淋巴血管间隙受累，则局部复发率较高，预后较差。

(5) 手术后的病理报告应包括转移淋巴结的数量、转移灶大小，及是否有囊外扩散。

4. 辅助检查

(1) 宫颈涂片细胞学检查。

(2) 阴道镜检查：了解宫颈和阴道是否同时也有病变，如宫颈上皮内瘤变(CIN)或阴道上皮内瘤变(VAIN)。

(3) 盆腔和腹腔 CT/MRI 检查：有助于了解相应部位的淋巴结及周围组织器官受累的情况。

(4) 对晚期患者，可通过膀胱镜、直肠镜了解膀胱黏膜或直肠黏膜是否受累。

(5) 对临床可疑转移淋巴结或其他可疑转移病灶必要时可行细针穿刺活检。

(6) 建议常规行宫颈及外阴病灶 HPV DNA 检测及梅毒抗体检测。

5. 分期　1994 年修订的外阴癌手术 - 病理分期存在着一些问题，如仅依据临床检查评估腹股沟淋巴结有无转移的准确性不高；以病灶大小 2cm 区分 I 期和 II 期预后无差别；而同为 III 期的患者预后差别却甚大，且没有考虑转移淋巴结的数量、大小和淋巴结囊外受累的情况等。2009 年 5 月，FIGO公布了再次修订后的外阴癌新分期(表 1)。

新分期的变化有以下几点：

(1) 病灶局限于外阴，无淋巴结转移，不论病灶大小都归为 I 期。而 I A 和 I B 期的区别不仅有浸润深度的不同(1.0mm为界)，还有肿瘤大小的区别(2cm 为界)。

(2) II 期的标准也要求淋巴结阴性，不论肿瘤大小，如果侵犯了邻近会阴组织，包括下 1/3 尿道、下 1/3 阴道或肛门就属于 II 期，而这种情况在旧分期中属于 III 期。

(3) III 期最基本的诊断标准是有阳性的腹股沟淋巴结，而不论肿瘤大小和有无邻近会阴结构受累。并且，根据淋巴结转移的数量和转移灶的大小，以及有无囊外扩散，III 期又分出 A、B、C 三个亚分期。

(4) IV A 期增加了"上 2/3 阴道受侵"的情况。此外，重要的改变是依据转移淋巴结的状态(如固定或溃疡形成)，而

表1 外阴癌分期（FIGO, 2009 年）

FIGO 分期	临床特征
Ⅰ期	肿瘤局限于外阴，淋巴结无转移
ⅠA 期	肿瘤局限于外阴或会阴，最大直径≤2cm，间质浸润≤1.0mm
ⅠB 期	肿瘤最大径线 >2cm 或局限于外阴或会阴，间质浸润>1.0mm
Ⅱ期	肿瘤侵犯下列任何部位：下 1/3 尿道、下 1/3 阴道、肛门，淋巴结无转移
Ⅲ期	肿瘤有或（无）侵犯下列任何部位：下 1/3 尿道、下 1/3 阴道、肛门，有腹股沟 - 股淋巴结转移
ⅢA 期	（ⅰ）1 个淋巴结转移（≥5mm），或（ⅱ）1～2 个淋巴结转移（<5mm）
ⅢB 期	（ⅰ）≥2 个淋巴结转移（≥5mm），或（ⅱ）≥3 个淋巴结转移（<5mm）
ⅢC 期	阳性淋巴结伴囊外扩散
Ⅳ期	肿瘤侵犯其他区域（上 2/3 尿道、上 2/3 阴道）或远处转移
ⅣA 期	（ⅰ）肿瘤侵犯下列任何部位：上尿道和（或）阴道黏膜、膀胱黏膜、直肠黏膜或固定在骨盆壁，或（ⅱ）腹股沟 - 股淋巴结出现固定或溃疡形成
ⅣB 期	任何部位（包括盆腔淋巴结）的远处转移

不再是依据侧别（双侧淋巴结转移）诊断ⅣA 期。

三、治疗

1. 外阴上皮内瘤样病变（VIN）的处理　近年来，VIN 的发病率在性生活活跃的年轻妇女中渐趋增加。VIN 的自然病史尚不完全确定，有一定的恶变潜能，约 2%～4% 进展为浸润癌，但约有 38% 的 VIN 可以自行消退。在治疗前应通过多点活检确定病变完全为上皮内病变。

（1）VIN 1 的处理

1）定期观察：大多数 VIN 1 可自行消退，可以定期行阴道镜检查。如果无明显症状且病变未发生变化，可暂不予治疗。

2）对有症状者，可选择外用药物，如氟尿嘧啶软膏、咪喹莫特软膏等，或激光治疗。

(2) VIN 2 和 VIN 3 的处理：多采用外阴表浅上皮局部切除术，切缘超过病灶外 0.5～1cm 即可，注意保存外阴基本的解剖构型。由于阴蒂较少受累，故一般都能保留阴蒂及其正常功能，这对于年轻妇女尤为重要。如果病变累及小阴唇或阴蒂，则更多采用激光汽化或部分切除。如病变较广泛或为多灶性，可考虑行外阴皮肤切除术(skinning vulvectomy)。这种方法切除了病变处的表皮层及真皮层，保留了皮下组织，尽量保留阴蒂，从而保留了外阴的外观和功能。必要时植皮。

应该向患者说明，即使切除了病变，仍有复发的可能，而复发并不一定就是治疗的失败。妇科医师应向患者清楚解释这种疾病的性质特点，以及病变本身的自然病史，并告知随访检查的重要性。

2. 外阴浸润癌的处理

(1) 治疗原则

1) 手术治疗：外阴癌的治疗以手术治疗为主，强调个体化、多学科综合治疗。手术为首先考虑的治疗手段，传统的手术方式是广泛的全外阴切除及腹股沟淋巴结清扫术，有时还附加盆腔淋巴结清扫术。长期以来，这种传统的手术方式普遍应用于各种不同期别及不同组织学类型的外阴癌，虽取得了较好的治疗效果，但这种不加选择的广泛切除方式给患者造成的创伤较大，大多数患者手术伤口不能一期愈合，需要长期换药或植皮，伤口愈合后其瘢痕使外阴严重变形，对性生活或心理影响较大。此外，老年患者对这种创伤性较大的手术耐受性差，易发生各种并发症。手术后出现的下肢淋巴水肿也给患者带来很大的困扰，严重影响患者的生活质量。近年来研究发现，手术范围趋于缩小的改良手术方式并不影响早期患者的预后，对晚期患者应重视与放疗、化疗相结合的综合治疗。

2) 放射治疗：一般不作为外阴癌的首选治疗，因为外阴组织对放射线耐受性差。但放疗是外阴癌综合治疗的重要组成部分，是有效的辅助治疗。研究表明，对淋巴结转移患者进行术后腹股沟区及盆腔放射治疗可改善生存，减少复发。外阴肿瘤大或侵及尿道、肛门者，术前放疗可以减小肿瘤体积、降低肿瘤细胞活性、增加手术切除率及保留尿道和肛门括约肌功能。少数由于心、肝、肾功能不全而不宜接受手术治疗的患者,或因肿瘤情况无法手术治疗的患者,可选择全量放疗。

3) 抗癌药物治疗:化疗在外阴癌治疗中的地位尚存在一定争议,其应用主要有以下几个方面:①作为手术前的新辅助治疗,缩小肿瘤以利于后续的治疗;②与放疗联合应用治疗无法手术的患者;③作为术后的补充治疗,可单独使用或与放疗联用;④用于复发患者的治疗。由于外阴癌发病率低,病例数少,化疗对外阴癌的作用尚缺乏高级别循证医学的证据。

(2) 外阴微小浸润癌(ⅠA期)的处理:外阴微小浸润癌定义为肿瘤直径≤2cm及浸润深度≤1mm的单个外阴病灶。应行局部广泛切除术(wide local excision),手术切缘距离肿瘤边缘1cm,深度至少1cm,需达皮下组织。如果局部切除标本显示有神经或血管侵犯,应该考虑更广泛的切除。通常不需要切除腹股沟淋巴结。

(3) 早期外阴癌的处理:早期外阴癌被定义为肿瘤局限于外阴,未侵犯邻近器官,且临床无可疑淋巴结转移者。对早期患者,应先处理原发病灶,然后依据病灶的病理检查情况,决定进一步对淋巴结的处理。

1) 原发病灶的治疗:如果病变局限,推荐采用外阴广泛性局部切除术(radical local excision)。手术切除范围应包括癌灶周围至少1cm宽的外观正常的组织,深度应达尿生殖膈下筋膜。如果癌灶在阴蒂部位或其附近,则应切除阴蒂。与传统手术相比,此保守性术式在预防局部复发方面疗效相当,可减少术后对患者性心理的影响。如果同时存在VIN或硬化性苔藓,应该切除病变部位的表浅皮肤组织以控制症状;若怀疑有潜在的浸润性病灶,则切除深度同浸润癌。

对病灶较大或病灶靠近尿道或肛门的病例,可根据具体情况选择以下治疗:①进行更广泛的手术。例如在估计不会引起尿失禁的情况下可以切除尿道远端1cm。②术前辅助放疗或同期放化疗,以缩小对尿道及肛门部位的切除范围。术前放疗可使病变缩小,增加病变切缘的阴性率,并使保留尿道和肛门成为可能。放射剂量一般为25~30Gy/3~4w,照射时注意保持外阴清洁和干燥,减少感染,放疗结束休息2~3周后行手术治疗。

同期放化疗时常用的化疗药物为顺铂（DDP）、氟尿嘧啶（5-FU）、博来霉素（BLM）、丝裂霉素（MMC）等。用药途径可选择静脉化疗或动脉灌注化疗。可单用顺铂，剂量为每周 $30\sim40mg/m^2$。也可选用铂类为基础的联合化疗，在放疗过程的第 4 周及第 4 周给药。

2）腹股沟淋巴结的切除：腹股沟区复发者死亡率非常高，适当的腹股沟和股淋巴结切除术是减少早期外阴癌死亡率的重要影响因素。其处理原则如下：

A．同侧腹股沟、股淋巴结切除：适用于侧位型肿瘤，包括间质浸润深度 > 1mm 的 T_1 期和所有 T_2 期。

B．双侧腹股沟、股淋巴结切除：适用于中线型肿瘤，累及小阴唇前部的肿瘤，或一侧病灶较大的侧位型肿瘤，尤其是同侧淋巴结阳性者。

C．术中发现可疑肿大淋巴结并经冷冻病理检查证实淋巴结阳性者，建议仅切除增大的淋巴结，而避免系统的淋巴结切除术，术后给予腹股沟和盆腔放疗。因为系统的腹股沟股淋巴结切除术加上术后放疗可能导致严重的下肢淋巴水肿。

D．推荐同时切除腹股沟淋巴结和股淋巴结。股淋巴结位于卵圆窝内股静脉的内侧，切除股淋巴结时不必去除阔筋膜。

E．对病灶位于阴蒂或阴蒂周围者，可选择传统的外阴和腹股沟整块切除方法，但应保留浅筋膜上方的皮下组织。这种方法术后伤口愈合时间长，常需植皮处理。目前多行三切口切除术，将外阴切除与腹股沟淋巴结清除分开进行，在外阴和腹股沟之间留下皮肤间桥，可明显改善伤口愈合，早期患者皮肤间桥处的复发率也很低。

F．建议行腹股沟淋巴结切除术时保留大隐静脉，有助于减少术后伤口的炎症及下肢水肿。同时行缝匠肌移位有助于保护股管，减少术后可能发生的损伤。

G．对肿瘤直径 < 4cm 的早期外阴癌，可考虑探索应用前哨淋巴结（sentinel lymph node，SLN）检测技术，以预测腹股沟淋巴结是否转移，可避免对无淋巴结转移的患者进行不必要的腹股沟淋巴结清扫。推荐联合使用蓝染料和放射性核素法。单用蓝染料检测外阴癌 SLN 方法简单，不需要特殊设备，但 SLN 检出率比联合两种方法为低。外阴癌 SLN 检测要求手术医师有足够的训练和经验，并且要对病例进行选择，

排除一些可能影响 SLN 检出率的因素（如中线型肿瘤、肿瘤体积过大、术前曾行放疗或病灶切除活检等）。此外，SLN 检测有一定的假阴性率（即 SLN 无转移，而非 SLN 的淋巴结出现转移），文献报道外阴癌 SLN 的假阴性率为 0～4%。SLN 假阴性的发生可能与肿瘤的部位、分期、患者肥胖、病理检查方法、术者经验等有一定关系。

3）腹股沟淋巴结转移的补充治疗：手术后病理检查发现腹股沟淋巴结转移的患者，应考虑给予补充盆腔和腹股沟区放疗，区域放疗的效果优于盆腔淋巴结切除术。术后放疗指征包括：①一处大转移（直径＞10mm）；②淋巴结囊外扩散或血管淋巴间隙受累；③两处或更多处微转移（＜5mm）。术后病理检查发现仅有 1 处微转移者不需要辅助放疗。

放疗剂量根据病变范围和残余病灶来确定。腹股沟淋巴结为镜下转移者，放疗剂量为 50Gy；如果多个淋巴结阳性，或有囊外扩散，或有血管淋巴间隙受累者，应给予 60Gy；如果有大块残余病灶，剂量需增加至 60～70Gy。

4）术后原发病灶的补充治疗：手术切缘阳性或手术切缘距肿瘤边缘太近、脉管有癌栓者，可行术后外照射，剂量为 40～50Gy/4～5w。术后放疗开始时间与手术间隔不宜超过 6 周。

5）术后的辅助化疗：对早期外阴鳞癌患者，手术后一般不需要加化疗。但对外阴病灶较大（如＞4cm）的非鳞癌（如腺癌或肉瘤）患者，术后应考虑给予 3～4 个疗程的联合化疗。根据病理类型酌情选择化疗方案。对腺癌可选择铂类为基础的化疗方案，对肉瘤可选择ⅠA（异环磷酰胺＋多柔比星）方案等。

（4）晚期外阴癌的处理：晚期外阴癌定义为肿瘤为 T₃、T₄ 期，或者临床体检腹股沟淋巴结有明显阳性表现者。对晚期患者，多种方法的综合治疗非常重要。与早期外阴癌的处理有所不同，对晚期病例在进行任何治疗前应先了解腹股沟淋巴结的状态，原发外阴病灶的处理应在腹股沟淋巴结切除之后进行。

1）腹股沟淋巴结的处理

A. 如果在腹股沟区未触到可疑的淋巴结，应行双侧腹股沟和股淋巴结切除术。如果最后病理检查淋巴结阳性，术后应给予腹股沟区和盆腔区辅助放疗(参考早期外阴癌淋巴结转移的处理)。

B. 如果临床检查发现腹股沟淋巴结肿大、可疑有转移者,应考虑先行盆腔 CT 检查,以确定腹股沟和盆腔淋巴结切除的范围,然后切除所有增大的腹股沟淋巴结,行快速冷冻切片病理检查。对冷冻病理检查淋巴结阴性者,行系统的腹股沟、股淋巴结切除术,如果最后的病理检查淋巴结阳性,术后给予辅助放疗(参考早期外阴癌淋巴结转移的处理)。对冷冻病理检查淋巴结阳性者,建议仅切除增大的淋巴结,而避免系统的淋巴结切除术,术后给予腹股沟和盆腔放疗。

C. 如果临床检查发现腹股沟淋巴结阳性者,行盆腔 CT 检查,然后切除腹股沟和盆腔增大的淋巴结,术后补充放疗。如果腹股沟淋巴结固定或出现溃疡不可手术切除,应取活检进行确诊,然后行放射治疗,并可考虑加同期化疗。部分病例放疗后可再行淋巴结切除术。

D. 对腹股沟淋巴结阳性的患者,术后的辅助放疗宜尽早施行。

2) 原发肿瘤的处理

A. 如果估计可完整切除原发肿瘤使切缘阴性,且不损伤括约肌造成大小便失禁,可以先考虑手术切除(如全外阴广泛切除或改良外阴广泛切除),病灶较大者切除术后通常需要邻近皮瓣转移或带蒂游离皮瓣移植修复创面。

B. 如果手术需行肠造瘘或尿路改道,最好先放疗[和(或)化疗],待肿瘤缩小后再手术。若计划手术治疗,术前放疗剂量不宜超过55Gy。

C. 如果无法手术切除,可行根治性放疗加化疗。放射野包括原发病灶、腹股沟及盆腔淋巴结区域。总剂量一般需50~60Gy。对大块外阴病灶,放疗剂量需要 60~70Gy 才能达到局部控制。少数患者在放疗后密切随访 6~12 周,如仍有肿瘤残留,可考虑手术切除残留病灶。

D. 若手术切缘邻近癌灶(<5mm),又无法再行扩大切除,术后应补充局部放疗。某些病例可加用近距离放射治疗阳性切缘,但应注意避免组织坏死的出现。

3) 辅助化疗:化疗多作为手术或放疗的辅助治疗,也是对ⅣB 期患者常需采用的治疗方法。常用的化疗方案如下:

①单药顺铂：$30\sim40mg/m^2$，每周 1 次，$5\sim6$ 次，与放疗同期进行。②联合化疗：疗程数视具体情况而定，可选择 FP 方案（5-FU＋DDP）、PMB 方案（DDP＋BLM＋MTX）、FM 方案（5-FU＋MMC）等，每 $3\sim4$ 周重复。可与放疗同期进行，或在手术后、放疗后进行。

（5）复发性外阴癌的治疗：外阴浸润性鳞癌复发率为 15%～33%。外阴局部为最常见的复发部位（约占 70%）。外阴癌局部复发一般需再次行手术治疗，治疗方案及疗效取决于复发的部位和范围。

1）近半数的复发病灶是外阴的孤立病灶，可以再次手术切除。整形外科手术技术使得复发性外阴癌特别是较大的复发病灶得以切除，各种包括肌肉皮瓣移植在复发性外阴癌的手术中已广泛应用。不能手术者行局部放疗，$50\sim60Gy/5\sim6w$。如果局部皮肤反应明显，可照射 $30\sim40Gy$ 后休息 $2\sim3$ 周，再继续治疗。必要时可加用组织间插植放疗。

2）阴道有浸润时，可加用阴道后装放疗。如果既往已接受足量放疗，无法接受再程放疗者，可考虑手术切除。但这类情况手术难度大，需要充分考虑切除后的重建和改道手术。

3）腹股沟区复发的病例预后差，少有长期生存的病例。放射治疗联合手术治疗可用于腹股沟区复发，应根据以往的治疗情况来权衡利弊，选择治疗手段。

4）远处复发较难控制，有效的化疗药物为顺铂、氨甲蝶呤、环磷酰胺、博来霉素和丝裂霉素等。然而，化疗的反应率低且疗效只能维持较短时间。若化疗过程肿瘤进展或为铂类化疗后复发者，可考虑用紫杉醇、吉西他滨、拓扑替康、长春瑞滨等。

四、特殊类型的外阴肿瘤

1. 外阴黑色素瘤（vulvar melanoma）

（1）发病居外阴恶性肿瘤的第 2 位，恶性程度较高，较早出现远处转移，易复发。

（2）外阴黑色素瘤分期不用 FIGO 外阴癌分期，应参考 Clark 分期（Clark's staging classification by levels）、Chung 分期和 Breslow 分期系统（表2）。

（3）对外阴色素性病变应行活检（咬取、切取或切除）病理确诊。

表 2　外阴恶性黑色素瘤的镜下分期

	Clark 分期	Chung 分期	Breslow 分期
I	局限于表皮基底膜内	局限于表皮内	<0.76mm
II	侵犯真皮乳头	距颗粒层≤1mm	0.76～1.50mm
III	充满真皮乳头	距颗粒层1.1～2mm	1.51～2.25mm
IV	侵犯真皮网状组织	距颗粒层>2mm	2.26～3.0mm
V	侵犯皮下脂肪	侵犯皮下脂肪	>3mm

（4）外阴黑色素瘤的治疗原则与其他外阴恶性肿瘤相同，手术倾向更为保守。与根治性局部切除手术比较，根治性外阴切除对改善外阴黑色素瘤的预后似乎作用不大。手术切缘应离开病变至少1cm。

（5）淋巴结切除术的意义还有争议，有研究表明选择性淋巴结切除对生存有益。

（6）免疫治疗在黑色素瘤的辅助治疗中占有较为重要的地位。根治性手术后的辅助治疗应首选免疫治疗。可选用 α-干扰素（术后每天用2000万单位/毫升，静脉注射；4周后改为每天1000万单位/毫升，皮下注射，3次/周，共48周）等。

（7）黑色素瘤对化疗不敏感，化疗一般用于晚期患者的姑息治疗。常用药物为达卡巴嗪（dacarbazine，DTIC），也可选用替莫唑胺（temozolomide）、沙利度胺（thalidomide）等。

2. 前庭大腺癌（bartholin gland cancer）

（1）发生在前庭大腺的恶性肿瘤可以是移行细胞癌或鳞状细胞癌，也可以是发生于导管或腺体本身的腺癌、囊腺癌、腺鳞癌亦有报道。

（2）通常在已经有较长病史的前庭大腺囊肿切除后才作出诊断。

（3）根治性外阴切除术和双侧腹股沟淋巴切除一直是前庭大腺癌的标准治疗方法。早期病灶可采用一侧外阴的根治性切除术和同侧腹股沟淋巴切除。

（4）对于瘤体较大者，术后放疗可以减少局部复发。如果同侧腹股沟淋巴结阳性，双侧腹股沟和盆腔淋巴结区的放疗可以减少区域复发。

（5）对于腺样囊性病变，可仅行根治性局部切除术。切缘阳性或神经束膜浸润者术后辅助局部放疗。

（6）化疗可能有助于减少远处转移。

3. 外阴派杰病（Paget's disease） 外阴 Paget 病分为Ⅰ型、Ⅱ型两类。Ⅰ型外阴 Paget 病起源于皮肤，又可分为 3 个亚型：Ⅰa 型为原发的上皮内 Paget 病；Ⅰb 型为有潜在侵袭可能的上皮内瘤变；Ⅰc 型为皮肤附属器或外阴腺体来源的隐匿性腺癌。Ⅱ型外阴 Paget 病则为非皮肤起源。

（1）绝大多数外阴派杰病是上皮内瘤变，属 VIN 3，偶尔会表现为浸润性腺癌。该病主要发生于围绝经或绝经后妇女。大多数患者主诉外阴不适和瘙痒，体检常呈湿疹样外观。确诊需活检。

（2）上皮内派杰病需要进行表浅局部切除术。由于潜在的组织学改变常超过临床可见的病变范围，确定一个清楚的手术切除范围非常困难。术后再出现症状或病灶明显时可再行手术切除。

（3）病变侵犯或扩散到尿道或肛门时，处理非常困难，可能需要激光治疗。

（4）如果是潜在腺癌，对浸润部分必须行根治性局部切除术，切缘至少离开病灶边缘 1cm。单侧病变至少应行同侧腹股沟淋巴结切除术，术后是否辅助放疗有争议。

（5）对复发派杰病的治疗仍以手术切除为主。激光治疗对肛周复发是一种好的选择。

4. 外阴肉瘤 肉瘤占外阴恶性肿瘤的 1%～2%，包含了一系列异源性的肿瘤类型。平滑肌肉瘤是最常见的组织学类型，其他类型包括纤维肉瘤、神经纤维肉瘤、脂肪肉瘤、横纹肌肉瘤、血管肉瘤、上皮样肉瘤及恶性神经鞘瘤。总的 5 年生存率约为 70%。

（1）外阴肉瘤首选的治疗为根治性局部切除术，淋巴转移并不常见。辅助性放射治疗可用于高级别肉瘤和局部复发的低级别肉瘤。

（2）平滑肌肉瘤常表现为肿大、疼痛的肿块，大阴唇为平滑肌肉瘤的好发区。

（3）发生于外阴的上皮样肉瘤极少。然而，外阴上皮样肉瘤生物学行为比生殖器外的上皮样肉瘤具有更强的侵袭性。

早期就呈局部扩张性生长、局部复发、淋巴结转移和远处转移的倾向。治疗方案为根治性肿瘤切除,并至少切除患侧腹股沟淋巴结。可辅助放射治疗,上皮样肉瘤对全身治疗不敏感。

(4)原发于外阴的横纹肌肉瘤少见,多发生于儿童和少年。组织学亚型包括胚胎型、葡萄状和肺泡/未分化型。治疗方案为化疗(长春新碱/放线菌素 D±环磷酰胺±多柔比星),并在化疗前/后手术治疗,可辅助放射治疗。

女性生殖道横纹肌肉瘤预后好,估计 5 年生存率为 87%。

五、随访

对外阴癌局部复发如能及时发现、及时治疗,预后较好。因此,长期的随访是必要的,建议随访间隔如下:①第 1 年,每 1~3 个月 1 次;②第 2、3 年,每 3~6 个月 1 次;③3 年后,每年 1 次。

(刘继红　黄　鹤　李玉洁　李孟达)

参 考 文 献

[1] Pecorelli S. Revised FIGO staging for carcinoma of the vulva, cervix, and endometrium. FIGO Committee on Gynecologic Oncology. Int J Gynecol Obstet, 2009, 105(2): 103-104

[2] Tabbaa ZM, Gonzalez J, Sznurkowski JJ, et al. Impact of the new FIGO 2009 staging classification for vulvar cancer on prognosis and stage distribution. Gynecol Oncol, 2012, 127 (1): 147-152

[3] Van der Zee AG, Oonk MH, De Hullu JA, et al. Sentinel node dissection is safe in the treatment of early-stage vulvar cancer. J Clin Oncol, 2008, 26(6): 884-889

[4] Levenback CF, Ali S, Coleman RL, et al. Lymphatic mapping and sentinel lymph node biopsy in women with squamous cell carcinoma of the vulva: a gynecologic oncology group study. J Clin Oncol, 2012, 30(31): 3786-3791

[5] Maggioni KN, Gaarenstroom PJ, Baldwin EB, et al. Sentinel node dissection is safe in the treatment of early-stage vulvar cancer. J Clin Oncol, 2008, 26(6): 884-889

[6] Berek JS, Hacker NF. Berek & Hacker's gynecologic oncology. 5th ed. Philadelphia: Wolters Kluwer/Lippincott Williams &

Wilkins Health，2010：895

[7] Woelber L，Mahner S，Voelker K，et al. Clinicopathological prognostic factors and patterns of recurrence in vulvar cancer. Anticancer Res，2009，29（2）：545-552

[8] Gaarenstroom KN，Kenter GG，Trimbos JB，et al. Postoperative complications after vulvectomy and inguinofemoral lympha-denectomy using separate groin incisions. Int J Gynecol Cancer，2003，13（4）：522-527

本文刊载于沈铿、崔恒、丰有吉主编的《常见妇科恶性肿瘤诊治指南》(第 4 版)(人民卫生出版社，2014)第 1-19 页

阴道恶性肿瘤诊治指南

中华医学会妇科肿瘤学分会

一、简介

阴道恶性肿瘤分为原发性及继发性两种，以继发性多见，可由邻近器官直接蔓延或经血道及淋巴道转移而来。而原发性阴道癌是最少见的妇科恶性肿瘤，占女性生殖器官恶性肿瘤的 1% 左右。组织病理学上，85%～95% 的原发性阴道恶性肿瘤为鳞癌，其次为腺癌（10%），阴道黑色素瘤及肉瘤等更为少见。鳞癌和黑色素瘤多见于老年妇女，腺癌好发于青春期，而内胚窦瘤和葡萄状肉瘤则好发于婴幼儿。

二、诊断

1. 危险因素　　原发性阴道癌发病的确切原因不详，可能与下列因素有关：

（1）人乳头瘤病毒（HPV）感染：一项病例对照研究显示，在 80% 的阴道原位癌和 60% 的阴道鳞癌中可检测到 HPV DNA。与外阴癌相似，在年轻女性 HPV 感染与阴道癌发生的关系更为密切。但 HPV 感染与阴道上皮内瘤变（vaginal intraepithelial neoplasia, VAIN）和阴道浸润癌的关系有待进一步研究。

（2）长期阴道异物对黏膜的刺激或损伤，如使用子宫托。

（3）年轻女性发生阴道腺癌，与其母亲在妊娠期间服用雌激素有关。

（4）既往生殖道肿瘤病史，以宫颈癌病史最多见。FIGO 指南中指出，近 30% 的阴道癌患者至少 5 年前有宫颈原位癌或浸润癌治疗的病史。

（5）免疫抑制治疗、吸烟、多个性伴侣、性生活开始早及宫颈的放射治疗史，可能与阴道癌的发生有一定关系。

对有上述危险因素者，尤其是有宫颈病变的患者，应定期行阴道涂片细胞学检查，必要时行阴道镜检查及活检。

2. 症状与体征　阴道上皮内瘤变或早期浸润癌可无明显的症状，或仅有阴道分泌物增多或接触性阴道出血。随着病情的发展，可出现阴道排恶臭液或阴道不规则流血，及尿频、尿急、血尿、排便困难和腰骶部疼痛等。晚期患者可出现咳嗽、咯血、气促或恶病质等。

妇科检查一般可窥见和扪及阴道腔内肿瘤，应仔细检查宫颈及外阴，以排除继发性阴道癌。阴道上皮内瘤变或早期浸润癌灶可仅表现为阴道黏膜糜烂充血、白斑或呈息肉状。晚期病灶多呈菜花或溃疡、浸润状，可累及全阴道、阴道旁、子宫主韧带和宫骶韧带，亦可出现膀胱阴道瘘、尿道阴道瘘或直肠阴道瘘，以及淋巴结肿大（如腹股沟、盆腔、锁骨上淋巴结的转移）和远处器官转移的表现。

3. 病理诊断　对阴道壁的明显新生物可在直视下行病理活检确诊。对阴道壁无明显新生物，但有异常表现，如充血、糜烂、弹性不好乃至僵硬者，则应行阴道细胞学检查，并借助阴道镜定位活检，注意阴道穹隆，因为部分 VAIN 患者可在该处发现隐蔽的癌灶。若肿瘤位于黏膜下或软组织中，可行穿刺活检。

原发性阴道癌发病率低，在确诊本病时应严格排除继发性癌，需遵循的诊断原则为：①肿瘤原发部位在阴道，除外来自女性生殖器官或生殖器官以外肿瘤转移至阴道的可能；②如肿瘤累及宫颈阴道部，子宫颈外口区域有肿瘤时，应归于宫颈癌；③肿物局限于尿道者，应诊断为尿道癌。

4. 临床分期（FIGO 分期，表 1）

表 1　阴道癌 FIGO 分期（引自 2012 年 FIGO 年报）

分期	临床特征
Ⅰ期	肿瘤局限于阴道壁
Ⅱ期	肿瘤已累及阴道旁组织，但未达骨盆壁
Ⅲ期	肿瘤扩展至骨盆壁
Ⅳ期	肿瘤范围超出真骨盆腔，或侵犯膀胱黏膜或直肠黏膜，但黏膜泡状水肿不列入此期
ⅣA期	肿瘤侵犯膀胱和(或)直肠黏膜，和(或)直接蔓延超出真骨盆
ⅣB期	肿瘤转移到远处器官

三、治疗

1. 治疗原则　　由于解剖上的原因,阴道膀胱间隔及阴道直肠间隔仅 5mm 左右,使手术及放疗均有一定困难,特别是对以前有盆腔放疗史的患者。本病发病率低,患者应集中在有经验的肿瘤中心治疗。阴道癌的治疗强调个体化,根据患者的年龄、病变的分期和阴道受累部位确定治疗方案。总的原则,阴道上段癌可参照宫颈癌的治疗,阴道下段癌可参考外阴癌的治疗。

2. 阴道上皮内瘤变(VAIN)的治疗

(1) 对阴道 HPV 感染或 VAIN 1 级的患者一般不需给予特殊治疗,此类病变多能自行消退。

(2) 局部药物治疗:用 5-FU 软膏或 5% 咪喹莫特软膏涂于阴道病灶表面,每周 1～2 次,连续 5～6 次为一个疗程,不良反应小。对病变范围大者,为避免广泛手术切除,尤应首先考虑应用局部药物治疗。

(3) CO_2 激光治疗对 VAIN 有较好的疗效,也适用于局部药物治疗失败的病例。

(4) 放射治疗:对年老、体弱、无性生活要求的 VAIN 3 患者,可采用腔内放射治疗。

(5) 电环切除或手术切除治疗:对单个病灶可采用局部或部分阴道切除术,尤其是位于穹隆部的病灶。病灶广泛或多发者,可采用全阴道切除术,并行人工阴道重建。

3. 阴道浸润癌的治疗

(1) 放射治疗:放射治疗适用于 I～IV 期所有的病例,是大多数阴道癌患者首选的治疗方法。早期患者可行单纯放疗,晚期患者可行放疗加化疗。

1) 病灶表浅的 I 期患者可单用腔内放疗。

2) 对大病灶及 III 期患者,可以先行盆腔外照射 50Gy,然后加腔内放疗,总剂量不少于 70Gy。有条件者推荐用适形调强放疗。

3) 病灶累及阴道下 1/3 者,可用组织间(interstitial)插植放疗,并行腹股沟淋巴结区放疗或手术切除淋巴结。

4) 年轻患者在根治性放疗前可行腹腔镜下双侧卵巢移位,同时全面探查盆腹腔,切除肿大、可疑的淋巴结。

5) 手术治疗后,若病理提示手术切缘阳性、盆腔淋巴结或腹主动脉旁淋巴结阳性，或脉管内有癌栓者，应补充术后放疗，根据具体情况选择外照射和（或）腔内放疗。

6）同期放化疗对阴道癌的作用还不明了，加顺铂或 5-FU 的同期放化疗可能有一定益处。

（2）手术治疗：由于阴道浸润癌与周围器官的间隙小，如保留其周围的器官（膀胱、尿道和直肠），切除肿瘤周围组织的安全范围很小，很难达到根治性切除的目的。因此，阴道浸润癌手术治疗的应用受到限制。以下情况可考虑选择手术：

1）对病灶位于阴道上段的Ⅰ期患者，可行广泛全子宫和阴道上段切除术，阴道切缘距病灶至少 1cm，并行盆腔淋巴结切除术。如果以前已切除子宫，行阴道上段广泛切除术和盆腔淋巴结切除术。

2）对病灶位于阴道下段的Ⅰ期患者，可行阴道大部分切除术，应考虑行腹股沟淋巴结切除，必要时切除部分尿道和部分外阴，并行阴道中、下段成形术。

3）如癌灶位于阴道中段或多中心发生者，可考虑行全子宫、全阴道切除及腹股沟和盆腔淋巴结清扫术，但手术创伤大，对这种病例临床上多选择放射治疗。

4）对ⅣA期及放疗后中央型复发患者，尤其是出现直肠阴道瘘或膀胱阴道瘘者，可行前盆、后盆或全盆脏器去除术，以及盆腔和（或）腹股沟淋巴结清扫术。

（3）辅助化疗：这方面的研究报道很少，辅助化疗的作用有待评价。对阴道非鳞癌患者，在根治性放疗或手术后可考虑给予 3～4 个疗程的联合化疗，可能有助于减少复发，特别是局部病灶较大时。

四、特殊类型的阴道恶性肿瘤

1. 阴道黑色素瘤　阴道黑色素瘤非常少见，大多数发生在阴道远端的前壁，多为深部浸润，易发生远处转移，预后极差，5 年生存率仅为 5%～21%。根治性手术切除（常需行盆腔廓清术）是主要的治疗方法，也可行较为保守的肿瘤局部广泛切除术，生存率似无差别。术后通常行辅助放疗。化疗的作用十分有限。术后应用大剂量干扰素可能有助于改善预后。

2. 阴道葡萄状肉瘤　阴道葡萄状肉瘤是来源于横纹肌母细胞的高度恶性肿瘤，常见于婴幼儿。临床表现为阴道排液、出血或阴道口肿物。

近来，主张对阴道葡萄状肉瘤进行较为保守的手术，而强调进行术前或术后的辅助放化疗，因为患者接受广泛手术切除后的生存并不理想。如果病灶较小能完整切除，并能保全器官，可先行手术治疗。若肿瘤较大，应在术前给予化疗或放疗。化疗多选用 VAC 方案（长春新碱＋放线菌素＋环磷酰胺）。放射野不宜扩大，因为放疗会严重影响骨盆的发育。

五、随访

建议随访间隔如下：①第 1 年，每 1～3 个月 1 次；②第 2、3 年，每 3～6 个月 1 次；③3 年后，每年 1 次。

（刘继红　黄　鹤　李玉洁　李孟达）

参 考 文 献

[1] Hiniker SM，Roux A，Murphy JD，et al. Primary squamous cell carcinoma of the vagina：Prognostic factors，treatment patterns，and outcomes. Gynecol Oncol，2013，131（2）：380-385

[2] Platta CS，Anderson B，Geye H，et al. Adjuvant and definitive radiation therapy for primary carcinoma of the vagina using brachytherapy and external beam radiation therapy. J Contemp Brachytherapy，2013，5（2）：76-82

[3] Blecharz P，Reinfuss M，Jakubowicz J，et al. Prognostic factors in patients with primary invasive vaginal carcinoma. Ginekol Pol，2012，83（12）：904-909

本文刊载于沈铿、崔恒、丰有吉主编的《常见妇科恶性肿瘤诊治指南》(第 4 版)(人民卫生出版社，2014)第 21-27 页

子宫颈上皮内瘤变及子宫颈癌诊治指南

中华医学会妇科肿瘤学分会

一、简介

宫颈癌是常见的妇科恶性肿瘤之一,发病率在我国女性生殖道恶性肿瘤中居第 1 位。世界上每年约有 50 万的宫颈癌新发病例,其中 80% 的病例发生在发展中国家。我国每年有新发病例约 13.15 万,占世界宫颈癌新发病例总数的 1/3。已建立筛查系统的国家的流行病学资料显示:子宫颈浸润癌的发病率和死亡率已经大幅度下降。我国宫颈癌的死亡率从 20 世纪 70 年代到 20 世纪 90 年代下降了约 69%。但近 20 年来宫颈癌发病又有增高趋势,发病年轻化十分明显,过去宫颈鳞癌占 90% 以上,腺癌和非鳞癌不足 10%;现在宫颈鳞癌占 75%,腺癌等占 25%。由于患者年龄和病理类型的变化,以及 CIN 诊断率的增加,治疗方案的选择对预后有很大的影响,因此对宫颈癌及 CIN 的诊治提出了新问题。

二、子宫颈上皮内瘤变

1. 子宫颈上皮内瘤变(cervical intraepithelial neoplasia,CIN)诊断程序 采用三阶梯诊断流程,包括:①子宫颈 / 阴道细胞病理学和(或)HPV DNA 分子检测;②阴道镜检查;③组织病理学诊断。

(1) 子宫颈 / 阴道细胞学:不论采用传统的巴氏制片还是液基薄层制片,建议采用子宫颈 / 阴道细胞病理学诊断的 TBS (the Bethesda system)报告系统。

1)细胞学诊断总体分类:未见上皮内病变细胞或恶性细胞(negative for intraepithelial lesion or malignancy,NILM)、其他细胞(子宫内膜细胞出现在 40 岁以后妇女涂片中要报告)和上皮细胞异常。

上皮细胞异常包括鳞状上皮细胞异常和腺上皮细胞异

常。其中鳞状细胞异常包括：①非典型鳞状细胞（atypical squamous cells，ASC）：又包括无明确诊断意义的非典型鳞状细胞（atypical squamous cells of undetermined significance，ASC-US）和非典型鳞状细胞不除外高度鳞状上皮内病变（atypical squamous cells cannot exclude high-grade squamous intraepithelial lesion，ASC-H）；②鳞状上皮内低度病变（low-grade squamous intraepithelial lesion，LSIL），包括核周挖空细胞或 CIN 1；③鳞状上皮内高度病变（high-grade squamous intraepithelial lesion，HSIL），包括 CIN 2 和 CIN 3；④鳞状细胞癌（squamous cell carcinoma，SCC）。

腺细胞异常：①非典型腺细胞（atypical glandular cells，AGC）：包括非典型颈管腺细胞和非典型宫内膜腺细胞以及无其他具体指定；②非典型腺细胞倾向瘤变（AGC-FN）；③颈管原位腺癌；④腺癌（颈管、宫内膜、子宫以外、其他）。

2）细胞学异常处理：①对 ASC-US 病例，可直接行阴道镜检查或 6～12 个月后复查细胞学或采取 HPV DNA 检测进行分层处理，如高危型 HPV DNA 阳性的 ASC-US 病例建议行阴道镜检查，阴性的 ASC-US 病例可 6～12 个月后复查细胞学；②对 ASC-H 及 LSIL 的病例，应做阴道镜检查及可疑病灶处活检；③对于 HSIL 的病例，必须做阴道镜检查及可疑病灶处活检，也可直接做诊断性锥切；④非典型腺细胞病例处理：所有病例都应做 HPV DNA 检测、阴道镜和颈管检查及子宫内膜检查。

3）HPV DNA 检测：① 30 岁以上女性（已婚或未婚但有性生活）可行高危型 HPV 检测，建议有条件者进行细胞学和 HPV 联合检测；②如 HPV 16/18 型阳性者，无论细胞学结果如何均建议行阴道镜检查。

（2）阴道镜检查：在阴道镜的指导下，对所有可疑癌前期病变区取活检组织学标本。宫颈醋白上皮、点状血管和镶嵌为 CIN 最常见的异常阴道镜"三联症"图像。在不具备阴道镜的条件下，也可以开展子宫颈的肉眼观察，即涂醋酸后或碘液后的肉眼观察（VIA/VILI），在病变部位即有醋白上皮或碘不着色处取多点活检，进行组织病理学检查。

（3）组织病理学诊断

1）宫颈活检及颈管内膜刮取术（endocervical curettage，

ECC）：当细胞学异常而阴道镜检查阴性或为不满意的阴道镜检查，应常规做 ECC。绝经前后的妇女宫颈萎缩或光滑时，ECC 更有意义。

2）宫颈环行电切术（LEEP）或宫颈锥切术的适应证为：①宫颈细胞学多次诊断 HSIL，阴道镜检查阴性或不满意或镜下活检阴性，颈管刮除术阴性。②宫颈细胞学诊断较阴道镜下活检诊断病变级别高，或提示可疑浸润癌。③ CIN 2/3 病变。④宫颈细胞学提示腺上皮异常倾向瘤变，或更高级别诊断者，无论 ECC 结果如何。⑤阴道镜检查或镜下活检怀疑早期浸润癌或怀疑宫颈原位腺癌。

2. 子宫颈上皮内瘤变的处理

（1）高危型 HPV 感染不伴宫颈病变的处理：6 个月后复查细胞学，1 年以后复查细胞学和 HPV。

（2）CIN 1 的处理：由于 CIN 1 病例在以后的随访中有较高的比例可以转为正常，因此对于 CIN 1 的处理越来越趋向于保守。

1）需要处理的指征：CIN 1 并细胞学结果为 HSIL/AGC 或以上的病例，或 CIN1 病变持续 2 年，其他情况均可观察随访，不需治疗。

2）处理的方法：阴道镜检查满意者，需治疗者可采用冷冻、电灼、激光、微波等物理治疗；阴道镜检查不满意者应采用 LEEP 或锥切治疗。

3）随访：6 个月后复查细胞学，如无异常 1 年以后复查细胞学和 HPV。如细胞学结果是 ASC-US 及以上病变或高危型 HPV 阳性，需行阴道镜检查。

（3）CIN 2/3 的处理

1）观察：仅妊娠期的 CIN 2/3 可观察，每 3 个月进行一次细胞学和阴道镜联合检查，产后 6～8 周再次进行评估，按重新评估后情况处理。其他病例需要治疗。

2）治疗：阴道镜检查满意的 CIN 2 可选择 LEEP 或物理治疗，但之前必须行 ECC 除外宫颈管内病变。CIN 3 应行 LEEP 或宫颈锥形切除术，子宫切除术一般不作为 CIN 2/3 治疗的首选。

3）随访：每 3～6 个月进行宫颈细胞学和（或）HPV 检测，连续 3 次正常后，可选择每年 1 次的细胞学和（或）HPV，随访时任一项阳性均建议行阴道镜检查。CIN 2/3 病例要坚持随访 20 年。CIN 2/3 全子宫切除术后 18 个月内定期进行细胞学的随访及阴道镜检查 2 次，若均为阴性，以后每年进行 1 次阴道细胞学检查。

（廖秦平　丰有吉）

参 考 文 献

[1] 赫捷，赵平，陈万青. 2012 中国肿瘤登记年报. 北京：军事医学科学出版社，2012

[2] Stewart LM，Mark HE，Warner KH，et al. 2012 updated consensus guidelines for the management of abnormal cervical cancer screening test and cancer precursors. J Lower Genit Tract Dis，2013，17：s1-s27

[3] Edward EP，Nadeem AR，Susana MC. et al. NCCN guidelines version 2. 2012 updates cervical cancer screening: http://www.tri-kobe.org/nccn/guideline/gynecological/english/cervical_screening.pdf

[4] Martin HP，Paraskevaidis E，Bryant A，et al. Surgery for cervical intraepithelial neoplasia. Cochrane Database of Systematic Reviews 2010，Issue 6. Art. No.：CD001318. DOI：10.1002/14651858.CD001318.pub2

[5] Katki HA，Gage JC，Schiffman M，et al. Follow-up Testing After Colposcopy: Five-Year Risk of CIN 2+After a Colposcopic Diagnosis of CIN 1 or Less. J Low Genit Tract Dis，2013，5：S69-S77

[6] Castle PE，Fetterman M，Poitras N，et al. Relationship of atypical glandular cell cytology，age and human papillomavirus detection to cervical and endometrial cancer risks. Obstet Gynecol，2010，115：243-248

三、子宫颈浸润癌

1. 宫颈癌的临床诊断

（1）病史：有无 CIN 的病史，是否治疗过、治疗方法及效果如何；有无性传播疾病；性伴侣数；性生活开始的年龄；孕产次和时间；有无吸烟史。

（2）临床表现

1）早期无症状：无论是 CIN 还是早期宫颈癌患者，一般无明显症状。

2）阴道出血：常为接触性出血，多见于性交后出血。早期出血量一般较少，中、晚期病灶较大时，出血量多，甚至表现为大出血。年轻患者也有表现为经期延长、周期缩短、经量增多等。绝经后妇女表现为绝经后出血等。

3）白带增多：白带呈白色或血性，稀薄似水样、米汤水样，有腥臭味。晚期可继发感染，白带呈脓性伴恶臭。

4）晚期症状：根据病灶范围、累及的脏器而出现一系列症状，如腰骶疼痛、尿频、尿急、血尿、肛门坠胀、大便秘结、里急后重、便血、下肢水肿和疼痛等。严重者导致输尿管梗阻、肾盂积水，最后导致尿毒症等。

5）恶病质：疾病后期患者出现消瘦、贫血、发热和全身各脏器衰竭的表现等。

（3）妇科检查

1）子宫颈：增生呈糜烂状。也可见癌灶呈菜花状，组织质脆，触之易出血、结节状、溃疡或空洞形成，子宫颈腺癌时子宫颈长大但外观光滑呈桶状，质地坚硬。

2）子宫体：一般大小正常。

3）子宫旁组织：癌组织沿宫颈旁组织浸润至主韧带、子宫骶骨韧带，随着病变的进展可使其增厚、挛缩，呈结节状、质硬、不规则，形成团块状伸向盆壁或到达盆壁并固定。

4）阴道和穹隆部：肉眼可见所侵犯部阴道穹隆变浅或消失，触之癌灶组织增厚、质脆硬，缺乏弹性，易接触性出血等。

（4）辅助检查

1）以下情况可考虑行诊断性宫颈锥切术：①当子宫颈脱落细胞学多次检查为大于等于 H-SIL，而子宫颈阴道镜多点活检为阴性；②活检为 CIN，但临床不能排除浸润癌时；③早期浸润癌但不能确定浸润范围。

2）其他检查：全血细胞计数，血红蛋白，血小板计数，肝、肾功能检查，胸部 X 线检查。必要时须进行：静脉肾盂造影、膀胱镜及直肠镜检查。视情况可行 MRI、CT、PET-CT 等检查。

3）组织病理学检查：是确诊宫颈癌的金标准，早期病例最好在阴道镜指导下取活检。

2. 宫颈癌的组织病理学诊断

（1）肿瘤的病理：①肿瘤的大小；②宫颈间质浸润的深度；③淋巴血管间隙是否受累（LVSI）；④淋巴结转移；⑤手术切缘的情况；⑥宫旁浸润。

早期浸润癌的诊断基于锥切标本病理。

（2）组织病理学类型：①鳞状细胞癌；②腺癌；③腺鳞癌；④宫颈内膜腺癌；⑤透明细胞腺癌；⑥小细胞癌；⑦未分化癌；⑧其他类型：恶性黑色素瘤，肉瘤等。

（3）组织病理学分级（G）

G_X—分级无法评估；

G_1—高分化；

G_2—中分化；

G_3—低分化或未分化。

3. 肿瘤分期　宫颈癌仍采用 FIGO 2009 临床分期（表1），根据盆腔检查和临床评估进行。肥胖患者最好在麻醉下由两位或两位以上妇科肿瘤专业医师进行双合诊及三合诊检查。分期应在治疗前确定，已确定的临床分期不能因为后来的发现而改变。如果分期存在疑问时，必须归于较早的分期。必要时可以进行其他检查，如超声、CT、MRI 等检查作为治疗参考，但这些检查结果不能作为改变临床分期的依据。

手术治疗的病例，术后病理结果也不能改变术前确定的临床分期，但可在病历上注明。术前没有诊断为浸润性宫颈癌而仅做了简单子宫切除术，这些病例不能进行临床分期，也不能包含在治疗统计中，但可分开报告。

临床分期一经确定不能再更改，即使复发也不例外。分期说明如下：

（1）0 期取消，原位癌不进入分期。

（2）ⅠA1 和 ⅠA2 期的诊断一般基于宫颈锥切标本的组织病理检查，浸润深度不超过上皮基底膜下 5mm，水平扩散不超过 7rnm。超过以上范围或肉眼可见的病变为 ⅠB1。静脉和淋巴管等脉管区域受累、宫体扩散和淋巴结受累均不参与临床分期。

（3）宫旁组织增厚，但非结节状，并有弹性，与病灶不连续者多为炎性浸润；如增厚为结节状或弹性丧失，使肿瘤与盆壁间距离缩短者，则应列为 ⅡB 期。当宫旁组织为结节状

表1　宫颈癌分期（2009）

FIGO 分期		TNM 分类
I 期	宫颈癌局限在子宫颈（扩展至宫体将被忽略）	T_1
I A	镜下浸润癌（所有肉眼可见的病灶，包括表浅浸润，均为 I B）	T_{1a}
I A1	间质浸润深度≤3mm，水平扩散≤7mm	T_{1a1}
I A2	间质浸润深度 3～5mm，水平扩散≤7mm	T_{1a2}
I B	肉眼可见癌灶局限于宫颈，或者镜下病灶> I A2	T_{1b}
I B1	肉眼可见癌灶最大径线<4cm	T_{1b1}
I B2	肉眼可见癌灶最大径线>4cm	T_{1b2}
II 期	肿瘤超越子宫颈，但未达骨盆壁或未达阴道下 1/3	T_2
II A	无宫旁浸润	T_{2a}
II A1	肉眼可见癌灶最大径线≤4cm	
II A2	肉眼可见癌灶最大径线>4cm	
II B	有明显宫旁浸润，但未达到盆壁	T_{2b}
III 期	肿瘤扩展到骨盆壁和（或）累及阴道下 1/3 和（或）引起肾盂积水或肾无功能	T_3
III A	肿瘤累及阴道下 1/3，没有扩展到骨盆壁	T_{3a}
III B	肿瘤扩展到骨盆壁和（或）引起肾盂积水或肾无功能	T_{3b}
IV 期	肿瘤超出了诊骨盆范围，或侵犯膀胱和（或）直肠黏膜	
IV A	肿瘤侵犯邻近的盆腔器官	T_4
IV B	远处转移	M_1

且固定于盆壁,或肿瘤本身扩展到盆壁时为ⅢB期。

(4)若由于癌的浸润导致肾盂积水或肾无功能,应分为ⅢB期。

(5)膀胱黏膜出现泡状水肿者,不能列为ⅣA期,而是膀胱黏膜下受累的征象。若在膀胱冲洗液中发现恶性细胞,需做进一步的组织学检查确诊,才能考虑列为ⅣA期。

四、宫颈癌的治疗

1. 宫颈癌的手术治疗

(1)手术范围:宫颈癌的临床分期是以宫颈原发癌灶对宫旁主、骶韧带和阴道的侵犯而确定的,因此宫颈癌根治性手术是按切除宫旁主、骶韧带和阴道的宽度来分类的。

宫颈癌根治性子宫切除术的手术范围包括:子宫、宫颈及骶、主韧带,部分阴道和盆腔淋巴结,及选择性主动脉旁淋巴结清扫或取样等。

盆腔淋巴切除的手术范围:双侧髂总淋巴结,髂外、髂内淋巴结,闭孔淋巴结。如果髂总淋巴结阳性或ⅠB2期及以上病例,需进行腹主动脉旁淋巴结清扫或取样。

(2)宫颈癌子宫切除的手术类型

Ⅰ型:筋膜外子宫切除术。

Ⅱ型:改良根治性子宫切除术:切除1/2骶、主韧带和上1/3阴道。

Ⅲ型:根治性子宫切除术:靠盆壁切除骶、主韧带和上1/3阴道,长约3~4cm。

Ⅳ型:扩大根治性子宫切除术即超广泛子宫切除术:从骶韧带根部切除骶韧带,在侧脐韧带外侧切除主韧带,切除阴道3/4。

Ⅴ型:盆腔脏器廓清术,包括前盆廓清术即切除生殖道和膀胱、尿道;后盆廓清术即切除生殖道和部分乙状结肠和直肠,全盆廓清术即切除生殖道和膀胱、尿道、部分乙状结肠和直肠。

考虑到保留盆腔内脏神经、腔镜手术等,新的基于三维解剖结构的根治性子宫切除术分型(表2)。

(3)手术治疗原则:早期病例(ⅡA及ⅡA期以前)行根治性手术,中晚期病例(ⅡB及ⅡB期以上)可放射治疗及同步化疗。对绝经前的早期患者,如卵巢正常,可保留双侧卵巢。

表 2　新的基于三维解剖剖结构的根治性子宫切除术分型

		宫旁组织	宫骶韧带	子宫膀胱韧带	阴道及阴道旁组织	输尿管	适应证
A类		在输尿管内侧、宫颈外部横断	近子宫段切除	近子宫段切除	尽量少，一般在1cm以内，不切除阴道旁组织	不游离，以直视或触诊方式确定其位置及走行	淋巴结(一)，LVSI(一)早期宫颈癌化疗后补充切除子宫者
B类		垂直输尿管隧道切除	部分切除	部分切除	阴道切缘距肿瘤至少10mm	切开输尿管隧道，暴露输尿管，向外侧牵拉	
	B1		只切除闭孔神经内侧的宫旁淋巴结				
	B2		切除包括闭孔神经外侧的盆腔淋巴结				
C类		切除至输尿管外侧	直肠旁切断	膀胱旁切断	切除距肿瘤15~20mm的阴道及阴道旁组织	完全游离	
	C1		保留子宫深静脉下的盆腔内脏神经				
	C2		不考虑保留神经				
D类		向盆壁延伸切除范围	必要时切除部分肠段	必要时切断输尿管远端，再植入膀胱	根据病变累及阴道情况，保证切缘阴性	完全游离	
	D1	结扎髂内系统分出的所有血管，暴露坐骨神经根部					
	D2	相当于LEER，切除需要的肌肉及筋膜					

估计术后需要放疗的患者,应将保留的卵巢移位至结肠旁沟固定并用银夹标记,使卵巢离开放疗照射野以保留卵巢功能;估计术后不需放疗者,卵巢可固定在盆腔的生理位置,以减少移位对卵巢功能的影响。如果阴道切除 3cm 以上,可做阴道延长术。

2. 各期宫颈癌的治疗方案

(1) 微小浸润癌

1) ⅠA1 期:没有生育要求者可行筋膜外全子宫切除术(Ⅰ型子宫切除手术)。

如果患者有生育要求,可行宫颈锥切术。术后 3 个月、6 个月随访追踪宫颈细胞学检查。如果这两次宫颈细胞学检查均阴性,以后每年进行 1 次宫颈细胞学检查。也可结合 HPV DNA 检测随访,如淋巴管、脉管受侵犯,可行Ⅱ类子宫广泛切除术(次广泛子宫切除术)和盆腔淋巴清扫术。

2) ⅠA2 期:ⅠA2 期宫颈癌有潜在的淋巴结转移率,可行根治性子宫切除术(Ⅱ型或Ⅲ型)加盆腔淋巴结切除术。要求保留生育功能者,可选择根治性宫颈切除术加盆腔淋巴切除术。术后 3 个月和 6 个月一次,两次细胞学检查均正常后,每半年 1 次,两年后每年 1 次。也可结合 HPV DNA 检测随访。不宜手术者可行腔内和体外放疗。

(2) 浸润癌

1) ⅠB1 和ⅡA1 期:①采用手术或放疗,预后均良好。②标准的手术治疗方法是根治性子宫切除术(Ⅲ型子宫切除术)和盆腔淋巴结切除术。如果髂总淋巴结阳性,或腹主动脉旁淋巴结增大或可疑阳性,可以行腹主动脉旁淋巴结切除术。绝经前如双侧卵巢正常,可保留双侧卵巢。ⅠB1(肿瘤≤2cm)希望保留生育者,可行根治性宫颈切除术,同时盆腔淋巴清扫术或腹主动脉旁淋巴取样。手术途径可选择包括开腹手术、经阴道加腹腔镜和全部步骤经腹腔镜手术。③放射治疗:标准放射治疗方案是盆腔外照射加腔内近距离放疗及同步化疗。④手术后辅助治疗:术后有复发高危因素者可采用辅助放疗或同步放化疗(见"宫颈癌的放射治疗")。

2) ⅠB2 和ⅡA2 期:①盆腔放疗 + 含顺铂的同步化疗 + 近距离放疗(A 点剂量≥85Gy)(循证医学 1 类证据)。②根治性子宫切除术 + 盆腔淋巴结切除术 + 腹主动脉旁淋巴结清扫术

（循证医学 2B 类证据）。③盆腔放疗 + 含顺铂的同步化疗 + 近距离放疗 + 辅助性子宫全切术（循证医学 3 类证据，有较大争议）。FIGO 指南还建议，可考虑新辅助化疗 + 根治性子宫切除 + 盆腔及腹主动脉旁淋巴结清扫，结论有待验证。另外，术前辅助放疗 + 根治性子宫切除 + 盆腔及腹主动脉旁淋巴清扫术在一些医院开展多年，其结论仍待进一步验证。

同步放化疗（concurrent chemotherapy and radiotherapy，CCR），即在放疗的同时应用以铂类为基础的化疗。应用较多的药物有顺铂（DDP）或 DDP + 5-FU 等。最常用是盆腔外照射加腔内近距离放疗，联合顺铂（DDP）周疗。髂总或主动脉旁淋巴结阳性者，应扩大放疗野。

放射治疗的方案及技术详见"宫颈癌的放射治疗"。

3）复发宫颈癌：规范手术治疗后 1 年，放疗后 6 个月出现新的病灶为复发，短于上述时间为未控。复发的诊断必须有病理诊断，影像学检查可作为参考。80% 的复发发生在术后 2 年内，主要的复发部位是盆腔。由于巨块型原发肿瘤的增加，盆腔复发或盆腔病灶持续存在的患者比远处转移患者明显增加。

宫颈癌治疗后复发患者的治疗方案应该根据患者的健康状况、复发和（或）转移部位、转移的范围以及首次治疗措施来定。应由妇科肿瘤学家、放疗和化疗专家、专科护士、造口师、心理学家等组成的治疗团队为患者制订全面的综合治疗方案，家人的配合也非常重要。

A. 局部 / 区域复发的患者应考虑手术和 / 或放疗能否给与有效治疗。无放疗史或既往放疗部位之外的复发灶能手术切除的考虑手术切除 ± 辅助放化疗或放疗；部分复发患者或形成膀胱瘘或直肠瘘但未侵及盆壁者，可以选择盆腔脏器廓清术，V 型广泛子宫切除术；或可选择针对肿瘤的放疗 + 同步化疗 ± 近距离放疗，放疗剂量和区域应该按照不同疾病范围而制订。

B. 放疗后中心性复发。a. 一些复发病灶直径≤2cm 局限于子宫的患者可考虑根治性子宫切除术；或近距离放疗。b. 中央型复发侵犯膀胱和（或）直肠，没有腹腔内或骨盆外扩散的证据，在盆壁与肿瘤间有可以切割的空间的患者，适合做盆腔脏器廓清术。c. 如单侧下肢水肿、坐骨神经痛和输尿管阻塞症状，则表示存在不能切除的盆壁浸润，可做肾盂造瘘术和给予姑息治疗。而放疗后非中心性复发者，可考虑肿瘤切除并对切缘邻近肿瘤或切缘阳性者给予术中放疗，或针对肿瘤局部的放疗±化疗，或铂类为基础的联合化疗。

C. 远处转移患者，可手术切除者可行手术切除±术中放疗/或术后放化疗；或针对肿瘤局部的放疗+同步化疗，或化疗；多灶或无法切除者予化疗或支持治疗。

3. 宫颈癌治疗的几种特殊情况

（1）年轻患者保留生育功能：对于年轻未生育患者，早期宫颈癌（肿瘤≤2cm）可采用保留生育功能的手术。手术的方法有宫颈锥切术和根治性宫颈切除术加盆腔淋巴结切除术。锥切术的适应证是原位癌～ⅠA1；根治性宫颈切除术的适应证是ⅠA2～ⅠB1 并符合下列条件：①鳞癌、腺癌、腺鳞癌；②ⅠA1 伴 LVSI，ⅠA2 和ⅠB1 期；③无宫颈外转移证据；④年龄＜45 岁；⑤有保留生育功能愿望。手术途径可选择经腹、经阴道加腹腔镜或全部在腹腔镜下完成。手术时需重视功能重建问题。宫颈锥切术时应注意切除标本的完整性，切缘距病变至少 3mm，如切缘阳性，可重复锥切活检或行宫颈切除术。完成生育后，如患者持续 HPV 感染或持续宫颈细胞学异常，应进一步诊治。

（2）意外发现的宫颈癌：指术前诊断为子宫良性病变而做了简单子宫切除术，术后病理发现有宫颈癌；更多的情况是术前宫颈活检诊断为 CIN 3，没有经锥切确诊直接做了简单子宫切除术，术后病理发现为宫颈浸润癌。

对于这些病例需作进一步的处理，先作盆腔和腹部 CT 或 MRI 扫描和胸部 X 线检查，如有必要行全身检查（如 PET-CT）来估计疾病的范围。若无全身其他部位的转移，按肿瘤的浸润深度和扩散范围进行相应的处理：

1）ⅠA1 期：无淋巴脉管浸润，不需进一步处理，可严密观察随诊。

2）ⅠA1 期有淋巴脉管浸润、ⅠA2 期及ⅠA2 期以上：如切缘阴性且影像检查未见残存肿瘤，可选择盆腔体外及腔内放疗±同步化疗，或者行广泛宫旁组织切除+阴道上段切除术+盆腔淋巴结切除术±腹主动脉旁淋巴结取样术。

如切缘阳性或肉眼可见残留灶，但影像学检查提示无淋巴结转移，予盆腔体外照射，加同步化疗；如阴道切缘（+）则根据具体情况加腔内近距离放疗。

如切缘阳性或肉眼可见残留灶，且影像学检查提示淋巴结转移，可考虑先切除肿大淋巴结，术后给予盆腔体外照射（腹主动脉旁淋巴结阳性则增加延伸野照射），加同步化疗；如阴道切缘（+）则根据具体情况加腔内近距离放疗。

（3）宫颈癌合并妊娠：根据临床期别及胎儿情况患者及家属意愿进行个体化治疗。

1）妊娠 20 周前发现宫颈癌：如为ⅠB1 或ⅡA，在妊娠 13 周后，可做化疗以达胎儿成熟后手术，连同胎儿一并进行根治性子宫切除术和盆腔淋巴结切除术，也可以终止妊娠后放化疗。

2）妊娠 28 周后发现宫颈癌：可等待胎儿成熟估计可存活时行剖宫产，同时行根治性子宫切除术和盆腔淋巴结切除术，也可以产后放化疗。

3）妊娠 20～28 周期间发现宫颈癌：ⅠB1 期及ⅠB1 期以前患者可推迟治疗，在推迟治疗期间可用化疗控制病情，待胎儿成熟估计可存活时行剖宫产，同时行根治性子宫切除术和盆腔淋巴结切除术，也可以产后放化疗；ⅠB2 期及以上患者一般不推荐推迟治疗。

4）所有患者终止妊娠时间都不宜超过 34 周。

五、治疗后监测、随访

（1）随访时间：①第 1 年随访每 3 个月复查 1 次；②第 2 年内随访每 3～6 个月复查 1 次；③第 3～5 年随访每 6～12 个月复查。然后每年随诊 1 次。

（2）随访内容：①病史，体检，盆腔检查、三合诊检查；②阴道细胞学和 HPV 检测，6 个月 1 次，2 年后 6～12 个月 1 次，5 年以后一年 1 次；③B 超、X 线一年 1 次、全血检查 6 个月 1 次，尿素氮、肌酐、肿瘤标志物 SCC 检查；④必要时行 MRI、泌尿系统、消化道检查；⑤疑早期复发时，PET 检查。放疗后建议使用阴道扩张器。

本指南只适合宫颈鳞癌、腺鳞癌及腺癌。

（吴令英　李　斌　吴小华　曹泽毅）

参 考 文 献

[1] Patel S, Liyanage SH, Sahdev A, et al. Imaging of endometrial and cervical cancer. Insights Imaging, 2010, 1 (5-6): 309-328

[2]　Pecorelli S, Zigliani L, Odicino F. Revised FIGO staging for carcinoma of the cervix. Int J Gynaecol Obstet, 2009, 105 (2): 107-108

[3]　Piver MS, Rutledge F, Smith JP. Five classes of extended hysterectomy for women with cervical cancer. Obstet Gynecol, 1974, 44 (2): 265-272

[4]　Querleu D, Morrow CP. Classification of radical hysterectomy. Lancet Oncol, 2008, 9 (3): 297-303

[5]　Abu-Rustum NR, Sonoda Y. Fertility-sparing surgery in early-stage cervical cancer: indications and applications. J Natl Compr Canc Netw, 2010, 8 (12): 1435-1438

[6]　Landoni F, Maneo A, Colombo A, et al. Randomised study of radical surgery versus radiotherapy for stage Ib-IIa cervical cancer. Lancet, 1997, 23, 350 (9077): 535-540

[7]　Keys HM, Bundy BN, Stehman FB, et al. Radiation therapy with and without extrafascial hysterectomy for bulky stage I B cervical carcinoma: a randomized trial of the Gynecologic Oncology Group. Gynecol Oncol, 2003, 89 (3): 343-353

[8]　Monk BJ, Tian C, Rose PG, et al. Which clinical/pathologic factors matter in the era of chemoradiation as treatment for locally advanced cervical carcinoma? Analysis of two Gynecologic Oncology Group (GOG) trials. Gynecol Oncol, 2007, 105 (2): 427-433

[9]　Wright JD, Herzog TJ, Neugut AI, et al. Comparative effectiveness of minimally invasive and abdominal radical hysterectomy for cervical cancer. Gynecol Oncol, 2012, 127 (1): 11-17

[10]　Van Calsteren K, Heyns L, De Smet F, et al. Cancer during pregnancy: an analysis of 215 patients emphasizing the obstetrical and the neonatal outcomes. J Clin Oncol, 2010, 28 (4): 683-689

本文刊载于沈铿、崔恒、丰有吉主编的《常见妇科恶性肿瘤诊治指南》(第 4 版)(人民卫生出版社, 2014)第 29-48 页

子宫内膜癌诊治指南

中华医学会妇科肿瘤学分会

一、简介

子宫内膜癌为女性生殖道常见恶性肿瘤之一,发达国家中发病率居女性生殖道恶性肿瘤首位,死亡率居第二位。多见于老年妇女,高发年龄 50～60 岁,年轻患者有增多趋势。由于人类寿命延长和肥胖人群增多,近二十年间子宫内膜癌发病率仍居高不下,而死亡率也明显上升。死亡率的上升除与老年、肥胖、内科并发症多等相关外,与晚期病例、高危组织类型增多及一些患者未能受到适宜诊治相关。目前对两种类型内膜癌的病理及基础研究已取得较大进展;临床手术、化疗、激素治疗亦积累了更多资料,临床研究更加深入;对年轻早期患者的保守治疗亦作了一定探索。但在治疗中对术前影像学评估价值,术中肉眼及病理冷冻切片检查对肌层受累程度的判断准确性,淋巴结切除范围等均尚存争议。为进一步改善预后,妇科肿瘤医师应进一步识别、区分高危子宫内膜癌患者,进行适宜治疗,以期降低死亡率,达到最佳疗效。

二、诊断

1. 病史 子宫内膜癌多见于绝经后妇女(70%),围绝经期 20%～25%,<40 岁约 5%,发病与肥胖、雌激素持续增高、遗传等因素相关,询问病史时应重视以下高危因素:

(1)肥胖、无排卵性不孕、不育、延迟绝经(52 岁以后绝经)。

(2)代谢紊乱性疾病:糖尿病、高血压。

(3)与雌激素增高有关的妇科疾病:多囊卵巢综合征、卵巢颗粒细胞瘤、子宫内膜增生或不典型增生史和子宫肌瘤有不规则出血者。

(4)有使用外源性雌激素史者,特别是无孕激素对抗雌激素替代治疗(ERT),或长期应用他莫昔芬(tamoxifen)患者。

(5)有癌家族史、多发癌及重复癌倾向者(乳腺癌、卵巢癌等),Lynch Ⅱ综合征。遗传性非息肉样结肠直肠癌(HNPCC)患者其内膜癌发病危险为40%~60%等。

有高危因素的患者应密切随访,若有月经过多、阴道不规则出血等症状出现应行分段诊刮,明确诊断。Ⅱ型 Lynch综合征患者亦可在完成生育任务后行预防性子宫切除术。

2.症状

(1)阴道出血:①绝经后阴道出血:绝经后阴道流血,为子宫内膜癌患者的主要症状,子宫内膜癌患者多为绝经后妇女,90%以上有阴道流血症状,绝经时间愈长,发生内膜癌的概率愈高。②围绝经期妇女月经紊乱:约20%的内膜癌患者为围绝经期妇女,以围绝经期月经紊乱及血量增多为主要表现。③40岁以下妇女月经紊乱或经量增多者,近年来年轻患者已有增多趋势(5%~10%),多为肥胖、不孕或多囊卵巢综合征患者。

(2)阴道异常排液:可为浆液性或血性分泌物。

(3)下腹疼痛及其他症状:下腹疼痛可由宫腔积脓或积液引起,晚期则因癌肿扩散导致消瘦、下肢疼痛及贫血等。

应重视阴道流血、排液等症状。有以上症状妇女均应考虑有无内膜癌可能性,并应及时进行妇科及其他相关检查。

3.检查

(1)全面查体:注意有无糖尿病、高血压、心血管及肺部疾病。

(2)妇科检查:排除阴道、宫颈病变出血及炎性感染引起的排液。早期盆腔检查多正常,晚期可有子宫增大、附件肿物、贫血及远处转移的相应体征。

4.辅助检查

(1)细胞学涂片检查:宫颈和阴道脱落细胞学涂片检查阳性率低,宫腔刷片或宫腔冲洗液细胞学涂片检查阳性率增高,但均不能作为确诊依据。

(2)经阴道 B 型超声检查:可了解子宫大小、宫腔内有无异常回声、内膜厚度、肌层有无浸润、附件肿物大小及性质等,为首选无创辅助检查方法。绝经后妇女内膜厚度 <5mm 时,其阴性预测值可达96%。

(3)诊刮或内膜活检:是确诊或排除子宫内膜癌的重要方法。对绝经后内膜增厚 >5mm 或有宫腔赘生物者;年龄大于

40 岁阴道不规则流血怀疑内膜癌者行诊刮术。40 岁以下有内膜癌高危因素，高度怀疑内膜癌者也应行诊刮术。

(4) 宫腔镜检查：近年来，宫腔镜检已广泛应用于宫内膜病变的早期诊断。可直接对可疑部位进行活检，提高诊断准确性，避免常规活检或诊刮的漏诊。多用于经阴道 B 超检查子宫内膜无明显增厚和病变或呈内膜息肉样变者；或经诊刮活检阴性，仍有反复出血的患者。

(5) MRI、CT、CA125 等检查：病情需要者可选用 MRI、CT 检查及 CA125 检测。MRI、CT 对淋巴结转移诊断价值相同，MRI 对宫颈受累及肌层浸润深度的预测准确度优于 CT。CA125 值明显升高者，应考虑可能有子宫外病灶存在，术后亦可用作监测指标。对疑有宫外病灶的高危患者亦可选用 PET-CT 检查，明确病变范围。

5. 诊断 应根据诊刮或直接宫腔活检，或宫腔镜下活检及病理组织学检查结果等作出诊断。

三、分期

子宫内膜癌采用 FIGO 手术病理分期，目前使用的是 FIGO 2009 年子宫内膜癌的手术病理分期。对于未行手术治疗的患者或者是先行放疗的患者，采用 1971 年制定的临床分期。

1. 手术 - 病理分期（表 1）

表 1　子宫内膜癌手术 - 病理分期（FIGO，2009 年）

期别	肿瘤范围
Ⅰ期	肿瘤局限于子宫体
ⅠA	无或 <1/2 肌层受累
ⅠB	≥1/2 肌层受累（≥1/2 肌层浸润）
Ⅱ期	癌瘤累及子宫颈间质，但未扩散至宫外
Ⅲ期	局部和（或）区域扩散
ⅢA	癌瘤累及子宫体浆膜层和（或）附件
ⅢB	阴道和（或）宫旁受累
ⅢC	癌瘤转移至盆腔和（或）腹主动脉旁淋巴结
ⅢC1	癌瘤转移至盆腔淋巴结
ⅢC2	癌瘤转移至腹主动脉旁淋巴结有（无）盆腔淋巴结转移

期别	肿瘤范围
Ⅳ期	癌瘤累及膀胱和(或)肠黏膜;或远处转移
ⅣA	癌瘤累及膀胱和(或)肠道黏膜
ⅣB	远处转移,包括腹腔转移和(或)腹股沟淋巴转移

注意:1. 宫颈腺体受累为Ⅰ期,不再按照以前的分期作为Ⅱ期
　　　2. 腹水细胞学阳性应当单独报告,不改变分期

2. 临床分期(表2)

表2　FIGO 子宫内膜癌临床分期(1971年)

期别	肿瘤范围
Ⅰ期	癌瘤局限于宫体
ⅠA	子宫腔长度≤8cm
ⅠB	子宫腔长度 >8cm
Ⅱ期	癌瘤累及子宫颈
Ⅲ期	癌瘤播散于子宫体以外,盆腔内(阴道、宫旁组织可能受累,但未累及膀胱、直肠)
Ⅳ期	癌瘤累及膀胱或直肠,或有盆腔以外的播散

四、病理类型

子宫内膜癌病理类型:腺癌为最主要的病理类型,其中以子宫内膜样腺癌最为常见(60%～65%),其他较少见亚型见表3。2003年 WHO 分类将子宫恶性中胚叶混合瘤中癌肉瘤归为子宫内膜癌肉瘤。NCCN 2010年分类中亦将子宫癌肉瘤归于Ⅱ型子宫内膜癌,即特殊类型。

子宫内膜样腺癌分为高、中、低分化(Grad:1,2,3),为预后重要因素。G_1、G_2 病变多为来源于增生过长子宫内膜,与雌激素作用相关;G_3 则可能来源于萎缩的内膜,或为内膜样癌晚期事件,因基因突变而恶变与雌激素无关。

伴鳞状分化成分的子宫内膜样癌,其腺癌的分化程度(G_1～G_3)为预后的重要因素。

子宫浆液性(乳头状)腺癌(uterine papillary serous carcinoma,UPSC)现多称子宫浆液性癌(uterine serous carcinoma,USC 或 endometrial serous carcinoma,ESC),恶性程度极高,占1%

表3 子宫内膜癌病理类型

Ⅰ型：子宫内膜样癌（endometrioid carcinoma）
  1. 腺癌
    绒毛腺型（villoglandular type）
    分泌型（secretory type）
    纤毛细胞型（ciliated type）
  2. 伴鳞状分化亚型
    腺棘癌（adenoacanthoma carcinoma）
    腺鳞癌（adenosquamous carcinoma）
    黏液性腺癌（mucinous adenocarcinoma）
Ⅱ型：浆液性（乳头状）腺癌（serous adenocarcinoma）
    透明细胞癌（clear-cell carcinoma）
    癌肉瘤（carcinosarcoma）
其他：混合细胞腺癌（mixed adenocarcinoma）
    鳞状细胞癌（squamous cell carcinoma）
    移行细胞癌（transition cell carcinoma）
    小细胞癌及未分化癌（small cell, undifferentiated carcinoma）

左右（详见后）。透明细胞癌常见于老年患者，预后差，Ⅰ期5年生存率仅44%。其他特殊类型均属Ⅱ型子宫内膜癌。

2010年NCCN病理分类中，将癌肉瘤（carcinosarcoma）列入子宫内膜癌特殊类型，病理学家认为癌肉瘤属化生癌（metaplastic carcinoma），其恶性程度高，早期易发生淋巴、血行、腹腔播散，应按高级别的内膜癌治疗。

五、术前评估及手术方式的选择

1. 术前评估 术前根据患者年龄、有无内科合并症、肥胖程度、病理、MRI等检查结果对患者进行评估，初步判断肿瘤累及范围，指导初次治疗方案的选择。术前评估时年龄大、手术风险高、内科合并症多的患者应送至条件好，有较强医疗技术医院治疗。

2. 术式选择及建议 子宫内膜癌标准的手术方式是筋膜外全子宫切除术加双附件切除术。尽管分期标准要求进行盆腔和腹主动脉旁淋巴结切除，但是否进行切除仍存在争议。对于有深肌层浸润或者是影像学检查怀疑淋巴结转移的患者，应当行腹膜后淋巴结切除。可疑腹主动脉旁淋巴结或者髂总淋巴结转移，明显的附件受累，明显的盆腔淋巴结转移，全肌层浸润的高级别肿瘤，透明细胞癌，浆液性乳头状癌或癌肉瘤应行腹主动脉旁淋巴结取样或切除。

3. 治疗选择

(1) 子宫内膜非典型增生：治疗中应重视患者年龄和内膜非典型增生的程度（轻、中、重度）；年轻、未生育或要求保留子宫者，可采用激素治疗，密切随访；由于内膜复杂性增生伴非典型增生中约 40% 伴子宫内膜癌，对 40 岁以上无生育要求者，若为中或重度非典型增生，建议行筋膜外子宫切除术。

轻度非典型增生可选用醋酸甲羟孕酮（10～30mg/d），于经前 10 天周期性用药。中度以上非典型增生则应用大剂量孕激素持续治疗（甲羟孕酮 250～500mg/d 或甲地孕酮 80～160mg/d，3 个月；或 18-甲基炔诺酮 3～4mg/d，3 个月），定期诊刮或宫腔镜送组织学检查，根据内膜对治疗的反应，决定是否继续激素治疗或改用手术治疗。要求生育者，待内膜正常后可加促排卵药物治疗，如氯米芬 50～100mg 每日 1 次，周期 5～9 天用药。亦可用己酸孕酮 500mg 肌注，每周 2～3 次，3 个月后减量再用 3 个月，或用丹那唑、GnRH-α 或局部用药（曼月乐节育环）等治疗。因其恶变率较高，治疗后 2～13 年内可有复发，故应密切随访。个别病例亦可试用芳香化酶抑制剂和选择性雌激素受体拮抗剂治疗。

(2) 子宫内膜癌：子宫内膜癌的治疗以手术治疗为主，辅以放疗、化疗和激素等综合治疗。应结合患者的年龄、全身状况和有无内科并发症及临床判断肿瘤累及的范围综合评估，选择和制订治疗方案。

1) 肿瘤局限于子宫体（Ⅰ期）：应施行手术分期（surgical staging），若因内科情况无法手术者应选用放疗。

开腹后应冲洗盆腹腔，冲洗液作细胞学检查。术式为筋膜外子宫切除术及双附件切除术、盆腔及腹主动脉旁淋巴结切除。盆腔及腹主动脉旁淋巴结切除为分期手术中重要组成部分，目前多行系统切除（完全切除术，complete lymphadenectomy）；应重视腹主动脉旁淋巴结切除，因此区域淋巴结若有转移属ⅢC2 期，预后差于盆腔淋巴结阳性者。手术步骤见图 1。

有关手术范围及需要注意的几个问题：①筋膜外子宫全切除术应完整切除子宫及宫颈，不强调宫旁及阴道切除范围。

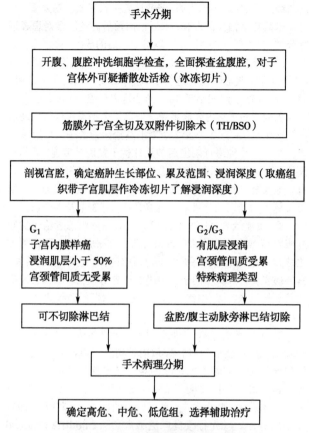

图1 子宫内膜癌手术分期步骤

②术中剖视子宫，检查癌肿大小、部位、肌层受浸深度，根据肿瘤分化程度，肌层浸润深度（冷冻病理检查确定）决定是否行盆腔及腹主动脉旁淋巴结切除。③很多子宫内膜癌患者伴肥胖或者是老年患者，有其他内科合并症，对手术耐受性差，对这样的患者需要临床综合判断是否需要进行淋巴结切除。④子宫内膜样腺癌 G_1 无肌层或浅肌层浸润，因淋巴转移 <1%，可不行淋巴结切除或取样。⑤以下情况者应作腹主动脉旁淋巴结切除：可疑腹主动脉旁淋巴结或者髂总淋巴结转移，明显的附件受累，明显的盆腔淋巴结转移，全肌层浸润

的高级别肿瘤，透明细胞癌，浆液性乳头状癌或者癌肉瘤。

　　术后辅助治疗的选择：术后根据预后高危因素对患者进行分类，分为低、中、高危组，以指导术后的放疗、化疗等辅助治疗。影响预后的高危因素包括：年龄大于 60 岁，深肌层浸润，低分化，浆液性或者透明细胞癌，脉管浸润。①低危组：高中分化，肌层浸润小于 50% 的子宫内膜癌，或者是仅有一个高危因素的子宫内膜癌患者。低危组多不需作任何辅助治疗。②中危组：有 2 个及 2 个以上高危因素的子宫内膜癌患者。中危组单纯进行阴道后装放疗优于盆腔外照射，因其不仅能很好地控制阴道局部的复发，而且对患者的生活质量没有明显影响。阴道后装放疗已经代替盆腔外照射成为中危组患者标准的辅助治疗模式。③高危组：有 3 个及 3 个以上高危因素，Ⅱ期或者Ⅲ期肿瘤的患者。对高危组患者给予盆腔外照射和（或）化疗的治疗效果目前正在研究，盆腔外照射加化疗是可选择的治疗手段。④术后有宫颈受累、淋巴转移、宫外病变及特殊类型的子宫内膜癌患者可根据转移部位及病灶状况给以放疗及化疗为宜。若仅为宫颈受累（无淋巴及其他部位转移）也可仅给腔内照射。

　　2）肿瘤累及宫颈（Ⅱ期）：根据患者具体情况选用以下一种术式：①广泛性子宫切除，双附件切除，盆腔、腹主动脉旁淋巴结切除。②若手术切除困难可做术前放疗后再行筋膜外子宫全切、双附件切除、盆腔及腹主动脉旁淋巴结切除，有缩小手术范围，减少术中、术后风险的优点，分期应按 1971 年临床分期。③先行改良广泛子宫切除（modified radical hysterectomy）、双附件切除、盆腔及腹主动脉旁淋巴结切除，再根据手术分期病理结果，选用必要术后辅助治疗。因子宫内膜癌术前疑为Ⅱ期者与术后病理分期符合率仅为 30%～40%（Creasm 等，2003）。④若因高龄、内科并发症无法行手术治疗，可像宫颈癌一样行全盆腔放疗和腔内后装放疗。

　　3）肿瘤超出子宫（Ⅲ期）：①术中应全面探查，多处活检，若为腹腔内病变，如附件包块，应先行探查及缩瘤术，术中病理冷冻切片检查以明确诊断，尽可能切除肿瘤，为术后放疗及化疗创造条件。②若为宫旁、阴道及阴道旁转移，可先行放疗，完成放疗后，若病灶可能切除，应行探查并切除病灶。③若为腹膜后淋巴转移，可行淋巴结切除或局部放疗或化疗。

　　有子宫外病变者为复发高危人群,术后应行辅助放疗及化疗。如:ⅢC1期盆腔淋巴结转移(腹主动脉旁无转移者),术后行盆腔外照射,其无疾病生存率,可达57%～72%(Nelson等,1997)(Level Ⅱ)。腹主动脉旁淋巴结转移(ⅢC2)完全切除后,应行影像学全面检查(如胸部CT或positron emission tomography scans,PET-CT)明确有无腹腔外隐匿性病变。若无腹腔外转移灶,行腹主动脉旁照射可提高生存率(中位生存期27～34个月),对镜下转移者疗效更佳(Level Ⅱ)。对术后腹腔内病变在满意的缩瘤术后再行全身化疗,5年生存率优于全腹放疗(WAI)(58% vs 42%)。卡铂、紫杉醇联合用药有疗效好、毒性轻的优点。

　　4)肿瘤累及腹腔或有远处转移(Ⅳ期):根据患者有无腹腔外病灶选择不同的治疗方案。

　　(1)无腹腔外转移的患者建议行肿瘤细胞减灭术,腹腔内转移的Ⅳ期患者能够从没有癌灶残留的肿瘤细胞减灭术中获益。新辅助化疗对于有腹水的患者是一种可选择的治疗方案,但是术后的死亡率是相似的。术后应给予以铂类为基础的化疗。

　　(2)对于有腹腔外转移证据的患者通常要给予以铂类为基础的全身化疗,如果为高分化癌和(或)孕激素受体阳性时可给予激素治疗。晚期病例和复发病例一样可选择联合化疗。盆腔放疗主要用于控制局部肿瘤生长和(或)治疗局部肿瘤包块引起的阴道出血或者疼痛,或者由淋巴结受累引起的下肢水肿。短程放疗(1～5组放疗)可有效减轻脑和骨转移引起的疼痛。

　　4. 放疗　分为单纯放疗、术前放疗及术后放疗。单纯放疗主要用于晚期或有严重内科疾患、高龄和无法手术的其他期患者,可按临床分期进行放疗。术前放疗,主要是为控制、缩小癌灶创造手术机会或缩小手术范围。术后放疗是对手术-病理分期后具有复发高危因素患者重要的辅助治疗,或作为手术范围不足的补充治疗。

　　1)单纯放疗:①腔内照射(后装)高剂量率:A点及F点总剂量为45～50Gy,每周1次,分6～7次完成。②体外照射:40～45Gy,6周内完成。

　　2)术前放疗:①全剂量照射:腔内加体外照射同单纯放

疗,于完成放疗后 8～10 周行单纯全子宫及附件切除术。②腔内照射:腔内照射 45～50Gy,完成照射后 8～10 周手术;部分性腔内术前放疗:A 点及 F 点总剂量不低于 20Gy,分 2～3 次治疗完成,每周 1 次,放疗后 10～14 天手术(切除子宫及双侧附件)。③术前体外照射:用于不利于腔内照射者(如子宫 >10～12 周,或有宫腔以外播散者)。盆腔外照射剂量为20Gy,2～3 周完成;或 A 点及 F 点 20Gy,每周 1 次,分 3 次完成。

3) 术后放疗:①术后全盆腔照射:总剂量 40～50Gy,4～6 周完成。②腹主动脉旁扩大照射区:总剂量 30～40Gy,3～4 周完成。照射前行肾扫描,放疗时应加以屏障(若术前已行体外放疗,应减少术后照射剂量)。若采用适形及调强技术,保护好正常组织,对主动脉淋巴结转移照射量可达 50～60Gy。③术后腔内放疗:手术范围不够;有癌瘤残存,或疑有癌瘤残存者,或有局部复发高危因素者可于手术后 2 周行腔内放疗,总剂量 10～20Gy,2～3 周完成。

大量临床研究已证实,对 Ⅰ 期患者来说,术后辅助放疗仅有 Ⅰ C G₃ 患者可获益,并多采用腔内照射。对 Ⅰ B G₂、G₃,Ⅰ C G₂、G₃ 期若无淋巴转移及宫外病变,术后多不主张采用辅助放疗。

5. 激素治疗　仅用于晚期或复发的子宫内膜样癌患者。以高效药物、大剂量、长疗程为宜,4～6 周可显效。对癌瘤分化良好,孕激素受体(PR)阳性者疗效好,对远处复发者疗效优于盆腔复发。治疗时间尚无统一看法,但至少应用药 1～2年以上。总有效率 25%～30%,可延长患者的疾病无进展生存期,对生存率无影响。目前 Ⅰ 期患者术后多不采用孕激素作辅助治疗。

1) 孕激素治疗:①甲羟孕酮(MPA):口服,250～500mg/d。②甲地孕酮(MA):口服,每日 80～160mg。③氯地孕酮:口服,每日 20～40mg。孕激素治疗总有效率 25%,病变无进展期间(PFI)为 4 个月左右,但总生存率不变(10～12 个月)。研究证明,MPA 剂量 >200mg/d,不增加有效率,有水钠潴留、体重增加及增加栓塞危险。

2) 抗雌激素药物治疗:他莫昔芬(三苯氧胺)为雌激素受体拮抗剂,有抗雌激素作用,可使 PR 水平上升,有利于孕激素治疗。口服每日20mg，数周后可增加剂量，或先用2～3周后再用孕激素，可提高孕激素治疗效果。在孕激素治疗无效患者中，约20%他莫昔芬治疗有效。

3）近年来亦有采用芳香化酶抑制剂（aromatase inhibitors）或选择性雌激素受体调节剂（SERM）行激素治疗报道，如：雷洛昔芬（raloxifen）有效率为28%。

6. 化疗

1）多用于特殊病理类型：癌瘤分化差，孕激素受体（PR）、雌激素受体（ER）阴性患者；或为晚期复发癌的辅助治疗。常用药物有DDP、ADM、Taxol（紫杉醇）、CDDP（卡铂）、5-FU和CTX等。单一药物的有效率为25%～37%。目前单一用药已被联合用药取代。

2）常用的联合化疗方案：经临床观察，疗效可达40%～60%。疗程根据患者病情、全身状况和术后是否放疗等确定，一般可应用3～6个疗程。

对化疗的建议：

（1）对于放疗后的高危患者给予辅助化疗能提高肿瘤无进展生存时间，但是对于总体生存率的好处还没有得到证实。

（2）对于早期的高风险患者的化疗只应该在临床试验内进行。

（3）对于腹腔残留病灶小于2cm的患者和Ⅲ期内膜癌患者，化疗优于全腹照射。

（4）子宫内膜癌患者大多年老虚弱，在给予辅助治疗时要考虑到这一点。

建议方案：AP：多柔比星（ADM）50mg/m^2、顺铂（DDP）50mg/m^{2}静脉用药，间隔3～4周。

TP：紫杉醇（Taxol）135mg/m^2、卡铂（CBP）AUC（曲线下面积）4～5静脉用药，间隔3～4周。

CBP＋Taxol有效率40%，目前亦有用两者低剂量周疗（TAP因毒性高且临床疗效与AP相近故少用）。

六、子宫浆液性腺癌

子宫浆液性乳头状腺癌（UPSC）现多称子宫浆液性腺癌（USC），较少见，为子宫内膜癌的特殊亚型（Ⅱ型）。其病理形态上与卵巢浆液性乳头状癌相同，以含砂粒体的浆液性癌，有或无乳头状结构为其诊断特征。恶性程度高，分化低，早期可发生脉管浸润、深肌层受累、盆腹腔淋巴结转移。预后差，Ⅰ期复发转移率达31%～50%；早期5年存活率40%～50%，晚期则低于15%。其癌前病变为子宫内膜腺体异型增生（EmGD）。子宫内膜浆液性上皮内癌（EIC）为子宫浆液性癌早期病变（或一种可转移特殊形式），33%～67%伴宫外转移，14%～25%伴宫颈转移，临床处理同浆液性癌。

诊治中应注意以下几点：

1. **严格进行手术 - 病理分期**　诊刮病理检查一旦诊断为子宫浆液性癌，无论临床诊断期别早晚，均应进行全面手术分期（包括盆腹腔冲洗液细胞学检查、盆腹腔腹膜多处活检、腹膜后淋巴结切除等）。

2. **手术治疗**　同卵巢癌细胞减灭缩瘤术，包括大网膜切除等。

3. **重视术后辅助放化疗**　因该类肿瘤多数分化不良，盆腹腔早期播散。术后化疗中以铂类为主，常选用与卵巢浆液性乳头状瘤相同方案，如：TP、CP或CAP等。放疗则多选用阴道腔内照射控制局部复发。

4. **与卵巢浆液性乳头状癌鉴别**　要点：①卵巢与子宫均受累，但主要病灶在子宫；②卵巢内病变仅为卵巢门淋巴管瘤栓；③若盆腹腔内有病变，卵巢皮质仅有镜下受累，则可诊断为本病。

七、子宫癌肉瘤

病理学家认为子宫癌肉瘤（carcinosarcoma）属化生癌（metaplastic carcinoma），应属上皮癌，故WHO 2003年提出归于子宫内膜癌的范畴，NCCN将其划入特殊类型的子宫内膜癌。可为同源性或异源性，以前归属恶性中胚叶混合性瘤（MMMT），其恶性程度高，早期腹腔、淋巴、血液循环转移。手术治疗上应按高级别特殊类型内膜癌处理。对化疗敏感，异环磷酰胺（ifosfamide）为其单一最有效药物。联合治疗方案以异环磷酰胺联合顺铂方案最有效，已广泛应用。术后盆腔照射可有效控制复发提高生存率。

八、特殊情况处理

1. **子宫切除术后诊断为子宫内膜癌**　应根据术后对与子宫外播散相关的高危因素，如组织分级、肌层浸润深度、病理类型等制订进一步治疗方案。G_1或G_2、浅肌层浸润无脉管受累,不需要进一步治疗。G_3、深肌层浸润、脉管受累、特殊病理类型等,均应再次手术完成分期及切除附件,亦可根据情况采用盆腔外照射代替手术。

2. 年轻妇女内膜癌的诊治问题 子宫内膜癌在35岁以下妇女少见,诊断中注意与内膜重度不典型增生鉴别、有无与雌激素相关疾病存在。孕激素可治愈内膜不典型增生且保留生育能力。若确诊为癌,已有生育者可选用全子宫及附件切除术。若癌的病理诊断不能肯定,应由患者自己决定是否进行保守治疗,在患者充分咨询,了解风险,签署必要的医疗文件后,采用大剂量孕激素治疗,严密随访治疗3个月后行全面诊刮评估疗效。

3. 保留生育功能问题 对年轻早期患者保留生育功能及生理功能治疗是极富挑战性的治疗。

(1) 风险:①子宫是孕卵种植、胚胎和胎儿发育场所,是内膜癌发生、发展器官。在治疗过程中,内膜癌变可能进展、恶化甚至能影响患者生命安全。②内膜癌患者可同时伴有卵巢癌的风险:转移至卵巢,属病变本身累及卵巢(Ⅲ期);合并原发性卵巢癌。③内膜癌病理类型诊断困难,重复性差〔子宫内膜不典型增生(或瘤样病变)与高分化腺癌鉴别困难〕,影响病例选择。④即使保留生育功能治疗成功后,生育问题及促排卵药物与内膜癌的关系尚不明确。

(2) 可行性:①年轻(≤40岁)内膜癌:多为早期,多数预后良好;②孕激素对高分化内膜癌疗效好(成功病例报道较多);③内膜癌癌变进展相对缓慢,有长期监测观察的可能性,若无缓解或有复发,及时治疗预后影响小。若治疗成功,妊娠对子宫内膜有保护作用。

(3) 适应证:病例选择尚无统一标准,但多按以下标准进行:年龄<40岁;分期ⅠA G_1:子宫内膜样癌。检查:癌组织PR(+)、血清CA125<35kU/L及肝、肾功能正常;渴望保留生育功能要求,同意承担治疗风险。术前评估:全面评估,严格选择,充分准备。

总之,对年轻、早期子宫内膜癌患者,保留生育功能治疗是特殊的保守治疗,风险大,处于探索阶段,治疗方案尚不成熟,但也有成功案例的研究报道。尚待妇科肿瘤和生殖内分泌的同道共同努力,进行设计完善、样本量大些的临床研究。

九、随访

临床 I、II 期复发率为 15%，多数为有症状复发（58%），复发时间多在治疗后 3 年内。完成治疗后应定期随访，及时确定有无复发。对于未放疗的患者，规律随访可以尽早发现阴道复发，可以再行放疗得到补救治疗。

随访时间：术后 2 年内，每 3～4 个月 1 次；术后 3～5 年，每 6 个月至 1 年 1 次。

随访检查内容：由于只有在有症状的复发患者中才会发现阴道细胞学检查阳性，因此阴道细胞学检查可以不作为常规检查内容，视诊检查就足够了。包括：①阴道视诊、盆腔检查（三合诊）；②期别晚者，可进行血清 CA125 检查，根据不同情况，可选用 CT、MRI 等检查；③有家族史者宜行相关基因检测。应对患者进行口头或书面交代相关复发症状，如：阴道流血、食欲下降、体重减轻、疼痛（盆腔、背、腰部）、咳嗽、气促，腹水或下肢水肿等，一旦出现异常应及时就诊。

附：复发癌或转移癌治疗

多在治疗后 3 年内复发：①局部复发可选择手术、放射治疗，或手术与放射联合治疗。术后 1～2 年单个盆腔复发灶，若能切除多可治愈。若患者为已接受放射治疗后复发，治疗则与宫颈癌复发相同；对中心性复发符合条件者选用盆腔脏器清扫术。②若非局部复发，可选用孕激素治疗，MPA 250mg 每日一次或 MA 80mg 每日 3 次，可长期服用，一般治疗 3 个月后方显效。化疗药物 DDP、Taxol 及 ADM 等可用于手术及放疗无法治愈的复发患者。

1. **手术治疗**　手术后局部或区域复发可进行手术探查，切除病灶；或行 RT 放射治疗。若为盆腔 RT 后复发（原照射部位复发），处理上仍存争议。

（1）复发性内膜癌行广泛手术如盆腔脏器切除术等的存活率仅为 20%，故可采用局部阴道切除，加或不加术中放射治疗（IORT）。对以前未接受过 RT 复发癌部位，或以前仅为近距离放疗复发，以手术探查盆、腹腔，再切除复发灶，加或不加用 IORT；RT 加近距离照射对这些患者亦为可选用治疗之一。

对于局限于阴道的复发或有盆腔淋巴结复发，推荐瘤区 RT，加或不加腔内近距离照射或化疗。阴道复发用 RT 治疗其生存率为 40%~50%,若有阴道外扩散或盆腔淋巴结受累,其预后更差(Poulsen 等,1988)。

腹主动脉旁或髂总淋巴结复发可作瘤区 RT,加用或不加用阴道照射、化疗。

对上腹部及盆腔转移或复发的镜下残留癌灶,行化疗加用或不加用瘤区直接 RT。对残留单个大癌灶可切除者应行手术切除,术后加或不加 RT;对不能切除的单个大癌灶按已扩散病灶处理。处理全身的病变可行保守性治疗。

(2) 对以前已行过外照射的复发部位推荐治疗如下:手术探查盆腔,切除复发灶,加或不加 IORT,激素治疗,化疗。

2. 复发和晚期内膜癌的激素治疗和化疗　用于子宫内膜样癌激素治疗的药物主要是孕激素类药物(progestational agents)、他莫昔芬(tamoxifen)、芳香化酶抑制剂(aromatase inhibitors)也可应用。目前尚无特别有效的孕激素药物和方案。高分化转移癌瘤激素治疗反应好,可有一定的缓解期,特别是对盆腔外的局部的转移和复发病灶,如对肺转移疗效较好。对无症状或低级别(高分化)弥散的转移灶,激素治疗(应用激素类药物)有效,特别是雌、孕激素受体阳性患者。对孕激素标准治疗无效的病例,约 20% 对他莫昔芬治疗有效。有研究报道选择性雌激素受体调节剂在转移性内膜癌治疗有效率为 28%(Burke 等,2003)。在激素治疗中若病变进展,可应用细胞毒性类药物进行化疗。对激素和化疗无效者,全身转移患者可行保守性治疗。

3. 复发和转移癌的化疗(chemotherapy for metastatic recurrent disease)　内膜癌化疗方面研究很多,单药物多用:顺铂、卡铂、紫杉醇、多柔比星等,治疗有效率为 21%~36%。

多药联合治疗有效率31%~81%,但存活期相对较短,中位生存期近 1 年。在对卵巢癌治疗研究应用基础上卡铂和紫杉醇已逐渐应用于内膜癌的复发和晚期癌的治疗。有效率为40%,总生存期为 13 个月。低剂量紫杉醇和卡铂周疗仍有一定疗效(Secord 等,2007)。化疗和(或)保守性放疗是对有症状 G_2、G_3、有大转移癌灶复发和晚期癌可缓解症状的治疗方法(若 2 个疗程化疗均无效则可纳入临床研究)。

(赵　霞　彭芝兰　魏丽惠　马　丁　丰有吉)

参 考 文 献

[1] Amant F, Mirza MR, Creutzberg CL. Cancer of the corpus uteri. Int J Gynaecol Obstet, 2012, 119 (Suppl 2): S110-117

[2] National Comprehensive Cancer Networks. NCCN practice guidelines in Oncology: Uterine Neoplasms.V.1.2013. Available at: http://www.nccn.org/professionals/physician_gls/pdf/uterine.pdf

[3] May K, Bryant A, Dickinson HO. Lymphadenectomy for the management of endometrial cancer. Cochrane Database Syst Rev, 2010, 20 (1): CD007585

[4] Nout RA, Smit VT, Putter H, et al. Vaginal brachytherapy versus pelvic external beam radiotherapy for patients with endometrial carcinoma of high-intermediate risk (PORTEC-2): an open-label, non-inferiority, randomised trial. Lancet, 2010, 375 (9717): 816-823

[5] Kong A, Johnson N, Kitchener HC. Adjuvant radiotherapy for stage I endometrial cancer: an updated Cochrane systematic review and meta-analysis. J Natl Cancer Inst, 2012, 104 (21): 1625-1634

[6] Barlin JN, Puri I, Bristow RE. Cytoreductive surgery for advanced or recurrent endometrial cancer: a meta-analysis. Gynecol Oncol, 2010, 118 (1): 14-18

[7] ASTEC study group, Kitchener H, Swart AM, et al. Efcacy of systematic pelvic lymphadenectomy in endometrial cancer (MRC ASTEC trial): a randomised study. Lancet, 2009, 373 (9658): 125-136

本文刊载于沈铿、崔恒、丰有吉主编的《常见妇科恶性肿瘤诊治指南》(第 4 版)(人民卫生出版社, 2014)第 49-71 页

子宫肉瘤诊治指南

中华医学会妇科肿瘤学分会

一、简介

子宫肉瘤发病率低,占女性生殖道恶性肿瘤的 1%,占子宫恶性肿瘤的 3%～7%。子宫肉瘤多发生在 40～60 岁。子宫肉瘤虽少见,但组织成分繁杂。WHO 2003 年提出新的子宫肉瘤分类方法,分为子宫平滑肌肉瘤、子宫内膜间质肉瘤、未分化子宫内膜肉瘤。子宫肉瘤缺乏特异性症状和体征,术前诊断较为困难,常需术中冷冻切片及术后石蜡病理检查才能明确诊断。子宫肉瘤恶性度高,由于早期诊断困难,易远处转移,术后复发率高,放疗和化疗不甚敏感,预后较差,5年存活率为 30%～50%。

二、分类

子宫肉瘤常见类型有以下 3 种:最常见的是子宫平滑肌肉瘤(leiomyosarcoma of uterus,LMS),来源于子宫肌层或子宫血管的平滑肌细胞,可单独存在或与平滑肌瘤并存;其次是子宫内膜间质肉瘤(endometrial stromal sarcoma,ESS),来源于子宫内膜间质细胞,即原来的低度恶性子宫内膜间质肉瘤;较少见的是未分化子宫内膜肉瘤,来源于子宫内膜间质细胞,即原来的高度恶性子宫内膜间质肉瘤,其恶性度高。

根据大量循证医学资料,子宫恶性中胚叶混合瘤亦称恶性米勒管混合瘤(malignant Müllerian mixed tumor,MMMT)或癌肉瘤(carcinosarcoma),它来源于米勒管衍生物中分化最差的子宫内膜间质组织,同时含有恶性的上皮成分不再属于子宫肉瘤,而归为特殊类型子宫内膜癌。

三、诊断

1. 临床表现

(1)发病年龄:子宫平滑肌肉瘤,可发生于任何年龄,一般为 43～56 岁。低度恶性子宫内膜间质肉瘤发病年龄较年轻,平均发病年龄为 34.5 岁,而高度恶性者平均年龄为 50.8 岁。子宫恶性中胚叶混合瘤多发生于绝经后妇女,平均发病年龄 57 岁。

(2)症状:子宫肉瘤一般无特殊症状,可表现为类似子宫肌瘤或子宫内膜息肉的症状。

1)阴道不规则流血:为最常见的症状(67%)。

2)下腹疼痛、下坠等不适感(25%)。

3)压迫症状:肿物较大时则压迫膀胱或直肠,出现尿频、尿潴留、便秘等症状。如压迫盆腔则影响下肢静脉和淋巴回流,出现下肢水肿等症状(22%)。

4)其他症状:晚期可出现消瘦、全身乏力、贫血、低热等症状。

(3)体征

1)子宫平滑肌肉瘤可位于子宫黏膜下和肌层,可与子宫肌瘤同时存在。

2)子宫内膜间质肉瘤可表现为宫颈口或阴道内发现软脆、易出血的息肉样肿物,如肿物破溃合并感染,可有极臭的阴道分泌物,也常合并贫血,子宫增大及盆腔肿物。

3)未分化子宫内膜肉瘤多发生在子宫内膜,形如息肉,常充满宫腔,使子宫增大、变软,肿瘤可突出阴道内,常伴坏死。

4)下腹部包块,约见于 1/3 患者。

2. 辅助检查

1)阴道彩色多普勒超声检查:可初步鉴别诊断子宫肉瘤和子宫肌瘤,应注意低阻血流。

2)诊断性刮宫:是早期诊断子宫肉瘤的方法之一,刮宫对子宫内膜间质肉瘤及未分化子宫内膜肉瘤有较大诊断价值,对子宫平滑肌肉瘤的诊断价值有限。

3. 术中剖视标本　应在子宫切除后立即切开标本检查,注意切面是否呈鱼肉状,质地是否均匀一致,有无出血、坏死,有无包膜,有无编织状结构,必要时作快速病理诊断。

4. 病理诊断　石蜡切片病理诊断较为重要,3 种常见子宫肉瘤的病理特征如下。

(1)子宫平滑肌肉瘤:肿瘤多数为单个,以肌壁间多见,可呈弥漫性生长,与肌层界限不清。切面呈鱼肉状,典型的旋涡结构消失,有灶性或片状出血或坏死。镜下可见:①细胞异常增生,排列紊乱,旋涡状排列消失;②细胞核异型性明显;③肿瘤组织病理性核分裂象≥5/10HPFs;④凝固性坏死。

（2）子宫内膜间质肉瘤:子宫内膜间质肉瘤可形成息肉状或结节状自宫内膜突向宫腔或突至宫颈口外,肿瘤蒂宽,质软脆;也可似平滑肌瘤位于子宫肌层内,浸润子宫肌层,呈结节状或弥漫性生长。肿瘤切面质地柔软,似生鱼肉状,伴出血、坏死时,则可见暗红、棕褐或灰黄色区域。宫旁组织或子宫外盆腔内可见似蚯蚓状淋巴管内肿瘤,质如橡皮,富有弹性,此为内膜间质肉瘤常见的特征。镜下可见瘤细胞像增殖期子宫内膜间质细胞,核分裂象≤5~10/10HPFs。肿瘤内血管较多,肿瘤沿扩张的血管淋巴管生长,呈舌状浸润周围平滑肌组织。雌激素受体（ER）和孕激素受体（PR）可阳性,DNA倍体多为二倍体。

（3）未分化子宫内膜肉瘤:大体形态与子宫内膜间质肉瘤相似,但肿瘤体积更大,出血坏死更明显,有的病灶类似子宫内膜癌和子宫中胚叶混合瘤,缺乏蚯蚓状淋巴管内肿瘤的特征。镜下可见瘤细胞呈梭形或多角形,异型性明显;核分裂象≥10/10HPFs;瘤细胞可排列成上皮样细胞巢、索和片状;瘤细胞可沿淋巴窦或血窦生长或侵入肌层。

四、转移

子宫肉瘤的转移途径主要有以下3种。

1. 血行播散　是平滑肌肉瘤的主要转移途径。子宫内膜间质肉瘤及未分化子宫内膜肉瘤的宫旁血管内瘤栓较为多见。

2. 直接浸润　可直接蔓延到子宫肌层甚至浆膜层。子宫内膜肉瘤局部侵袭性强,常有肌层浸润及破坏性生长。

3. 淋巴结转移　未分化子宫内膜肉瘤易发生淋巴结转移。

五、分期

FIGO（2009）首次对子宫肉瘤进行了分期（表1～表3）。该分期将子宫肉瘤按照不同组织分类进行分期,在子宫肉瘤分期中,不仅将肿瘤侵及深度、淋巴结受侵等列入分期,对子宫平滑肌肉瘤还将肿瘤大小纳入分期中。

六、治疗

以手术治疗为主,辅以放疗或化疗。

1. 手术治疗　手术是子宫肉瘤主要治疗方法。子宫平滑肌肉瘤和未分化子宫内膜间质肉瘤行筋膜外子宫切除术和

表1　FIGO 子宫平滑肌肉瘤分期（2009 年）

Ⅰ期	肿瘤局限于宫体
ⅠA	肿瘤 <5cm
ⅠB	肿瘤 >5cm
Ⅱ期	肿瘤侵犯盆腔
ⅡA	附件受累
ⅡB	盆腔其他组织受累
Ⅲ期	肿瘤侵犯腹腔内器官（不仅仅是肿瘤突出达腹腔）
ⅢA	一个部位被侵犯
ⅢB	一个以上部位被侵犯
ⅢC	盆腔和（或）腹主动脉旁淋巴结转移
Ⅳ期ⅣA	累及膀胱和（或）直肠黏膜
ⅣB	远处转移

表2　FIGO 子宫内膜间质肉瘤和腺肉瘤分期（2009 年）

Ⅰ期	肿瘤局限于宫体
ⅠA	肿瘤局限于子宫内膜 / 宫颈内膜，无肌层侵犯
ⅠB	肌层浸润 ≤1/2
ⅠC	肌层浸润 >1/2
Ⅱ期	肿瘤侵犯盆腔
ⅡA	附件受累
ⅡB	盆腔其他组织受累
Ⅲ期	肿瘤侵犯腹腔内器官（不仅仅是肿瘤突出达腹腔）
ⅢA	一个部位被侵犯
ⅢB	一个以上部位被侵犯
ⅢC	盆腔和（或）腹主动脉旁淋巴结转移
Ⅳ期ⅣA	累及膀胱和（或）直肠黏膜
ⅣB	远处转移

表3　UICC-AJCCS 子宫肉瘤分期标准（1994 年）

Ⅰ期	癌肿局限于宫体
Ⅱ期	癌肿已累及宫颈
Ⅲ期	癌肿已超出子宫，侵犯盆腔其他脏器及组织，但仍限于盆腔
Ⅳ期	癌肿超出盆腔范围，侵犯上腹腔或已有远处转移

双附件切除术、盆腔和腹主动脉旁淋巴结切除术。子宫内膜间质肉瘤行筋膜外子宫切除术和双附件切除术。对年轻的早期子宫平滑肌肉瘤患者，肿瘤恶性程度较低者，可考虑保留卵巢。

对于未分化子宫内膜肉瘤，可切除大网膜，因其易发生淋巴结转移，强调切除盆腔和腹主动脉旁淋巴结，若手术无法切净盆腔腹腔所有病灶，争取做到理想的肿瘤细胞减灭术。

2. 放射治疗 放疗对子宫内膜间质肉瘤的疗效比平滑肌肉瘤为好。一般认为术后辅助放疗有助于预防盆腔复发，提高 5 年无病生存率。一般采用盆腔外照射和阴道内照射。对于复发或转移的晚期患者，可行姑息性放疗。

3. 化疗 一般主张对晚期平滑肌肉瘤患者、未分化子宫内膜间质肉瘤以及肉瘤复发患者，可辅助化疗。化疗以多柔比星的疗效最佳，文献报道单药有效率为 25.0%，而其他有效的药物有异环磷酰胺、顺铂、依托泊苷及替莫唑胺等。目前，尚无理想的化疗方案，下列方案可选用。

(1) IAP 方案：异环磷酰胺（IFO）（需要美司钠解毒）+ 盐酸表柔比星（EPI-ADM）+ 顺铂（DDP）。

(2) HDE 方案：羟基脲（Hu）+ 氮烯米胺（DTIC）+ 依托泊苷（Vp16）。

4. 孕激素治疗 孕激素类药物主要用于治疗内膜间质肉瘤及部分孕激素受体（PR）阳性的未分化内膜间质肉瘤。

常用孕激素类药物：醋酸甲羟孕酮（medroxyprogesterone acetate，MPA），甲地孕酮（megestrol acetate）和己酸孕酮（17α-hydroxyprogesterone acetate），一般主张剂量不小于 200mg/d，应用时间不少于 1 年。

七、随访

术后每 3～6 个月随访一次，重视肺部 X 线或 CT 检查。

八、复发子宫肉瘤的治疗

子宫肉瘤患者经治疗后，复发率仍很高，Ⅰ期复发率为 50%～67%，Ⅱ～Ⅲ期复发率可高达 90.0%。对于复发后的治疗，目的是缓解症状、延长生存期。

1. 手术为主的综合治疗 子宫肉瘤经治疗后复发，如果复发部位在盆腔，且为中央型复发，主张尽可能再次手术，切除复发病灶，术后辅以放疗、化疗等。

2. 化疗为主的综合治疗　适用于远处复发转移者,无论何种组织类型、早期或晚期肿瘤的远处转移复发,应行全身性化疗。子宫内膜间质肉瘤复发者,应加用孕激素治疗。

3. 放疗　盆腔部位复发者,如果手术无法切除复发病灶,可选择放射治疗。放疗需根据复发的部位和以前辅助治疗的情况来制订放疗计划。

(魏丽惠　王建六)

参 考 文 献

[1] Tavassoli FA, Devilee P, WHO Classification of Tumours. Pathology and Genetics of Tumours of the Breast and Female Genital Organs. Lyon France: IARC Press, 2003: 223-244

[2] Prat J. FIGO staging for uterine sarcomas. Int J Gynaecol Obstet, 2009, 104(3): 177-178

[3] Nemani D, Mitra N, Guo M, et al. Assessing the effects of lymphadenectomy and radiation therapy in patients with uterine carcinosarcoma: a SEER analysis, 2008, 111(1): 82-88

[4] Clayton Smith D, Kenneth Macdonald O, Gaffney DK. The impact of adjuvant radiation therapy on survival in women with uterine carcinosarcoma. Radiother Oncol, 2008, 88: 227-232

[5] Brown L. Pathology of uterine malignancies. Clin Oncol(R Coll Radiol), 2008, 20(6): 433-447

[6] D'Angelo E, Prat J. Uterine sarcomas: a review. Gynecol Oncol, 2010, 116(1): 131-139

[7] NCCN Guidelines Version. 2013 Uterine Sarcoma. NCCN Clinical Practice Guidelines in Oncology(NCCN Guidelines®) Uterine Neoplasms, 2013

本文刊载于沈铿、崔恒、丰有吉主编的《常见妇科恶性肿瘤诊治指南》(第4版)(人民卫生出版社,2014)第73-81页

卵巢恶性肿瘤诊治指南

中华医学会妇科肿瘤学分会

一、简介

卵巢恶性肿瘤是女性生殖器常见的恶性肿瘤之一。由于卵巢位于盆腔深部，早期病变不易发现，一旦出现症状多属晚期。近二十年来，由于有效化疗方案的应用，使卵巢恶性生殖细胞肿瘤的治疗效果有了明显的提高，死亡率从 90% 降至 10%。随着紫杉醇的问世以及与铂类联合应用，卵巢上皮性癌的疗效也发生了明显的变化，5 年生存率已经接近或超过 50%，但是其死亡率仍居妇科恶性肿瘤首位，其主要原因是 70% 的卵巢上皮癌患者在就诊时已为晚期，治疗后 70% 的患者将会复发，难以治愈。卵巢上皮癌已成为严重威胁妇女生命和健康的主要肿瘤，对其早期诊治、手术、化疗和放疗等方面也存在颇多的问题和争论，这正是当今妇科肿瘤界面临的严重挑战。

二、诊断

1. 病史

（1）危险因素：卵巢癌的病因未明。年龄的增长、未产或排卵年增加、促排卵药物的应用等，以及乳腺癌、结肠癌或子宫内膜癌的个人史及卵巢癌家族史，被视为危险因素。

（2）遗传卵巢癌综合征（HOCS）：尤其是 *BRCA1* 或 *BRCA2* 基因表达阳性者，其患病的危险率高达 50%，并随年龄增长，危险增加。

（3）"卵巢癌三联症"：即年龄 40～60 岁、卵巢功能障碍、胃肠道症状，可提高对卵巢癌的警戒。

2. 症状　卵巢恶性肿瘤早期常无症状，部分患者可在妇科检查中被发现。晚期主要临床表现为腹胀、腹部肿块及腹水，症状的轻重决定于：①肿瘤的大小、位置、侵犯邻近器官的程度；②肿瘤的组织学类型；③有无并发症。

（1）压迫症状：由于肿瘤生长较大或浸润邻近组织所致。

（2）播散及转移症状：由于腹膜种植引起的腹水，肠道转移引起的消化道症状等。

（3）内分泌症状：由于某些卵巢肿瘤所分泌的雌激素、睾酮的刺激，可发生性早熟、男性化、闭经、月经紊乱及绝经后出血等。

（4）急腹痛症状：由于肿瘤破裂、扭转等所致。

3. 体征

（1）全身检查：特别注意乳腺、区域淋巴结、腹部膨隆、肿块、腹水及肝、脾、直肠检查。

（2）盆腔检查：双合诊和三合诊检查子宫及附件，注意附件肿块的位置、侧别、大小、形状、边界、质地、表面状况、活动度、触痛及子宫直肠窝结节等。

应强调盆腔肿块的鉴别，以下情况应注意为恶性：①实性；②双侧；③肿瘤不规则、表面有结节；④粘连、固定、不活动；⑤腹水，特别是血性腹水；⑥子宫直肠窝结节；⑦生长迅速；恶病质，晚期可有大网膜肿块、肝脾肿大及消化道梗阻表现。

4. 辅助检查

（1）腹水或腹腔冲洗液细胞学：腹水明显者，可直接从腹部穿刺，若腹水少或不明显，可从后穹隆穿刺。所得腹水经离心浓缩，固定涂片，进行细胞学检查。

（2）肿瘤标志物

1）CA125：80% 的卵巢上皮性癌患者 CA125 水平高于 35kU/L，90% 以上的晚期卵巢癌患者 CA125 水平的消长与病情缓解或恶化相一致，尤其对浆液性腺癌更有特异性。

2）HE4：人附睾蛋白 4 是一种新的卵巢癌肿瘤标志物。正常生理情况下，HE4 在人体中有非常低水平的表达，但在卵巢癌组织和患者血清中均高度表达，可用于卵巢癌的早期检测、鉴别诊断、治疗监测及预后评估。88% 的卵巢癌患者都会出现 HE4 升高的现象。与 CA125 相比，HE4 的敏感度更高、特异性更强，尤其是在疾病初期无症状表现的阶段。疾病早期 HE4 诊断的敏感度是 82.7%，而 CA125 却仅有 45.9%。与 CA125 仅 20% 的特异性相比，HE4 的特异性高达 99%。HE4 与 CA125 两者联合应用，诊断卵巢癌的敏感性可增加到 92%，并将假阴性结果减少30%，大大增加了卵巢癌诊断的准确性。

3) CA199 和 CEA 等肿瘤标记物在卵巢上皮癌患者中也会升高，尤其对卵巢黏液性癌的诊断价值较高。

4) AFP：对卵巢内胚窦瘤有特异性价值，或者未成熟畸胎瘤、混合型无性细胞瘤中含卵黄囊成分者均有诊断意义。其正常值为 <25μg/L。

5) hCG：对于原发性卵巢绒癌有特异性。

6) 性激素：颗粒细胞瘤、泡膜细胞瘤可产生较高水平的雌激素。黄素化时，亦可有睾酮分泌。浆液性、黏液性或纤维上皮瘤有时也可分泌一定的雌激素。

（3）影像学检查

1) 超声扫描：对于盆腔肿块的检测有重要意义，可描述肿物大小、部位、质地等。良恶性的判定依经验而定，可达80%～90%，也可显示腹水。通过彩色多普勒超声扫描，能测定卵巢及其新生组织血流变化，有助诊断。

2) 盆腔或（和）腹部 CT 及 MRI：对判断卵巢周围脏器的浸润、有无淋巴转移、有无肝脾转移和确定手术方式有参考价值。

3) 胸部、腹部 X 线摄片：对判断有无胸腔积液、肺转移和肠梗阻有诊断意义。

（4）必要时选择以下检查

1) 系统胃肠摄片（GI）或乙状结肠镜观察，必要时行胃镜检查，提供是否有卵巢癌转移或胃肠道原发性癌瘤的证据。

2) 肾图、肾血流图、静脉肾盂造影或 CT 泌尿系统重建：观察肾脏的分泌及排泄功能、了解泌尿系压迫或梗阻情况。

3) 放射免疫显像或 PET 检查：有助于对卵巢肿瘤进行定性和定位诊断。

4) 腹腔镜检查：对盆腔肿块、腹水、腹胀等可疑卵巢恶性肿瘤的患者行腹腔镜检查可明确诊断。同时通过腹腔镜的观察，可以对于疾病的严重程度进行评估，决定手术的可行性，如果经过腹腔镜评估认为经过手术很难达到满意的肿瘤细胞减灭，应该选择先期化疗，然后再进行间歇性肿瘤细胞减灭术。若肿块过大或达脐耻连线中点以上、腹膜炎及肿块粘连于腹壁，则不宜进行此检查。腹腔镜检查的作用：①明确诊断，作初步临床分期；②取得腹水或腹腔冲洗液进行细胞学检查；③取得活体组织，进行组织学诊断；④术前放腹水或腹腔化疗，进行术前准备。

5. 确诊卵巢癌的依据　　明确卵巢癌诊断的依据是肿瘤的组织病理学，而腹水细胞学、影像学和肿瘤标志物检查结果均不能作为卵巢癌的确诊依据。

卵巢恶性肿瘤的诊断需与如下疾病鉴别：①子宫内膜异位症；②结核性腹膜炎；③生殖道以外的肿瘤；④转移性卵巢肿瘤；⑤慢性盆腔炎。

三、卵巢肿瘤组织学分类

卵巢肿瘤组织学分类，见图 1。

四、卵巢恶性肿瘤分期（2012，FIGO）

卵巢恶性肿瘤 FIGO 分期，见表 1。

五、卵巢恶性肿瘤的处理原则

一经发现卵巢肿瘤，应行手术。手术目的：①明确诊断；②切除肿瘤；③恶性肿瘤进行手术 - 病理分期。如果术前没有明确病理诊断，应在术中将切下的卵巢肿瘤送快速冷冻组织病理学检查，进行确诊。手术可通过腹腔镜和（或）剖腹进行，腹腔镜大多用来进行卵巢肿瘤的诊断，而晚期卵巢恶性肿瘤手术治疗应该是剖腹手术。应根据卵巢肿瘤的性质、组织学类型、手术 - 病理分期和患者的年龄等因素来决定治疗的目的和是否进行手术后的辅助治疗。

治疗的目的和原则：①对卵巢上皮癌治疗目标是早期争取治愈，晚期控制复发，延长生存期及提高患者生活质量。主要的治疗方式为手术加紫杉醇和铂类药物的联合化疗。②对卵巢生殖细胞恶性肿瘤治疗的目标是治愈，主要的治疗方式为手术和以 PEB/PVB 为主要方案的化疗，保留生育功能是该类肿瘤治疗的原则。③对性索间质性肿瘤的目标也是治愈，手术是主要的治疗手段，对年轻的早期患者可实施单侧卵巢切除术，保留生育功能。④对发生转移的患者还没确定最佳的治疗方案。要强调治疗医师的资格论证，最好是由经过正规训练的妇科肿瘤专科医师实施卵巢癌的治疗。

1. 手术治疗

（1）全面分期手术（comprehensive staging laparotomy）：①腹部足够大的纵切口；②全面探查；③腹腔细胞学检查（腹水或盆腔、结肠侧沟、横膈冲洗液）；④大网膜切除；⑤全子宫

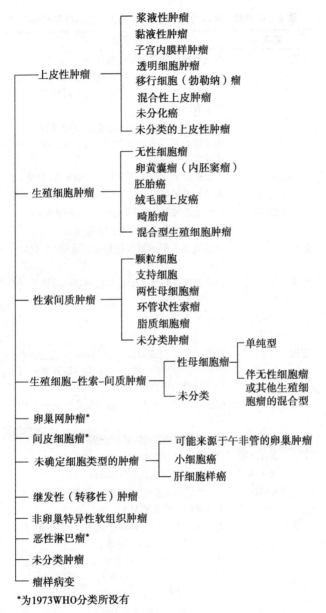

*为1973WHO分类所没有

图1 卵巢肿瘤组织学分类（Scully，1988 年）

表1 卵巢癌、输卵管癌、腹膜癌 2012 年 FIGO 新分期

期别	病变情况
I 期	病变局限于卵巢或输卵管
I A 期	病变局限于一侧卵巢（包膜完整）或输卵管，卵巢或输卵管表面无肿瘤，腹水或腹腔冲洗液没有恶性细胞
I B 期	病变局限于双侧卵巢（包膜完整）或输卵管，卵巢或输卵管表面无肿瘤，腹水或腹腔冲洗液没有恶性细胞
I C 期	病变局限于一侧或双侧卵巢或输卵管，伴随：
I C1 期	术中包膜破裂
I C2 期	术前包膜破裂，或卵巢或输卵管表面有肿瘤
I C3 期	腹水中或腹腔洗液中找到恶性细胞
II期	病变累及一侧或双侧卵巢或输卵管，伴盆腔转移
II A 期	病变扩展或转移至子宫或输卵管或卵巢
II B 期	病变扩展至其他盆腔组织
II B1 期	盆腔腹膜镜下转移
II B2 期	盆腔腹膜肉眼可见转移
III期	病变累及一侧或双侧卵巢，输卵管或原发腹膜癌，细胞学或组织学证实盆腔以外腹膜播散或腹膜后淋巴结转移
III A 期	腹膜后淋巴结转移，伴或不伴盆腔外镜下腹膜受侵
III A1 期	仅仅腹膜后淋巴结转移（细胞学或组织学证实）
III A1 i 期	转移淋巴结最大径线≤10mm
III A1 ii 期	转移淋巴结最大径线 >10mm
III A2 期	镜下盆腔外（超出盆腔边缘）腹膜受侵，伴或不伴腹膜后淋巴结转移
III B 期	肉眼见盆腔外腹膜转移瘤最大径线≤2cm，伴或不伴腹膜后淋巴结转移
III C 期	肉眼见盆腔外腹膜转移瘤最大径线 >2cm，伴或不伴腹膜后淋巴结转移
IV期	远处转移（不包括腹膜转移）
IV A	胸腔积液形成，细胞学阳性
IV B	转移至腹腔外脏器

和双侧附件切除；⑥仔细的盆腹腔探查及活检（粘连、可疑病变、盆腔侧壁、肠浆膜、肠系膜、横膈）；⑦盆腔及腹主动脉旁淋巴结切除术（至少达到肠系膜下动脉水平，最好达到肾血管水平）。

（2）再分期手术（re-staging laparotomy）：指首次手术未明确分期，亦未用化疗而施行的全面探查和分期手术。如术后患者已用化疗，应属于间歇性肿瘤细胞减灭术（interval cytoreductive surgery）。

（3）肿瘤细胞减灭术（cytoreductive surgery）：尽最大努力切除原发灶及一切转移瘤，使残余癌灶直径＜1cm（满意的肿瘤细胞减灭术）。手术内容包括：①手术需要一个足够大的纵切口；②腹水或腹腔冲洗液的细胞学检查，但是对于腹腔已经明确受累，细胞学检查并不改变分期；③全子宫双侧附件及盆腔肿块切除，卵巢动、静脉高位结扎；④切除大网膜，尤其是受累的网膜必须切除，如果小网膜受累也应切除；⑤腹主动脉旁及盆腔淋巴结清除术（至少达到肠系膜下动脉水平，最好达到肾血管水平），可疑受累或增大的淋巴结应该切除；而对于盆腔以外受累且转移灶不超过 2cm，也应该进行双侧盆腔及腹主动脉旁淋巴结切除；⑥阑尾切除及肠道转移病灶处理；⑦为了达到满意的肿瘤细胞减灭术可以采取某些特殊的手术措施，包括肠切除、部分横膈或腹膜剥除、脾切除、部分肝切除、胆囊切除、胃部分切除、膀胱部分切除、输尿管膀胱种植、胰尾切除、根治性盆腔切除（盆腔廓清术）等。

（4）间歇性（“中间性”或间隔）肿瘤细胞减灭术［interval（or intervening）cytoreductive surgery］：对于某些晚期卵巢癌病例，术前评估或术中评估或腹腔镜下评估难以达到满意的肿瘤细胞减灭，则可先用 3 个疗程的（最多不超过 6 个）化疗，再行肿瘤细胞减灭术。目前的循证医学证据已经证明这种治疗策略至少不影响最终的治疗结果，但是由于其可以明显地提高手术质量和减少手术并发症的发生，同时减低了手术难度，也不失为一种好的治疗手段。

（5）再次肿瘤细胞减灭术（re-cytoreductive surgery）：指对残余瘤或复发瘤的手术，如果没有更有效的二线化疗药物，这种手术的价值是很有限的。

（6）二次探查术（second look operation）：指经过满意的肿

瘤细胞减灭术 1 年内,又施行了至少 6 个疗程的化疗,通过临床物理检查及辅助或实验室检测(包括 CA125 等肿瘤标志物)均无肿瘤复发迹象,而施行的再次剖腹探查术。其目的在于了解腹腔癌灶有无复发,作为日后制订治疗方案的依据。但是,由于近年的研究表明二次探查术并不能改善患者的生存时间和预后,现已很少应用。交界性肿瘤、Ⅰ期上皮性癌、恶性生殖细胞肿瘤、性索间质肿瘤不做二次探查术。

(7)腹腔镜技术在卵巢癌治疗中的应用:腹腔镜下的卵巢癌手术,是难度较大的一类手术,也是最受争议的手术,迄今,绝大多数妇科肿瘤学家都不主张采用腹腔镜下的手术方式治疗晚期卵巢癌。因此,腹腔镜手术一般仅适用于ⅡC期以前的早期卵巢上皮性癌和生殖细胞肿瘤。无论如何,在发现附件肿瘤为恶性时,实施卵巢癌的腹腔镜手术必须符合以下情况:①肿瘤直径 <10cm;②腹腔内其他部位或脏器无明显的转移病灶;③术者有足够的技术以完成整个手术。卵巢癌的腹腔镜手术仅用于下列几个方面:①明确卵巢癌的诊断及病情程度的评估。②早期卵巢癌全面分期手术:包括卵巢癌的腹腔镜探查活检术,腹腔镜下大网膜切除术及全子宫、双附件切除术和盆腔及腹主动脉旁淋巴结切除。③卵巢癌的腹腔镜再分期手术。

2. 化疗

(1)术后辅助化疗是晚期卵巢癌的重要治疗措施,一定要及时、足量、规范。对于进行了最大限度地肿瘤细胞减灭术,或瘤体很小的患者更为有效。卵巢上皮性癌的一线化疗方案主要包括 TP(紫杉醇 + 顺铂)腹腔静脉联合化疗、TC(紫杉醇、卡铂)静脉化疗、DC(多西他赛、卡铂)静脉化疗、剂量密集型 TC 静脉化疗(dd-TC)、TC 静脉化疗联合贝伐珠单抗等,最早应用的 PC 对于某些经济困难的患者仍有价值(表 2)。二线化疗药物较多,但并没有首选的化疗方案。脂质体多柔比星、吉西他滨、拓扑替康联合铂类获得较好的循证医学证据。恶性生殖细胞肿瘤及性索间质肿瘤可用 PEB(顺铂、依托泊苷、平阳霉素)、PVB(顺铂、长春新碱、平阳霉素)、VAC(长春新碱、放线菌素 D、环磷酰胺)方案作一线方案。

紫杉醇的问世,无疑给卵巢癌的治疗尤其是卵巢上皮癌的治疗带来了曙光,将其与治疗卵巢癌最有效的铂类药物结

表2 卵巢上皮性癌常用联合化疗方案

方案	药物	剂量及方法	疗程间隔
TP	紫杉醇（T）	d1: 135mg/m², iv, 超过3小时或24小时 d8: 60mg/m²ip（腹腔注射）	3周
	顺铂（P）	d2: 75mg/m²ip	
TC	紫杉醇（T）	d1: 175mg/m², iv, 超过3小时	3周
	卡铂（C）	d1: AUC 5～7.5（我国一般选择5），iv, 超过1小时	
DC	多西他赛（D）	d1: 60～75mg/m², iv, 超过1小时	3周
	卡铂（C）	d1: AUC 5～6（我国一般选择5），iv, 超过1小时	
dd-TC	紫杉醇（T）	d1、d8、d15: 80mg/m², iv, 超过1小时	3周
	卡铂（C）	d1: AUC 5～7.5（我国一般选择5），iv, 超过1小时	
TC-BEV	紫杉醇（T）	d1: 175mg/m², iv, 超过3小时	3周
	卡铂（C）	d1: AUC 6（我国一般选择5），iv, 超过1小时	
	贝伐珠单抗（BEV）	d1: 7.5mg/kg, iv, 30～90分钟，化疗完成后再进行12个疗程 或 d1: 15mg/kg, iv, 30～90分钟，从化疗的第二程开始，化疗完成后再继续应用至22个疗程	
PC	顺铂（P）	d1: 70mg/m², iv	3～4周
	环磷酰胺（C）	d1: 700mg/m², iv	

合起来无疑是当前最有价值的选择。GOG-111 和 OV-10 均证明了将紫杉醇与顺铂联合应用（TP）明显优于治疗卵巢癌的传统方案 PC，随后 GOG-158 进一步证实了 TC 和 TP 在临床近期疗效上相似，但是毒副作用更加可控，从而 TC 取代了

TP，成为当前卵巢上皮性癌的首选化疗方案。多西他赛单药应用治疗卵巢癌尤其是复发性卵巢癌的疗效与紫杉醇相似，但是其毒性反应和紫杉醇却不同，SCOTROC 的试验证实了 DC 的临床疗效与 TC 完全相同（ORR 均为 59%），但是不良反应却各不相同，DC 表现更严重的骨髓抑制，而 TC 则会发生更严重的神经损害。

　　虽然 TC 在治疗卵巢上皮性癌方面已经取得了很好的疗效，但是针对其改进的探索从来没有停止过。腹腔化疗对卵巢癌的治疗价值近来受到重视。最近，美国 GOG 一项Ⅲ期临床研究（GOG-172）结果表明，与静脉化疗相比，腹腔与静脉联合化疗降低了卵巢癌患者 20% 的复发风险和 25% 的死亡风险。平均中位生存时间为 65.6 个月，这是迄今为止在一系列晚期卵巢癌临床随机对照试验中报道最长的中位生存时间。但是腹腔与静脉联合化疗组比静脉化疗组的患者更容易出现严重的药物不良反应，特别在白细胞减少、血小板减少和感染等化疗药物毒性反应。因此，腹腔化疗组中只有 42% 的患者完成了规定 6 个疗程的原方案腹腔化疗。基于 GOG-172 研究的结果，美国国家癌症综合治疗联盟（the National Comprehensive Cancer Network，NCCN）已将该腹腔化疗方案写入卵巢癌临床指南中。该研究使用的腹腔与静脉联合化疗方案为：紫杉醇 $135mg/m^2$ iv（d1）+ 顺铂 $75mg/m^2$ ip（d2）+ 紫杉醇 $60mg/m^2$ ip（d8）。研究中腹腔化疗药物除顺铂外还增加了紫杉醇。共 429 例患者参与研究（415 例符合纳入标准），iv 组给予紫杉醇 $135mg/m^2$ iv（d1）+ 顺铂 $75mg/m^2$ iv。另外一方面，这可能与 ip 组比 iv 组增加了化疗药物剂量和次数有关。而胃肠道反应、神经毒性、乏力、代谢异常和疼痛等非血液学毒性反应的发生率也是 ip 组高。ip 组和 iv 组的中位无疾病进展时间分别为 23.8 个月和 18.3 个月（$P=0.05$），总生存期分别为 65.6 个月和 49.7 个月（$P=0.03$）。在 GOG-172 研究中化疗前、第 4 疗程前、6 个疗程完成后的 3～6 周以及 1 年后四个时间段，对卵巢癌患者生活质量（quality-of-life，QOL）进行了评价。结果 ip 组比 iv 组的生活质量明显下降，特别是在第 4 疗程前以及 6 个疗程完成后的 3～6 周，ip 组的 QOL 均比 iv 组低。但是在治疗 1 年后的 QOL 两组并无差异。由于 GOG-172 在生存数据上获得了很好的结论，NCI 发布的了临床公告,对于已经接受了满意的肿瘤细胞减灭术的患者应该建议其进行腹腔化疗,至少要和患者说明这个实验的结果。但是由于此方案的毒副作用较强,也需要和患者充分知情。

日本的学者进行了一项非常有意义的 RCT 研究(JGOG 3016),对晚期的卵巢上皮性癌、输卵管癌、原发性腹膜癌患者采用剂量密集型 TC 周疗(dd-TC),可使患者获益。经过6.4 年的随访,中位无进展生存期(PFS)分别为 17.5 个月和28.2 个月($P=0.0037$),总生存期率分别为 51.1 个月和 58.7 个月($P=0.039$)。GOG-218 和 ICON7 是两个类似的临床试验,均是将卵巢上皮癌的一线化疗 TC 方案与新近问世的贝伐珠单抗进行联合,并于化疗结束一定时间内使用贝伐珠单抗进行维持治疗。两个实验均证实了 TC 联合贝伐珠单抗对于预后有不同程度地改善,但所需的治疗费用很高。

(2)卵巢癌的先期化疗:也叫新辅助化疗(neoadjuvant chemotherapy),是指在明确诊断卵巢癌后,选择相应有效的化疗方案给予患者有限疗程的化疗,然后再行肿瘤细胞减灭术。新辅助化疗一般 2～3 个疗程。

1)新辅助化疗目的:①减少肿瘤负荷;②提高手术质量;③改善患者预后。

2)新辅助化疗的先决条件:①明确的病理诊断;②明确病变程度和范围。

3)新辅助化疗的方法:①腹腔化疗;②动脉化疗;③静脉化疗。

4)新辅助化疗的临床意义:主要是可以明显改善手术质量,提高手术彻底性。目前还没有极具有说服力的前瞻性研究报告表明先期化疗能提高卵巢癌患者的生存率,值得进一步研究。

(3)卵巢癌的巩固化疗:目的在于加强初治效果,延缓复发,提高患者的生存率。但考虑到普通巩固化疗疗效的非限定性及毒副作用,在缺乏循证医学的证据的情况下,目前尚不作为临床的常规治疗。

(4)化疗期限应根据肿瘤的类别和期别等而定。

(5)化疗的实施应考虑"个体化",重视评估化疗的效果和毒副作用,及时调整化疗药物的剂量和方案。

3.放疗 某些肿瘤对放疗非常敏感(如无性细胞瘤),对于残余瘤或淋巴结转移可行标记放疗,移动式带形照射(moving stripe radiation)亦可选用,放射性核素(^{32}P)适于腹腔内灌注。放疗为卵巢癌手术和化疗的辅助治疗。

六、随访与监测

1. 病情监测　卵巢癌易于复发,应长期予以随访和监测。随访和监测内容如下:

(1) 临床症状、体征、全身及盆腔检查,强调每次随诊盆腔检查的重要性。

(2) 肿瘤标志物:CA125、AFP、hCG。

(3) 影像检查:B超、CT及MRI(有条件者)。

(4) 正电子发射显像(PET)(有条件者)。

(5) 类固醇激素测定:雌激素、孕激素及雄激素(对某些肿瘤)。

(6) 术后随访:①术后1年,每月1次;②术后2年,每3个月1次;③术后3年,每6个月1次;④3年以上者,每年1次。(NCCN指南:术后1~2年内每2~4个月一次,术后3~5年内每3~6个月一次,5年后每年一次)。

2. 疗效评定

(1) 复发征象:①盆腔检查发现肿物;②腹部检查发现肿物;③腹水出现并找到瘤细胞;④肺部阴影;⑤淋巴结转移;⑥影像检查(X线、CT、MRI、B超)及核素显像有阳性发现;⑦二次探查术或腹腔镜检查发现复发灶,并经病理学检查证实,腹腔冲洗液瘤细胞阳性;⑧CA125、hCG、AFP转阳性。

(2) 评价标准

1) 手术切净肿物,临床已无可测量的观察指标:①缓解:临床上未发现上述复发标准;②复发:符合复发的诊断标准。

2) 手术未切净肿块,临床仍有可测量观察指标:①缓解:肿瘤完全消失,标志物恢复正常达3个月以上;②进展:残留肿瘤生长超过原来肿瘤体积的50%。

七、卵巢交界性肿瘤或低度潜在恶性肿瘤的处理

卵巢交界性瘤占卵巢上皮性瘤的9.2%~16.3%,Ⅰ期为主,占50%~80%,其中主要是黏液性,而Ⅲ期中则主要是浆液性。患者发病年龄较轻,平均34~44岁,合并妊娠者占9%。卵巢交界性肿瘤是一类性质较为特别的卵巢肿瘤,具有下列特点:①易发生于生育年龄的妇女;②常为早期,Ⅰ~Ⅱ

期患者占 80%；③在临床上有一定的恶性上皮卵巢癌的组织学特征，但缺少可确认的间质浸润，恶性程度较低；④对化疗不敏感；⑤多为晚期复发；⑥复发多为卵巢交界瘤。

根据上述特点，通常可切除一侧附件而保留生育功能，对于Ⅰ期患者可不进行分期手术，术后多不需用化疗。交界性卵巢肿瘤双侧的发生率为 38%。对于双侧交界性卵巢肿瘤，只要有正常卵巢组织存在，也可进行肿瘤切除而保留生育功能。期别较晚的交界性卵巢肿瘤如无外生乳头结构及浸润种植也可考虑保留生育功能手术治疗。

1. 处理原则　手术为交界性肿瘤的最重要、最基本的治疗，手术范围视患者年龄、生育状况及临床分期而定：①早期、年轻、有生育要求者：切除患侧附件，对侧剖探，腹腔冲洗液细胞学检查及腹膜多点活检，保留生育功能。②晚期、年龄大或无生育要求者：行全子宫及双侧附件切除，大网膜、阑尾切除或施行肿瘤细胞减灭术。

2. 原则上不给予术后辅助化疗　但亦有资料表明，对期别较晚、有浸润性种植和 DNA 为非整倍体的卵巢交界性肿瘤，术后也可施行 3～6 个疗程正规化疗（方案同卵巢上皮癌）。辅助化疗能否减少复发，提高患者生存率还有待证实。

3. 预后与复发　交界性瘤恶性程度低、预后好，复发晚，复发率随时间推移而增加。交界性瘤复发，绝大多数病理形态仍为交界性，再次手术仍可达到较好结果。

八、早期卵巢上皮性癌的处理

早期卵巢上皮癌是指 FIGO Ⅰ、Ⅱ期卵巢癌。全面的分期手术是早期卵巢上皮癌最基本，也是最重要的治疗手段，通过手术早期卵巢上皮癌可以分为低危和高危两大类。低危组包括所有 FIGO ⅠA 和ⅠB 期肿瘤分化好的患者，预后良好。对这类患者的治疗，全面的分期手术是最重要的，术后大部分患者不需要进一步治疗，90% 以上患者可长期无瘤存活。高危组包括所有ⅠA 和ⅠB 中分化到低分化的癌，以及ⅠC 期的肿瘤和所有卵巢透明细胞癌，患者预后不良。有高危因素的患者，30%～40% 有复发的危险，25%～30% 在首次手术后 5 年内死亡。这些患者在全面手术分期结束后，还需要进行辅助治疗，建议 TC 化疗 3～6 个疗程。

早期卵巢上皮癌与复发有关的高危因素：①包膜破裂；

②肿瘤表面生长；③低分化（G_3）；④与周围组织粘连；⑤透明细胞癌；⑥腹腔冲洗液阳性；⑦卵巢癌外转移。

早期卵巢上皮性癌的术后化疗指征：

（1）无精确手术分期，即未行大网膜切除和（或）腹膜后淋巴结清除术。

（2）透明细胞癌。

（3）中分化或低分化肿瘤（G_2、G_3）。

（4）卵巢表面有肿瘤生长（ I C）。

（5）肿瘤破裂或包膜不完整。

（6）肿瘤与盆腔粘连。

（7）腹水或腹腔冲洗液阳性（ I C）。

（8）化疗方案及疗程：应以紫杉醇和铂类药物为主，优先采用较为简便的化疗方案，如紫杉醇和卡铂（TC）。疗程以 3～6 个疗程为宜。

九、晚期卵巢上皮癌的处理

晚期卵巢上皮癌标准治疗模式是，患者一开始就应该进行满意的肿瘤细胞减灭术，尽最大可能使残余肿瘤直径＜1cm。对于满意的肿瘤细胞减灭术后的患者，应该和其讨论腹腔化疗的问题，应该积极使用 TP 腹腔静脉联合化疗，当然其他化疗方案也是好的选择（如 TC、DC、dd-TC），如果经济条件好，TC 与贝伐珠单抗联合也是好的治疗措施。对于未能行满意的肿瘤细胞减灭术后的患者，建议使用静脉化疗（如 TC、DC、dd-TC）。另外，如果患者在首次肿瘤细胞减灭术后残余肿瘤数量相当多，可以给予 2～3 个疗程的新辅助化疗，紧接着行间歇性肿瘤细胞减灭术，术后再予 6 个疗程的化疗（总疗程 8～9 个）。

晚期卵巢上皮癌影响预后或危险因素如下：

（1）年龄：年轻者（＜50 岁）预后较好。

（2）期别：是主要因素，期别越晚，预后越差。

（3）病理分级：高、中、低分化的 5 年生存率分别为 59%、25%、7%。

（4）初次手术肿瘤切除的彻底性，或残留肿瘤体积大小。残留愈大，预后愈差。

（5）肿瘤组织类型：浆液性癌、透明细胞癌较黏液性癌及子宫内膜样癌预后差。

(6) 腹膜后淋巴结转移阳性预后差。

(7) 肿瘤细胞减灭术后 4 周的血清 CA125 水平下降不满意(不及术前的 50%)或术后 2 个月未降至正常,预后差。

十、复发卵巢上皮癌的诊断与治疗

1. 复发卵巢癌的定义　①复发(recurrence, relapse):经过满意的肿瘤细胞减灭术和正规足量的化疗达到临床完全缓解,停药半年后临床上再次出现肿瘤复发的证据,视为复发。②未控(failure of the treatment):虽然经过肿瘤细胞减灭术和正规足量的化疗,但肿瘤仍进展或稳定,二探手术发现残余灶,或停化疗半年之内发现复发证据,均视为未控。

2. 卵巢癌复发的迹象和证据　① CA125 升高;②出现胸、腹水;③体检发现肿块;④影像学检查发现肿块;⑤不明原因肠梗阻。

只要存在上述中的两项就要考虑肿瘤复发。复发的诊断最好有病理的支持。

3. 复发卵巢癌的分型

(1) 化疗敏感型:定义为对初期以铂类药物为基础的治疗有明确反应,且已经达到临床缓解,停用化疗 6 个月以上病灶复发。

(2) 化疗耐药型:定义为患者对初期的化疗有反应,但在完成化疗相对短的时间内证实复发,一般认为完成化疗后 6 个月内的复发应考虑为铂类药物耐药。

(3) 顽固型:是指在初期化疗时对化疗有反应或明显反应的患者中发现有残余病灶,例如"二探"阳性者。

(4) 难治型:是指对化疗没有产生最小有效反应的患者,包括在初始化疗期间肿瘤稳定或肿瘤进展者。大约发生于 20% 的患者,这类患者对二线化疗的有效反应率最低。

4. 卵巢癌复发的治疗

(1) 治疗前的准备:详细复习病史包括:①手术分期;②组织学类型和分级;③手术的彻底性;④残余瘤的大小及部位;⑤术后化疗的方案、途径、疗程、疗效;⑥停用化疗的时间;⑦出现复发的时间等。

(2) 对复发性卵巢癌进行分型,对复发灶进行定位分析。

(3) 对患者的生活状态(PS)进行评分,对患者重要器官的功能进行评估。

5. 治疗基本原则　目前观点认为对于复发性卵巢癌的治疗目的一般是趋于保守性的，因此在选择复发性卵巢癌治疗方案时，对所选择方案的预期毒性作用及其对整个生活质量的影响都应该加以重点考虑。在制订二线化疗方案时，常把耐药型、顽固型和难治型卵巢癌考虑为一组，而对铂类药物敏感的复发癌常被分开考虑。

对复发性卵巢癌的治疗应该个体化，分层进行治疗。耐药和难治型卵巢癌对再次治疗的反应率很低，仅为 10%～15%。多发部位的复发灶和复发瘤 >5cm 也提示对再次治疗反应差。敏感型卵巢癌，尤其是有较长无瘤缓解的患者，对再次治疗有很好的疗效。对这一部分复发患者应该积极进行治疗。根据患者的不同情况选择适当的治疗时机，不可过早，也不能过晚。对复发性卵巢癌的治疗是姑息性的，在制订治疗方案时要充分考虑到患者的生存质量和各种治疗方案的毒副作用。

6. 复发性卵巢癌的化疗　可用于卵巢癌二线治疗的药物有：紫杉醇(paclitaxel)，脂质体多柔比星(doxorubicin liposome)、吉西他滨(gemcitabine)、多西他赛(docetaxel)、拓扑替康(topotecan)、六甲蜜胺、异环磷酰胺和依托泊苷(VP16)等。各种药物的有效率基本相似，大约为 20%，因此，卵巢癌二线化疗没有首选的药物。选择药物主要考虑药物的毒性作用、患者以前是否使用过该药物和患者的生存质量。

7. 复发性卵巢癌的手术治疗　手术对复发性卵巢癌的治疗价值尚未确定，手术的指征和时机还存在一些争论。

(1) 复发性卵巢癌的手术治疗主要用于 3 个方面：①解除肠梗阻；②>12 个月复发灶的减灭；③切除孤立的复发灶。对晚期复发卵巢癌是先手术还是先化疗仍有争议。

(2) 下列情况是进行再次肿瘤细胞减灭术的合理选择：①完成一线化疗后，>12 个月以上的复发；②残余瘤或复发灶有完整切除的可能；③对先前的化疗有很好的反应；④患者年龄较轻，有很好的生活状态评分。在上述情况下进行再次肿瘤细胞减灭术可达到预期的治疗目的，对患者有益。术前进行 PET-CT 检查，评估复发病灶切净程度，选择性进行再次肿瘤细胞减灭术，可使患者获益。

8. 化疗敏感型的治疗　停用化疗时间越长，再次治疗缓解的可能性越大,对这类患者的治疗应该采取积极的态度。对于 > 12 个月复发的孤立可切除病灶,可考虑先行手术切除,然后再化疗。对于敏感型复发的化疗主要选用 TC 方案,吉西他滨与卡铂的联合以及脂质体多柔比星与卡铂的联合也是不错的选择,还有拓扑替康与铂类的联合效果也是很好的。

9. 顽固型的治疗　治疗方案的选择取决于"二探"中发现残余病灶的大小、首次手术后残余瘤的大小、化疗的药物和方案、给药的途径等。对于这样患者的治疗目前主要采用耐药型复发的治疗,最好采用无铂单药治疗,NCCN 指南推荐的药物有紫杉醇、多西他赛、脂质体多柔比星、吉西他滨、拓扑替康、VP16 等,由于不少患者前次化疗的毒副作用尚未完全消失,因此,这是选药的原则应该是选择毒性低的药物。

10. 耐药和难治型的治疗　对这类患者治疗效果很不理想,除了为解除肠梗阻外,一般不考虑手术治疗。对于耐药型复发的患者治疗原则应该是改善生活质量、控制肿瘤的进展,最大限度地延长无铂间期,最好采用无铂单药治疗。改善患者的生后质量应为主要的治疗目标。

11. 卵巢癌复发合并肠梗阻的治疗　肠梗阻是复发性卵巢癌患者最常见和最难处理的问题。化疗对大部分肠梗阻患者的疗效不佳,姑息性的保守治疗是较为合适的选择(激素、止痛药、止吐药、胃肠减压和 TPN 等)。选择手术治疗应该谨慎,多处梗阻和多个复发灶手术很难奏效,而且并发症很多(10%~15% 的患者将会在手术后 8 周内死亡,40% 的患者手术没有任何效果)。对孤立的复发灶,仅一个部位的梗阻和对化疗敏感的患者手术可能会有一定的疗效,对肠梗阻患者进行评分有助于临床医师决定是否进行手术。

12. 开始治疗的时机和指征　临床上有下列情况可考虑开始进行复发性卵巢癌的治疗:①临床上有症状,临床或影像学检查有复发的证据,伴有或不伴有 CA125 的升高;②临床上没有症状,但 CA125 升高,临床或影像学检查发现 >2~3cm 的复发灶;③虽然没有临床和影像学检查的复发证据,但有症状和 CA125 的明显升高;④系列测定 CA125 持续升高,除外其他 CA125 升高的原因。

十一、卵巢恶性生殖细胞肿瘤的治疗

卵巢恶性生殖细胞肿瘤(ovarian malignant germ cell tumor)

是指来源于胚胎性腺的原始生殖细胞而具有不同组织学特征的一组肿瘤,占所有卵巢恶性肿瘤的5%。

1. 临床特点

(1) 多发生于年轻的妇女及幼女。

(2) 多数生殖细胞肿瘤是单侧的。

(3) 即使复发也很少累及对侧卵巢和子宫。

(4) 有很好的肿瘤标志物(AFP、hCG、NSE)。

(5) 对化疗敏感。近年来,由于找到有效的化疗方案,使其预后大为改观。卵巢恶性生殖细胞肿瘤的5年存活率分别由过去的10%提高到目前的90%。大部分患者可行保留生育功能的治疗。

2. 病理分类 基于对卵巢肿瘤的进一步认识,1994年世界卫生组织制订的卵巢肿瘤的组织学分类对组织学类型的命名有所变更,并增加了一些新的亚型。主要的组织病理分类如下:①未成熟畸胎瘤;②无性细胞瘤;③卵黄囊瘤;④胚胎癌;⑤绒癌;⑥混合型恶性生殖细胞肿瘤。

3. 诊断 卵巢恶性生殖细胞肿瘤在临床表现方面具有一些特点。如发病年龄轻、肿瘤较大、肿瘤标志物异常、很易产生腹水、病程发展快等。应注意到肿瘤的这些特点,给予及时诊断。特别是血清甲胎蛋白(AFP)和人绒毛膜促性腺激素(hCG)的检测可以起到明确诊断的作用。卵黄囊瘤可以合成AFP,卵巢绒癌可分泌hCG,这些都是很特异的肿瘤标志物。血清AFP和hCG的动态变化与癌瘤病情的好转和恶化是一致的,临床完全缓解的患者其血清AFP或hCG值轻度升高也预示癌瘤的残存或复发。虽然血清AFP和hCG的检测对卵巢内胚窦瘤和卵巢绒癌有明确诊断的意义,但卵巢恶性生殖细胞肿瘤的最后确诊还是依靠组织病理学的诊断。

4. 治疗

(1) 治疗的目标:治愈。

(2) 主要的治疗方式:手术(剖腹探查进行手术分期、保守性单侧卵巢切除、切除容易切除的转移灶)和化疗(ⅠA期的无性细胞瘤和ⅠA期G1级的未成熟畸胎瘤除外)。保留生育功能是治疗的原则。

1)手术治疗:由于绝大部分恶性生殖细胞肿瘤患者是希望生育的年轻女性,常为单侧卵巢发病,即使复发也很少累

及对侧卵巢和子宫,更为重要的是卵巢恶性生殖细胞肿瘤对
化疗十分敏感。因此,手术的基本原则是无论期别早晚,只
要对侧卵巢和子宫未受肿瘤累及,均应行保留生育功能的手
术,既仅切除患侧附件,同时行全面分期探查术。对于复发
的卵巢生殖细胞肿瘤仍主张积极手术。

2)化疗:恶性生殖细胞肿瘤对化疗十分敏感。根据肿瘤
分期、类型和肿瘤标志物的水平,术后可采用3~6个疗程的
联合化疗。常用化疗方案见表3。

表3   卵巢恶性生殖细胞肿瘤的常用化疗方案

方案	药物	剂量及方法	疗程间隔
BEP	博来霉素(B)	$15mg/m^2$,第2日,每周1次,深部肌注	3周
	依托泊苷(E)	$100mg/(m^2 \cdot d) \times 3d$,静滴	
	顺铂(P)	$30 \sim 35mg/(m^2 \cdot d) \times 3d$,静滴	
BVP	博来霉素(B)	$15mg/m^2$,第2日,每周1次,深部肌注	3周
	长春新碱(V)	$1 \sim 1.5mg/m^2 \times 2d$,静注	
	顺铂(P)	$20mg/(m^2 \cdot d) \times 5d$,静滴	
VAC	长春新碱(V)	$1.5mg/m^2$,静注	4周
	放线菌素D(A)	$200\mu g/(m^2 \cdot d) \times 5d$,静滴	
	环磷酰胺(C)	$200mg/(m^2 \cdot d) \times 5d$,静注	

注:博来霉素终生剂量为$250mg/m^2$,单次剂量不可超过30mg

生殖细胞肿瘤最有效的化疗方案是博来霉素、依托泊苷
和顺铂(BEP)。所有的生殖细胞肿瘤,除了IA期G1级的未
成熟畸胎瘤,都应该进行单侧卵巢切除术和手术分期,紧接
着4~6个疗程的BEP化疗。有肿瘤标志物升高的患者,化
疗应持续至肿瘤标志物降至正常后2个疗程。IA期G1级
未成熟畸胎瘤术后不需要进一步化疗。

(3)放疗:为手术和化疗的辅助治疗。无性细胞瘤对放疗
最敏感,但由于无性细胞瘤的患者多年轻,要求保留生育功
能,目前放疗已较少应用。对复发的无性细胞瘤,放疗仍能
取得较好疗效。

(4)随访和监测：与卵巢上皮性肿瘤类似，内容包括盆腔检查、肿瘤标志物和影像学检查（CT、USG、PET）。术后1年，每个月1次；术后2年，每3个月1次；术后3年，每6个月1次；3年以上者，每年1次。

(5)预后情况：5年存活率：Ⅰ期95%，Ⅱ期70%，Ⅲ期60%，Ⅳ期30%。

十二、卵巢性索间质肿瘤的处理

1. 诊断 卵巢性索间质肿瘤占卵巢恶性肿瘤的5%～8%，成人型颗粒细胞肿瘤（95%）发生在绝经期，发病的平均年龄是50～53岁。青少年型颗粒细胞肿瘤（5%）发生在20岁之前。颗粒细胞瘤常产生雌激素，75%的病例与假性性早熟有关，25%～50%的中老年女性病例与子宫内膜增生过长有关，5%与子宫内膜腺癌有关。支持细胞-间质细胞瘤属低度恶性，通常发生在30～40岁妇女，多数是单侧发生。典型的支持细胞-间质细胞肿瘤会产生雄激素，70%～85%的病例会有临床男性化的表现。虽然该类肿瘤多有性激素刺激的症状，但每一种性索间质肿瘤的诊断完全是根据肿瘤的病理形态，而不以临床内分泌功能及肿瘤所分泌的特殊激素来决定。

2. 处理原则 治疗的目标是治愈。主要的治疗方式为手术和化疗。性索间质肿瘤较少见，并具有不可预测的生物学行为的特征。多数性索间质肿瘤（如：纤维瘤、泡膜细胞瘤、支持细胞瘤、硬化性间质瘤等）是良性的，应按良性卵巢肿瘤处理。有些是低度或潜在恶性的（如颗粒细胞瘤、间质细胞瘤、环管状性索间质瘤等），处理方案如下。

(1)由于多数肿瘤是单侧发生，对于早期、年轻的患者可行单侧附件切除术及分期手术，保留生育功能。

(2)对于期别较晚或已经完成生育的年龄较大患者，适合行全子宫双附件切除（TAH/BSO）进行手术分期，或行肿瘤细胞减灭手术。

(3)还没确定最佳的辅助治疗方案，仅在存在低度恶性转移灶和残余肿瘤的时候才有化疗的指征。可以使用4～6个周期的BEP、VAC（长春新碱、放线菌素D和环磷酰胺）或PAC（顺铂、多柔比星和环磷酰胺）。因为分化不良的或Ⅱ期及Ⅱ期以上期别的支持细胞-间质细胞肿瘤更有可能复发，所以术后需要行辅助化疗。

（4）因为这类肿瘤多数具有低度恶性、晚期复发的特点，故应坚持长期随诊。

3. 预后　颗粒细胞肿瘤的 10 年存活率为 90%，20 年存活率为 75%。支持细胞 - 间质细胞肿瘤的 5 年存活率为 70%～90%。

（沈　铿　吴　鸣　郎景和　孔北华
杨佳欣　宋　磊　梁志清　崔　恒）

参 考 文 献

[1] National Comprehensive Cancer Network. NCCN Clinical Practice Guidelines in Oncology（NCCN Guidelines）: Ovarian cancer: including fallopian tube cancer and primary peritoneal cancer. Version 1.2013.Available at: http://www. nccn.org/professionals/physician_gls/pdf/ovarian.pdf.Accessed November 16，2012.

[2] Berek JS，Chalas E，Edelson M，et al. Prophylactic and risk-reducing bilateral salpingo-oophorectomy: recommendations based on risk of ovarian cancer. Obstet Gynecol，2010，116（3）: 733-743

[3] Coleman RL，Ramirez PT，Gershenson DM. Neoplastic diseases of the ovary: screening，benign and malignant epithelial and germ cell neoplasms，sex-cord stromal tumors// Lentz GM，Lobo RA，Gershenson DM，et al. Comprehensive Gynecology. 6th ed. Philadelphia，PA: Elsevier Mosby，2012

[4] Berek JS，Crum C，Friedlander M. FIGO cancer report 2012，Guest Editor: Lynette Danny. Int J Gynecol Obstet，2012，119: s11830-s12936

[5] Aghajanian C，Blank SV，Goff BA，et al. OCEANS: a randomized，double-blind，placebo-controlled phase Ⅲ trial of chemotherapy with or without bevacizumab in patients with platinum-sensitive recurrent epithelial ovarian，primary peritoneal，or fallopian tube cancer. J Clin Oncol，2012，30（17）: 2039-2045

[6] Colombo N，Kutarska E，Dimopoulos M，et al. Randomized，open-label，phase Ⅲ study comparing patupilone（EPO906）

with pegylated liposomal doxorubicin in platinum-refractory or-resistant patients with recurrent epithelial ovarian, primary fallopian tube, or primary peritoneal cancer. J Clin Oncol, 2012, 30(31): 3841-3847

[7] Armstrong DK, Bundy B, Wenzel L, et al. Intraperitoneal Cisplatin and Paclitaxel in Ovarian Cancer. N Engl J Med, 2006, 354: 34-43

[8] McGuire WP, Hoskins WJ, Brady MF, et al. Cyclophosphamide and cisplatin compared with paclitaxel and cisplatin in patients with stage III and stage IV ovarian cancer. N Engl J Med, 1996, 334: 1-6

[9] Ozols RF, Bundy BN, Greer BE, et al. Phase III trial of carboplatin and paclitaxel compared with cisplatin and paclitaxel in patients with optimally resected stage III ovarian cancer: a Gynecologic Oncology Group study. J Clin Oncol, 2003, 21: 3194-3200

[10] Bristow RE, Tomacruz RS, Armstrong DK, et al. Survival effect of maximal cytoreductive surgery for advanced ovarian carcinoma during the platinum era: a meta-analysis. J Clin Oncol, 2002, 20: 1248-1259

[11] Armstrong D. Ovaries and fallopian tubes. In Abeloff MD, Armitage JO, Niederhuber JE, et al. ed. Abeloff's Clinical Oncology. 4th ed. Philadelphia, PA: Elsevier Churchill-Livingstone, 2008

本文刊载于沈铿、崔恒、丰有吉主编的《常见妇科恶性肿瘤诊治指南》(第4版)(人民卫生出版社,2014)第83-113页

妊娠滋养细胞疾病诊治指南

中华医学会妇科肿瘤学分会

妊娠滋养细胞疾病（gestational trophoblastic disease，GTD）是一组来源于胎盘滋养细胞的疾病。根据组织学可将其分为葡萄胎、侵蚀性葡萄胎、绒毛膜癌（简称绒癌）、胎盘部位滋养细胞肿瘤及上皮样滋养细胞肿瘤。除葡萄胎为良性疾病外，其余统称为妊娠滋养细胞肿瘤（gestational trophoblastic neoplasia，GTN）。由于侵蚀性葡萄胎和绒癌在临床表现、诊断和处理原则等方面基本相同，且该组疾病又好发于需要保留生育功能的年轻妇女，常缺乏组织学证据，因此临床上将侵蚀性葡萄胎和绒癌合称为妊娠滋养细胞肿瘤。若病变局限于子宫，称为无转移性滋养细胞肿瘤；若病变出现在子宫以外部位，称为转移性滋养细胞肿瘤。由于胎盘部位滋养细胞肿瘤和上皮样滋养细胞肿瘤在临床表现、发病过程及处理上与其他妊娠滋养细胞肿瘤存在明显不同，故分别单列。

一、葡萄胎

1. 概述　葡萄胎（hydatidiform mole）由妊娠后胎盘绒毛滋养细胞增生、间质水肿而形成，也称水泡状胎块。葡萄胎可分为完全性葡萄胎（complete hydatidiform mole）和部分性葡萄胎（partial hydatidiform mole）两类。

2. 临床诊断　由于诊断技术的进展，越来越多的患者在尚未出现症状或仅有少量阴道流血之时，已作出诊断并得以治疗，所以症状典型的葡萄胎已越来越少见。凡有停经后不规则阴道流血、腹痛、妊娠呕吐严重且出现时间较早，体格检查时有子宫大于停经月份、变软、不能触及胎体、不能听到胎心，应怀疑葡萄胎可能。较早出现妊娠期高血压征象，尤其在孕28周前出现子痫前期，双侧卵巢囊肿及甲亢征象，均支持诊断。如在阴道排出物中见到葡萄样水泡组织，诊断基本成立。部分性葡萄胎患者可有完全性葡萄胎的类似症状，但程度较轻，也可表现为流产症状，临床易误诊。常选择下列辅助检查以进一步明确诊断：

（1）超声检查：B型超声检查是诊断葡萄胎的一项可靠和敏感的辅助检查，最好采用经阴道彩色多普勒超声检查。完全性葡萄胎的典型超声影像学表现为子宫明显大于相应孕周，无妊娠囊或胎心搏动，宫腔内充满不均质密集状或短条状回声等，常可测到两侧或一侧卵巢囊肿。部分性葡萄胎可在胎盘部位出现由局灶性水泡状胎块引起的超声图像改变，有时还可见胎儿或羊膜腔，胎儿通常畸形。

（2）血清绒毛膜促性腺激素（hCG）或β亚单位测定：常用的测定方法是放射免疫测定和酶联免疫吸附试验。葡萄胎患者血清中 hCG 水平通常高于相应孕周的正常妊娠值，而且在停经 8～10 周以后，随着子宫增大仍继续持续上升。大约 45% 的完全性葡萄胎患者的血清 hCG 在 100 000mIU/ml 以上，少数甚至超过 1 000 000mIU/ml。hCG 超过 80 000mIU/ml 而超声未见胎心搏动则可确定为葡萄胎。但也有少数葡萄胎，尤其是部分性葡萄胎因绒毛退行性变，hCG 升高不明显。

体内 hCG 并不是单一分子，除规则 hCG（regular hCG）外，还有其他 hCG 结构变异体，包括高糖化 hCG［hyperglycosylated hCG（hCG-H）］、hCG 游离 β 亚单位及其代谢产物 β 亚单位核心片段等。在正常妊娠时体内的主要分子为规则 hCG，而在葡萄胎及滋养细胞肿瘤时则产生更多的 hCG 结构变异体。因此，若能同时测定血清和尿中规则 hCG 及其结构变异体，有助于葡萄胎及滋养细胞肿瘤的诊断和鉴别诊断。

（3）其他检查：包括 X 线胸片、血常规、血型、出凝血时间、肝肾功能等。

3. 组织学诊断　组织学诊断是葡萄胎的确诊方法，所以葡萄胎每次刮宫的刮出物必须送组织学检查。完全性葡萄胎组织学特征为：①可确认的胚胎或胎儿组织缺失；②绒毛水肿；③弥漫性滋养细胞增生；④种植部位滋养细胞呈弥漫和显著的异型性。部分性葡萄胎的组织学特征为：①有胚胎或胎儿组织存在；②局限性滋养细胞增生；③绒毛大小及其水肿程度明显不一；④绒毛呈显著的扇贝样轮廓、间质内可见明显的滋养细胞包涵体；⑤种植部位滋养细胞呈局限和轻度的异型性。

4.细胞遗传学诊断 染色体核型检查有助于完全性和部分性葡萄胎的鉴别诊断。完全性葡萄胎的染色体核型为二倍体,部分性葡萄胎为三倍体。

5.母源表达印迹基因检测 部分性葡萄胎拥有双亲染色体,所以表达父源印迹、母源表达的印迹基因(如 P57^{KIP2}),而完全性葡萄胎无母源染色体,故不表达该类基因,因此检测母源表达印迹基因可区别完全性和部分性葡萄胎。

完全性葡萄胎和部分性葡萄胎的鉴别参见表1。

表1 部分性葡萄胎和完全性葡萄胎的鉴别

特征	完全性葡萄胎	部分性葡萄胎
核型	常见为 46,XX 和 46,XY	常见为 69,XXX 和 69,XXY
印迹基因 P57^{KIP2} 表达	阴性	阳性
病理特征		
胎儿组织	缺乏	存在
胎膜、胎儿红细胞	缺乏	存在
绒毛水肿	弥漫	局限,大小和程度不一
扇贝样轮廓绒毛	缺乏	存在
滋养细胞增生	弥漫,轻~重度	局限,轻~中度
滋养细胞异型性	弥漫,明显	局限,轻度
临床特征		
诊断	葡萄胎妊娠	易误诊为流产
子宫大小	50%大于停经月份	小于停经月份
黄素化囊肿	15%~25%	少
并发症	<25%	少
GTN 发生率	6%~32%	<5%

6.处理原则及方案

(1)清宫:葡萄胎一经临床诊断,应及时清宫。若存在休克、子痫前期、甲状腺功能亢进、水电解质紊乱及重度贫血等严重并发症时应先对症处理,稳定病情。

清宫应由有经验医生操作,一般选用吸刮术,即使子宫增大至妊娠6个月大,仍可选用吸刮术。清宫应在手术室内进行,在输液、备血准备下,充分扩张宫颈管,选用大号吸管吸引。待葡萄胎组织大部分吸出、子宫明显缩小后,改用刮匙轻柔刮宫。为减少出血和预防子宫穿孔,可在术中应用缩宫素静脉滴注(10U加入5%葡萄糖500ml中,可根据情况适当调整滴速),但缩宫素一般在充分扩张宫颈管和开始吸宫后使用。子宫小于妊娠12周可以一次刮净,子宫大于妊娠12周或术中感到一次刮净有困难时,可于一周后行第二次刮宫。清宫前后常规使用抗生素。

在清宫过程中,应注意并发肺栓塞,出现急性呼吸窘迫,甚至急性右心衰竭。一旦发生,应及时给予心血管及呼吸功能支持治疗,一般在72小时内恢复。为安全起见,建议子宫大小大于妊娠16周的葡萄胎患者应转送至有治疗妊娠滋养细胞疾病经验的医院进行清宫。

特别强调葡萄胎每次刮宫的刮出物,必须送组织学检查。应注意选择近宫壁种植部位且新鲜无坏死的组织送检。

(2)卵巢黄素囊肿的处理:一般不需特殊处理。若发生急性扭转,可在B型超声或腹腔镜下作穿刺吸液。扭转时间较长可发生坏死,需作患侧附件切除术。

(3)预防性化疗:葡萄胎是否需要预防性化疗(prophylactic chemotherapy)存在争议,常规应用会使约80%的葡萄胎患者接受不必要的化疗。因此,不常规推荐预防性化疗。有前瞻性随机对照研究显示,对高危葡萄胎患者给予预防性化疗可使妊娠滋养细胞肿瘤的发生从50%下降至10%~15%。预防性化疗仅适用于随访困难和有下列高危因素之一的完全性葡萄胎患者,但也并非为常规。葡萄胎高危因素:① hCG水平>100 000mIU/ml;②子宫明显大于停经月份;③卵巢黄素囊肿直径>6cm。化疗方案选择建议采用甲氨蝶呤、氟尿嘧啶或放线菌素-D等单一药物,hCG正常后停止化疗。实施预防性化疗时机尽可能选择在葡萄胎清宫前2~3天或清宫时。预防性化疗不能完全防止葡萄胎恶变,所以化疗后仍需定期随访。部分性葡萄胎不作预防性化疗。

(4)预防性子宫切除:不作为常规处理,近年来很少应用。对于年龄大于40岁、无生育要求者可考虑行全子宫切除术,但应保留卵巢。对于子宫大小小于妊娠14周者,也可直接切除子宫。单纯子宫切除只能去除葡萄胎侵入子宫肌层局部的危险，而不能预防子宫外转移的发生，所以不是首选的治疗方法，手术后也仍需定期随访。

7. 清宫后处理　完全性葡萄胎发生子宫局部侵犯和（或）远处转移的概率约为 15% 和 4%。部分性葡萄胎发生子宫局部侵犯的概率约为 4%，一般不发生转移。所以，清宫后随访有重要意义。通过定期随访，可早期发现滋养细胞肿瘤并及时处理。随访应包括以下内容：① hCG 定量测定：第一次测定应在清宫后 24 小时内，以后每周一次，直至连续 3 次阴性，以后每个月一次共 6 个月，然后再每 2 个月一次共 6 个月，自第一次阴性后共计 1 年；②每次随访时除必须作 hCG 测定外，应注意月经是否规则，有无异常阴道流血，有无咳嗽、咯血及其转移灶症状，并作妇科检查；③定期（如 3~6 个月）或出现 hCG 异常或有临床症状或体征时行 B 型超声、X 线胸片或 CT 检查。

葡萄胎随访期间应可靠避孕一年。hCG 成对数下降者阴性后 6 个月可以妊娠，但对 hCG 下降缓慢者，应延长避孕时间。避孕方法首选避孕套或口服避孕药。不选用宫内节育器，以免穿孔或混淆子宫出血的原因。再次妊娠后，应在早孕期间作 B 型超声和 hCG 测定，以明确是否正常妊娠。分娩后也需 hCG 随访直至阴性。

8. 静息型滋养细胞疾病　近年发现，有少部分葡萄胎患者在清宫后 hCG 呈低水平升高（通常在 50~100mIU/ml），但无异常临床表现，影像学检查也无异常，化疗或手术均不能降低 hCG 水平，被称为静息型滋养细胞疾病（quiescent gestational trophoblastic disease）。这类患者的处理：在排除 hCG 假阳性后随访，无须特殊治疗。但其中 20% 患者的 hCG 在数周至数年后重新升高，并出现临床可测量病灶。在静息期，hCG-H 测定通常阴性，一旦 hCG 水平升高，hCG-H 比例显著上升并先于临床病灶的出现，在此时实施治疗常常有效。

二、妊娠滋养细胞肿瘤

1. 概述　妊娠滋养细胞肿瘤 60% 继发于葡萄胎，30% 继发于流产，10% 继发于足月妊娠或异位妊娠。其中侵蚀性葡萄胎（invasive mole）全部继发于葡萄胎妊娠，绒癌（choriocarcinoma）可继发于葡萄胎妊娠，也可继发于非葡萄胎妊娠。

2. 诊断　根据葡萄胎排空后或流产、足月分娩、异位妊娠后出现阴道流血和（或）转移灶及其相应症状和体征，应考虑 GTN 可能。滋养细胞肿瘤可仅根据临床作出诊断，影像学证据和组织学证据不是必需的。当有组织获得时，应作出组织学诊断并以组织学诊断为准。不管是侵蚀性葡萄胎还是绒癌，在镜下均由细胞滋养细胞和合体滋养细胞组成。若在子宫肌层内或子宫外转移灶组织中见到绒毛或退化的绒毛阴影，则诊断为侵蚀性葡萄胎；若仅见成片细胞滋养细胞和合体滋养细胞浸润及坏死出血，未见绒毛结构者，则诊断为绒癌。若原发灶和转移灶诊断不一致，只要在任一组织切片中见有绒毛结构，均诊断为侵蚀性葡萄胎。为避免出血的风险，转移灶的活检既不是必需的也不被推荐。

滋养细胞肿瘤根据 hCG 水平升高作出诊断，若有组织学或影像学证据支持诊断。

（1）葡萄胎后滋养细胞肿瘤诊断标准

1）至少 4 次（第 1、7、14、21 天）或更多升高的血 hCG 水平呈平台（±10%），或连续血 hCG 水平上升（>10%）达 2 周（第 1、7、14 天）或更长。

2）X 线胸片诊断的肺转移。

诊断时需注意排除妊娠物残留和再次妊娠。

（2）非葡萄胎妊娠后滋养细胞肿瘤诊断标准：流产、足月产、异位妊娠后 4 周以上，血 hCG 水平持续在高水平，或曾经一度下降后又上升，已排除妊娠物残留或排除再次妊娠。

（3）当 hCG 低水平升高（<200mIU/ml）时，应注意排除 hCG 试验假阳性，也称幻影 hCG（phantom hCG）。有条件的医疗单位可采用下列方法鉴别 hCG 假阳性：①尿液 hCG 试验：若血 hCG>50mIU/ml，而尿液阴性，可考虑假阳性；②血清稀释试验：若血清稀释试验无线性关系，则可能为异源性抗体干扰；③应用异源性抗体阻断剂：在 hCG 试验进行前，使用阻断剂预处理待测定血清，若结果为阴性，判断为异源性抗体导致的假阳性；④不同实验室、不同实验方法重复测定；⑤测定 hCG 结构变异体，包括 hCG-H、hCG 游离 β 亚单位及其代谢产物 β 亚单位核心片段等。

3. 治疗前评估　在滋养细胞肿瘤诊断成立后，必须在治疗前对患者作全面评估。评估内容包括两个方面。第一，评估肿瘤的病程进展和病变范围，确定 GTN 的临床分期和预后评分,为治疗方案的制定提供依据;第二,评估一般状况及重要脏器功能状况,以估计患者对所制定的治疗方案的耐受力。

(1) 用于治疗前评估的手段和方法

1) 必要的检查手段和方法

A. 仔细询问病情;

B. 全面体格检查(包括妇科检查),尤其注意阴道转移灶;

C. 血、尿常规;

D. 心电图;

E. 肝肾功能;

F. 血清 hCG 测定:必须测其最高值;

G. 盆腔超声:注意测量子宫原发病灶和盆腔转移灶的大小和数目;

H. 胸部 X 线摄片:阴性者应行肺 CT 检查。对肺转移或阴道转移者或绒癌患者应选择颅脑及上腹部 CT 或 MRI,以除外肝、脑转移。肝功能检查异常者也应选择腹部超声或 CT 或 MRI 检查以除外肝转移。

2) 可选择的检查手段和方法

A. 血清和脑脊液 hCG 测定有助于脑转移诊断,其比值在 20 以下时有脑转移可能,但由于血清 hCG 变化快于脑脊液,所以不能单凭一次测定作出判断;

B. 存在消化道出血症状时应选择消化道内镜检查或动脉造影;

C. 存在血尿症状时应选择 IVP 和膀胱镜检查;

D. 盆腔、肝等部位动脉造影,有助于子宫原发病灶和相关部位转移病灶的诊断;

E. 腹腔镜检查有助于子宫病灶及盆、腹腔转移病灶的诊断。

(2) 临床分期标准:参照 FIGO 分期系统(2000 年),包括解剖学分期(表 2)和预后评分系统(表 3)

表 2　滋养细胞肿瘤解剖学分期

Ⅰ期	病变局限于子宫
Ⅱ期	病变扩散,但仍局限于生殖器官(附件、阴道、阔韧带)
Ⅲ期	病变转移至肺,有或无生殖系统病变
Ⅳ期	所有其他转移

表3　改良FIGO预后评分系统

评分	0	1	2	4
年龄（岁）	<40	≥40	—	—
前次妊娠	葡萄胎	流产	足月产	—
距前次妊娠时间（月）	<4	4~7	7~13	≥13
治疗前血 hCG（mIU/ml）	$<10^3$	10^3~10^4	10^4~10^5	≥10^5
最大肿瘤大小（包括子宫）	—	3~5cm	≥5cm	—
转移部位	肺	脾、肾	肠道	肝、脑
转移病灶数目	—	1~4	5~8	>8
先前化疗失败史	—	—	单药	两种及两种以上联合化疗

临床分期标准说明：①总分≤6分者为低危，≥7分者为高危；②诊断书写：例如一患者为肺转移，预后评分为6分，则该患者的诊断描述为妊娠滋养细胞肿瘤（Ⅲ：6）；③解剖学分期中的肺转移根据肺 CT 检查，预后评分系统中的肺部病灶数目以 X 线胸片检查作为标准；④肝转移根据超声或 CT 检查为标准，脑转移根据 CT 或 MRI 检查为标准。

4. 治疗原则及方案　治疗原则以化疗为主，辅以手术和放疗等其他治疗手段。治疗方案的选择根据 FIGO 分期、年龄、对生育的要求和经济情况综合考虑，实施分层治疗。

（1）低危滋养细胞肿瘤的治疗：低危滋养细胞肿瘤通常包括Ⅰ期和评分≤6分的Ⅱ～Ⅲ病例，治疗方案的选择主要取决于患者有无子宫外转移灶和保留生育功能的要求。若患者无子宫外转移灶且不希望保留生育功能，可直接选择手术治疗，采用全子宫切除术和单一药物辅助治疗，双侧卵巢应予保留。辅助性化疗应在手术同时实施，采用单一药物化疗，hCG 正常后停止化疗。辅助性化疗一般不增加手术和化疗本身的并发症。也可首选单一药物化疗。

低危无转移且要求保留生育功能和低危有转移的患者则首选单一药物化疗。常用的一线单一化疗药物有 MTX、Act-D、5-FU 等。停止化疗指征：hCG 正常后至少巩固化疗1疗程，通常为2～3疗程,尤其对于hCG下降缓慢或病变范围广泛者。

治疗结束后应严密随访,第一年每月随访1次,1年后每3个月1次直至3年,以后每年1次共5年。随访内容同葡萄胎。随访期间应可靠避孕一年。若有生育要求者,化疗停止一年后可以妊娠。

(2)高危滋养细胞肿瘤的治疗:高危滋养细胞肿瘤通常包括评分≥7分的Ⅱ～Ⅲ期和Ⅳ期病例,治疗原则是以联合化疗为主、结合放疗和(或)手术等其他治疗的综合治疗。

1)化疗:高危GTN化疗方案首先推荐EMA-CO方案或以5-FU为主的联合方案。该两种方案初次治疗高危转移病例的完全缓解率及远期生存率均在80%以上,耐受性也较好。此外,也可采用BEP、EP等方案。

2)手术:主要作为辅助治疗,对控制大出血等各种并发症、消除耐药病灶、减少肿瘤负荷和缩短化疗疗程等方面有一定作用,在一些特定的情况下应用。

子宫切除术适应于大病灶、耐药病灶或病灶穿孔出血者,应在化疗的基础上给予手术。手术范围为全子宫切除,生育期年龄妇女应保留卵巢。对于有生育要求的年轻妇女,若血hCG水平不高、耐药病灶为单个及子宫外转移灶已控制,可考虑作病灶剜出术。

3)放射治疗:主要用于肝、脑转移和肺部耐药病灶的治疗,根据不同转移部位选择剂量。

4)停止化疗指征:在hCG阴性后继续化疗3个疗程,其中第一疗程必须为联合化疗。

5)随访与妊娠:同低危妊娠滋养细胞肿瘤。

(3)特殊转移部位的处理:GTN主要经血液播散,转移发生早且广泛。最常见的转移部位是肺(80%),其次是阴道(30%),盆腔(20%),肝(10%)和脑(10%),另外尚可见脑、肾、消化道、膀胱、骨、皮肤等部位转移。全身性化疗是转移性GTN的主要的和基础的治疗方法,并且大多数病例通过全身化疗就可获得完全缓解。但根据不同转移部位的不同的临床特点,采用特殊治疗措施有助于提高疗效。

1)肺转移:全身性化疗可使90%以上的肺部病灶得到完全缓解。对多次化疗未能吸收的孤立的耐药病灶,可考虑作肺叶切除,其指征为:①全身情况良好;②子宫原发病灶已控制；③无其他转移灶；④肺部转移灶孤立；⑤ hCG 呈低水平，尽可能接近正常。另外，需注意肺部病灶获得完全缓解后可形成纤维化结节，在 X 线或 CT 片上持续存在。因此，当 hCG 阴性而肺部阴影持续存在时应注意排除纤维化结节。为防止术中扩散，需于术前术后应用化疗。但肺叶切除的作用是有限的，只有严格掌握指征，才能取得预期效果。

对多次化疗未能吸收的孤立、耐药病灶，也可考虑放射治疗，剂量一般为 40Gy，放疗对于直径小于 2cm 的病灶效果好，大于 2cm 的病灶效果差。

如肺转移破裂，发生胸腔积血，可在全身性化疗同时加用胸腔内注射 5-FU（先抽出部分血液）。如发生大咯血，可静脉点滴神经垂体素（20IU 加入 5% 葡萄糖 500ml 中，滴速逐渐加快至患者出现轻度腹痛为止）使血管收缩。必要时止血后可考虑肺叶切除。如合并气胸，则需行胸腔抽气。在局部化疗的同时应给予全身化疗。

2）阴道转移：阴道转移常发生在阴道前壁尿道周围。破溃后可引起大出血，也易致感染。一般采用全身化疗 1～2 个疗程后均可完全消失。如有较大的破溃出血，可在全身化疗的基础上，用纱布条压迫止血。也可采用选择性髂内动脉栓塞治疗阴道结节破溃大出血，该方法常适用于病灶位置较高位于穹隆部、合并盆腔严重病变或纱布填塞效果差的患者。

对较大的病灶也可给予局部化疗，方法主要为 5-FU 250mg 病灶周围注射，并注意避开血管，每 2～3 日注射一次。

3）脑转移：脑转移是 GTN 的主要致死原因，均继发于肺转移后。一般采用在全身联合化疗的基础上给予放射治疗、局部化疗，必要时需急诊或择期开颅手术。脑转移患者的预后与脑转移发生的时间有关，曾经治疗或正在治疗时出现脑转移的治疗效果往往不理想。

A. 全身联合化疗：全身联合化疗方案首选 EMA-CO 方案或 5-FU 为基础的联合方案。值得注意的是对于病情十分危急的脑转移患者，化疗初期可选择减少剂量，待病情有所缓解后再给予强烈的联合化疗。

B. 放射治疗：应在全身化疗的同时，给予全脑放疗，其目的主要是杀灭肿瘤细胞和控制病灶出血。剂量一般为25～30Gy。

C. 开颅手术：急诊开颅手术一般适用于出现颅内压急剧升高或出现脑疝前期症状者，以降低颅内压、控制颅内出血。择期开颅手术一般用于化疗耐药孤立病灶的切除。

D. 局部化疗：主要为鞘内化疗，常选择 MTX，总量 50mg，一般为 15mg、15mg、10mg、10mg 分四次注射，每周二次。腰穿时需预防脑疝发生。

E. 应急治疗：应急治疗也是一个重要部分。主要目的是控制症状，稳定病情，赢得时间使化疗药物有机会发挥充分作用。治疗包括以下几方面：①降低颅压：可以每 4～6 小时给甘露醇 1 次（20% 甘露醇 250ml 静脉快速点滴，半小时滴完），持续 2～3 日，至症状缓解，然后逐步停药；也可静脉注射呋塞米 20mg 和甘露醇每 6 小时交替应用。②镇静止痛：肌注副醛 6ml 或地西泮 15～20mg，以后酌情给予维持量，以控制反复抽搐等症状。若同时有头痛，也可用哌替啶 100mg 即刻，2 小时后再用 100mg 缓慢静滴，共 12 小时。③控制液体摄入量，以免液体过多，增加颅内压，每日摄入量宜限制在 2500ml 之内，并忌用含钠的药物。所用葡萄糖水也以 10%（高渗）为宜。④防止并发症如咬伤舌头、跌伤、吸入性肺炎以及压疮等，急性期应有专人护理。

4) 肝转移：肝转移是 GTN 不良预后因素之一，死亡率极高。EMA-CO 联合化疗或 5-FU 为基础的联合方案是其主要和首选的治疗方案。GTN 肝转移最大的危险是肝出血，尤其是在第一个疗程化疗期间，所以最初的 1～2 个疗程可考虑减少剂量。为了减少肝转移灶出血的发生率和致死率，可在全身化疗同时联合全肝放疗，剂量一般为 20Gy。发生大出血时，立即采用肝动脉血管栓塞止血是非常行之有效的。肝动脉插管化疗联合全身化疗，对肝转移瘤的治疗也有效，并有助于改善生存率。

（4）耐药和复发 GTN 的处理

1) 耐药、复发 GTN 标准

A. 耐药标准：目前尚无公认的耐药标准。一般认为，化疗过程中出现如下现象应考虑为耐药：经连续 2 个疗程化疗后，血 hCG 未呈对数下降或呈平台状甚至上升，或影像学检查提示病灶不缩小甚至增大或出现新的病灶。

B. 复发标准：治疗后血清 hCG 连续 3 次阴性，影像学检查提示病灶消失 3 个月后出现血 hCG 升高（除外妊娠）或影像学检查发现新病灶则提示复发；若 1 年后出现上述情况为晚期复发；若 3 个月内出现上述情况则为持续性 GTN，也有研究认为可归类为复发。

2）耐药、复发 GTN 治疗方案选择：低危患者对单药连续 2 个疗程化疗后出现耐药，可改为另一种单药化疗。若对两种单药化疗耐药则改为联合化疗，如 EA 和 5-FU＋KSM 方案。高危患者对初次化疗耐药的，原则上建议转至有治疗 GTN 经验丰富的医院处理，具体方案由治疗 GTN 丰富经验的专家们讨论决定。推荐的化疗方案有：EMA-EP、ICE、VIP、TE/TP、FAEV、5FU＋KSM＋VP16、5FU＋KSM＋AT1258 等。动脉灌注化疗可提高耐药／复发患者的疗效。

三、胎盘部位滋养细胞肿瘤

1. 概述　胎盘部位滋养细胞肿瘤（placental site trophoblastic tumor, PSTT）指起源于胎盘种植部位的一种特殊类型的滋养细胞肿瘤，肿瘤几乎完全由中间型滋养细胞组成。临床罕见，多数不发生转移，预后良好。但少数病例可发生子宫外转移，预后不良。

2. 诊断要点　确诊靠组织学检查，可通过刮宫标本作出组织学诊断，但要全面、准确判断瘤细胞侵入子宫肌层的深度和范围必须靠手术切除的子宫标本。

血 hCG 水平多数阴性或轻度升高，但血 hCG 游离 β 亚单位升高。血 hPL 水平一般为轻度升高。影像学检查均缺乏特异性，超声、MRI、CT 等检查可用于辅助诊断。

PSTT 采用解剖学分期，但不适用预后评分，hCG 水平也不与肿瘤负荷、疾病转归相关。一般认为，当出现下列情况之一者为高危 PSTT，预后不良：①有丝分裂指数 >5 个 /HPF；②距先前妊娠 >2 年；③具有子宫外转移病灶。

3. 治疗方案及原则

（1）手术：是首选的治疗方法，手术范围为全子宫切除及双侧附件切除。年轻妇女若病灶局限于子宫、卵巢外观正常可保留卵巢。对于非高危 PSTT 患者，手术后不必给予任何辅助治疗。

（2）化疗：主要作为高危患者子宫切除后的辅助治疗，应选择联合化疗，首选的化疗方案为 EMA-CO，实施化疗的疗程数同高危 GTN。

（3）保留生育功能治疗：目前文献仅限于个例报道，不作首先推荐。对年轻、渴望生育、低危且病灶局限的 PSTT 患者，可在充分知情同意的前提下，采用彻底刮宫、子宫病灶切除和（或）联合化疗等方法，保守性治疗后若出现持续性子宫病灶和 hCG 水平异常，则应考虑子宫切除术。

（4）随访：内容基本同滋养细胞肿瘤，但由于 hCG 水平常常不高，影像学检查更为重要。有条件的医疗单位可选择 MRI。

四、上皮样滋养细胞肿瘤

上皮样滋养细胞肿瘤（epithelioid trophoblastic tumor，ETT）起源于绒毛膜型中间型滋养细胞，偶尔与绒癌或 PSTT 合并存在。ETT 非常罕见，大多数发生于生育期年龄，临床表现与 PSTT 相似，约 70% 出现阴道流血，血 hCG 水平中度升高。ETT 对化疗也不敏感，手术是主要的治疗手段。

五、滋养细胞肿瘤的化疗方案

1. 单一药物化疗方案　目前常用的一线单药化疗药物及用法见表 4。

注意事项：

（1）Act-D 局部渗漏可造成皮肤坏死，务必单独使用一条静脉通路。一旦发生外渗，应以 100mg 可的松和 2ml 的 1% 利多卡因局部皮肤注射；

（2）5-FU 应缓慢静脉滴注，持续 8 小时左右；

（3）每个疗程化疗前一天均复查血常规、肝功能、肾功能；

（4）如果单药"脉冲"方案（如 MTX $50mg/m^2$ 或 Act-D $1.25mg/m^2$ 或 MTX+CF）没有出现有效反应，在考虑更改药物前，可先采用同一药物连续 5 天方案（如 MTX 0.4mg/kg 或 Act-D 12μg/kg，连续 5d）。

2. 联合化疗方案　目前常用的一线联合化疗方案及用法：

（1）EMA-CO 方案

第一部分 EMA：

第 1 日　VP16 $100mg/m^2$　静脉滴注

　　　　　Act-D 0.5mg　静脉注射

　　　　　MTX $100mg/m^2$　静脉注射

　　　　　MTX $200mg/m^2$　静脉滴注 12 小时

表4　推荐常用单药化疗药物及其用法

药物	剂量、给药途径、疗程日数	疗程间隔
MTX	0.4mg/（kg·d）肌内注射，连续5d	2周
MTX+	1mg/（kg·d）肌内注射，第1，3，5，7日	
四氢叶酸（CF）	0.1mg/（kg·d）肌内注射，第2，4，6，8日（24小时后用）	2周
Weekly MTX	50mg/m² 肌内注射	1周
MTX+	250mg 静脉滴注，维持12小时	
四氢叶酸（CF）	15mg，肌内注射 q12h，共2～4次（24小时后用）	2周
Act-D	10～12μg/（kg·d）静脉滴注，连续5d	2周
Pulsed Act-D	1.25mg/m² 静脉滴注	2周
KSM	8～10μg/（kg·d）静脉滴注，连续8～10d	2周*
5-FU	28～30mg/（kg·d）静脉滴注，连续8～10d	2周*

注：*疗程间隔一般指上一疗程化疗的第一日至下一疗程化疗的第一日之间的间隔时间。这里特指上一疗程化疗结束至下一疗程化疗开始的间隔时间。

第2日　VP16 100mg/m²　静脉滴注

　　　　Act-D 0.5mg　　　静脉注射

　　　　四氢叶酸（CF）15mg，肌内注射

　　　　（从静脉注射 MTX 开始算起24小时给药，每12小时1次，共2次）

第3日　四氢叶酸15mg，肌内注射，每12小时1次，共2次

第4～7日　休息（无化疗）

第二部分 CO：

第8日　VCR 1.0mg/m²，静脉注射

　　　　CTX 600mg/m²，静脉滴注

注意事项：

1）可使用 G-CSF，但须在第2天化疗后的24h开始用，而且须在后半部分化疗 CO（CTX＋VCR）使用前的24h停用。

2) 若肌酐 > 2.0mg/dl, 则应在化疗前将肌酐清除率改善至 50% 以上;

3) 疗程间隔为 2 周;

4) 决定化疗需满足以下条件: WBC > 3000/ml, 粒细胞 > 1500/ml, 血小板 > 100 000/ml, 3 级胃肠道感染和黏膜炎已治愈。若因毒性反应持续至疗程后半部分使化疗 CO 耽搁 > 6 天, 可直接进行下一疗程的前半部分(EMA)治疗。

(2) 5-FU + KSM 方案

5-FU　　　　25～26mg/(kg·d), 静脉滴注 6～8 日

KSM　　　　6μg/(kg·d), 静脉滴注 6～8 日

疗程间隔　　3 周(特指上一疗程化疗结束至下一疗程化疗开始的间隔时间)

(3) EP 方案

VP16 100mg/m²　第 1～3 日

顺铂 75mg/m²　　第 1 日, 同时水化

自化疗第一日起, 间隔 21 日

(4) EP-EMA 方案

第一部分 EP:

第 1 日　　　　顺铂 75mg/m² 加入 0.9% 生理盐水 1000ml 静脉注射, 维持 12h

　　　　　　　VP16 150mg/m² 加入 0.9% 生理盐水 250ml 静脉注射, 维持 1h

第 2～7 日　　休息(无化疗)

第二部分 EMA:

方案及用法与 EMA-CO 方案中 EMA 相同, 但第二天不用 ACTD 和 VP16。

疗程间隔为 2 周。

(5) EA 方案: 一线单药化疗失败后的补救方案

VP16 100mg/m², 静脉滴注, 第 1～3 日

Act-D 0.5mg, 静脉注射, 第 1～3 日

疗程间隔 9～12 天。

3. 滋养细胞疾病诊治流程(图 1～图 4)

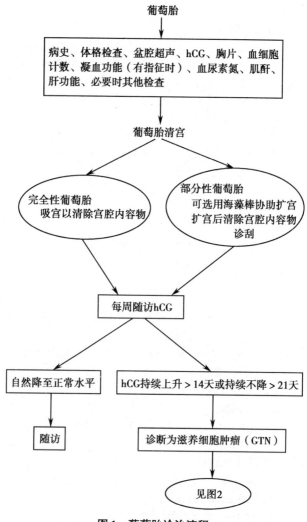

图1　葡萄胎诊治流程

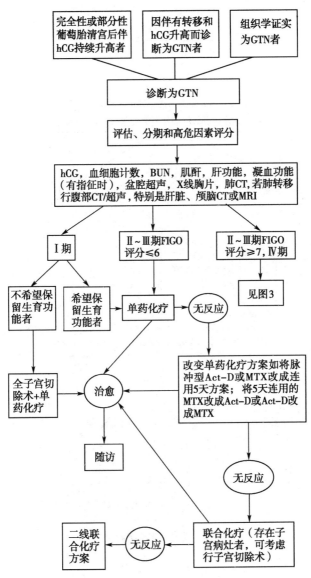

图 2   滋养细胞肿瘤（GTN）诊治流程

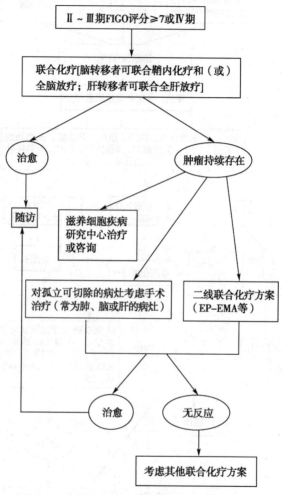

图3 高危 GTN 诊治流程

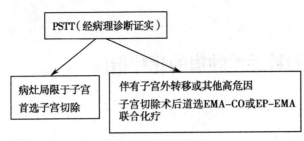

图4 PSTT诊治流程

（谢　幸　吕卫国　向　阳　杨秀玉　孙　红　王新宇
程晓东　万希润　丰有吉　孔北华　姜　洁）

参 考 文 献

[1] 宋鸿钊,杨秀玉,向阳. 滋养细胞肿瘤的诊断和治疗. 第2
版. 北京：人民卫生出版社,2004

[2] 谢幸,苟文丽. 妇产科学. 第8版. 北京：人民卫生出版社,
2013

[3] 丰有吉,沈铿. 妇产科学. 第2版. 北京：人民卫生出版社,
2010

[4] Berkowitz RS, Goldstein DP. Gestational trophoblastic diesase//
Berek JS. Berek & Novak's Gynecology. 15th ed. Philadelphia:
Lippincott Williams & Wilkins, 2012: 1581-1603

[5] Ngan HY, Kohorn EI, Cole LA, et al. FIGO Cancer report
2012: Trophoblsastic disease. Int J Gynecol Obstet, 2012, 119:
s130-s136

[6] Berkowitz RS, Golgstein DP. Current management of gestational
trophoblastic diseases. Gynecol Oncol, 2009, 112: 654-662

[7] Muller CY, Cole LA. The quagmire of hCG and hCG testing
in gynecologic oncology. Gynecol Oncol, 2009, 112: 663-672

本文刊载于沈铿、崔恒、丰有吉主编的《常见妇科恶性肿瘤诊治指南》(第4版)(人民卫生出版社,2014)第115-139页

妇科恶性肿瘤的化疗指南

中华医学会妇科肿瘤学分会

化疗与手术和放疗一起被视为妇科恶性肿瘤三大主要治疗手段。随着新的有效化疗药物不断问世和医学模式的转变,化疗在妇科恶性肿瘤治疗中的地位也越来越重要。化疗作为全身性的治疗措施,能有效控制肿瘤生长、扩散和转移,对一些化疗高度敏感的妇科恶性肿瘤通过化疗可以达到治愈的疗效,避免或减少了手术或放疗带来的不可逆的损伤,起到保护器官功能和提高生活质量的作用。在妇科恶性肿瘤的治疗中,处理好化疗与手术和放疗的关系、合理规范使用化疗、避免对患者的治疗不足或过度、充分发挥化疗的作用,减少化疗毒副作用,预防和解决化疗耐药是关键。

一、化疗的基本原则

化疗是针对妇科恶性肿瘤的治疗手段,除非特殊类别的肿瘤(如妊娠滋养细胞肿瘤)必须在组织病理学确诊为恶性的前提下才能够施行化疗。

二、化疗的种类和作用

1. 根治性化疗　用于对化疗高度敏感的妇科恶性肿瘤,如妊娠滋养细胞肿瘤和卵巢恶性生殖细胞肿瘤,通过化疗可以根治或治愈。

2. 辅助化疗　大多用于手术后,用于消灭残留的微小肿瘤或亚临床肿瘤,达到缓解,延缓复发、提高生存。如卵巢上皮性癌肿瘤细胞减灭术后的化疗。

3. 新辅助化疗　手术或放疗前缩小肿瘤体积,为后续治疗创造条件。如卵巢上皮性癌在肿瘤细胞减灭术前为减少瘤负荷、控制腹水、改善全身状况和提高手术切净程度的化疗。

4. 巩固性化疗　肿瘤达到临床或病理完全缓解后的补充化疗,目的是强化疗效,预防复发。

5. 姑息性化疗　主要用于复发肿瘤的治疗,目的是控制肿瘤生长、改善生活质量、延长生存。

三、化疗的途径

1. 静脉全身化疗　最经典最常用的化疗途径,适用于所有妇科恶性肿瘤的化疗。

2. 动脉介入化疗　适用于局部脏器有大块瘤灶且血运丰富的情况。如妊娠滋养细胞肿瘤的盆腔病灶、妇科恶性肿瘤的肝转移、局部晚期巨块型宫颈癌等。

3. 腹腔化疗　主要用于治疗卵巢上皮性癌的腹水、横膈转移瘤和盆腹腔弥漫转移病灶。

4. 口服　用于早期肿瘤患者术后的辅助治疗或晚期复发患者的姑息治疗。

四、化疗的适应证和禁忌证

1. 适应证

(1) 对化疗敏感、通过化疗可期望治愈的妇科恶性肿瘤:如恶性妊娠滋养细胞肿瘤、部分生殖道恶性生殖细胞肿瘤等。

(2) 有化疗指征、需采用包括化疗在内的综合治疗,以期提高治疗效果,预防减缓复发的妇科恶性肿瘤患者(手术前后需辅助化疗者,如卵巢上皮癌)。

(3) 已无手术和放疗指征的晚期肿瘤患者,或术后、放疗后复发转移患者(姑息治疗改善生活质量或延长生存)。

2. 禁忌证

(1) 骨髓贮备不足。

(2) 中、重度肝、肾功能异常者(轻度异常者慎用)。

(3) 心功能障碍者,不选用蒽环类抗癌药物。

(4) 一般状况衰竭者。

(5) 有严重感染者。

(6) 精神病患者不能合作者。

(7) 过敏体质者应慎用,对所用抗癌药过敏者忌用。

(8) 妊娠合并肿瘤需视孕周、肿瘤性质和所需化疗药物等情况而定。

五、化疗方案的选择和实施

1. 化疗方案的选择　原则上以疗效肯定而毒副作用轻者为首选。建议选用经大样本前瞻性随机临床试验(RCT)证实或国际通行的国际妇产科联盟(FIGO)或美国 NCCN 肿瘤诊治规范推荐的化疗方案。无规范治疗方案者鼓励参加药物临床试验(GCP)。

2. 联合用药原则 ①所用药物需单独应用时确有效果，或已经验证联合有效；②选用的药物抗癌机制／作用靶点应有不同；③每种药物的毒副作用不完全相同，避免毒性叠加。

3. 化疗方案实施的规范化

(1)剂量：规范推荐的用药剂量多根据 RCT 等大量实践而制定，不能随意增减剂量。偏大剂量易出现毒副作用，偏小剂量易于发生肿瘤耐药。大多数药物剂量根据患者体表面积计算，患者的身高、体重要准确测量而非估算。每疗程开始前应根据患者体重变化重新计算剂量。

(2)化疗间隔：根据不同肿瘤生物学特性和药物反应而定，不能随意缩短或延长。间隔缩短易出现严重不良反应，间隔延长会影响疗效和导致耐药。

(3)药物浓度和配伍：严格按照药物说明书进行，保证药物稳定性、减少毒副作用。需避光者采用遮光袋。

(4)按照正确的给药顺序、速度和时间进行化疗。根据细胞周期、药物作用机制，毒副作用决定输注顺序和速度，以增加化疗药物疗效，减少耐药。

六、化疗效果评估和毒副作用监测

1. 化疗前

(1)核对诊断：组织病理学确诊的妇科恶性肿瘤(妊娠滋养细胞肿瘤除外)。

(2)患者一般状况评估：一般采用 ECOG(美国东部肿瘤协作组)评分(见表1)，需 ECOG≤3。

表1 体力状况 ECOG 评分标准 Zubrod-ECOG-WHO (ZPS, 5分法)

0	活动能力完全正常，与起病前活动能力无任何差异
1	能自由走动及从事轻体力活动，包括一般家务或办公室工作，但不能从事较重的体力活动
2	能自由走动及生活自理，但已丧失工作能力，日间不少于一半时间可以起床活动
3	生活仅能部分自理，日间一半以上时间卧床或坐轮椅
4	卧床不起，生活不能自理
5	死亡

（3）详细病史记录和体格及专科检查。

（4）必要的血清肿瘤标志物水平检测。

（5）影像学检查评估肿瘤部位、大小。

（6）全身脏器功能评估，特殊药物需重点评估特定的脏器功能：如蒽环类药物需评估心脏情况，顺铂需要重点评估肾脏功能，博来霉素需要评估肺功能等。

2. 化疗中

（1）合理使用止吐、预防过敏等辅助药物。

（2）铂类药物充分水化。

（3）生命体征监测，警惕过敏反应。

（4）化疗静脉通道的建立，多疗程化疗建议埋置经外周深静脉导管（PICC）。

（5）防止药物渗漏，一旦发生尽早处理。

3. 化疗间期

（1）监测血常规、肝肾功能、电解质，异常时对症处理。

（2）询问并记录化疗不良反应（严重程度和分类见表2）。Ⅲ度以上的不良反应需要医疗干预。

（3）因严重不良反应不能恢复导致下一疗程延期者，需下调化疗药物剂量。

（4）每疗程前核对所有检查及肿瘤标志物。

（5）每2～3个疗程全面评估化疗疗效（症状体征、肿瘤标志物及影像学肿瘤变化）、药物毒副作用程度，决定后续治疗方案或决定何时终止治疗。

七、常见化疗的毒副作用及防治

1. 骨髓抑制　多数化疗药物以抑制白细胞为主，伴血小板相应下降，也常有贫血发生。多药联合或长期化疗者化疗后骨髓抑制程度重，对骨髓抑制较明显的化疗药物有紫杉醇（PTX）、多西他赛（泰索帝）（TXT）、长春地辛（YDS）、依托泊苷（VP16）、卡铂（CBP）、米托蒽醌（MIT）、柔红霉素（DNR）、多柔比星（ADM）、甲氨蝶呤（MTX）、巯嘌呤（6-MP）和异环磷酰胺（IFO）等。一般多先出现中性粒细胞减少，其次出现血小板减少。而少数药物如丝裂霉素（MMC）和放线菌素 D（Act-D）对血小板影响较明显。

当白细胞下降过早或过低时，需应用粒细胞集落刺激因子（G-CSF），用量为 2～7μg/（kg·d），皮下注射。与化疗药物

表 2　抗癌药毒副作用的分度标准（WHO）

项目	0 度	I 度	II 度	III 度	IV 度
血液学					
血红蛋白 (g/L)	>110	95~109	80~94	65~79	<65
白细胞 (×10⁹/L)	>4.0	3.0~3.9	2.0~2.9	1.0~1.9	<1.0
粒细胞 (×10⁹/L)	>2.0	1.5~1.9	1.0~1.4	0.5~0.9	<1.0
血小板 (×10⁹/L)	>100	75~99	50~74	25~49	<25
出血	无	瘀点	轻度失血	明显失血	严重失血
消化系统					
胆红素	<1.25×N	1.26~2.5×N	2.6~5×N	5.1~10×N	>10×N
SGOT/SGPT	<1.25×N	1.26~2.5×N	2.6~5×N	5.1~10×N	>10×N
AKP	<1.25×N	1.26~2.5×N	2.6~5×N	5.1~10×N	>10×N
口腔	正常	疼痛、红斑	红斑、溃疡	溃疡，一般饮食	不能进食／流食
恶心呕吐	无	恶心	短暂呕吐	呕吐需治疗	呕吐难控制
腹泻	无	短暂 (<2 天)	能耐受 (>2 天)	不能耐受需治疗	血性腹泻

续表

项目	0度	I度	II度	III度	IV度
肾					
尿素氮	<1.25×N	1.26~2.5×N	2.6~5×N	5.1~10×N	>10×N
肌酐	<1.25×N	1.26~2.5×N	2.6~5×N	5.1~10×N	>10×N
蛋白尿	无	+ <1.0g/24h	++~+++ >1.0g/24h	+++~++++ ≥3g/24h	肾病综合征
血尿	无	镜下血尿	严重血尿	严重血尿+血块	尿道梗阻
肺	正常	症状轻微	活动后呼吸困难	休息时呼吸	需完全卧床
药物热	无	<38℃	38~40℃	>40℃	发热伴低血压
变态反应	无	水肿	支气管痉挛	支气管痉挛,无须注射治疗	过敏反应需注射治疗
皮肤	正常	红斑	干性脱皮	湿性皮炎,水疱,瘙痒	剥脱性皮炎,溃疡,坏死需手术
头发	正常	少量脱发	中等斑片脱发	完全脱发可恢复	不能恢复的脱发
感染	无	轻度感染	中度感染	重度感染	重度感染伴低血压

续表

项目	0度	I度	II度	III度	IV度
心脏					
节律	正常	窦性心动过速	单灶PVC，休息时HR 110次/分	多灶性PVC，房性心律失常	室性心律失常
心功能	正常	无症状，但有异常心脏体征	有暂时心功能不足症状无须治疗	有心功能不足症状治疗有效	有心功能不足症状治疗无效
心包炎	无	无症状心包积液	有症状，不需抽水	心脏压塞需抽水	心脏压塞需手术
神经系统					
神志情况	清醒	短暂嗜睡	嗜睡时间不到清醒的50%	嗜睡时间多于清醒的50%	昏迷
周围神经	正常	感觉异常腱反射减弱	严重感觉异常和（或）轻度无力	不耐受的感觉异常/显著运动障碍	瘫痪
便秘	无	轻度	中度	重度	腹胀，呕吐
疼痛	无	轻度	中度	重度	难治的

注：N指正常值上限；PVC房性期前收缩；便秘不包括麻醉药物引起的；指药物所致疼痛，不包括疾病引起的疼痛。根据患者对止痛药的耐受情况，也可帮助判断疼痛程度

的应用间隔 24~48 小时为宜,持续 3~14 天,或至中性粒细胞达 $5×10^9/L$（WBC 总数 $10×10^9/L$）时停药。红细胞生成素（EPO）用于化疗相关的贫血有效,用法为 150IU/（kg·d）,皮下注射,每周 2~3 次。白介素 11（IL11）40μg/（kg·d）,治疗化疗所致血小板减少虽有一定效果,但起效慢。当血小板减少严重或有出血倾向时,需及时输注血小板。

2. 消化道反应

（1）食欲缺乏、恶心和呕吐：为常见的不良反应,不同药物引起的反应机制不尽相同,恶心和呕吐程度不同。如氮芥类是由于药物刺激中枢之故,因而,一开始化疗症状即很明显。而抗代谢类药物发生恶心呕吐,则因药物刺激胃黏膜所致,故症状常出现在用药数日后,逐渐加重,在化疗后 1 周左右达高峰,停药后逐渐消失。一般不影响化疗,但严重者可引起电解质平衡失调。

防治：轻者于化疗前半小时,给予 5-羟色胺受体拮抗剂 3mg/d 静脉推注,重者需每日 3 次,酌情加用地塞米松或镇静剂。适当补液或静脉高营养。输液应注意晶体和胶体比例（3：1）以维持正常生理渗透压。补液不宜过多。

（2）口腔及胃肠道黏膜反应：MTX、Act-D（KSM）发生口腔溃疡较常见,5-FU 次之。严重时溃疡可由口腔延及咽部、食管,甚至到肛门;有时也可波及尿道或阴道黏膜。胃肠黏膜病变轻者无症状,严重者如大剂量 5-FU 等可引起严重腹泻,甚至发生黏膜剥脱性肠炎,危及生命。

防治：口腔溃疡时,保持口腔清洁,生理盐水 500~1000ml 冲洗口腔,再以 0.05% 过氧化氢溶液漱口后,用青黛散、锡类散或口腔溃疡散涂患处。以后者效果最佳。化疗中出现腹泻每日超过 4~5 次（尤其大剂量 5-FU 化疗者）,应立即停止化疗。口服乳酶生（或表飞鸣）,每日 3 次,每次 1.2~1.8g。进食低纤维素、高蛋白食物和补充足够液体;如症状未控或继续发展,则需注意伪膜性肠炎的可能,应及早诊断和处理。

（3）肝脏损害：多数抗癌药物可导致程度不同的肝损害。一般发生于化疗后 7~14 天,多表现为一过性 ALT（SGPT）升高为主。停药或给予保肝治疗后多能恢复。大剂量 MTX 可能引起严重肝损害,甚至导致肝萎缩,关键在于及时发现积极治疗。

防治：既往有肝病史者应避免选用肝毒性药物；肝功能异常或血清胆红素 > 85.50μmol/L 不可进行化疗；停化疗后 ALT 升高者，应用护肝药物；积极进行保肝排毒治疗。

3. 泌尿系损害　导致肾脏损害的常用抗癌药有 DDP、MTX、CTX、IFO、MMC 等，尤以大剂量 DDP 和 MTX 为甚。一般发生于用药 24 小时后，3～7 天最明显。IFO 可能引起出血性膀胱炎。

防治：①水化：化疗前一天开始至化疗后 2～3 天，每日输液 2000～3500ml，保证 24 小时尿量 >2500ml，不足者增加补液量并用利尿剂。②碱化：用大剂量 MTX 者，既要水化还要碱化尿液（输注或口服 $NaHCO_3$，保持尿 pH > 6.5，测尿 pH 2～3 次 / 日）。③解救：为防止 MTX 的肾毒性给予四氢叶酸（CF）解救，CF 的用量为 MTX 剂量的 10%～15%，肌注，开始时间因方案而异。为预防 IFO 导致的膀胱出血，可于应用 IFO 的同时及 IFO 后 4 小时、8 小时、12 小时静脉给 2- 巯基乙基磺酸钠（美司钠，Mesna），剂量为 IFO 的用量 10%～30%。

4. 心脏毒性　导致心脏毒性的常用化疗药物为蒽环类如多柔比星 ADM、表柔比星等，与累积剂量有关。连续应用 ADM 总量达 $400mg/m^2$ 时心肌病变发生率为 3.5%，$550mg/m^2$ 时为 11%。大剂量的 CTX、VLB、5-FU 也可能损害心脏。

防治：目前尚可控制心脏毒性的特效药物，治疗的关键在于预防，对于心脏病史等高危因素的患者，要密切监测心脏功能，控制化疗药剂量（如 ADM 单药化疗终身累积剂量应 < $550mg/m^2$，联合用药应 < $400mg/m^2$，表柔比星终身累积剂量为 900～$1000mg/m^2$）。必要时对症处理。

5. 肺毒性　化疗药物引起的肺损伤临床分为三类：①肺炎 / 肺纤维化；②急性过敏反应；③非心源性肺水肿。常见与剂量效应有关的药物有博来霉素、苯丁酸氮芥、亚硝脲类药物等。博来霉素的积累量 >450～500mg 时易发生肺毒性，尤其在有高危因素的患者（如年龄 >70 岁、肺部放疗后或与有肺毒性的药物合用）。

防治：尚无有效控制肺毒性的有效措施。只有在化疗期间，密切监测症状体征、肺功能检查和胸部影像，以期早期发现肺损害并及时停药。国内推荐博来霉素的终身累积剂量为 $240mg/m^2$ 或总量 360mg，糖皮质激素虽可减轻或消除肺毒性症状,但不宜剂量过大时间过长。

6. 神经毒性　分为周围性和中枢性两种类型。引起神经毒性的常用化疗药有顺铂、奥沙利铂、紫杉醇和长春碱类等,多表现为外周神经损伤;而异环磷酰胺的神经毒性主要表现为可逆性脑病变,发生率约 5%~20%。环磷酰胺、氟尿嘧啶、亚硝脲类等药物的神经毒性相应少见些。

防治:目前,尚无预防或逆转化疗所致神经毒性的手段。关键在于密切观察,以便在神经功能障碍出现之前及时调整治疗方案或药物剂量以减轻神经毒性。

7. 皮肤毒性　分为局部性和全身性两种类型。前者系药物外渗/外漏之故引起局部毒性,常用化疗药有蒽环类、MMC、IFO 及长春碱类等。全身性包括脱发、皮疹、皮炎、瘙痒等。皮疹常见于 MTX,严重者可出现剥脱性皮炎。

防治:①提高静脉穿刺技术,加强巡视,密切观察,及时处理。②局部用药:根据渗、漏药物种类不同而异。烷化剂、抗生素类药物漏用 10% 硫代硫酸钠 4ml + 双蒸馏水 6ml 渗、漏处局部注射;蒽环类还用二甲砜涂患处,每 6 小时一次,长春碱类可用透明质酸酶 300~1500U + NS 10~20ml 局部注射,或 NS + 地塞米松 +2% 普鲁卡因局部注射。

8. 过敏性反应　紫杉醇最常见,很小剂量即可引起超过敏反应;BLM 可能引起高热、休克甚至死亡,VP16 快速推注可引起喉头水肿、虚脱等过敏反应。

防治:用紫杉醇前先给予脱敏药物,可口服或静脉给予地塞米松,化疗前 30 分钟静注苯海拉明 25~50mg,西咪替丁 300mg,心电监护并做好出现急性过敏反应的抢救准备;避免使用 BLM 后出现发热可给予解热镇痛药;避免 VP16 静推引起反应,可加入生理盐水 300ml 静点 1 小时以上。

(向　阳　曹冬焱　杨秀玉)

参 考 文 献

[1] 黄惠芳. 卵巢上皮性癌的化疗 // 连丽娟. 林巧稚妇科肿瘤学. 第 4 版, 北京: 人民卫生出版社, 2006: 580-594

[2] 万希润, 向阳, 杨秀玉, 等. 恶性滋养细胞肿瘤的化学药物治疗 // 向阳. 宋鸿钊滋养细胞肿瘤学. 第 3 版, 北京: 人民卫生出版社, 2011: 144-180

[3] 黄惠芳，沈铿，杨佳欣，等. 妇科肿瘤化疗方案及选择 // 沈
铿，郎景和. 妇科肿瘤临床决策. 北京：人民卫生出版社，
2007：171-238

[4] 杨佳欣，沈铿. 妇科肿瘤化疗并发症的预防和处理 // 沈铿，
郎景和. 妇科肿瘤临床决策. 北京：人民卫生出版社，2007：
239-278

[5] Williams S，Blessing JA，Liao SY，et al. Adjuvant therapy
of ovarian germ cell tumors with cisplatin，etoposide，and
bleomycin：a trial of Gynecologic Oncology Group. J Clin
Oncol，1994，12（4）：701-706

本文刊载于沈铿、崔恒、丰有吉主编的《常见妇科恶性肿瘤诊治指南》(第 4 版)(人民卫生出版社，2014)第 163-177 页

妇科恶性肿瘤的放疗指南

中华医学会妇科肿瘤学分会

放射治疗是妇科恶性肿瘤的主要治疗方法之一。放射治疗的多种方法如外照射（包括常规技术、三维适形技术和调强技术）和腔内照射等均在妇科肿瘤的治疗中发挥重要作用。妇科恶性肿瘤治疗方式的合理选择直接关系到患者的预后。在妇科恶性肿瘤中，放射治疗主要用于子宫颈癌、外阴癌、阴道癌，以及子宫内膜癌术后的重要辅助治疗和卵巢癌的姑息治疗。

一、宫颈癌放射治疗

（一）诊断要点及放疗前准备

1. 临床表现

（1）阴道出血：最常见，多为接触性出血。

（2）阴道分泌物增多。

（3）压迫症状

1）疼痛：侵及宫旁可出现胀痛，侵及盆壁压迫或侵犯神经干出现腰骶疼痛及向下肢放射性疼痛，压迫或侵及输尿管引起肾盂积水出现腰部钝痛。

2）压迫血管、淋巴管引起下肢和外阴水肿。

3）压迫或侵及膀胱：尿频、血尿、排尿困难。

4）压迫或侵及直肠：里急后重、黏液便，甚至阴道直肠瘘。

（4）全身症状。

（5）转移症状。

2. 体格检查

（1）妇科检查：FIGO 分期依据，双合诊后必须行三合诊。

（2）全身体检：除一般系统查体外，强调全身浅表淋巴结触诊。

（3）病理组织学检查：包括宫颈活检、宫颈管内刮取样、宫颈锥切和子宫切除等都是确定宫颈癌最重要的证据。

（4）影像学检查

1）盆腔 MRI：利于确定宫颈病变侵犯范围及盆腔淋巴结转移与否。对照射野设计有很好的参考作用。

2）CT：腹盆腔增强 CT 利于判断腹盆腔淋巴结转移与否，发现肾盂输尿管积水。胸部 CT 利于判断肺转移、纵隔淋巴结转移与否。

3）PET-CT：全身肿瘤状况评估，可早期发现盆腔腹腔淋巴结情况和远处转移。

4）肾血流图：了解输尿管梗阻及肾排泄功能，化疗前评估。

5）胸片、腹盆腔 B 超：常规检查。

6）其他：必要时静脉肾盂造影、钡灌肠、上消化道造影等。

3．实验室检查

（1）常规检查：血常规、尿常规、肝肾功能等。

（2）肿瘤标志物检查：SCC、CA125、CEA 等。

（3）腔内照射前检查：凝血全套、感染相关项目。

4．内镜检查　阴道镜、膀胱镜、直肠镜等。

（二）治疗原则及放疗的选择

1．ⅠA 期　首选手术，不能耐受手术者可放疗。

2．ⅠB、ⅡA 期　根治性手术或根治性放疗。

3．对桶状宫颈腺癌，最好先化疗后决定手术或放疗。

4．ⅡB～ⅣA 期　以放疗为主，增敏化疗可提高疗效。

5．ⅣB 期　姑息治疗。

6．放疗前有严重贫血者应纠正，有感染者要控制感染。

（三）放射治疗

1．放疗原则

（1）原则上所有期别的宫颈癌均可用放射治疗，考虑到放疗对中青年患者卵巢功能损伤，在临床实践中，主要用于中晚期和复发的宫颈癌。

（2）ⅠA 期：不能耐受手术者也可单用腔内放疗，A 点剂量为 LDR 60～75Gy/2f 或 HDR 36～45Gy/6～8f，由于淋巴结转移极少，一般不用外照射。

（3）ⅠB、ⅡA 期：可以手术或放疗。依据患者情况和病灶特点，可放疗或放疗加化疗。术后病人必要时加术后放疗或放化疗。

1）宫颈癌根治术后放疗：术后病理有高危因素[如原发

肿瘤大、浸润深度深和（或）脉管瘤栓、有淋巴结转移、切缘阳性、宫旁组织阳性]者需盆腔外照射 45～50Gy（如为常规、三维适形技术需在 40Gy 后屏蔽直肠、膀胱），阴道残端内照射 10～20Gy，必要时联合同步增敏化疗。若髂总和／或腹主动脉淋巴结转移，需行扩大野外照射。

2）根治性放疗：未手术者需内外照射联合，同步增敏化疗。盆腔外照射 45～50Gy（如为常规、三维适形技术需在 30～40Gy 后屏蔽直肠、膀胱），其中在 20～30Gy 后开始加用内照射。Ⅰ B1、Ⅱ A1 的 A 点等效总剂量 75～85Gy，Ⅰ B2、Ⅱ A2 的 A 点等效总剂量≥80～85Gy。若髂总和（或）腹主动脉淋巴结转移，需行扩大野外照射，淋巴结瘤区剂量尽可能达 60Gy。

3）放疗后手术：如病理为腺癌或肿瘤对放疗敏感度不佳，放疗后仍有肿瘤残留，可考虑辅助性子宫全切术。

（4）Ⅱ B、Ⅲ 期：首选根治性放疗（内外照射联合），同步增敏化疗。也有行放疗前腹腔镜下淋巴结切除术者。A 点等效总剂量≥85Gy。若髂总和（或）腹主动脉淋巴结转移，需行扩大野照射，淋巴结瘤区剂量尽可能达 60Gy；若腹股沟淋巴结转移，照射野需包括腹股沟淋巴引流区。下 1/3 阴道受侵时建议行腹股沟淋巴引流区预防性外照射 45～50Gy，及阴道柱状施源器阴道补量。Ⅲ B 期建议宫旁补量至 60Gy。

（5）Ⅳ A 期：首选放疗，同步增敏化疗。主要依靠高剂量外照射，也可视情况加用腔内和（或）插植放疗。

（6）Ⅳ B 期：可行姑息放疗。

（7）单独子宫切除后放疗

1）Ⅰ A1 且无脉管间隙受侵：可观察。

2）≥Ⅰ A2 或有淋巴脉管间隙浸润、已行二次手术根治，且淋巴结阴性：可观察，但若原发肿瘤大、间质浸润深，可选盆腔外照射，必要时加腔内放疗。

3）≥Ⅰ A2 或有淋巴脉管间隙浸润：盆腔外照射联合腔内照射，同步增敏化疗。

（8）外照射分次剂量为 1.8～2.0Gy，每周 4～5 次，腔内照射当天停用外照射。内、外照射的搭配和内照射的开始时间应该个体化，对于小的病灶和窄阴道的患者，尽早开始内照射可以防止外照射后阴道狭窄而使内照射不易进行。

2. 放疗技术

(1) 外照射

1) 常规技术：是传统照射技术，近年来应用逐渐较少。

盆腔照射主要用箱式四野照射或前后对穿照射，在模拟机下定位，依据骨性标记确定照射野范围。照射野上界在 $L_4 \sim L_5$ 间隙，下界在闭孔下缘，外界在真骨盆外 1.5～2cm 处，侧野的前界包括了耻骨联合，后界一般在 $S_2 \sim S_3$ 间隙（若宫骶韧带受累、子宫后位或肿瘤沿直肠扩展或盆腔淋巴结阳性时，后界建议包括整个骶骨），建议应用铅块或多叶准直器（MLC）前后野遮挡部分小肠，两侧野遮挡部分膀胱和直肠。36～40Gy 后改前后对穿，并用 4cm 左右挡铅或 MLC 屏蔽直肠、膀胱，屏蔽范围应个体化。

扩大野（或延伸野）照射包括盆腔及腹主动脉旁淋巴引流区，由于范围较大，必要时可分野照射。照射野上界扩大至 L_1 上缘，有时需要到 $T_{11} \sim T_{12}$ 间隙，腹主动脉段外界在椎体外缘各旁开 1.5～2cm 处。腹主动脉旁淋巴引流区部分可先前后对穿，注意 36Gy 时改左右对穿避让脊髓（注意对肾脏的保护）；盆腔可四野照射也可前后对穿照射。

下 1/3 阴道受侵时，照射野包括盆腔及双腹股沟淋巴引流区，高能 X 射线前后对穿照射。照射野下界扩大至股骨小转子下 5cm（结合体表投影），外界扩大至股骨大转子垂直向下，36～40Gy 后腹股沟区域可改电子线照射。

2) 三维适形技术或调强技术：是先进的照射技术，在临床应用逐渐增多。

采用 CT 模拟机定位，定位前 2 小时口服稀释后的复方泛影葡胺显示肠道，需要患者排空大便，适当充盈膀胱。应用血管增强可以较好地区分血管和淋巴结，应用体膜或充气袋固定体位。

靶区（CTV）：

A. 宫颈癌术后盆腔放疗靶区：阴道残端、上段阴道、阴道旁及盆腔淋巴引流区（髂内、闭孔、髂总、髂外、骶前）。

B. 未手术者盆腔放疗靶区：肿瘤和整个宫颈区、子宫、肿瘤下 3cm 阴道，宫旁、阴道旁及盆腔淋巴引流区（髂内、闭孔、髂总、髂外、骶前）。

C. 扩大野放疗靶区：盆腔靶区加上腹主动脉旁淋巴引

流区。

D. 下 1/3 阴道受侵时靶区：盆腔靶区加上双腹股沟淋巴引流区和全部阴道。

三维适形技术需注意适时遮挡膀胱、直肠，避让脊髓。调强放疗技术较常规、适形技术可以直接在逆向计划前对脊髓、小肠、膀胱、直肠、肝肾等危及器官限量，起到明显的保护作用。宫颈癌术后放疗应用三维适型或调强技术可以明显减少正常组织的放疗反应，疗效与常规技术相同。调强放疗技术在宫颈癌根治性放疗中的应用尚处于临床研究阶段。

(2) 内照射

1) 宫颈癌术后的内照射：首次内照前妇科检查了解阴道残端情况（注意需在手术后一个月以上再做妇科检查），选取适合的施源器；口服钡剂透视下观察小肠与阴道残端距离。多采用阴道柱状施源器照射阴道残端，以黏膜下 0.5cm 为参考点，一般驻留 1cm。每次剂量 5～6Gy，共 2 次。若阴道残端阳性或距切缘较近，建议增加驻留长度和总剂量。

2) 宫颈癌根治性内照射：施源器植入后，应用模拟机定位，拍摄正交片，以 A 点、B 点为参考点设计治疗计划（A 点位于阴道穹隆上方 2cm 旁开 2cm 处，是宫颈癌腔内放疗最常用的剂量计算点，A 点同一水平外侧 3cm 处为 B 点），植入膀胱和直肠标记，用点剂量评估直肠、膀胱剂量。目前应用较多的为高剂量率后装技术，每周 1～2 次，每次 4～7Gy，共 4～7 次，A 点总剂量 30～42Gy。腔内放疗剂量应与体外放疗剂量结合考虑。A 点体外照射＋腔内治疗（腔内剂量以体外常规分割等效生物剂量换算）的总剂量一般情况应为：ⅠB1、ⅡA1 期 75～85Gy，ⅠB2、ⅡA2，ⅡB～ⅣA 期≥80～85Gy。采用不同剂量率后装机治疗时，应进行生物剂量转换，同时注意对膀胱及直肠剂量的监测，避免膀胱及直肠的放疗反应。一般直肠最高剂量水平不超过 A 点的 60%，膀胱三角区的位置受膀胱充盈程度影响大，要注意控制整个疗程膀胱受到的总剂量在其耐受水平。阴道壁特别是下 1/3 阴道受累者还需加阴道柱状施源器照射阴道，以黏膜下 0.5～1cm 为参考点，每次 4～5Gy，每周 1 次，共行 2～4 次。

3) 宫颈癌的三维腔内照射：是先进的内照射技术。应用 CT/MRI 定位，勾画靶区（目前较多是参考 GEC-ESTRO 推荐），包括宫颈及周围邻近瘤区,以高危 CTV 确定处方剂量,每次 4~7Gy,每周 1~2 次,共 4~7 次。应用 DVH 评估直肠、膀胱、乙状结肠、小肠剂量,并据此优化调整治疗计划。

3. 并发症及处理　　宫颈癌放射治疗引起的反应分为近期反应和远期反应,以小肠、直肠、膀胱反应最明显。放疗反应属放疗中不可避免的,但要避免造成放射损伤。

(1) 近期反应:近期反应是指发生在放疗中或放疗后 3 个月内的反应。

1) 全身反应:乏力、食欲减退、恶心,个别患者有呕吐。白细胞、血小板轻度下降。合并化疗全身反应较重。反应程度与年龄、全身情况等因素有关。一般对症处理,可继续放疗。

2) 直肠反应:多发生在放疗开始 2 周后,几乎所有的患者都会有不同程度的表现。主要为里急后重、腹泻、黏液便、大便疼痛、便血,合并同步化疗者反应更严重。可嘱患者用高蛋白、多维生素、易消化的食物。用止泻药物如整肠生、双歧三联活菌等对症治疗。严重者暂停放疗。

3) 膀胱反应:多发生于术后患者,表现为尿频、尿急、尿痛,少数可能有血尿。抗炎、止血治疗后好转。严重者暂停放疗。

4) 内照射相关反应:操作过程中出血、疼痛,多数程度不重,若出血较多可用止血药物或纱布填塞。子宫穿孔、宫腔感染发生率低,为进一步减少其发生率及减少由此导致的肠瘘、肠炎发生率,建议操作前妇科检查、阅片,对疑似穿孔者行 B 超、CT 明确。

(2) 远期并发症:患者合并糖尿病、高血压或有盆腔疾病手术史,都可能使远期并发症的发生率增加。

1) 放射性直肠炎、乙状结肠炎:常发生在放疗后半年至 1 年后,主要症状为腹泻、黏液便、里急后重、便血,有时便秘。少数可出现直肠乙状结肠狭窄,严重者可导致直肠 - 阴道瘘。处理上主要是对症治疗。若出现直肠狭窄、梗阻、瘘管、穿孔,则需考虑手术治疗。

2) 放射性膀胱炎:多发生在放疗后 1 年左右,主要表现为尿频、尿急、尿血、尿痛。严重者有膀胱 - 阴道瘘。以保守治疗为主,抗炎消炎,止血,药物膀胱灌注。严重者手术。

(3) 放射性小肠炎:任何原因导致腹、盆腔内小肠粘连固定都可加重小肠的放射损伤，表现为稀便、大便次数增加、黏液便、腹痛，严重者有小肠穿孔或梗阻，需手术治疗。

（4）盆腔纤维化：大剂量全盆腔照射后可能引起盆腔纤维化，严重者继发输尿管梗阻及淋巴管阻塞，导致肾积水、肾功能障碍、下肢水肿。可用活血化瘀的中药治疗，输尿管狭窄、梗阻者需手术治疗。

（5）阴道狭窄：建议放疗后定期检查阴道情况，行阴道冲洗半年，间隔 2～3 天或每周一次，必要时佩戴阴道模具。鼓励放疗后 3 个月复查肿瘤治愈者开始性生活。

4. 放疗后随访　放疗后 1～2 年，每 3 个月随访，了解患者的治疗效果和放疗反应。常规妇科检查，检查血、尿便常规、肝肾功、肿瘤标志物、腹盆腔超声或 MRI、CT、胸片等。PET-CT 利于全身情况评估。放疗 3～5 年，每 3～6 个月随访，检查项目同前。

二、子宫内膜癌放射治疗

（一）诊断要点及放疗前准备

1. 临床表现

（1）阴道出血：发生率 90%，出血量与病变程度无关。警惕绝经后阴道出血。

（2）阴道排液。

（3）疼痛：宫腔内积血或积液刺激子宫收缩时或宫腔感染时会有下腹痛，压迫或侵及输尿管或盆腔神经丛可出现腰腿痛。

（4）转移症状。

2. 病理检查　分段诊刮，子宫切除或包块活检获得肿瘤组织，进行病理学检查。

3. 常见的辅助检查　盆腔超声和 CT；MRI 可以较好地显示子宫肌层侵犯情况；血、尿常规，肝肾功能，血 CA125，胸片等；必要时进行肾血流图、胃肠造影等检查；PET-CT 利于全身肿瘤情况评估。

4. 病理、组织学分级和分期　肿瘤的组织学诊断是诊断的金标准。

（二）放射治疗

1. 适应证

（1）I 期

1）IA 期和 IB 期 G_1 和 G_2 患者：推荐术后阴道腔内放疗。

2）ⅠB期G_3患者：术后行阴道腔内照射是必要的，对于是否加用外照射有不同的观点，主要考虑外照射的并发症。对于仅做子宫切除的ⅠB期G_3患者推荐术后外照射加阴道腔内照射，对于全面行分期术、病理阴性者，可不行外照射，淋巴结阳性者建议外照射加内照射。

（2）Ⅱ期：对于Ⅱ期病变，术前、术后放疗有相似的结果，但目前术前放疗的机会少。Ⅱ期患者术后需要接受外照射和阴道腔内照射。

（3）Ⅲ期和Ⅳ期：Ⅲ期和Ⅳ期患者属于晚期病变，放疗方案应根据患者的情况个体化决定。最优化的放疗方案尚未确定。ⅢA期中对于仅有附件转移的患者，应用外照射和阴道腔内照射。ⅢB期患者少见，应当术前放疗，单独手术困难。仅有盆腔淋巴结转移而无主动脉旁淋巴结转移的患者，应用盆腔外照射和阴道腔内照射，也可以取得较好的治疗效果，对于主动脉旁淋巴结转移的患者，可扩大野放疗。对晚期病变，可根据患者的情况选择用全腹照射。

（4）不能手术者可行单纯根治性放疗或配合激素治疗，晚期配合以化疗。治疗前应根据 FIGO 临床分期确定病变程度，MRI 和超声利于评估子宫肌层的受侵程度。依据子宫大小、肿瘤病理和病变扩展情况，决定用腔内放疗或加用外照射治疗。通常对于年龄较大、病变较早期和所有的 G_1、G_2 浅肌层侵犯病灶，建议用单纯腔内放疗，对于深肌层侵犯、G_3、肿块型子宫病变和疑有宫外侵犯者要加用外照射。

（5）局部区域复发的处理：复发患者的再治疗受许多因素的影响，如复发时间、以往治疗情况、复发部位等。对于单纯手术后复发者，可给予较高剂量放疗。单独阴道复发者，可行手术切除。放疗可应用内、外照射结合和（或）三维适形或调强放疗。

（6）恶性程度高的组织学类型：对于子宫内膜浆液性乳头状癌，有文献建议全腹照射。对于透明细胞癌，目前只主张盆腔放疗。

2. 放疗技术

（1）外照射方法

1）可应用常规技术、三维适形技术、调强技术，具体定位、照射范围等细节参见宫颈癌外照射部分。剂量 45～50Gy，每次 1.8～2Gy,每周 4～5 次。

2) 全腹照射:多应用于子宫内膜浆液性乳头状癌中,常规技术一般用前后对穿野,上界在右侧膈顶上 1cm,通过透视看膈肌的运动而给予适当的边界;下界在闭孔下缘,将阴道上半部或上 2/3 包括在照射野内(ⅢB 期患者,全部阴道均须在照射野内);侧野在腹膜外 1cm 处。设计后野肾屏蔽,使其受量在 15Gy 以下,设计前后野肝屏蔽,使其受量在 25.5Gy以下。推荐应用调强放疗技术,更好地保护肝肾脾等脏器,且利于残留瘤区加量。全腹照射总剂量 30Gy,每次 1.5Gy,之后缩野,使腹主动脉区达到 40～45Gy,盆腔达到 50Gy。全腹照射并发症较多,目前应用渐减少。

(2) 内照射方法

1) 术后内照射:首次内照前妇科检查了解残端,选取适合的施源器;并口服钡剂透视下观察小肠与残端距离。多采用阴道柱状施源器照射阴道残端,驻留阴道上 1/3 或 1/2,以黏膜下 0.5～1cm 为参考点。若阴道残端阳性或距切缘较近或ⅢB 期,建议增加驻留长度。ⅢB 期可考虑全阴道照射。应用高剂量率照射时建议用低剂量多分次,每周 1～2 次,每次 4～6Gy。术后单纯腔内放疗者推荐剂量 30Gy,联合外照射者推荐剂量 10～20Gy。

2) 未手术者的二维内照射:模拟机定位,据子宫大小、形状选择施源器,据子宫壁厚度确定多参考点(多为施源器旁 1～2cm),用点剂量评估直肠、膀胱、宫颈、宫底剂量。目前应用较多的为高剂量率后装,每周 1～2 次,每次 4～7Gy,共 4～7 次。一般直肠最高剂量水平不超过 A 点的 60%,膀胱三角区的位置受膀胱充盈程度影响大,要注意控制整个疗程膀胱受到的总剂量在其耐受水平。宫颈受累者需适当行以 A 点为参考点的腔内放疗,阴道受累者还需加阴道柱状施源器照射阴道,以黏膜下 0.5～1cm 为参考点,每次 4～5Gy,每周 1次,共行 2～4 次。

3. 并发症及处理 类似宫颈癌。

4. 随访 类似宫颈癌。

三、外阴癌的放射治疗

(一)诊断要点及放疗前准备

1. 临床表现 最常见的表现是外阴瘙痒和肿块,其他有外阴疼痛、溃疡。肿物较大时可能引起排尿困难、出血等。腹股沟淋巴结转移时可出现外阴、下肢水肿。

2. 盆腔检查　注意阴道、宫颈、肛门情况。仔细检查腹股沟。

3. 其他检查　常规血液生化和尿常规及胸部 X 线检查，盆腔增强 CT 或 MRI 对于判断盆腔内淋巴结转移有价值。B 超利于判断腹股沟淋巴结转移情况。必要时行肠镜和腹腔镜检查。PET-CT 利于评估全身肿瘤情况。

4. 病理诊断　肿瘤的组织病理学是最可靠的诊断依据，按照 FIGO 2009 年的分期标准进行分期。

（二）放射治疗

1. 外阴癌主要以手术为主，放疗是外阴癌的主要辅助治疗方式，对不能手术和不适宜手术的患者可行放疗。外阴癌的放疗包括：①术前放疗：即对病灶较大、浸润深、累及尿道、肛门的病变，行术前放疗，使病变缩小，增加切除机会。②术后放疗：手术边缘未切干净者或有高危因素者可行术后放疗。③未作淋巴结清扫或有盆腔淋巴结转移者须照射腹股沟和盆腔。④姑息放疗：主要用于止痛和缓解压迫。⑤组织间插植放疗：在有条件的情况下进行。

2. 放疗范围及剂量　外阴癌的放疗需制定个体化方案，主要考虑病变范围和患者对放疗的耐受程度。照射技术可采用常规照射技术，三维适形或调强放疗技术。

3. 术前放射治疗　对病灶较大或病灶靠近尿道或肛门的病例，术前放疗可使病变缩小，增加病变切缘的阴性率，增加保留尿道和肛门的机会。外阴原发病灶术前放射治疗可采用体外常规放射治疗，机架 90°、床 270° 单野垂直外阴照射，照射范围包括肿瘤病灶外 2cm，采用电子线照射，放射剂量一般为 DT 30～40Gy/3～4 周，对于局部肿瘤外凸较大者亦可采用切线照射。照射时注意保持外阴清洁和干燥，减少感染，放疗结束休息 2～3 周后行手术治疗。

4. 术后放射治疗　若手术切缘邻近癌灶（<5mm），又无法再行扩大切除，术后应补充局部放疗。可采用电子线照射，放射剂量一般为 DT 40～50Gy/4～5 周。

5. 根治性放射治疗　采用体外放射治疗，机架 90°、床 270° 单野垂直外阴照射，照射范围包括肿瘤病灶外 2cm，遮挡肛门,可采用电子线照射,放射剂量一般为 DT 60~70Gy/6 周。由于外阴对射线耐受性低,易出现明显的皮肤放射性反应,可先行 X 线照射:DT 40Gy,视皮肤反应继续电子线照射:DT 20~30Gy,如有严重皮肤放射性反应,休息 2~3 周再继续放疗。对于局部肿瘤外凸较大者亦可采用 X 线切线照射。体外放疗结束后局部肿瘤残存休息 6~12 周可考虑手术切除,或给予腔内放疗/组织间放疗。

6. 腹股沟淋巴结放射治疗 术前放射治疗如果腹股沟淋巴结固定或出现溃疡不可手术切除,应取活检进行确诊,然后行放射治疗,并可考虑加同期化疗。部分病例放疗后可再行淋巴结切除术。

(1)术后放射治疗:手术后病理检查发现腹股沟淋巴结转移的患者,应考虑给予补充盆腔和腹股沟区放疗。腹股沟淋巴结照射野范围:放射野中轴位于腹股沟韧带,上、下平行于该韧带,距离该韧带 3~5cm,内侧达耻骨结节,外侧达髂前上嵴,一般单野大小(8~10)cm×(10~12)cm,照射剂量视术后是否有肿瘤残存,一般 DT 40~50Gy/2Gy×20~25f/4~5 周。

(2)根治性放射治疗:放射野中轴位于腹股沟韧带,上、下平行于该韧带,距离该韧带 3~5cm,内侧达耻骨结节,外侧达髂前上脊,一般单野大小 8~10cm×10~12cm,照射剂量 DT 60~70Gy/2Gy×30~35f/5~6 周,每日左右二野照射。先行 X 线照射:DT 40Gy,视皮肤反应继续电子线照射:DT 20~30Gy,如有严重皮肤放射性反应,休息 2~3 周再继续放疗。

7. 盆腔淋巴结放射治疗 目前大量研究以证明外阴癌有腹股沟淋巴结转移者行盆腔放疗与盆腔淋巴结清扫术比较,盆腔放疗疗效优于盆腔淋巴结清扫术,盆腔淋巴结切除术已很少用。照射野同宫颈癌体外放射治疗的盆腔前后对穿野:上界:L_4~L_5 间隙;下界:闭孔下缘;侧界:真骨盆最宽处向外 1.5~2cm。应用铅块或多叶光栅技术(MLC)遮挡正常组织。每次照射 1.80~2.0Gy,每周 5 次,剂量 DT 45~50Gy/5 周。

常规放疗照射腹股沟区应选择直线加速器电子束和低能 X 射线混合照射,对外阴浅表病变用适当能量的电子束加补偿物照射,盆腔区选择高能 X 射线照射。对亚临床病灶,放疗剂量一般 50Gy 左右,有残存瘤区剂量一般 60Gy 以上。应用调强放疗技术能更好地保护直肠、膀胱、小肠、皮肤,明显减低放疗并发症。

8. 放疗反应

（1）急性反应：有外阴水肿、皮肤黏膜破溃、疼痛等，建议治疗期间照射区域皮肤避免沾水、搓洗，可外用薄荷淀粉、三乙醇胺等药物减轻皮肤反应。若行盆腔放疗可能有肠道、膀胱等并发症，详见宫颈癌章节。

（2）远期并发症：有外阴纤维化、淋巴水肿等。

9. 放疗后随访　放疗后要求定期随诊，第 1～2 年每 1～3 个月 1 次，3～5 年每半年 1 次。注意原发病灶和淋巴结转移区放疗后的情况，检查肺、肝、腹、盆腔和血液生化，B 超利于监测腹股沟淋巴结情况，必要时进行盆腔 CT、骨扫描和 PET-CT。

四、阴道癌的放射治疗

（一）诊断要点及放疗前准备

1. 临床表现　阴道出血和异常分泌物。晚期可有压迫症状、转移症状。

2. 病理检查　确诊依据。

3. 盆腔检查　妇科检查时注意宫颈、外阴、尿道、肛门情况。仔细检查腹股沟。

4. 其他检查　常规血液生化和尿常规及胸部 X 射线检查，盆腔增强 CT 或 MRI 对于判断盆腔内淋巴结转移有价值 MRI 对判断阴道病灶侵犯范围有益。B 超利于判断腹股沟淋巴结转移情况。必要时行肠镜和膀胱镜检查。PET-CT 利于评估全身肿瘤情况。

（二）放射治疗

1. 手术和放疗是阴道癌的主要治疗方式。

（1）原位癌可行手术或腔内放疗，腔内放疗剂量是阴道黏膜达到 60Gy。

（2）I 期病灶，可单独用腔内放疗或局部手术加放疗，根据病灶大小决定是否加用外照射。

（3）II 期病灶应当内、外照射结合，外照射剂量为 45～50Gy，阴道下 1/3 病灶应当照射双侧腹股沟和股三角区。常规技术 30～40Gy 时屏蔽直肠、膀胱，同时开始加用阴道内照射。调强放疗技术应用时建议 45Gy 后再行阴道内照射。

（4）III 期病灶的治疗方法同 III 期宫颈癌，外照射剂量可适当增加,淋巴结瘤区可加量至60Gy。

(5)Ⅳ期以姑息治疗为主。

(6)对阴道透明细胞癌和恶性黑色素瘤以手术为主,辅助化疗、生物治疗和放疗。

2.放疗技术

(1)外照射:参见宫颈癌章节。

(2)内照射:以阴道内照射为主,若宫颈受累或侵犯穹隆上段阴道病灶时加以A点为参考点的宫颈区内照射。阴道内照射需先选取适合的施源器,并口服钡剂透视下观察小肠位置。多采用阴道柱状施源器照射,驻留位置为放疗前妇科检查阴道病变上下各外放1~2cm;参考点据肿瘤侵犯深度、阴道旁病变大小决定,多为黏膜下0.5~1cm。每周1~2次,每次4~5Gy,共10~20Gy。

3.并发症及处理 参见宫颈癌章节,但直肠反应一般较宫颈癌重,且放疗后阴道狭窄较常见。

4.放疗后随访 参见宫颈癌章节。

五、卵巢癌的放射治疗

(一)诊断要点及放疗前准备

1.病理检查 肿瘤的组织病理学是诊断的金标准。

2.盆腔检查 注意邻近器官有无受累。明确腹腔及盆腔肿块的位置、大小及与周围器官的关系。

3.压迫症状

4.转移症状

5.合并症 因肿瘤蒂扭转、破裂、出血、感染等导致的急腹症症状。

6.常见的辅助检查 腹盆腔超声和CT、MRI;血、尿常规、肝肾功能、肿瘤标志物(CA125是卵巢上皮癌较为敏感的肿瘤标志物,阳性率达80%~90%;AFP是卵巢内胚窦瘤良好的肿瘤标志物;CEA、CA199在黏液性腺癌中常有升高;HCG是含绒癌成分的生殖细胞瘤的标志物),胸片等;PET-CT利于全身肿瘤情况评估;必要时进行肾血流图等检查。

(二)放射治疗

1.治疗原则

(1)手术和化疗是卵巢癌的主要治疗手段,放射治疗是辅助治疗。

(2) 卵巢无性细胞瘤和颗粒细胞瘤，由于其对放疗敏感，术后可给予放射治疗。

(3) 上皮性卵巢癌，较易广泛侵犯腹、盆腔，一般先行全身化疗后才放疗，或肿瘤化疗效果不佳时辅助治疗。

2. 放疗技术

(1) 全腹放疗：照射野大，患者反应较重，目前应用较少。

(2) 局部小野照射：主要针对手术及化疗后残存病灶的放疗，可根据手术记录、CT 或 MRI 甚至 PET 检查确定照射范围。建议调强放疗技术，更好的保护小肠、膀胱、直肠等危及器官，多给予 45～60Gy 剂量。

(3) 腔内照射：主要用于阴道残端残留或复发，只能限于腔内照射能达到的范围，一般需要配合外照射进行。

3. 并发症及处理　并发症与具体照射部位相关，多类似于宫颈癌放疗并发症，可参见。

4. 放疗后随访　参见宫颈癌章节，有条件者可行 PET-CT 复查。

六、子宫肉瘤的放射治疗

(一) 诊断要点及放疗前准备

1. 临床表现

(1) 月经不规律、白带增多、绝经后阴道出血、腹部肿块等。

(2) 转移症状。

2. 盆腔检查　子宫增大或子宫息肉，妇科检查时注意有无邻近器官受累。

3. 其他检查　腹盆腔超声和 CT、MRI；血、尿常规、肝肾功能、肿瘤标志物、胸片等；PET-CT 利于全身肿瘤情况评估；必要时进行肾血流图等检查。

4. 病理检查　肿瘤的组织病理学是诊断金标准，按照 FIGO 2009 年的分期标准进行分期。

(二) 放射治疗

1. 放疗原则　手术是主要的治疗手段。在子宫肉瘤中子宫内膜间质肉瘤对放疗相对敏感，建议术后放疗。癌肉瘤因淋巴转移概率较高，建议术后放疗。其次子宫混合性中胚叶肉瘤、子宫平滑肌肉瘤对放疗的敏感性较差，故放疗不作为常规辅助治疗手段，但对于复发、转移等病例可以尝试。子宫肉瘤一般不用于单纯放疗，主要作为术后辅助治疗或对某些转移部位（如脑、骨、肺等）的姑息治疗。

2. 放疗技术

（1）术后放疗采用内、外照射结合，外照射剂量为50～60Gy或个体化决定。常规技术用高能X射线，用盆腔四野或两野照射，照射野的大小根据病变范围、手术情况和患者耐受程度决定。建议有条件者采用调强放疗技术。

（2）内照射：可在外照射之后进行，也可以在外照射中穿插进行，一般应用高剂量率后装治疗机阴道残端补量，每周1～2次，每次4～6Gy，共10～20Gy。

3. 并发症及处理　参见宫颈癌章节。

4. 放疗后随访　参见宫颈癌章节。

（张福泉　黄曼妮）

参 考 文 献

[1] Small W Jr, Mell LK, Anderson P, et al. Consensus guidelines for delineation of clinical target volume for intensity-modulated pelvic radiotherapy in postoperative treatment of endometrial and cervical cancer. Int J Radiat Oncol Biol Phys, 2008, 71: 428-434

[2] Portelance L, Chao KS, Grigsby PW, et al. Intensity-modulated radiation therapy (IMRT) reduces small bowel, rectum, and bladder doses in patients with cervical cancer receiving pelvic and para-aortic irradiation. Int J Radiat Oncol Biol Phys, 2001, 51: 261-266

[3] van de Bunt L, van der Heide UA, Ketelaars M, et al. Conventional, conformal, and intensity-modulated radiation therapy treatment planning of external beam radiotherapy for cervical cancer: The impact of tumor regression. Int J Radiat Oncol Biol Phys, 2006, 64: 189-196

[4] Haie-Meder C, Pötter R, Van Limbergen E, et al. Gynaecological (GYN) GEC-ESTRO Working Group. Recommendations from Gynaecological (GYN) GEC-ESTRO Working Group (I): concepts and terms in 3D image based 3D treatment planning in cervix cancer brachytherapy with emphasis on MRI

assessment of GTV and CTV. Radiother Oncol, 2005, 74 (3): 235-245

[5] Pötter R, Haie-Meder C, Limbergen E V, et al. Recommendations from gynaecological (GYN) GEC ESTRO working group (II): concepts and terms in 3D image-based treatment planning in cervix cancer brachytherapy—3D dose volume parameters and aspects of 3D image-based anatomy, radiation physics, radiobiology. Radiotherapy and oncology, 2006, 78 (1): 67-77

本文刊载于沈铿、崔恒、丰有吉主编的《常见妇科恶性肿瘤诊治指南》(第 4 版)(人民卫生出版社, 2014)第 179-200 页

生殖内分泌专业

编者按 2006年5月13日，中华医学会妇产科学分会绝经学组在北京召开了绝经过渡期和绝经后激素治疗临床应用指南（2003版）修订研讨会，会上来自全国10个省（市）的24位该领域专家共同研讨了妇女绝经后激素治疗、低剂量激素治疗、女性内分泌激素的临床应用、国际学术团体对绝经过渡期和绝经后激素治疗的指导意见、立场、声明或指南。后经反复讨论和修改，现刊出绝经过渡期和绝经后激素治疗临床应用指南修订草案（2006版），以期有助于指导临床医师的工作。

绝经过渡期和绝经后激素治疗临床应用指南修订草案（2006版）

中华医学会妇产科学分会绝经学组

激素治疗是针对女性因卵巢功能衰退、性激素分泌不足所致的健康问题而采用的临床医疗措施，应在有适应证而无禁忌证的情况下应用。这一治疗方法已在数十年的临床应用及利弊研讨中进步、发展，作为缓解中、重度绝经相关症状的治疗方法，其疗效已得到充分肯定，无其他治疗方法可以取代。但如何提供最好的临床治疗以缓解绝经相关症状和预防远期的绝经后退化性疾病，仍在争论之中。观察性研究提示，激素治疗具有心脏保护作用。为验证这一结果的正确性，并得到最佳证据，进行了几项大规模多中心的随机对照临床试验（RCT）。这些RCT主要有：心脏和雌、孕激素治疗研究（HERS）Ⅰ期[1]和Ⅱ期[2]及妇女健康干预研究（WHI）中的雌、孕激素[3]和单雌激素治疗[4]。与其他RCT不同的是，这些研究不是以中间指标，而是以疾病作为研究的终点指标。这些RCT的结论显示，激素治疗不应该作为一级和二级预防心血管疾病而开始或继续使用；激素治疗用于预防绝经后妇女慢性病，其总体健康并无收益。因此，为预防慢性疾病不推荐绝经后妇女使用激素治疗。关于乳腺癌，雌激素加孕激素治疗（EPT）5 年的妇女患乳腺癌的风险轻度增加，每 1000 例应用激素治疗的妇女中，额外增加 4 例。当这些 RCT 研究陆续发表，尤其是 2002 年 7 月美国 WHI 的 EPT 部分发表后，认为激素治疗的"弊大于利"的观点迅速传播，在妇女、医师和媒体中产生了极大困惑、关注和争论，使妇女和医师对激素治疗担忧、害怕，甚至反对激素治疗用于围绝经期。为什么激素治疗在临床应用中十分有效，却又如此脆弱？问题在于激素治疗对心脏保护作用的 RCT 结果显著不同，经国际绝经协会的认真分析[5]，认为在这两种不同类型的研究中，试验人群存在明显差异：观察性研究中，服用激素的是绝经过渡期的妇女，她们大多数都有激素缺乏的症状，开始治疗时多在 55 岁或更年轻；相反，在另外 3 个 RCT 中，89% 的妇女在 55 岁或年龄更大时开始接受激素治疗（是通过设计方案募集的对象）。HERS 观察了心脏病的二级预防，对象为已有冠心病的妇女，因此，平均年龄为 67 岁；WHI 的设计规定对象入选年龄为 50～79 岁，平均年龄为 63 岁。她们中大部分在绝经的第 2 个 10 年中或之后，其中约 50% 以上合并心血管性亚临床问题和心血管性疾病，少有严重的绝经症状。因此，主要问题并非直接与绝经相关。这提示不同的生理状况，可能与结果差异有关。研究对象的年龄和身体状况不支持 WHI 是一项针对心血管疾病一级预防的试验。近年来，WHI 协作组对其研究结果再分析后指出，个体化应用结合雌激素可能将会获得在心脏、代谢和乳癌等方面的额外益处。国际学术团体的指南强调，这些 RCT 研究不能完全照搬过来，用于指导最需要激素治疗的绝经过渡期和绝经早期妇女的临床实践[6-8]。尽管 WHI 的研究结果给临床医生和患者都带来了观念上的冲击和混乱，但也给我们一个重新认识和评价激素治疗的机会，使我们对这一治疗方法有了进一步的认识。在占我国总人口约 11% 的 40～59 岁的妇女中，50% 以上存在不同程度的绝经相关症状或疾病，她们需要激素治疗。为更好地诊断、治疗因卵巢功能衰退而引发的健康问题，科学、合理、规范地应用激素治疗，使我国妇女从激素治疗中获得最大利益、承受最小风险,2006 年 5 月,中华医学会妇产科学分会绝经学组及从事女性内分泌和更年期保健研究的资深专家,对激素治疗的利、弊和临床应用,再次进行了系统分析和风险评估。在"绝经过渡期和绝经后激素治疗临床应用指南(2003 版)"[9]的基础上,结合我国医疗实际情况,对围绝经期和绝经后妇女的激素治疗,进一步提出了一些原则性建议,以供医师在临床工作中参考使用。

一、对绝经期激素治疗的共识

激素治疗是针对绝经过渡期和绝经后相关健康问题的必要医疗措施。绝经及相关症状(如血管舒缩症状、泌尿生殖道萎缩症状、神经精神症状等)是应用激素治疗的首要适应证。激素治疗也是预防绝经后骨质疏松症的有效方法。目前,不推荐激素治疗用于心血管疾病的一级预防,且不应该用于冠心病的二级预防。对于有完整子宫的妇女,在应用雌激素时,应同时加用适量的孕激素以保护子宫内膜;对于已经切除子宫的妇女,则不必加用孕激素。应用激素治疗时,应在综合评估治疗目的和危险的前提下,采用最低有效剂量。在出现与绝经相关的症状时,即可开始应用激素治疗并根据个体情况选择激素治疗的方案。

没有必要限制激素治疗的期限,但在应用激素治疗期间应至少每年进行 1 次个体化危险和(或)受益评估,应根据评估情况决定疗程的长短,并决定是否继续或长期应用。出现绝经相关症状并存在其他疾病时,在排除禁忌证后,可于控制合并疾病的同时应用激素治疗。目前,尚无足够证据表明,植物雌激素可以作为激素治疗的替代物。

二、绝经过渡期和绝经后激素治疗

(一)临床证据

绝经过渡期和绝经后激素治疗临床应用指南的证据见表1。

(二)适应证

1. 绝经相关症状(A 级推荐):潮热、盗汗、睡眠障碍、疲倦、情绪不振、易激动、烦躁和轻度抑郁。

2. 泌尿生殖道萎缩相关的问题(A 级推荐):阴道干涩及疼痛、排尿困难、反复性阴道炎、性交后膀胱炎、夜尿多、尿频和尿急。

3. 有骨质疏松症的危险因素(低骨量)及绝经后骨质疏

表 1　绝经过渡期和绝经后激素治疗的证据水平和推荐分级[10]

推荐分级	证据水平	干预
A	1a	随机对照实验的系统评价
	1b	单个随机对照实验
B	2a	队列研究的系统评价
	2b	单个队列研究
	3a	病例对照研究的系统评价
	3b	单个病例对照研究
C	4	病例系列研究
D	5	无明确重要评价或者缺乏基于生理学或规范研究的专家意见

松症(A 级推荐):绝经后妇女患骨质疏松性骨折的危险因素包括年龄大、低体重、雌激素缺乏(45 岁以前绝经或切除双侧卵巢,绝经前闭经 1 年以上;正在接受激素治疗的妇女不在此范围内)、骨密度低、长期低钙摄入、骨折史、骨质疏松症家族史、营养不良、体育运动不足、矫正后仍存在视力缺陷、摔倒史、吸烟、酗酒、痴呆等。

循证医学的大量证据资料已证明,激素治疗能有效地降低各年龄组具有骨质疏松症危险因素的妇女在脊椎、髋骨等部位骨折的危险,也能降低无低骨量妇女发生骨质疏松性骨折的危险。激素治疗是预防绝经后骨质疏松症的合理选择。缺乏雌激素的较年轻妇女和(或)有绝经症状的妇女应该首选激素治疗。

(三)开始激素治疗的时机

在卵巢功能开始减退并出现相关症状后即可应用。

(四)激素治疗的禁忌证

已知或可疑妊娠、原因不明的阴道出血、已知或可疑患有乳腺癌、已知或可疑患有与性激素相关的恶性肿瘤、最近 6 个月内患有活动性静脉或动脉血栓栓塞性疾病、严重肝肾功能障碍、血卟啉症、耳硬化症、系统性红斑狼疮、脑膜瘤(禁用孕激素)等。

(五)慎用情况

子宫肌瘤、子宫内膜异位症、子宫内膜增生史、尚未控制的糖尿病及严重的高血压、有血栓形成倾向、胆囊疾病、癫痫、偏头痛、哮喘、高催乳素血症、乳腺良性疾病、乳腺癌家族史。

（六）激素治疗流程

1. 治疗前的评估：根据病史、常规妇科检查及其他相关检查项目（根据需要选择，特别应注意对乳腺和子宫内膜的评估），评估是否有应用激素治疗的适应证；是否有应用激素治疗的禁忌证；是否存在慎用情况。

2. 权衡利弊：根据年龄、卵巢功能衰退情况（绝经过渡期、绝经早期或绝经晚期）和激素治疗前的评估结果进行综合评价，以确定应用激素治疗的必要性。对存在适应证、无禁忌证者建议应用激素治疗；对无适应证或存在禁忌证者不进行激素治疗；对存在适应证同时合并其他疾病者，在排除禁忌证后，可于控制其他疾病的同时，应用激素治疗；有些临床症状的发生可能与绝经有关，也可能与绝经无关，对难以辨明临床症状与绝经关系、且无禁忌证者，可行短期的试验性激素治疗。应告知患者激素治疗的利弊，使其知情后做出选择。

3. 个体化激素治疗方案：应根据患者是否有子宫、年龄、卵巢功能衰退情况（绝经过渡期、绝经早期或绝经晚期）、其他危险因素等不同情况，制定个体化的激素治疗方案。在序贯治疗方案中，根据孕激素的种类，应用时间应达到10～14d。

4. 应用激素治疗过程中的监测及注意事项：判断激素治疗目的是否达到、有无不良反应、个体危险与受益比是否发生改变、评价是否需要继续应用激素治疗或调整方案。监测的指标和频度应根据患者的具体情况确定。为预防血栓形成，因疾病或手术需要长期卧床者酌情停用。

（七）激素治疗方案、用药途径和药物剂量

1. 激素治疗的方案：（1）单纯雌激素：适用于已切除子宫，不需要保护子宫内膜的妇女。（2）单纯孕激素：周期使用，用于绝经过渡期，调整卵巢功能衰退过程中出现的月经问题。（3）雌、孕激素联合应用：适用于有完整子宫的妇女。联合应用孕激素的目的在于对抗雌激素所致的子宫内膜过度生长，此外，对增进骨健康可能有协同作用。雌、孕激素联合应用又分序贯和连续用药两种。序贯用药是模拟生理周期，在使用雌激素的基础上，每月加用孕激素10～14d（周期性，每周期停药2～7d）；连续用药是每日雌、孕激素均用（连续性)不停顿。在序贯用药方案中,有周期性出血,也称为预期计划性出血,该方案适用于年龄较轻,绝经早期或愿意有月经样定期出血的妇女;连续用药方案可避免周期性出血,适用于年龄较长或不愿意有月经样出血的绝经后妇女,但是在实施早期,可能有难以预料的非计划性出血,通常发生在用药的6个月以内。

2. 雌激素用药剂量及用药途径:(1)用药剂量:①单纯雌激素治疗:结合雌激素(其他名称:倍美力)0.3~0.625mg/d或戊酸雌二醇(其他名称:补佳乐)0.5~2.0mg/d,连续应用;②序贯用药:结合雌激素0.3~0.625mg/d或戊酸雌二醇1~2mg/d,连用21~28d,用药周期第10~14天加用醋酸甲羟孕酮(其他名称:安宫黄体酮)4~6mg/d,停药2~7d后再开始新一周期;③连续用药:结合雌激素0.3~0.625mg/d或戊酸雌二醇1.0~1.5mg/d,连续服用,间隔2周加服醋酸甲羟孕酮2周,4~6mg/d;④连续联合用药:结合雌激素0.3~0.625mg/d或戊酸雌二醇0.5~1.5mg/d,加用醋酸甲羟孕酮1~3mg/d;⑤替勃龙(其他名称:利维爱、紫竹爱维);1.25mg/d,连续应用。(2)用药途径:①口服途径:天然雌激素包括:结合雌激素、戊酸雌二醇片;合成雌激素包括:尼尔雌醇(其他名称:维尼安)、己烯雌酚(其他名称:乙菧酚)。临床推荐应用天然雌激素。②非肠道途径:经皮:雌二醇[其他名称:松奇(贴)]。经阴道:结合雌激素[其他名称:倍美力(霜)];结合雌激素[其他名称:葆丽(软膏)];雌三醇[其他名称:欧维婷(霜)];普罗雌烯[其他名称:更宝芬(胶囊)]。

对慎用情况中尚未控制的糖尿病及严重的高血压、有血栓形成倾向、胆囊疾病、癫痫、偏头痛、哮喘、高催乳素血症者,需用激素治疗时,推荐应用经皮途径。对以泌尿生殖系统症状为主诉者,推荐应用经阴道途径。

3. 孕激素用药剂量及用药途径:(1)天然孕激素:注射用孕酮和口服及阴道用微粉化黄体酮(其他名称:琪宁)。(2)合成孕激素:根据结构不同分为两类:第一类是衍生于孕酮与17a羟孕酮的合成孕激素,具有较强的抗雌激素作用,如甲地孕酮(其他名称:妇宁)、醋酸甲羟孕酮、地屈孕酮(其他名称:达芙通)。第二类是衍生于19去甲基睾酮的合成孕激素,如炔诺酮(其他名称:妇康),该药具有轻度雄激素活性。

4. 复方制剂: 戊酸雌二醇片 / 雌二醇环丙孕酮片 (其他名称: 克龄蒙) 为雌、孕激素复方制剂, 该药是由 11 片 2mg 的戊酸雌二醇和 10 片 2mg 的戊酸雌二醇加 1mg 醋酸环丙孕酮组成, 供周期性序贯用药者选用。

5. 替勃龙: 是一种独特的化合物, 该药在体内具有雌、孕、雄 3 种激素活性, 因其在子宫内膜处具有孕激素活性, 因此有子宫的绝经后妇女, 应用此药时不必再加用其他孕激素。

以上药物使用时, 原则上选用最低的有效剂量。

参 考 文 献

[1] Grady D, Herrington D, Bittner V, et al. HERS Research Group. Cardiovascular disease outcomes during 6.8 years of hormone therapy: Heart and Estrogen/progestin Replacement Study folow-up (HERS Ⅱ). JAMA, 2002, 288: 49-57.

[2] Hulley S, Grady D, Bush T, et al. Randomized trial of estrogen plus progestin for secondary prevention of coronary heart disease in postmenopausal women. Heart and Estrogen/progestin Replacement Study (HERS) Research Group. JAMA, 1998, 280: 650-652.

[3] Rossouw JE, Anderson GL, Prentice RL, et al. Risks and benefits of estrogen plus progestin in healthy postmenopausal women: principal results From the Women's Health Initiative randomized controlled trial. JAMA, 2002, 288: 321-333.

[4] The Women's Health Initiative Steering Committee. Effects of conjugated equine estrogen in postmenopausal women with hysterectomy. JAMA, 2004, 291: 170-172.

[5] The IMS Executive Commitee. Guidelines of hormone treatment of women in the menopausal transition and beyond. Maturitas, 2005, 51 (1): 15-20.

[6] European Menopause and Andropause Society. Climacteric medicine: European Menopause and Andropause Society (EMAS) 2004/2005 position statements on peri-and postmenopausal hormone replacement therapy. Maturitas, 2005, 51: 1-3.

[7] Naftolin F, Schneider HP, Sturdee DW, et al. Guidelines for hormone treatment of women in the menopausal transition and

　　beyond. Maturitas, 2005, 51: 15-20.

[8] North American Menopause Society. Management of osteoporosis in postmenopausal women: 2006 position statement of The North American Menopause Society. Menopause, 2006, 13: 340-367.

[9] 中华医学会妇产科学分会绝经学组. 性激素补充疗法应用指南（2003）. 中华妇产科杂志, 2004, 39: 286-287.

[10] Osteoporosis prevention, diagnosis, and therapy. NIH Consens Statement. Review, 2000, 17: 1-45.

（通信作者：郁　琦）

　　（本文刊载于《中华妇产科杂志》2008 年第 43 卷第 5 期第 396-398 页）

多囊卵巢综合征的诊断和治疗专家共识

中华医学会妇产科学分会内分泌学组

多囊卵巢综合征(polycystic ovary syndrome, PCOS)是妇科内分泌临床常见的疾病,在我国有着庞大的患者群。PCOS临床表现呈异质性,不但严重影响患者的生殖功能,而且雌激素依赖性肿瘤如子宫内膜癌发病率增加,相关的代谢失调包括高雄激素血症、胰岛素抵抗、糖代谢异常、脂代谢异常、心血管疾病风险也增加。PCOS至今病因尚不明确,诊断标准不统一,治疗药物的使用方案混乱,对远期并发症也缺乏合理的防治措施,因此,制定诊治规范迫在眉睫。中华医学会妇产科学分会内分泌学组于2006年11月18日在重庆召开了妇科内分泌学专家扩大会议,会议经过热烈的讨论,初步达成了目前中国的PCOS诊断和治疗专家共识,经过1年多40余场关于PCOS诊断和治疗专家共识的全国巡讲,广泛征求各界意见,2007年11月24日中华医学会妇产科学分会内分泌学组在海南省三亚市召开了PCOS诊断和治疗专家共识临床问题解答专家会,最终产生了适合目前中国情况的PCOS诊断和治疗专家共识。

一、PCOS概述

PCOS在生育年龄妇女中的发病率为5%~10%(中国尚无确切患病率报道),占无排卵性不孕症患者的30%~60%。目前,我国尚缺少全国性、大样本、多中心的研究结果。PCOS的确切病因尚不清楚,有研究认为,其可能是由于某些遗传基因与环境因素相互作用引起的。

1.遗传因素:PCOS有家族聚集现象,被推测为一种多基因病,目前的候选基因研究涉及胰岛素作用相关基因、高雄激素相关基因和慢性炎症因子等。

2.环境因素:宫内高雄激素环境、抗癫痫药物、地域、营养和生活方式等,可能是 PCOS 发病的危险因素或易患因素,尚需进行流行病学调查后,完善环境与 PCOS 关系的认识。

二、PCOS 的诊断

在现阶段,推荐 2003 年欧洲人类生殖与胚胎学会和美国生殖医学会专家会议推荐的标准在中国使用,待中国国内的流行病学调查和相关研究有了初步结果之后,再斟酌是否对此诊断标准进行修正。

1. PCOS 诊断标准:(1)稀发排卵或无排卵;(2)雄激素水平升高的临床表现和(或)高雄激素血症;(3)卵巢多囊性改变;(4)上述 3 条中符合 2 条,并排除其他致雄激素水平升高的病因,包括先天性肾上腺皮质增生、Cushing 综合征、分泌雄激素的肿瘤等,以及其他引起排卵障碍的疾病,如高催乳素血症,卵巢早衰和垂体或下丘脑性闭经,以及甲状腺功能异常。

2. 标准的判断:(1)稀发排卵或无排卵:①初潮 2～3 年不能建立规律月经;闭经(停经时间超过 3 个以往月经周期或≥6 个月);月经稀发,即周期≥35d 及每年≥3 个月不排卵者(WHO Ⅱ类无排卵);②月经规律并不能作为判断有排卵的证据;③基础体温(BBT)、B 超监测排卵、月经后半期孕酮测定等方法有助于判断是否有排卵;(2)雄激素水平升高的临床表现:痤疮(复发性痤疮,常位于额、双颊、鼻及下颌等部位)、多毛(上唇、下颌、乳晕周围、下腹正中线等部位出现粗硬毛发);(3)雄激素水平升高的生化指标:总睾酮、游离睾酮指数或游离睾酮水平高于实验室参考正常值;(4)多囊卵巢(PCO)诊断标准:一侧或双侧卵巢中直径 2～9mm 的卵泡≥12 个和(或)卵巢体积≥10ml。

3. PCOS 诊断的排除标准:排除标准是诊断 PCOS 的必须条件,如催乳素水平明显升高,应排除垂体瘤,20%～35%的 PCOS 患者可伴有催乳素水平轻度升高;如存在稀发排卵或无排卵,应测定卵泡刺激素(FSH)和雌二醇水平,排除卵巢早衰和中枢性闭经等;测定甲状腺功能,以排除由于甲状腺功能低下所致的月经稀发;如出现高雄激素血症或明显的雄激素水平升高的临床表现,应排除非典型性肾上腺皮质增生(NCAH)、Cushing 综合征、分泌雄激素的卵巢肿瘤等。

4. 青春期 PCOS 诊断标准:由于难以鉴别生理状态与

PCOS 状态，且尚缺乏循证医学的证据，目前尚没有对青春期 PCOS 统一的诊断标准。

三、PCOS 的合并症

PCOS 常伴有肥胖[1-2]、代谢综合征[3-4]和胰岛素抵抗[5-7]。

四、PCOS 的治疗

PCOS 患者无论是否有生育要求，首先均应进行生活方式调整，戒烟、戒酒。肥胖患者通过低热量饮食和耗能锻炼，降低全部体重的 5% 或更多，就能改变或减轻月经紊乱、多毛、痤疮等症状并有利于不孕的治疗。减轻体重至正常范围，可以改善胰岛素抵抗，阻止 PCOS 长期发展的不良后果，如糖尿病、高血压、高血脂和心血管疾病等代谢综合征。

（一）调整月经周期

PCOS 患者的月经不规律可以表现为月经周期不规律、月经稀发、量少或闭经，还有一些阴道出血是不可预测的。调整月经周期，可以保护子宫内膜，减少子宫内膜癌的发生。

1. 口服避孕药：可选择各种短效口服避孕药，其中，孕激素可使子宫内膜转换，从而减少子宫内膜癌的发生。常规用法是在自然月经期或撤退性出血的第 5 天开始服用，每日 1 片，连续服用 21d，停药约 5d 开始撤退性出血，撤退性出血第 5 天重新开始用药，或停药 7d 后重复启用。至少 3～6 个月，可重复使用。口服避孕药可纠正高雄激素血症，改善雄激素水平升高的临床表现；同时可有效避孕，周期性撤退性出血还可改善子宫内膜状态，预防子宫内膜癌的发生。但需特别注意的是，PCOS 患者是特殊人群，常常存在糖、脂代谢紊乱，用药期间应监测血糖、血脂变化；对于青春期女性应用口服避孕药前应进行充分的知情同意；服药前需排除口服避孕药的禁忌证。

2. 孕激素：对无明显雄激素水平升高的临床和实验室表现，且无明显胰岛素抵抗的无排卵患者，可单独采用定期孕激素治疗，以周期性撤退性出血改善子宫内膜状态。常用的孕激素有醋酸甲羟孕酮、黄体酮（其他名称：琪宁）、地屈孕酮（其他名称：达芙通）等。常规用法是在月经周期后半期醋酸甲羟孕酮 6mg/d，或黄体酮 200mg/d，或地屈孕酮 10～20mg/d，每月 10d，至少每两个月撤退性出血 1 次；撤退性出血也可以肌内注射黄体酮 5～7d，如长期应用仍需肌内注射 10d 以上才能保护子宫内膜。使用孕激素的优点是:(1)调整月经周期,保护子宫内膜,预防子宫内膜癌的发生;(2)可能通过减慢黄体生成素(LH)脉冲式分泌频率,在一定程度上降低雄激素水平;(3)适用于无严重高雄激素血症和代谢紊乱的患者。

(二)高雄激素血症的治疗

各种短效口服避孕药均可用于高雄激素血症的治疗,以复方醋酸环丙孕酮(其他名称:达英 -35)为首选;其可通过抑制下丘脑 - 垂体 LH 分泌,而抑制卵泡膜细胞高水平雄激素的生成。通常,痤疮需治疗 3 个月,多毛需治疗 6 个月,但停药后雄激素水平升高的症状将恢复。

(三)胰岛素抵抗的治疗

二甲双胍适用于治疗肥胖或有胰岛素抵抗的患者。二甲双胍通过增强周围组织对葡萄糖的摄入、抑制肝糖原产生,并在受体后水平增强胰岛素敏感性,减少餐后胰岛素分泌,改善胰岛素抵抗,预防代谢综合征的发生。常规用法是:500mg,每日 2～3 次,治疗时每 3～6 个月复诊 1 次,了解月经和排卵恢复情况,有无不良反应,复查血清胰岛素水平。如果月经不恢复,仍须加用孕激素调经。二甲双胍为 B 类药,药品说明上并未将妊娠后妇女列为适应人群,妊娠后是否继续应用,需根据患者具体情况和内分泌科医生建议慎重决定。二甲双胍的副作用最常见的是胃肠道反应,如腹胀、恶心、呕吐及腹泻,这些症状为剂量依赖性的,2～3 周逐渐加至足量及餐中服用药物可减少副作用。严重的副作用是可能发生肾功能损害和乳酸性酸中毒,须定期复查肾功能。

(四)促排卵治疗

为促使无排卵的患者达到排卵及获得正常妊娠,常需进行促排卵治疗。

1. 一线促排卵治疗:枸橼酸氯米芬:从自然月经或撤退性出血(黄体酮20mg/d,肌内注射×3d)的第 5 天开始,50mg/d,共 5d,如无排卵则每周期增加 50mg/d,直至 150mg/d。有满意排卵者不必增加剂量,如卵泡期长或黄体期短说明剂量可能低,可适当增加剂量;疗效判断可测试和记录BBT,但为防止过多卵泡生长或观察确切疗效也可采用经阴道或直肠 B 超监测卵泡发育。枸橼酸氯米芬具有弱的抗雌激素作用,可影响宫颈黏液,精子不宜生存与穿透;还可影响输卵管蠕动及子宫内膜发育,不利于胚胎着床,可于近排卵期适量加用戊酸雌二醇等天然雌激素;另外,枸橼酸氯米芬还可引起血管舒缩性潮热、腹部膨胀或不适、胸部疼痛、恶心和呕吐、头痛和视觉症状,偶有患者不能耐受此药。

2. 二线促排卵治疗:(1)促性腺激素:常用的促性腺激素为人绝经期促性腺激素(hMG)、高纯度FSH(HP-FSH)和基因重组FSH(r-FSH)。适用于耐枸橼酸氯米芬的无排卵的不孕患者(已除外其他不孕原因);具备盆腔超声及雌激素监测的技术条件,并具有治疗卵巢过度刺激综合征(OHSS)和减胎技术的医院。禁忌证包括:血FSH水平升高的卵巢性无排卵患者;无监测卵泡发育和排卵技术条件的医院。用法:低剂量逐渐递增的FSH方案和逐渐减少的方案。使用促性腺激素的并发症为:多胎妊娠、OHSS。故在使用促性腺激素的过程中,需要反复超声和雌激素水平监测。文献报道,直径>16mm的卵泡≥4个时,发生多胎妊娠和OHSS的可能性增加,应取消这周期。(2)腹腔镜下卵巢打孔术(laparoscopic ovarian drilling,LOD)[8-9]:主要用于枸橼酸氯米芬抵抗、因其他疾病需腹腔镜检查盆腔、随诊条件差、不能进行促性腺激素治疗监测者,建议选择体重指数(BMI)≤34kg/m², LH>10U/L,游离睾酮水平高的患者作为治疗对象。LOD的促排卵机制为:破坏产生雄激素的卵巢间质,间接调节垂体-卵巢轴,使血清LH及睾酮水平下降,增加妊娠机会,并可降低流产的危险。LOD可能出现的问题有:治疗无效、盆腔粘连、卵巢功能低下。

3. 体外受精-胚胎移植:(1)适应证:以上方法促排卵治疗失败的患者。(2)机制:通过促性腺激素释放激素降调节垂体,抑制内源性FSH和LH分泌,降低高水平LH的不良作用,改善卵巢对hMG或FSH的反应。(3)可能出现的问题及解决方法:获得的卵子数多、质量不佳、成功率低、OHSS发生率高[10-11],解决方法是取别受精后可不在本周期雌激素水平高时移植胚胎,冷冻保存后在下个自然周期移植,或行未成熟卵母细胞的体外成熟。

参 考 文 献

[1] WHO-Western Pacific Region. The Asia-Pacific perspective:

redefining obesity and its treatment. Manlia: WHO-WPR, 2000: 1-16.

[2] Zhou BF. Predicitve values of body mass index and waist circumference for risk factors of certain related diseases in Chinese adults study on optimal cut-off points of body mass index and waist circumference in Chinese adults. Biomed Environ Sci, 2002, 15: 83-96.

[3] International Diabetes Federation (IDF). The IDF consensus worldwide definition of the metabolic syndrome [DB/OL]. http://www.idf.org/home.

[4] 中华医学会糖尿病分会代谢综合征研究协作组. 中华医学会糖尿病学分会关于代谢综合征的建议. 中华糖尿病杂志, 2004, 12: 156-161.

[5] Fronzo RA, Andres R, Andres R. Glucose clamp technique: a method for quantifying insulin secretion and resistance. Am J Physiol, 1979, 237: 214-223.

[6] Matthews DR, Hosker JP, Rudenski AS, et al. Homeostasis model asscssment: insulin resistance and beta-cell function from fasting plasma glucose and insulin concentrations in man. Diabetologia, 1985, 28: 412-419.

[7] Katz A, Nambi SS, Mather K, et al. Quantitative insulin sensitivity check index: a simple, accurate method for assessing insulin sensitivity in humans. J Clin Endocrinol Metab, 2000, 85: 2402-2410.

[8] Amer SA, Li TC, Cooke ID. Laparoscopic ovarian diathermy in women with polycystic ovarian syndrome: a retrospective study on the influence of the amount of energy used on the outcome. Hum Reprod, 2002, 17: 1046-1051.

[9] Amer SA, Li TC, Ledger WL. Ovulation induction using laparoscopic ovarian drilling in women with polycystic ovarian syndrome: predictors of success. Hum Reprod, 2004, 19: 1719-1724.

[10] Golan A, Ron-el R, Herman A, et al. Ovarian hyperstimulation syndrome: an update review. Obstet Gynecol Surv, 1989, 44: 430-440.

[11] Navot D, Bergh PA, Laufer N. Ovarian hyperstimulation syndrome in novel reproductive technologies: prevention and treatment. Fertil Steril, 1992, 58: 249-261.

（通信作者：郁 琦）

（本文刊载于《中华妇产科杂志》2008 年第 43 卷第 7 期第 553-555 页）

功能失调性子宫出血临床诊断治疗指南(草案)

中华医学会妇产科学分会内分泌学组
中华医学会妇产科学分会绝经学组

正常妇女的月经周期为 24～35d,经期持续 2～7d,平均失血量为 20～60ml。凡不符合上述标准的均属异常子宫出血(abnormal uterine bleeding)。异常子宫出血涵盖的范围较大,既包括器质性疾病所致的异常子宫出血也包括功能失调性子宫出血(功血)。功血有多种月经紊乱形式,且其内分泌机制不同。目前,功血的临床处理方法多样,且略显繁杂,因而就这一妇科常见病提出规范化诊断治疗原则十分必要。

一、功血的定义及分类

功血是由于生殖内分泌轴功能紊乱造成的异常子宫出血。分为无排卵型功血和有排卵型功血两大类。

1. 无排卵型功血:青春期及绝经过渡期常见。因下丘脑 - 垂体 - 卵巢轴发育不完善或卵巢功能下降导致无周期性排卵,临床表现为出血失去规律性(周期性),间隔时长时短,出血量不能预计,一般出血时间长,不易自止。出血频繁或出血多者可引起严重贫血甚至休克。

2. 有排卵型功血:有周期性排卵,因此临床上仍有可辨认的月经周期。有排卵型功血常表现为:(1)月经过多:指月经周期规则、经期正常,但经量 >80ml。常因子宫内膜纤溶酶活性过高或前列腺素等血管舒缩因子分泌失调所致。(2)月经间期出血:又可分为:①黄体功能异常:分黄体萎缩不全及黄体功能不全两类。前者由于黄体萎缩过程延长引起子宫内膜不规则脱落,临床表现为经期延长,常在点滴出血后才有正式月经来潮,以后又常淋漓数日;后者因黄体期孕酮分泌不足,黄体期缩短,临床表现为周期缩短,经量可稍增多。黄体功能异常者常合并不孕或者流产。②围排卵期出血:原因不明,可能与排卵前后激素水平波动有关。出血期≤7d,出血停止数天后又出血,量少,多数持续1~3d,时有时无。

目前,国内尚无大样本量的关于功血的流行病学统计资料,国外资料则集中在月经过多方面。WHO资料显示,在育龄期女性中,19%有月经过多。由于相关资料尚不多,有待更全面的临床观察和相应的流行病学研究。

二、功血的诊断

（一）诊断依据

功血的诊断须根据病史、身体检查和相应的辅助检查综合得出。

1. 病史:包括患者的年龄、月经史、婚育史、避孕措施、是否存在引起月经失调的内分泌病或凝血功能障碍性疾病病史,以及近期有无服用干扰排卵的药物或抗凝药物等,还应包括已进行过的检查和治疗情况。仔细询问患者的月经情况,了解出血类型是鉴别功血与其他异常子宫出血的最主要依据。

2. 身体检查:检查有无贫血、甲状腺功能低减、甲状腺功能亢进、多囊卵巢综合征及出血性疾病的阳性体征。妇科检查应排除阴道、宫颈及宫体病变;注意出血来自宫颈柱状上皮异位面局部还是来自宫颈管内。

3. 辅助检查:根据病史及临床表现常可做出功血的初步诊断。辅助检查的目的是鉴别诊断和确定病情严重程度及是否有合并症。辅助检查主要包括:(1)全血细胞计数:确定有无贫血及血小板减少。(2)凝血功能检查:凝血酶原时间、活化部分凝血活酶时间、血小板计数、出凝血时间等,排除凝血功能障碍性疾病。(3)尿妊娠试验或血人绒毛膜促性腺激素 β 亚单位(β-hCG)检测:除外妊娠。(4)盆腔超声检查:了解子宫内膜厚度及回声,以明确有无宫腔占位性病变及其他生殖道器质性病变等。(5)基础体温(BBT)测定:不仅有助于判断有无排卵,还可提示黄体功能不全(体温升高天数≤11d)、黄体萎缩不全(高相期体温下降缓慢伴经前期出血)。当BBT呈双相,月经间期出现不规则出血时,可鉴别出血是发生在卵泡期、排卵期或黄体期。(6)激素水平测定:适时测定孕酮水平可确定有无排卵及黄体功能,测定甲状腺素水平可迅速排除甲状腺功能异常,测定催乳素及其他内分泌激素水平以利于鉴别诊断。(7)诊断性刮宫或宫腔镜下刮宫:当异常子宫出血病程超过半年,或超声检查发现子宫内膜厚度>12mm,或患者年龄>40岁时,首次就诊可考虑采用诊断性刮宫或宫腔镜下刮宫,以了解子宫内膜情况。

(二)诊断流程

功血的诊断应按照下列步骤进行。见图1。

1. 确定异常子宫出血的模式:月经周期、经期、经量都异常为不规则出血。月经间期出血是指两次正常月经之间有点滴出血,可分为卵泡期出血、围排卵期出血和黄体期出血。

2. 除外器质性疾病:这是诊断功血的关键。功血应该与所有引起异常子宫出血的器质性疾病,包括生殖道、非生殖道、全身性疾病及医源性出血相鉴别。少数情况下功血也可与无症状的子宫肌瘤并存。

3. 鉴别有无排卵及无排卵的病因:有排卵型功血与无排卵型功血的病理、生理变化及处理原则都有很大的不同。根据BBT、出血前5~9d的孕酮水平或适时取子宫内膜进行病理检查即可鉴别。

三、功血的治疗

(一)无排卵型功血的治疗

1. 止血

(1)性激素:无排卵型功血的治疗首选应用性激素。

1)孕激素:孕激素治疗也称"子宫内膜脱落法"或"药物刮宫",停药后短期内即有撤退性出血,适用于血红蛋白>80g/L、生命体征稳定的患者。具体用法如下:①黄体酮:20~40mg,肌内注射,每日1次,共3~5d。②地屈孕酮(其他名称:达芙通):10mg,口服,每日2次,共10d。③微粒化黄体酮胶囊(其他名称:琪宁):200~300mg,口服,每日1次,共10d。④醋酸甲羟孕酮(MPA):6~10mg,口服,每日1次,共10d。

2)雌激素:雌激素治疗也称"子宫内膜修复法",适用于出血时间长、量多致血红蛋白<80g/L的青春期患者。具体用法如下:①苯甲酸雌二醇:初始剂量3~4mg/d,分2~3次肌内注射,若出血明显减少,则维持;若出血量未见减少,则加量,也可从6~8mg/d开始,每日最大量一般不超过12mg。出血停止3d后开始减量,通常以每3天递减1/3量为宜。②结合雌激素:25mg,静脉注射,可4~6h重复1次,一般用药2~3次;

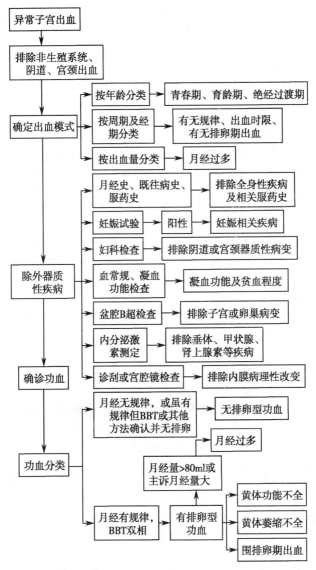

图1　功血的诊断流程

次日应给予结合雌激素（其他名称：倍美力）3.75～7.5mg/d，口服，并按每 3 天递减 1/3 量为宜；也可在 24～48h 内开始用口服避孕药。③结合雌激素：每次 1.25mg 或戊酸雌二醇（其他名称：补佳乐）每次 2mg，口服，每 4～6 小时 1 次，血止 3d 后按每 3 天递减 1/3 量为宜。

各种雌激素治疗过程中，当血红蛋白增加至 90g/L 以上后，均必须加用孕激素治疗，以达到撤退性出血的目的。

3）复方短效口服避孕药：适用于长期而严重的无排卵出血。目前使用的是第 3 代短效口服避孕药，如去氧孕烯 - 炔雌醇（其他名称：妈富隆）、孕二烯酮 - 炔雌醇（其他名称：敏定偶）或复方醋酸环丙孕酮（其他名称：达英 -35），用法为每次 1～2 片，每 8～12 小时 1 次，血止 3d 后逐渐减量至每天 1 片，维持至第 21 天本周期结束。

4）高效合成孕激素：高效合成孕激素可使子宫内膜萎缩。从而达到内膜萎缩和止血目的，此法不适用于青春期患者。炔诺酮（其他名称：妇康片，0.625mg/ 片）治疗出血量较多的功血时，首剂量为 5mg，每 8 小时 1 次，血止 2～3d 后，每 3 天递减 1/3 量，直至维持量为每天 2.5～5.0mg；持续用至血止后 21d 停药，停药后 3～7d 发生撤退性出血。也可用左炔诺孕酮 1.5～2.25mg/d，血止后按同样原则减量。

（2）刮宫术：刮宫可迅速止血，并具有诊断价值，可了解子宫内膜病理变化，除外恶性病变。对于绝经过渡期及病程长的育龄期妇女应首先考虑使用刮宫术，对未婚、无性生活史的青少年，除非要除外内膜病变，不轻易选择刮宫术，仅适于大量出血且药物治疗无效需立即止血，或需要行子宫内膜组织病理学检查者。对于 B 超检查提示宫腔内异常者可在宫腔镜下刮宫，以提高诊断的准确率。

（3）辅助治疗：一般止血药包括氨甲环酸（其他名称：妥塞敏）每次 1g，每天 2～3 次，或酚磺乙胺（其他名称：止血敏）、维生素 K 等。①丙酸睾酮：具有对抗雌激素的作用，可减少盆腔充血和增加子宫张力，减少子宫出血，并有协助止血作用。②矫正凝血功能：出血严重时可补充凝血因子，如纤维蛋白原、血小板、新鲜冻干血浆或新鲜血。③矫正贫血：对中、重度贫血患者在上述治疗的同时，可给予铁剂和叶酸治疗，必要时输血。④抗炎治疗：对出血时间长、贫血严重、抵抗力差或有合并感染临床征象者,应及时应用抗生素。

2.调节月经周期

采用上述方法达到止血目的后,因病因并未去除,停药后多数患者可复发,需采取措施控制周期,防止功血再次发生。

(1)孕激素:可于撤退性出血第 15 天起,使用地屈孕酮 10~20mg/d,共 10d,或微粒化黄体酮胶囊 200~300mg/d,共 10d,或 MPA 4~12mg/d,分 2~3 次口服,共 10~14d。酌情应用 3~6 个周期。

(2)口服避孕药:口服避孕药可很好地控制周期,尤其适用于有避孕需求的患者。一般在止血用药撤退性出血后,周期性使用口服避孕药 3 个周期,病情反复者可酌情延长至 6 个周期。应用口服避孕药的潜在风险应予注意,有血栓性疾病、心脑血管疾病高危因素及 40 岁以上吸烟的女性不宜应用。

(3)雌、孕激素序贯疗法:如孕激素治疗后不出现撤退性出血,考虑是否内源性雌激素水平不足,可用雌、孕激素序贯疗法。绝经过渡期患者伴有绝经症状且单纯孕激素定期撤退不能缓解者,按《绝经过渡期和绝经后激素治疗临床应用指南修订草案(2006 版)》[1]处理。

(4)左炔诺孕酮宫内缓释系统:可有效治疗功血,原理为在宫腔内局部释放左炔诺孕酮,抑制子宫内膜生长。

3.手术治疗

对于药物治疗效果不佳或不宜用药、无生育要求的患者,尤其是不易随访的年龄较大者及内膜病理为癌前病变或癌变者,应考虑手术治疗。

(1)子宫内膜去除术:适用于激素等药物治疗无效或复发者,尤其适用于无生育要求的有排卵型月经过多患者,并可同时剔除黏膜下子宫肌瘤。

(2)子宫全切除术。

(二)有排卵型功血的治疗

1.月经过多的治疗

(1)药物治疗:①止血药:氨甲环酸口服每次 1g,每天 2~3 次,可减少经量 54%;经量<200ml 者,应用后 92% 的患者经量<80ml,无栓塞性疾病增加的报道。不良反应为轻度恶心、头晕、头痛等。也可应用酚碘乙胺、维生素 K 等。②宫腔放置左炔诺孕酮宫内缓释系统:放置后,该系统可在宫腔

内释放左炔诺孕酮 20μg/d,有效期一般为 5 年。使用该系统过程中,经量可明显减少,20%~30% 的使用者可出现闭经,但使用的最初 6 个月可能发生突破性出血。左炔诺孕酮宫内缓释系统副作用少。③高效合成孕激素:使用高效合成孕激素可使子宫内膜萎缩。

(2)手术治疗:子宫内膜去除术、子宫全切除术或子宫动脉栓塞术。

2.月经间期出血的治疗

建议先对患者进行 1~2 个周期的观察,测定 BBT,明确出血类型,排除器质性病变,再进行干预。

(1)围排卵期出血:止血等对症治疗。

(2)经前期出血:出血前补充孕激素或 hCG,卵泡期应用枸橼酸氯米酚促排卵以改善卵泡发育及黄体功能。

(3)月经期延长:周期第 5~7 天,给予小剂量雌激素帮助修复子宫内膜,或枸橼酸氯米酚促卵泡正常发育,或在前个周期的黄体期应用孕激素促进子宫内膜脱落。

(4)口服避孕药:可适用于上述各种月经间期出血,口服避孕药可很好地控制周期,尤其适用于有避孕需求的患者。一般于月经第 1~5 天开始,周期性使用口服避孕药 3 个周期,病情反复者可酌情延长至 6 个周期。

参 考 文 献

[1] 中华医学会妇产科学分会绝经学组. 绝经过渡期和绝经后激素治疗临床应用指南修订草案(2006 版). 中华妇产科杂志,2008,43:396-398.

(通信作者:郁　琦)

(本文刊载于《中华妇产科杂志》2009 年第 44 卷第 3 期第 234-236 页)

编者按 高催乳素血症（hyperprolactinemia，HPRL）是血中催乳素水平高于正常值的一种临床状态，可由多种疾病或生理状态造成，而不是一种独立的疾病。因为催乳素是一种应激激素，在生理状态下可以升高，而许多病理状态和药物也可导致催乳素水平高于正常，如甲状腺功能低减和精神疾病的药物治疗等。临床中应首先确认 HPRL 的存在，然后对众多的病因进行鉴别，确认为垂体催乳素腺瘤引起或特发性 HPRL 时，对有临床需要的患者加以治疗。从 2006 年 6 月起，中华医学会妇产科学分会内分泌学组、中华医学会内分泌学分会和中华医学会神经外科学分会的各位专家，会同影像学、男科学、放射治疗学等学科的各位学者，组成《高催乳素血症诊疗共识》编写组，多次召开研讨会，共同回顾 HPRL 的最新研究进展和临床经验，对 HPRL 的诊断和治疗提出了指导性意见，并达成本共识。这一共识整合了相关学科临床专家对 HPRL 的诊治认识，总结了因技术（如诊断影像学、神经外科手术等）进步对诊断的影响，规范了药物治疗、手术治疗以及其他治疗方法的不同适应证，明确了孕前、孕期和产后溴隐亭等药物的应用原则，以对妇产科医师的临床实践提供指导。

高催乳素血症诊疗共识

《高催乳素血症诊疗共识》编写组

20 世纪 20 年代，生理学家正式命名了催乳素（prolactin）。1971 年，有学者首次用放射免疫方法检测到人血清中存在催乳素，不久又成功地进行了人催乳素的分离、鉴定、分子测序和基因定位。30 多年来，随着检测技术的提高、临床新技术的应用和对高催乳素血症（hyperprolactinemia，HPRL）的基础和临床研究的深入，明确了临床上引起 HPRL 最重要的原因是垂体催乳素腺瘤。目前，对 HPRL 和垂体催乳素腺瘤的诊断和治疗已积累了丰富的经验。

1969 年起,对多巴胺受体激动剂——溴隐亭(bromocriptine)进行的临床研究发现,溴隐亭对 HPRL 有较好的疗效,1973年溴隐亭正式上市,该药可使 70%～90% 的垂体催乳素腺瘤患者血清催乳素水平下降,并可抑制泌乳、缩小肿瘤体积、恢复月经和生育能力。这是垂体腺瘤治疗史上划时代的进步[1]。随后,一些疗效更佳的高效、长效和不良反应更少的新型多巴胺受体激动剂相继问世。越来越多的垂体催乳素腺瘤被采用多巴胺受体激动剂治疗,而传统的外科手术和放射治疗在催乳素腺瘤的治疗中逐渐减少。然而,随着经蝶窦途径垂体腺瘤切除术的推广、神经导航和三维立体定向等技术的运用,垂体催乳素腺瘤外科手术的治愈率、安全性也得到了显著提高,手术并发症和术后垂体功能损伤也在减少。同时,垂体催乳素腺瘤的放射治疗也有了长足的进步,涌现出了 X 刀、γ 刀、质子刀等技术以及立体定向放射外科治疗方法等,这些技术和方法较传统治疗照射范围小、疗效出现快、对周围组织损伤小、垂体功能低减发生率低。在可供选择的治疗方法多样化的同时,轻度 HPRL 是否需要治疗、催乳素大腺瘤的治疗选择、有无生育要求的 HPRL 妇女的治疗、催乳素腺瘤妇女妊娠的合理处置、男性催乳素大腺瘤的诊治、催乳素腺瘤患者的长期治疗和随诊等问题均逐渐凸现,如何使催乳素腺瘤患者得到合理、规范的治疗,已被提上了议事日程。本共识旨在综合国内相关领域专家的诊治经验和意见,同时参考国内外最新文献资料,规范催乳素腺瘤和 HPRL 的诊治,让患者和临床工作者分享催乳素诊治的最新成果和经验,提高我国催乳素腺瘤、HPRL 的诊治水平。

概　　述

一、催乳素的分泌、调节及功能

1. 催乳素的分泌和调节:催乳素由垂体前叶的催乳素细胞合成和分泌,受下丘脑多巴胺能途径的调节,多巴胺作用于催乳素细胞表面的多巴胺 D_2 受体,抑制催乳素的生成与分泌。任何减少多巴胺对催乳素细胞表面多巴胺 D_2 受体作用的生理性及病理性过程,都会导致血清催乳素水平升高[2]。HPRL 时,多巴胺受体激动剂会逆转这一过程。

2. 催乳素的生理功能:催乳素的生理作用极为广泛和复

杂。在人类，主要是促进乳腺分泌组织的发育和生长，启动和维持泌乳，使乳腺细胞合成蛋白增多。催乳素可影响性腺功能，在男性，催乳素可增强睾丸间质细胞合成睾酮，在睾酮存在的情况下，催乳素还可促进前列腺及精囊生长；但慢性HPRL 却可导致性功能低下、精子发生减少，而出现阳痿和男性不育。在女性的卵泡发育过程中，卵泡液中催乳素水平变化明显；HPRL 不仅对下丘脑促性腺激素释放激素（GnRH）及垂体卵泡刺激素（FSH）、黄体生成素（LH）的脉冲式分泌有抑制作用，而且可直接抑制卵巢合成黄体酮及雌激素，导致卵泡发育及排卵障碍，临床上表现为月经紊乱或闭经。另外，催乳素还与自身免疫功能相关，人类 B、T 淋巴细胞、脾细胞和自然杀伤（NK）细胞中均有催乳素受体，催乳素与受体结合后可调节细胞功能[3]。催乳素在渗透压调节上也有重要作用。

二、在生理和应激情况下催乳素分泌的变化

1. 昼夜的变化：催乳素的分泌有昼夜节律，入睡后逐渐升高，早晨睡醒前可达到峰值，睡醒后迅速下降，上午 10 点至下午 2 点降至谷值。

2. 年龄和性别的变化：由于母体雌激素水平的影响，刚出生的婴儿血清催乳素水平高达 4.55nmol/L 左右，之后逐渐下降，到出生后 3 个月时降至正常水平。催乳素水平在青春期轻度上升至成人水平。成年女性血清催乳素水平始终比同龄男性高。妇女绝经后的 18 个月内，体内的催乳素水平逐渐下降 50%，但接受雌激素治疗的妇女下降较缓慢。在 HPRL 的妇女中，应用雌激素治疗不引起催乳素水平的变化。老年男性与年轻人比较，平均血清催乳素水平约下降 50%[4]。

3. 月经周期中的变化：血清催乳素水平随月经周期的变化不明显，一些妇女在月经周期的中期催乳素水平升高，而在卵泡期催乳素水平降低，排卵期的催乳素水平轻度升高可能引起某些妇女不孕。

4. 妊娠期的变化：妊娠期间雌激素水平升高刺激垂体催乳素细胞增殖和肥大，导致垂体增大及催乳素分泌增多。在妊娠末期，血清催乳素水平可上升至非妊娠期的 10 倍。分娩后，增大的垂体恢复正常大小，血清催乳素水平随之下降。正常生理情况下，催乳素分泌细胞占腺垂体细胞的 15%～20%，妊娠末期可增加到 70%。

5. 产后泌乳过程中的变化：如果不哺乳，产后 4 周产妇血清催乳素水平降至正常；如果哺乳，当乳头被吸吮时可触发垂体催乳素快速释放，产后 4～6 周内哺乳妇女基础血清催乳素水平持续升高。此后 4～12 周，基础催乳素水平逐渐降至正常，随着每次哺乳发生的催乳素水平升高幅度逐渐减小。产后 3～6 个月，基础和哺乳刺激情况下催乳素水平的下降，主要是由于婴儿添加辅食导致的哺乳减少。如果坚持严格的母乳喂养，基础催乳素水平会持续升高，并可发生产后闭经。对健康的妇女，非哺乳状态下刺激乳房也可以导致催乳素水平上升。

6. 应激情况下的变化：应激（如情绪紧张、寒冷、运动等）时垂体释放的应激激素包括：催乳素、ACTH 和生长激素（GH）。应激可以使催乳素水平升高数倍，通常持续时间不到 1h。

三、HPRL

1. HPRL 定义：各种原因引起外周血清催乳素水平持续高于正常值的状态称为 HPRL。正常育龄妇女催乳素水平不超过 1.14～1.36nmol/L（各实验室有自己的正常值）。规范的血标本采集和准确可靠的实验室测定对判断 HPRL 至关重要，尤其是催乳素水平轻度升高时，需要重复测定才能确诊。

2. 催乳素的实验室测定规范：由于 HPRL 的诊断是以血清催乳素测定值为基础的，因而首先需要准确可靠的实验室技术。由于不同实验室使用的方法及试剂盒的差异可能会导致检测值上较大的不同，这一点无论应用放射免疫技术还是目前更广泛使用的固相、夹心法化学发光免疫量度检测（solid-phase, two-side chemoluminescent immunometric assay）均存在。必须确定用于检测的血清样本在离心前完全充分凝集，以去除纤维蛋白的干扰，并最好用超速离心方法去除血脂。每个实验室均应具有严格的质量控制标准，以最大限度地提高血清催乳素测定的可靠性，并应建立根据本实验室的正常值范围及试剂盒提供的参数提出的本实验室界定 HPRL 的标准[5]。

此外，由于血清催乳素水平受其脉冲式分泌及昼夜不同分泌的影响，采血时间应在每天最低谷的时相，即上午 10～11 时为宜。精神紧张、寒冷、剧烈运动等应激情况可导致催乳素水平升高数倍，但持续不超过 1h，因而采血前应嘱患者安静1h后再取血。

3. HPRL的流行病学特征：HPRL是年轻女性常见的下丘脑-垂体轴内分泌紊乱。不同的检测人群中HPRL的发生率不尽相同。在未经选择的正常人群中，HPRL的发生率约为0.4%；在计划生育门诊人群中，HPRL的发生率为5%；在单纯性闭经者中，约15%存在HPRL；而在闭经伴有溢乳的患者中，HPRL的发生率则高达70%。15%的无排卵妇女同时合并HPRL，43%的无排卵伴有溢乳者存在HPRL。3%～10%无排卵的多囊卵巢综合征患者伴发HPRL。有关HPRL在不孕、不育患者中发生率的报道很少[6]。

垂体腺瘤占所有颅内肿瘤的10%～15%。催乳素腺瘤是最常见的垂体功能性腺瘤，约占全部垂体腺瘤的45%，是临床上病理性HPRL最常见的原因。催乳素腺瘤多为良性肿瘤，根据直径大小可分为微腺瘤（肿瘤直径≤10mm）和大腺瘤（肿瘤直径>10mm）。总体来说，催乳素腺瘤的年发病率为6/100万～10/100万，患病率为60/100万～100/100万。最近的研究表明，催乳素腺瘤的患病率可能远不止于此，要在此基础上增加3～5倍。

4. HPRL的原因：HPRL的原因可归纳为生理性、药物性、病理性和特发性4类。（1）生理性HPRL：很多生理因素会影响血清催乳素水平，血清催乳素水平在不同的生理时期有所改变，甚至是每天、每小时都会有所变化。日常的运动、精神创伤、低血糖、夜间、睡眠、进食、性生活及各种生理现象如卵泡晚期和黄体期、妊娠、哺乳、产褥期、应激状态、乳头受到刺激、新生儿期等，均可出现催乳素水平暂时性升高，但升高幅度不会太大，持续时间不会太长，也不会引起相关的病理症状。（2）药物性HPRL：许多药物可引起HPRL，这些药物中大多数的作用是拮抗下丘脑催乳素释放抑制因子（PIF）或兴奋催乳素释放因子（PRF）的，多巴胺是典型的内源性PIF，少数药物还可能对催乳素细胞有直接影响。常见的可能引起催乳素水平升高的药物包括：多巴胺耗竭剂：甲基多巴，利血平；多巴胺转化抑制剂：阿片肽、吗啡、可卡因等麻醉药；多巴胺重吸收阻断剂：诺米芬辛；二苯氮类衍生物：苯妥因、安定等；组胺和组胺H_1、H_2受体拮抗剂：5羟色胺、苯丙胺类、甲氰咪胍等；单胺氧化酶抑制剂：苯乙肼等；血管紧张素转换酶抑制剂：依那普利等；激素类药物：雌激素、口服避孕药、抗雄激素类药物、促甲状腺激素释放激素等；中草药（尤其是具有安神、止惊作用的中草药）：六味地黄丸、安宫牛黄丸等；其他：异烟肼、达那唑等。药物引起的 HPRL，血清催乳素水平多 <4.55nmol/L，但也有文献报道，长期服用一些药物，可使血清催乳素水平高达 22.75nmol/L，引起大量泌乳和闭经 [7]。（3）病理性 HPRL：常见的导致 HPRL 的病理原因有：①下丘脑 PIF 不足或下达至垂体的通路受阻，常见于下丘脑或垂体柄病变，如颅底脑膜炎、结核、梅毒、放线菌病、颅咽管瘤、类肉瘤样病、神经胶质细胞瘤、空泡蝶鞍综合征、动-静脉畸形、帕金森综合征、精神创伤等，也可见于外伤和手术。②原发性和（或）继发性甲状腺功能减退，如假性甲状旁腺功能减退、桥本甲状腺炎。③自主性高功能的催乳素分泌细胞单克隆株，见于垂体催乳素腺瘤、GH 腺瘤、ACTH 腺瘤等及异位催乳素分泌（如未分化支气管肺癌、肾上腺样瘤、胚胎癌、子宫内膜异位症等）。④传入神经刺激增强可加强 PRF 的作用，见于各类胸壁炎症性疾病，如乳头炎、皲裂、胸壁外伤、带状疱疹、结核、创伤性及肿瘤性疾病等。⑤慢性肾功能衰竭时，催乳素在肾脏降解异常；或肝硬化、肝性脑病时，假性神经递质形成，拮抗 PIF 的作用。⑥妇产科手术如人工流产术、引产术、子宫切除术、输卵管结扎术、卵巢切除术等。（4）特发性 HPRL：HPRL 与妊娠、服药、垂体肿瘤或其他器质性病变无关，多因患者的下丘脑 - 垂体功能紊乱，从而导致催乳素分泌增加，其中大多数人表现为血清催乳素水平轻度升高，长期观察可恢复正常。临床上当无病因可循时，可诊断为特发性 HPRL。但对部分伴月经紊乱而血清催乳素水平 >4.55nmol/L 者，需警惕隐性垂体微腺瘤的可能，应密切随访。在血清催乳素水平明显升高而无症状的特发性 HPRL 患者中，部分患者可能是巨分子催乳素血症，这种巨分子催乳素有免疫活性而无生物活性 [8]。

诊　　断

HPRL 的诊断包括确定存在 HPRL 和确定病因。

一、确诊 HPRL

由于催乳素水平检测并非常规的筛查项目，所以医师通常通过特异的临床表现或在其他疾病检查过程中检查催乳素水平而发现可疑患者,进而经过对临床表现和血清催乳素水平的综合分析而确诊HPRL。

1. 女性HPRL的临床表现:(1)月经改变和不孕:HPRL可引起女性月经失调和生殖功能障碍。当血清催乳素水平轻度升高(4.55~6.82nmol/L)时,可引起黄体功能不足而发生复发性流产;而随着血清催乳素水平的进一步升高,可出现排卵障碍,临床表现为功能失调性子宫出血、月经稀发或闭经及不孕症[9]。(2)溢乳:HPRL时,在非妊娠期及非哺乳期出现溢乳者占27.9%,同时出现闭经和溢乳者占75.4%。这些患者血清催乳素水平一般都显著升高。(3)其他:HPRL者通常存在体重增加。长期HPRL可因雌激素水平过低导致进行性的骨痛、骨密度降低、骨质疏松。少数患者可出现多毛、脂溢及痤疮,这些患者可能伴有多囊卵巢综合征等其他异常。

2. 男性HPRL的临床表现:(1)男性勃起功能障碍:HPRL是导致男性勃起功能障碍的常见原因之一。反之,勃起功能障碍常常是HPRL的最早临床表现之一。导致男性勃起功能障碍的机制尚未完全阐明,目前认为,睾酮水平降低为其原因之一。但不少患者睾酮水平完全正常,却仍然表现出明显的勃起功能障碍。此外,若不将血清催乳素水平降到正常,补充睾酮治疗效果并不明显,说明HPRL对阴茎勃起功能可能有直接的作用。不能射精和性高潮障碍等也是HPRL常见的性功能障碍的表现。(2)性欲减退:HPRL时,下丘脑分泌GnRH的频率和幅度均明显降低,使垂体分泌LH与FSH的频率和幅度也减退,睾丸合成雄激素的量明显下降,因而引起性欲减退,表现为对性行为兴趣下降甚至消失。(3)生精能力减退及不育:HPRL可导致生精能力减退。当垂体分泌LH与FSH的频率和幅度减退时,精子生成的能力就明显下降。(4)第二性征减退:长期的HPRL状态,可导致男性第二性征的减退。表现为胡须生长速度变慢、发际前移、阴毛稀疏、睾丸变软、肌肉松弛等。此外,尚有不少患者出现男性乳腺发育。(5)其他:长期HPRL导致雄激素水平降低,可能会造成骨质疏松。

3. 垂体前叶腺瘤的压迫症状:催乳素腺瘤是病理性HPRL的最常见病因。肿瘤占位的临床表现包括头痛、视力下降、视野缺损和其他脑神经压迫症状、癫痫发作、脑积液鼻漏等。

15%～20%的患者存在垂体腺瘤内自发出血，少数患者还可发生急性垂体卒中，表现为突发剧烈头痛、呕吐、视力下降、动眼神经麻痹等神经系统症状，甚至蛛网膜下腔出血、昏迷等危象[10]。男性垂体催乳素腺瘤患者，常因血清催乳素水平升高引起的症状轻而未能及时就诊，导致病程延长。而直到肿瘤体积较大，压迫视交叉引起视力下降、视野障碍或垂体瘤卒中出现剧烈头痛时就诊才获得诊断。

4. 血清催乳素水平异常升高：由于血清催乳素水平变化受许多生理因素和应激情况的影响，因此，测定血清催乳素水平有严格的采血要求，应于安静的清醒状态下、上午10～11时取血测定。如果血清催乳素水平显著高于正常者，1次检查即可确定，当血清催乳素测定结果低于正常上限3倍时，至少应检测2次，以确定有无HPRL。

另需注意一些临床表现和血清催乳素水平变化不一致的情况，在某些患者血清催乳素水平升高而没有相关临床症状，或者症状不能解释其升高程度时，需考虑存在巨分子催乳素血症。个别患者有典型HPRL和垂体腺瘤表现，而实验室测定值却很低或正常，可能因为催乳素水平太高造成"钩子（HOOK）"现象。这种情况与前面一种情况正好相反，需要用倍比稀释的方法重复测定患者的血清催乳素水平。

二、HPRL 的病因诊断

HPRL 的病因诊断需要通过详细询问病史、相应的实验室检查、影像学检查等排除生理性或者药物性因素导致的血清催乳素水平升高，明确是否存在病理性原因。其中最常见的病因为垂体催乳素腺瘤。

1. 病史采集：需要针对性地从 HPRL 的生理性、病理性和药物性原因 3 个方面了解患者相关的病史。应询问患者的月经史、分娩史、手术史和既往病史，有无服用相关药物史，采血时有无应激状态（如运动、性交、精神情绪波动或盆腔检查）等。

2. 实验室检查：包括妊娠试验、垂体及其靶腺功能、肾功能和肝功能等，根据病史进行选择。

3. 影像学检查：经上述检查，证实为血清催乳素水平轻度升高而未发现其他明确病因或血清催乳素水平 >4.55nmol/L 时，均应行鞍区影像学检查（MRI 或 CT），以排除或确定是否存在压迫垂体柄或分泌催乳素的颅内肿瘤及空蝶鞍综合征等。

　　鞍区病变的影像学检查主要为 CT 和 MRI。MRI 检查软组织分辨率高，可以多方位成像，在垂体微小肿瘤的检出，对鞍区病变的定性、定位诊断等各个方面都明显优于 CT，并且无放射线损伤，可以多次重复进行，是鞍区病变首选的影像学检查方式。MRI 检查常规应包括薄层、小扫描野（FOV）的矢状位和冠状位 T1WI 序列，且需至少 1 个平面的 T2WI（矢状位或冠状位）。尽管有些病变 MRI 平扫即可提出较确定的诊断，仍建议同时行鞍区增强 MRI 检查，病变检出率更高，必要时还应行鞍区动态增强的 MRI 检查[11]，见图 1。HPRL的诊断流程见图 2。

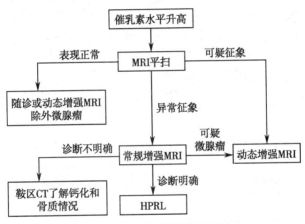

图1　HPRL 的影像学检查程序

治　疗

　　HPRL 的治疗目标是控制 HPRL、恢复女性正常月经和排卵功能或恢复男性性功能、减少乳汁分泌及改善其他症状（如头痛和视功能障碍等）。

　　在确定 HPRL 后，首先要决定是否需要治疗。垂体催乳素大腺瘤及伴有闭经、泌乳、不孕和（或）不育、头痛、骨质疏松等临床表现的微腺瘤患者都需要治疗；仅有血清催乳素水平升高而无以上表现者，可随诊观察；其次是决定治疗方案。垂体催乳素腺瘤不论是微腺瘤还是大腺瘤，都可以首选多巴

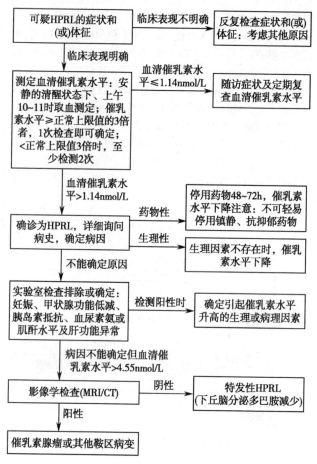

图 2　HPRL 的诊断流程

胺受体激动剂治疗；对于药物疗效欠佳、不能耐受药物不良反应及拒绝接受药物治疗的患者可以选择手术治疗。选择治疗方法时，医师应该根据患者的自身情况，如年龄、生育状况和要求，在充分告知患者各种治疗方法的优势和不足的情况下，尊重患者的意见，帮助患者做出适当的选择。

一、药物治疗

多巴胺受体激动剂治疗适用于有月经紊乱、不孕和(或)不育、泌乳、骨质疏松及头痛、视交叉或其他脑神经压迫症状的所有 HPRL 患者,包括垂体催乳素腺瘤。常用的药物有溴隐亭、卡麦角林(cabergoline)和喹高利特(quinagolide)。

1. 溴隐亭:溴隐亭是第一个在临床应用的多巴胺受体激动剂。为了减少药物的不良反应,溴隐亭治疗从小剂量开始渐次增加,即从每晚睡前 1.25mg 口服开始,递增到需要的治疗剂量。如果反应不大,可在几天内增加到治疗量。常用剂量为 2.5~10.0mg/d,分 2~3 次服用,大多数患者 5.0~7.5mg/d 已显效。剂量的调整依据是血清催乳素水平。达到疗效后,可分次减量到维持量,通常 1.25~2.5mg/d。溴隐亭治疗可以使 70%~90% 的患者获得较好疗效,表现为血清催乳素水平降至正常、泌乳现象消失或减少、垂体腺瘤缩小、恢复规则月经和生育能力,在男性也可恢复性欲和生精能力并纠正男性不育。

应注意的是,溴隐亭只是使垂体催乳素腺瘤可逆性缩小、抑制肿瘤细胞生长,长期治疗后肿瘤出现纤维化。但停止治疗后垂体催乳素腺瘤会恢复生长,导致 HPRL 再次出现,因此,需要长期治疗;只有少数病例在长期治疗后达到临床治愈。

溴隐亭的不良反应主要是恶心、呕吐、头晕、头痛、便秘,多数患者的这些不良反应可在短期内消失。由小剂量开始逐渐加量的给药方法可减少不良反应,如在增加剂量时出现明显不耐受现象,可减少递增剂量。大剂量时可能发生雷诺现象和心律异常。该药最严重的不良反应是初始剂量时少数患者发生体位性低血压,个别患者可出现意识丧失,故初始剂量一定要小,服药时不要进行可使血压下降的活动,如突然起立、热水淋浴或盆浴。溴隐亭治疗期间,不要同时使用致血清催乳素水平升高的药物。长期服用剂量高于 30mg/d 时,个别患者可能发生腹膜后纤维化[12]。

约 10% 的患者对溴隐亭不敏感,疗效不满意,或有严重头痛、头晕、胃肠反应、便秘等且持久不消失,不能耐受治疗剂量时,可更换其他药物或手术治疗。

2. 其他药物:卡麦角林和喹高利特是具有高度选择性的多巴胺 D_2 受体激动剂,是溴隐亭的换代药物,抑制催乳素的作用更强大而不良反应相对减少,作用时间更长。对溴隐亭抵抗(15mg/d 溴隐亭效果不满意)或不耐受溴隐亭治疗的催乳素腺瘤患者,改用这些新型多巴胺受体激动剂仍有 50% 以上有效。喹高利特每天服用 1 次，75～300μg；卡麦角林每周只需服用 1～2 次，常用剂量为每次 0.5～2.0mg，患者顺应性较溴隐亭更好。

3. 药物治疗后的随诊：多巴胺受体激动剂治疗 HPRL、垂体催乳素腺瘤时，无论是降低血清催乳素水平还是使肿瘤体积缩小，都是可逆性的，需长期用药才能维持疗效。给予初始治疗剂量达到血清催乳素水平正常、月经恢复后，原治疗剂量可维持不变，3～6 个月后微腺瘤患者即可开始减量；大腺瘤患者此时需复查 MRI，确认催乳素腺瘤已明显缩小（通常肿瘤越大，缩小越明显），血清催乳素水平正常后也可开始减量。减量应缓慢分次（2 个月左右 1 次）进行，通常每次减量幅度为在原每日剂量的基础上减少 1.25mg，以保持血清催乳素水平正常的最小剂量为维持量。每年至少随诊 2 次，以确认血清催乳素水平正常。在维持治疗期间，一旦再次出现月经紊乱或血清催乳素水平不能被控制时，应查找原因，如药物影响、妊娠等，必要时复查 MRI，决定是否调整用药剂量。对小剂量溴隐亭维持治疗期间，血清催乳素水平保持正常、腺瘤基本消失的患者，5 年后可试行停药，若停药后血清催乳素水平再次升高，则仍需长期用药。

对于催乳素大腺瘤患者，在多巴胺受体激动剂治疗后，如果血清催乳素水平正常，而垂体大腺瘤不缩小，应重新考虑是否诊断为非催乳素腺瘤或混合性垂体腺瘤，是否需改用其他治疗（如手术治疗）。治疗前有视野缺损的患者，治疗初期即应复查视野，视野缺损严重者在初始治疗时可每周查 2 次视野（已有视神经萎缩者相应区域的视野会永久性缺损）。如果药物治疗满意，通常在 2 周内可改善视野；但是对药物反应的时间，存在个体差异。对视野缺损无改善或只有部分改善者应在溴隐亭治疗后 1～3 周内复查 MRI，以决定是否需要手术治疗，缓解视交叉压迫。

二、手术治疗

由于垂体的解剖位置以及在内分泌方面的重要作用，垂体催乳素腺瘤可以出现由于肿瘤压迫和下丘脑 - 垂体轴功能紊乱而导致的局部或全身各系统功能紊乱，治疗上有一定的困难。近年来，随着神经导航及内镜等仪器设备的发展及微创手术技术水平的提高，使经蝶窦入路手术更精确、更安全、损伤更小、并发症更少。因此,经蝶窦入路手术也是垂体催乳素腺瘤患者除药物治疗之外的另一选择。

1. 手术适应证:(1)药物治疗无效或效果欠佳者;(2)药物治疗反应较大不能耐受者;(3)巨大垂体腺瘤伴有明显视力、视野障碍,药物治疗一段时间后无明显改善者;(4)侵袭性垂体腺瘤伴有脑脊液鼻漏者;(5)拒绝长期服用药物治疗者。手术也可以治疗复发的垂体腺瘤,在药物治疗之前或之后也可以采用手术治疗。

手术几乎没有绝对禁忌证,而绝大多数相对禁忌证均与全身状态差及脏器功能障碍相关。对于这些患者,应在手术之前进行相应的治疗,改善全身一般情况。另有观点认为,由于多巴胺受体激动剂能使肿瘤纤维化,可能增加手术的困难和风险。

手术的成败取决于术者的经验和肿瘤的大小。微腺瘤的手术效果较大腺瘤好。60%~90%的微腺瘤患者术后血清催乳素水平可达到正常,而大腺瘤患者达到正常的比例则较低。另外,在手术后血清催乳素水平恢复正常的患者中,长期观察仍有20%的患者会复发。经蝶窦入路手术的死亡率和病残率分别为0.5%和2.2%,并发症主要涉及内分泌功能、局部解剖和医源性3个方面。内分泌方面的并发症包括新出现的垂体前叶功能低下和暂时性或持续性尿崩症,以及抗利尿激素分泌紊乱的症状,术后持续性垂体前叶功能减退症与原发肿瘤体积相关;局部解剖方面的并发症包括视神经的损伤、周围神经及血管的损伤、脑脊液鼻漏、鼻中隔穿孔、鼻窦炎、颅底骨折等,其中颈动脉海绵窦段的损伤是最严重的并发症,常常危及生命。其他与手术相关的并发症包括深静脉血栓和肺炎等,发生率均很低。但是也有内分泌专家认为,术后垂体功能低下的发生率应高于上述各种并发症。

2. 手术治疗后的随访和处理:手术后,均需进行全面的垂体功能评估。存在垂体功能低下的患者需要给予相应的内分泌激素治疗。手术后3个月应行影像学检查,结合内分泌学变化,了解肿瘤切除程度。视情况每半年或1年再复查1次。手术后仍有肿瘤残余的患者,需要进一步采用药物或放疗。

三、放疗

1. 放疗的地位:由于手术与药物治疗的发展,采取放疗的各种垂体瘤患者已越来越少。随着立体定位放射外科（X 刀、γ 刀、质子刀）的发展，选择性地对部分催乳素腺瘤患者采用立体定向放疗的报道日渐增多。放疗主要适用于大的侵袭性肿瘤、术后残留或复发的肿瘤、药物治疗无效或不能耐受药物不良反应的患者、存在手术禁忌证或拒绝手术的患者以及部分不愿长期服药的患者。

2. 放疗的方法：放疗方法分为传统放疗（包括普通放疗、适形放疗、调强适形放疗、IMRI）和立体定向放疗。传统放疗因照射野相对较大，易出现迟发性垂体功能低下等并发症，目前仅用于有广泛侵袭的肿瘤的术后治疗。立体定向放疗适用于边界清晰的中小型肿瘤，最好选择与视通路之间的距离 >3～5mm 的肿瘤，一次性治疗剂量可能需达到 18～30Gy。

有研究发现，多巴胺受体激动剂可能具有放射保护作用。因此，建议在治疗催乳素腺瘤的同时，最好停用多巴胺受体激动剂。

3. 放疗的疗效评价：放疗的疗效评价应包括肿瘤局部控制以及异常升高的血清催乳素水平下降的情况。通常肿瘤局部控制率较高，而血清催乳素水平恢复至正常则较为缓慢。有文献报道，即使采用立体定向放疗后，2 年内也仅有 25%～29% 的患者血清催乳素水平恢复正常，其余患者可能需要更长时间随访或需加用药物治疗。

4. 放疗的并发症：传统放疗后 2～10 年，有 12%～100% 的患者出现垂体功能低下，此外，1%～2% 的患者可能出现视力障碍或放射性颞叶坏死。立体定向放疗后也有可能出现视力障碍和垂体功能低下。放疗还需特别注意可能出现对生育功能的影响。

HPRL 的治疗流程见图 3。

四、HPRL 合并妊娠的相关处理

HPRL 合并妊娠时，基本的处理原则是将胎儿对药物的暴露限制在尽可能少的时间内。未治疗的催乳素微腺瘤患者妊娠后，约 5% 的患者会发生视交叉压迫，而大腺瘤患者妊娠后出现这种危险的可能性达 25% 以上[13]。

对微腺瘤合并妊娠者，应在明确妊娠后停用溴隐亭，因为肿瘤增大的风险较小。停药后应定期测定血清催乳素水平和检查视野。正常妇女妊娠后，血清催乳素水平可以升高至

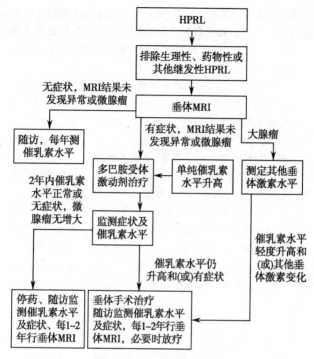

图3 HPRL的治疗流程

非妊娠期的10倍左右，如果患者血清催乳素水平显著超过治疗前时，要增加血清催乳素水平监测及视野检查的频度。一旦发现视野缺损或海绵窦综合征，需立即加用溴隐亭，可望在1周内改善症状，若不见好转，应考虑手术治疗。

对于有生育要求的大腺瘤妇女，需经溴隐亭治疗腺瘤缩小后方可妊娠；所有垂体腺瘤合并妊娠者，在妊娠期需要每2个月评估1次。妊娠期间腺瘤再次增大者，给予溴隐亭仍能抑制其生长，但整个孕期须持续用药直至分娩。药物对母亲和胎儿的影响可能比手术小，但药物治疗需要严密的监测，对溴隐亭治疗无反应及视力、视野进行性恶化者，应该行经蝶窦入路的手术治疗并尽早终止妊娠（妊娠接近足月时）。

HPRL、垂体催乳素腺瘤妇女应用溴隐亭治疗期间妊娠，其自发性流产、胎死宫内、胎儿畸形等的发生率在14%左右，与正常妇女的异常妊娠发生率相近。没有证据支持哺乳会刺激肿瘤生长[14]。对于有哺乳意愿的妇女，除非妊娠诱导的肿瘤生长需要治疗，一般要到患者欲结束哺乳时再使用多巴胺受体激动剂。

尽管妊娠前的放疗（随后用溴隐亭）可使肿瘤增大的危险降至 4.5%，但放疗很少能够治愈垂体催乳素腺瘤。放疗还可以导致长期的垂体功能低下，因此这种治疗方法的可接受性较小，不建议使用。

五、女性 HPRL 患者不孕、不育的治疗

1. 枸橼酸氯米芬促排卵：经药物治疗血清催乳素水平正常后仍无排卵者，可采用枸橼酸氯米芬（clomiphene，CC）促排卵治疗。采用多巴胺受体激动剂治疗后的 HPRL 妇女，90% 以上血清催乳素水平可降至正常并恢复排卵。若血清催乳素水平下降而排卵仍未恢复者，可联合诱发排卵药物（如 CC）促排卵。CC 为非甾体类抗雌激素药物，其结构与雌激素相似，具有抗雌激素和微弱雌激素的双重活性。通过抑制内源性雌激素对下丘脑的负反馈作用，间接促进下丘脑 GnRH 的释放，刺激垂体促性腺激素（gonadotropin，Gn）的分泌，刺激卵巢，促进卵泡的发育。CC 还具有微弱的雌激素作用，可直接作用于垂体和卵巢，提高其敏感性和反应性，并促进卵巢性激素合成系统的活性，增加性激素的合成和分泌，促进雌二醇的正反馈效应。由于排卵前出现的雌二醇峰对下丘脑 - 垂体 - 卵巢轴（HPOA）起正反馈效应，激发垂体 LH 峰而促进排卵。CC 用于促排卵只适用于下丘脑和垂体有一定功能的患者，而对垂体大腺瘤患者或手术破坏垂体组织较严重、垂体功能受损时，CC 促排卵无效。

2. Gn 促排卵：对 CC 促排卵无效或垂体瘤术后垂体组织遭破坏、功能受损而导致低 Gn 性闭经的患者，可用外源性 Gn 促排卵。Gn 分为人垂体 Gn 和人绒毛膜 Gn（human chorionic gonadotropin，hCG）。人垂体 Gn 又分为 FSH 和 LH。垂体肿瘤术后低 Gn 者应以人绝经后尿促性腺激素（hMG，每支含 75U 的 FSH 及 75U 的 LH）促排卵治疗为宜，促进卵泡发育、成熟，并用 hCG 诱发排卵。由于卵巢对 Gn 的敏感性存在个体差异，故应以低剂量 hMG 开始，一般可从 hMG 75U，每日 1 次开始，连续使用 5～7d，然后行超声监测卵泡发育，

如果无明显卵泡发育，每隔 5～7d 增加 hMG 用量 75U。切忌过快增加 Gn 用量，以防严重的卵巢过度刺激综合征（ovarian hyperstimulation syndrome，OHSS）发生。当最大卵泡直径达 18mm 时，注射 hCG。

六、男性 HPRL 不育的治疗

男性 HPRL 经药物治疗血清催乳素水平降至正常后，下丘脑 - 垂体 - 性腺轴的功能异常一般可以恢复，勃起功能障碍和性欲低下症状明显改善，生精能力也逐渐恢复。但有部分患者因垂体腺瘤压迫，导致 Gn 细胞功能障碍，在血清催乳素水平下降后睾酮水平仍不能恢复正常，故应该同时进行雄激素补充治疗，以恢复和保持男性第二性征或用 Gn 治疗恢复生育功能；也可用多巴胺受体拮抗剂，如酚噻嗪类、丁酰苯类等神经精神科药和甲氧氯普胺、多潘立酮、舒必利等。

参 考 文 献

[1] Biller BM，Luciano A，Crosignani PG，et al. Guidelines for the diagnosis and treatment of hyperprolactinemia. J Reprod Med，1999，44：1075-1084.

[2] Biller BMK，Daniels CH. Neuroendocrine regulation and diseases of the anterior pituitary and hypothalamus//Harrison's Principles of Internal Medicine. 14th ed. New York：McCraw Hill，1998：1972-1999.

[3] Bohnet HC，Dahlen HC，Wuttke W，et al. Hyperprolactinemic anovulatory syndrome. J Clin Endocrinol Metab，1976，42：132-143.

[4] Casanueva FF，Molitch ME，Schlechte JA，et al. Guidelines of the Pituitary Society for the diagnosis and management of prolactinomas. Clin Endocrinol（Oxf），2006，65：265-273.

[5] Franks S，Murray MA，Jequier AM，et al. Incidence and signifcance of hyperprolactinaemia in women with amenorrhea. Clin Endocrinol（Oxf），1975，4：597-607.

[6] Creer ME，Moraczewski T，Rakoff JS. Prevalence of hyper-prolactinemia in anovulatory women. Obstet Cynecol，1980，56：65-69.

[7] Jacobs HS，Hull MC，Murray MA，et al. Therapy-orientated

diagnosis of secondary amenorrhoea. Horm Res, 1975, 6: 268-287.

[8] Josimovich JB, Lavenhar MA, Devanesan MM, et al. Heterogeneous distribution of serum prolactin values in apparently healthy young women, and the effects of oral contraceptive medication. Fertil Steril, 1987, 47: 785-791.

[9] Kredentser JV, Hoskins CF, Scott JZ. Hyperprolactinemia: a significant factor in female infertility. Am J Obstet Gynecol, 1981, 139: 264-267.

[10] Luciano AA. Clinical presentation of hyperprolactinemia. J Reprod Med, 1999, 44: 1085-1090.

[11] Mah PM, Webster J. Hyperprolactinemia: etiology, diagnosis, and management. Semin Reprod Med, 2002, 20: 365-374.

[12] Morton AS. Atlas of Clinical Cynecology. Noman Lavin: Wilkins Inc, 2002: 201-203.

[13] Serri O, Chick CL, Ur E, et al. Diagnosis and management of hyperprolactinemia. CMAJ, 2003, 169: 575-581.

[14] Schlechte J, Sherman B, Halmi N, et al. Prolactin-secreting pituitary tumors in amenorrheic women: a comprehensive study. Endocr Rev, 1980, 1: 295-308.

（通信作者：郁　琦）

（本文刊载于《中华妇产科杂志》2009 年第 44 卷第 9 期第 712-718 页）

绝经过渡期和绝经后期激素补充治疗临床应用指南(2009版)

绝经过渡期和绝经后期(最终一次月经之后的全部时期)激素补充治疗(hormone replacement therapy, HRT)已经历了几十年的历程,其发展及人们对其受益和危险的认识及评估也经历了极其曲折的过程。从2001年后,由于一些研究结果对心血管疾病的负面影响,使HRT在全球范围内陷入了前所未有的低潮。但随之而来的是为防治骨质疏松所付出的高额医疗成本和中老年女性生命质量的下降。为探究绝经过渡期和绝经后期HRT的有效性和安全性,专家们本着科学的态度,对这些研究的结果进行了深入的探讨和再分析。结果发现,试验人群的年龄差异是至关重要的。女性在绝经的第2个10年中或之后,约50%以上合并心血管性亚临床问题和心血管疾病,少有严重的绝经相关症状。根据这些研究及其再分析的结果,一项被称为"雌激素应用窗口"的理论[1]逐渐形成。本着为国内各级医师更新知识,并与国际接轨的需要,国内绝经问题研究领域的专家在参考了国际绝经协会[1]、欧洲男女更年期协会[2]、北美绝经协会[3-4]和亚太绝经协会[5]的最新HRT指南后,结合我国的具体情况,在我国"绝经过渡期和绝经后激素治疗临床应用指南修订草案(2006版)"[6]的基础上形成了2009版绝经过渡期和绝经后激素补充治疗临床应用指南(2009版指南),希望不仅能够反映HRT领域的最新进展,而且更具有实用性和可操作性。由于传统上对激素类药物致癌的恐惧心理,极大地影响了中国女性HRT的临床应用,2009版指南也对此进行了相应的说明。HRT必须遵循治疗规范,严格掌握适应证和禁忌证,在适宜人群中推广使用但又要避免滥用,使适龄女性在最低危险下获得最大受益。

一、绝经过渡期和绝经后期管理的决策

对卫生保健专业人员、绝经过渡期和绝经后期妇女进行关于绝经后期管理（包括 HRT）知识的教育，应根据 HRT 的适应证，对有需要的妇女提供 HRT 的相关信息，特别是 HRT 可以带来的益处。在开始 HRT 治疗前，应据其自身状况告知并分析治疗的利弊。在整个治疗期间，每次定期随访时，应对使用者进行 HRT 的受益和危险评估，以决定使用者是否继续使用。HRT 方案应个体化；当为使用者提供咨询时，涉及治疗弊处时，应提供绝对数字结果而非百分比，以避免使用者出现不必要的恐慌。

二、绝经过渡期和绝经后期的健康生活方式

HRT 只是绝经过渡期和绝经后期管理的一个组成部分，健康的生活方式在任何时候均十分重要；参加任何体育活动都比久坐要好，应鼓励绝经过渡期和绝经后期妇女进行规律运动，以降低总的死亡率和由心血管疾病引起的死亡率。经常参加运动者的身体情况、代谢平衡状况、肌肉力量、认知度以及生命质量更好，并且其心脑血管不良事件、卒中、骨折以及乳腺癌的发生率可显著降低。

1. 锻炼：在锻炼中应尽量避免肌肉 - 关节 - 骨骼系统损伤，锻炼的最佳方式为每周至少 3 次，每次至少 30min，强度达中等。另外，每周增加 2 次额外的抗阻力练习，益处更大；保持正常的体质量也非常重要。肥胖[体质指数（BMI）$\geq 25 kg/m^2$]对身体健康造成显著的影响，在绝经后妇女中，肥胖已成为一个日益严重的问题；体质量若减轻 5%～10%，就能有效改善那些与肥胖相关的多种异常状况。

2. 健康饮食：推荐的健康饮食基本组成包括：每日进食水果和蔬菜不少于 250g，全谷物纤维，每周 2 次鱼类食品，低脂饮食。应限制食盐摄入量（< 6g/d），妇女每日饮酒量不应超过 20g；中国地域广大，各地饮食习惯差异也很大，可视当地情况适当调整。

3. 其他：提倡戒烟；积极改进生活方式，增加社交活动和脑力活动。

三、HRT 的适应证、禁忌证和慎用情况

（一）适应证

HRT 是针对绝经相关健康问题而采取的一种医疗措施，可有效缓解绝经相关症状，从而改善生命质量。在卵巢功

能开始衰退并出现相关症状时即可开始应用 HRT,适应证如下:

1.绝经相关症状(A 级推荐):潮热、盗汗、睡眠障碍、疲倦、情绪障碍如易激动、烦躁、焦虑、紧张或情绪低落等。

2.泌尿生殖道萎缩相关的问题(A 级推荐):阴道干涩、疼痛、排尿困难、性交痛、反复发作的阴道炎、反复泌尿系统感染、夜尿多、尿频和尿急。

3.低骨量及骨质疏松症(A 级推荐):有骨质疏松症的危险因素(如低骨量)及绝经后期骨质疏松症。

(二)禁忌证

已知或可疑妊娠、原因不明的阴道流血、已知或可疑患有乳腺癌、已知或可疑患有性激素依赖性恶性肿瘤、最近 6 个月内患有活动性静脉或动脉血栓塞性疾病、严重肝及肾功能障碍、血卟啉症、耳硬化症、脑膜瘤(禁用孕激素)等。

(三)慎用情况

慎用情况并非禁忌证,可以应用 HRT,但在应用前和应用过程中,应该咨询相关专业的医师,共同确定应用 HRT 的时机和方式,同时采取比常规随诊更为严密的措施,监测病情的进展。慎用情况包括:子宫肌瘤、子宫内膜异位症、子宫内膜增生史、尚未控制的糖尿病及严重高血压、有血栓形成倾向、胆囊疾病、癫痫、偏头痛、哮喘、高催乳素血症、系统性红斑狼疮、乳腺良性疾病、乳腺癌家族史。

四、HRT 的初步评估

对绝经过渡期和绝经后期妇女进行初步评估的目的是判断其有无适应证、禁忌证和慎用情况。

1.病史询问:应详细询问病史,包括:症状、一般病史、妇科病史、家族史(尤其是乳腺癌及子宫内膜癌等恶性肿瘤史)、性生活史及绝经相关疾病的高危因素。

2.身体检查:身高、体质量、腰围、血压、乳腺及妇科检查。根据身高、体质量计算 BMI。

3.实验室检查:血常规、空腹血糖、血脂、肝功能、肾功能、宫颈细胞学检查。

4.辅助检查:盆腔 B 超了解子宫内膜厚度及子宫、卵巢有无病变;乳腺 B 超或钼靶照相,了解乳腺情况;酌情进行骨密度测定。

五、HRT 的随访及管理

对 HRT 妇女进行随访及管理的目的是评估 HRT 的疗效和可能出现的不良反应,并再次评估适应证、禁忌证和慎用情况。开始 HRT 后,可于 1～3 个月内复诊,以后随诊间隔可为 3～6 个月,1 年后的随诊间隔可为 6～12 个月。若出现异常的阴道流血或其他不良反应,应随时复诊。

每次复诊须仔细询问病史及其他相关问题。推荐每年 1 次身体检查:包括血压、体质量、身高、乳腺及妇科检查等。推荐每年 1 次辅助检查:包括盆腔 B 超、血糖、血脂及肝、肾功能检查,乳腺 B 超或钼靶照相。每 3～5 年测定骨密度 1 次。根据患者情况,可酌情调整检查频率。

六、HRT 的常用药物及其剂量

1. HRT 持续时间:应用 HRT 时,应个体化用药,且应在综合考虑治疗目的和危险的前提下,使用能达到治疗目标的最低有效剂量,没有必要限制 HRT 的期限。应用 HRT 应至少每年进行 1 次个体化危险 / 受益评估,应根据评估情况决定疗程的长短,并决定是否长期应用,在受益大于危险时,即可继续给予 HRT。

2. 药物剂量:可以考虑应用较现有标准用法更低的剂量,如口服结合雌激素(其他名称:倍美力)0.3～0.45mg/d 或戊酸雌二醇片(其他名称:补佳乐)0.5～1mg/d、替勃龙(其他名称:利维爱)1.25mg/d、经皮每日释放 17β- 雌二醇 25μg 或等量制剂。

3. 添加孕激素的原则:(1)对于有子宫的妇女,给予雌激素会增加子宫内膜癌发生的危险,雌激素的致癌危险随剂量加大和治疗时间延长而增加;因此,该类妇女在 HRT 中应加用孕激素;(2)绝经后期 HRT 中孕激素应用的主要目的是对抗雌激素,从而保护子宫内膜。对于已经切除子宫的妇女,则不必加用孕激素;(3)在雌激素持续用药的情况下,孕激素应持续或周期性添加,如每月给予孕激素不短于 10～14d;(4)关于使用含孕激素的宫内节育器或不添加孕激素的超低剂量雌激素补充治疗的安全性,尚无充分资料证实。

4. HRT 用药途径及剂型:(1)口服途径:天然雌激素包括结合雌激素、戊酸雌二醇片;合成雌激素包括尼尔雌醇片(其他名称:维尼安);推荐应用天然雌激素。天然孕激素包括:

微粒化黄体酮胶丸(其他名称:琪宁,100mg/ 粒),黄体酮胶囊(其他名称:益马欣,50mg/ 粒),均为国产;合成孕激素包括:孕酮和 17α 羟孕酮衍生物,其中最接近天然孕激素的是地屈孕酮(其他名称:达芙通,每片 10mg),较接近天然孕激素的是醋酸甲羟孕酮(其他名称:安宫黄体酮,2mg/ 片)和甲地孕酮(其他名称:妇宁片,1mg/ 片)。19 去甲睾酮衍生物——炔诺酮(其他名称:妇康片,0.625mg/ 片),因其具有轻度雄激素活性,因此,目前不再用于 HRT 中。研究提示,微粒化黄体酮胶丸、黄体酮胶囊或地屈孕酮与口服或经皮雌二醇联合应用与其他合成孕激素相比,治疗至少 4 年,甚至 8 年都不会增加乳腺癌危险,或者可以降低危险。因此建议使用天然孕激素或最接近天然孕激素的孕激素。(2)非肠道途径:①经皮:雌二醇[其他名称:松奇(贴)],每日释放 17β- 雌二醇 50μg,每周更换 1 次,推荐使用 1/2 贴;雌二醇凝胶(每日经皮涂抹 1.25g,含 17β- 雌二醇 0.75mg)。②经阴道:结合雌激素软膏(进口:倍美力软膏;国产:葆丽软膏;每克软膏含结合雌激素 0.625mg);普罗雌烯胶囊(其他名称:更宝芬,每粒含普罗雌烯 10mg);普罗雌烯乳膏(每克乳膏含普罗雌烯 10mg);普罗雌烯阴道片(其他名称:可宝净片,每片含普罗雌烯 10mg 和氯喹那多 200mg);雌三醇乳膏(其他名称:欧维婷,每克乳膏含雌三醇 1mg)。

　　5. 复方制剂的特点:目前,常用的复方制剂有两类,(1)雌、孕激素连续联合制剂——倍美罗(商品名),每盒 28 片,每片含结合雌激素 0.3mg 和醋酸甲羟孕酮 1.5mg;(2)雌、孕激素周期序贯制剂——克龄蒙(商品名)和芬吗通(商品名):克龄蒙由 11 片戊酸雌二醇(2mg/ 片)和 10 片戊酸雌二醇(2mg/ 片)+ 醋酸环丙孕酮(1mg/ 片)组成,芬吗通由 14 片 17β- 雌二醇(1mg/ 片)和 14 片 17β- 雌二醇(1mg/ 片)+ 地屈孕酮(10mg/ 片)组成。复方制剂的优点是服用方便。

　　6. 7- 甲基异炔诺酮:7- 甲基异炔诺酮[其他名称:替勃龙、利维爱(进口)、紫竹爱维(国产)],2.5mg/ 片,该药是一种化合物,在体内代谢后具有雌、孕和雄激素 3 种激素的活性,因其在子宫内膜具有孕激素活性,因此有子宫的绝经后期妇女,应用此药时不必再加用其他孕激素。

七、HRT 的常用方法

1．单用孕激素：周期使用，用于绝经过渡期，调整卵巢功能衰退过程中出现的月经问题。

2．单用雌激素：适用于已切除子宫的妇女。

3．联合用药：适用于有完整子宫的妇女。(1)序贯用药：模拟生理周期，在用雌激素的基础上，每月加用孕激素 10～14d。又分周期性和连续性，前者每周期停用雌孕激素 5～7d；后者连续应用雌激素。(2)联合用药：每日均联合应用雌、孕激素，也分为周期性(每周期停用药物 5～7d)和连续性(连续用药不停顿)。

在序贯用药过程中，常有周期性出血，也称为预期计划性出血，该方案适用于年龄较轻、绝经早期或愿意有月经样定期出血的妇女；连续性用药方案可避免周期性出血，适用于年龄较长或不愿意有月经样出血的绝经后期妇女，但是在实施早期，可能有难以预料的非计划性出血，通常发生在用药的 6 个月以内。

八、HRT 的用药剂量和具体用法

HRT 原则上应选用最低的有效剂量。

1．单纯雌激素补充治疗：结合雌激素 0.3～0.625mg/d 或戊酸雌二醇片 0.5～2mg/d，连续应用。

2．周期性序贯治疗：周期性序贯治疗多用结合雌激素 0.3～0.625mg/d 或戊酸雌二醇片 1～2mg/d，连用 21～28d，后 10～14d 加用醋酸甲羟孕酮 4～6mg/d 或地屈孕酮 10mg/d 或微粒化黄体酮胶丸 100～300mg/d，停药 2～7d 后再开始新一周期。

3．连续性序贯治疗：结合雌激素 0.3～0.625mg/d 或戊酸雌二醇片 1～1.5mg/d，不间断，每间隔 2 周加服醋酸甲羟孕酮 4～6mg/d 或地屈孕酮 10mg/d 或微粒化黄体酮胶丸 100～300mg/d×2 周。

4．连续性联合用药：(1)连续应用倍美罗；(2)结合雌激素 0.3～0.45mg/d 或戊酸雌二醇片 0.5～1.5mg/d，同时加用醋酸甲羟孕酮 1～3mg/d 或地屈孕酮 5mg/d 或微粒化黄体酮胶丸 100mg/d；(3)连续应用替勃龙，剂量为 1.25～2.5mg/d。

5．绝经过渡期 HRT 的特点及用药剂量：绝经过渡期是指开始出现卵巢功能衰退的表现到最后一次月经的一段时

间,此期妇女易出现月经紊乱。绝经过渡期首先缺乏的是孕激素,而雌激素呈波动性下降。绝经过渡期的 HRT 以孕激素补充为主,可周期性使用,每月用药 10～14d,如微粒化黄体酮胶丸 200～300mg/d、地屈孕酮 10～20mg/d 或醋酸甲羟孕酮 4～6mg/d;如果绝经相关症状仍不能缓解,可根据患者雌激素缺乏症状的严重程度和补充雌激素后的反应,在补充孕激素的基础上酌情个体化添加最低有效剂量的雌激素,一般用雌、孕激素周期序贯方案;如果有避孕需求,且无禁忌证,也可采用低剂量复方口服避孕药。对绝经过渡期月经紊乱,特别是单用孕激素不能很好控制周期的妇女,要注意子宫内膜病变的可能。

6. 非激素制剂的应用:对于不愿意接受 HRT 或存在 HRT 禁忌证的妇女,可选择其他非激素制剂来治疗绝经症状。(1)植物类药物:黑升麻异丙醇萃取物[其他名称:莉芙敏(进口)]、升麻乙醇萃取物[其他名称:希明亭(国产)],国内外研究表明,此类药物对于绝经相关症状的缓解安全有效。(2)选择性 5- 羟色胺再摄取抑制剂(SSRI)、选择性 5- 羟色胺和去甲肾上腺素双重再摄取抑制剂(SNRI)、可乐定(clonidine)、加巴喷丁(gabapentin)等辅助和替代药物。现有的资料表明,这些治疗对缓解绝经相关症状有一定效果,但其效果和副作用与 HRT 不同。因此,对于长期使用上述治疗方式的安全性和疗效有待进一步研究。

九、局部雌激素的应用

绝经后期妇女阴道干燥、疼痛、性交困难、尿频、尿急等泌尿生殖道萎缩的症状十分常见,12%～15% 的 50 岁以上妇女有上述症状。阴道局部应用雌激素能明显改善泌尿生殖道萎缩的症状。

1. 局部用药适应证:仅为改善泌尿生殖道萎缩症状时,推荐阴道局部用药;对肿瘤手术、盆腔放疗、化疗及其他一些局部治疗后引起的症状性阴道萎缩和阴道狭窄者,推荐阴道局部用药;对于非激素依赖性肿瘤妇女的阴道萎缩,治疗同无肿瘤史者。对于有激素依赖性肿瘤史的妇女,取决于每位患者咨询肿瘤科医生后的选择。

2. 局部用药方法:阴道用药,每日 1 次,连续使用 2 周症状缓解后,改为每周用药 2～3 次。

3. 局部用药注意事项：使用不经阴道黏膜吸收的雌激素，如普罗雌烯阴道片和乳膏，理论上无需加用孕激素，但尚无资料提示长期(>1年)应用的全身安全性。现有证据表明，短期(3个月内)局部应用低剂量可经阴道黏膜吸收的雌激素——结合雌激素软膏(活性成分：0.625mg/g)和雌三醇乳膏(活性成分：1mg/g)治疗泌尿生殖道萎缩时，通常不需要加用孕激素，但同样尚无资料提示长期(>1年)局部应用的全身安全性。目前，尚无充足的研究结果推荐局部使用常规剂量雌激素1年以上者子宫内膜的保护方法。因此，长期使用者，应监测子宫内膜，根据检测情况决定是否定期应用孕激素。对于阴道局部应用较大剂量雌激素，或者用药中出现突破性阴道流血症状时，需要在密切监护下加用孕激素。

十、需要关注的几个问题

1. 心血管系统疾病：在中国，肥胖、糖尿病和高血压的发生率正在明显升高，发生心血管疾病的危险性也随之增加。绝经对心血管系统疾病的发生具有负面影响，包括脂肪分布从女性型向男性型转变，糖耐量降低，血脂异常，血压升高，交感神经系统紧张，血管内皮功能障碍及血管炎性反应等。与男性相比，女性的动脉压升高和糖尿病是发生心血管疾病的重要危险因素，而且女性冠心病的症状常不典型，发生心肌梗死后预后更差。心血管系统疾病的一级预防措施包括：戒烟酒、控制饮食、减轻体重、降低血压、控制血糖及血脂。不推荐仅为预防心血管疾病而进行HRT；绝大多数临床前研究和观察性研究结果支持HRT对降低心血管系统疾病的风险有益；HRT通过改善胰岛素抵抗能够明显降低糖尿病的危险，并对心血管系统疾病的其他危险因素，如脂蛋白谱变化和代谢综合征的发生等可能也有作用。一项随机对照研究结果显示，对已患有冠状动脉疾病或有亚临床动脉粥样硬化的老年妇女，在开始HRT的第1年中，冠状动脉事件增加，被称为"早期危害"，因此，HRT不应用于心血管系统疾病的二级预防。另有证据表明，对年龄<60岁且无心血管系统疾病的近期绝经(时间窗)妇女开始HRT不会引起早期危害，并能够降低心血管系统疾病的发生率和死亡率，但对于年龄≥60岁的妇女是否继续HRT则需根据总体的危险-获益分析决定。单用雌激素可能对冠状动脉有更多的益处，需要加用孕激素

的女性,尽可能选用对心血管系统无不良作用的孕激素如地屈孕酮、屈螺酮等。对有静脉血栓栓塞史的妇女进行 HRT 时,勿口服用药,应选择经皮途径的 HRT,有潜在或已证实有静脉血栓栓塞和卒中危险因素的妇女,在进行 HRT 前应进行个体化咨询。

2. 乳腺癌:雌激素和(或)孕激素补充治疗达 3～5 年不会显著增加患者终生发生乳腺癌的风险。现有的循证医学数据表明,HRT 5 年以上者,乳腺癌的发生危险是不确定的,这同文献报道的结果并不一致,即使发病危险增加,也只是与其他危险因素如肥胖和每日饮酒超过 2 倍标准饮量的影响相似。对于使用不同种类和通过不同途径给药的雌激素、孕激素和雄激素,可能对乳腺癌的发病危险有不同影响,现有的数据提示,天然或接近于天然的孕激素可能不增加乳腺癌的发生率,但目前还没有足够的数据来评价。妇女健康干预研究(WHI)的数据显示,单用雄激素达 7 年不会增加乳腺癌发生的危险,甚至稍有下降;但根据目前的证据,乳腺癌仍然是 HRT 的禁忌证。

3. 骨质疏松:预防过早绝经和继发性闭经患者的骨丢失是 HRT 的指征。对于有骨质疏松症相关骨折危险的、60 岁以下的绝经后期妇女,可推荐 HRT;对于仅以预防骨折为目的的 60 岁以上妇女,不推荐使用 HRT;对于那些已经持续应用 HRT 的妇女,需要根据个体考虑其给药方法和剂量,并与其他已确认的疗法权衡;采用 HRT 防治骨质疏松症应选用最低的有效剂量,经皮比口服给药方式副作用小;停止 HRT 后,会再次出现骨量丢失,存在骨折危险的妇女应该接受其他已经证实有效的、具有骨保护作用的药物治疗。

4. 泌尿系统:在绝经后期妇女中,生殖、泌尿系统萎缩症状如阴道干燥、疼痛、性交痛、尿频、尿急等非常常见。雌激素补充治疗生殖、泌尿系统萎缩症状效果良好,尤其是阴道局部使用雌激素,但停止使用后,症状可能再次出现。对单纯的压力性尿失禁的治疗首选盆底肌训练和手术治疗,全身激素补充治疗不能预防和治疗压力性尿失禁,但围手术期阴道局部应用雌激素有利于手术的操作和术后恢复;对于合并有急迫性尿失禁或膀胱过度活动(overactive bladder, OAB)的绝经后期妇女,一线治疗方法为抗毒蕈碱药物[首选用药:M 受体拮抗剂——托特罗定(tolterodine)]加阴道局部使用雌激素。

5. 认知功能：妇女自然绝经后开始进行 HRT，对认知功能的长期影响目前尚不明确。没有充分的数据说明是否在绝经后早期使用 HRT 能增加或降低晚期痴呆危险。手术绝经患者术后使用 HRT，对认知功能可能具有短期益处；不推荐 HRT 作为任何年龄预防认知能力下降或痴呆的惟一的一线治疗；HRT 可能增加 65 岁之后首次 HRT 妇女痴呆的发生率。

6. 结肠癌：循证医学证据支持 HRT 联合制剂可降低结肠癌的发生危险。但不推荐仅为预防结肠癌而使用 HRT。

7. 妇科恶性肿瘤患者术后：目前，对妇科恶性肿瘤患者术后的 HRT 尚缺乏多中心、随机、大样本、前瞻性的循证医学研究证据。总体原则是持慎重态度，与患者充分沟通，知情选择。现有的临床研究资料可得出下列结论：(1)卵巢恶性肿瘤术后应用 HRT：多数临床报道，无缩短卵巢上皮性癌患者的无进展生存期和总生存期的危险。对于绝经相关症状严重者，可以根据具体情况，权衡利弊进行个体化应用，以提高患者的生命质量。(2)宫颈鳞癌术后的 HRT：无缩短无进展生存期和总生存期的危险，同时可能降低放疗后直肠、膀胱、阴道的副作用，改善绝经相关症状，提高生命质量。对宫颈腺癌手术后 HRT 尚缺乏相关研究，目前认为，可参照子宫内膜癌处理。(3)子宫内膜癌术后的 HRT：目前的一些研究结果认为，不会增加Ⅰ、Ⅱ期子宫内膜癌患者复发和死亡的危险，但在临床使用时要慎重，应该根据患者的具体情况、权衡利弊、个体化地选择治疗药物，缓解绝经相关症状，提高生命质量。

8. 卵巢早衰：卵巢早衰指 40 岁以前绝经，又称"提前绝经"，提前绝经的妇女会有特别的需求，应额外进行咨询。对于提前绝经者，应较正常时间绝经妇女所用的雌激素剂量稍大，推荐 HRT 应至少用至正常绝经年龄，之后，应按照正常年龄绝经妇女进行管理。对于 40 岁以前切除双侧卵巢的妇女，可考虑应用雌激素、必要时应用雄激素补充治疗。

十一、绝经后期妇女的雄激素补充治疗

雄激素与一些绝经症状(如乏力、性欲下降等)可能有关系，但目前没有客观指标评估患者是否缺乏雄激素及缺乏的程度，也没有单独的雄激素补充药物。若存在上述问题，建议使用替勃龙。

参 考 文 献

[1] Board of the International Menopause Society, Pines A, Sturdee DW, et al. IMS updated recommendations on postmenopausal hormone therapy. Climacteric, 2007, 10: 181-194.

[2] Gompel A, Rozenberg S, Barlow DH, et al. The EMAS 2008 update on clinical recommendations on postmenopausal hormone replacement therapy. Maturitas, 2008, 61: 227-232.

[3] Utian WH, Archer DF, Bachmann GA, et al. Estrogen and progestogen use in postmenopausal women: July 2008 position statement of The North American Menopause Society. Menopause, 2008, 15: 584-602.

[4] North American Menopause Society. The role of local vaginal estrogen for treatment of vaginal atrophy in postmenopausal women: 2007 position statement of The North American Menopause Society. Menopause, 2007, 14: 355-369.

[5] APMF 2008 Consensus Statement on the Management of the Menopause [DB/OL]. [2010-7-2]. http://www.apmf.net/news/.

[6] 中华医学会妇产科学分会绝经学组. 绝经过渡期和绝经后激素治疗临床应用指南修订草案(2006版). 中华妇产科杂志, 2008, 43: 396-398.

（通信作者：郁　琦）

（本文刊载于《中华妇产科杂志》2010年第45卷第8期第635-638页）

闭经诊断与治疗指南(试行)

中华医学会妇产科学分会内分泌学组

由中华医学会妇产科学分会内分泌学组经广泛征求国内相关领域专家的意见,几易其稿,最终制定的"闭经诊断与治疗指南(试行)"仅针对病理性闭经,适用于全国各级医疗卫生机构及妇科执业医师对闭经的诊断和治疗。

定义与分类

一、定义

1. 原发性闭经:年龄 >14 岁,第二性征未发育;或者年龄 >16 岁,第二性征已发育,月经还未来潮。

2. 继发性闭经:正常月经周期建立后,月经停止 6 个月以上,或按自身原有月经周期停止 3 个周期以上。

二、分类

按生殖轴病变和功能失调的部位分为下丘脑性闭经、垂体性闭经、卵巢性闭经、子宫性闭经及下生殖道发育异常性闭经。WHO 将闭经归纳为 3 种类型,I型:无内源性雌激素产生,卵泡刺激素(FSH)水平正常或低下,催乳素(PRL)水平正常,无下丘脑 - 垂体器质性病变的证据;II型:有内源性雌激素产生、FSH 及 PRL 水平正常;III型为 FSH 水平升高,提示卵巢功能衰竭[1]。

病 因

一、下丘脑性闭经

下丘脑性闭经是由中枢神经系统包括下丘脑各种功能和器质性疾病引起的闭经。此类闭经的特点是下丘脑合成和分泌促性腺激素释放激素(GnRH)缺陷或下降导致垂体促性腺激素(Gn),即 FSH 和黄体生成素(LH)特别是 LH 的分泌功能低下,故属低 Gn 性闭经。临床上按病因可分为功能性、基因缺陷或器质性、药物性3大类。

(一)功能性闭经

此类闭经是因各种应激因素抑制下丘脑 GnRH 分泌引起的闭经,治疗及时可逆转。

1. 应激性闭经:精神打击、环境改变等可引起内源性阿片类物质、多巴胺和促肾上腺皮质激素(ACTH)释放激素水平应激性升高,从而抑制下丘脑 GnRH 的分泌。

2. 运动性闭经:运动员在持续剧烈运动后可出现闭经,与患者的心理、应激反应程度及体脂下降有关。若体质量减轻10%~15%,或体脂丢失30%时将出现闭经。

3. 神经性厌食所致闭经:因过度节食,导致体质量急剧下降,最终导致下丘脑多种神经内分泌激素分泌水平的降低,引起垂体前叶多种促激素包括 LH、FSH、ACTH 等分泌水平下降。临床表现为厌食、极度消瘦、低 Gn 性闭经、皮肤干燥、低体温、低血压、各种血细胞计数及血浆蛋白水平低下,重症可危及生命。

4. 营养相关性闭经:慢性消耗性疾病、肠道疾病、营养不良等导致体质量过度降低及消瘦,均可引起闭经。

(二)基因缺陷或器质性闭经

1. 基因缺陷性闭经:因基因缺陷引起的先天性 GnRH 分泌缺陷,主要存在伴有嗅觉障碍的 Kallmann 综合征与不伴有嗅觉障碍的特发性低 Gn 性闭经。Kallmann 综合征是由于染色体 Xp22.3 的 KAL-1 基因缺陷所致,特发性低 Gn 性闭经是由于 GnRH 受体1基因突变所致。

2. 器质性闭经:包括下丘脑肿瘤,最常见的为颅咽管瘤;尚有炎症、创伤、化疗等原因。

(三)药物性闭经

长期使用抑制中枢或下丘脑的药物,如抗精神病药物、抗抑郁药物、避孕药、甲氧氯普胺(其他名称:灭吐灵)、鸦片等可抑制 GnRH 的分泌而致闭经;但一般停药后均可恢复月经。

二、垂体性闭经

垂体性闭经是由于垂体病变致使 Gn 分泌降低而引起的闭经。

(一)垂体肿瘤

位于蝶鞍内的腺垂体中各种腺细胞均可发生肿瘤,最常

见的是分泌 PRL 的腺瘤,闭经程度与 PRL 对下丘脑 GnRH 分
泌的抑制程度有关。

（二）空蝶鞍综合征

由于蝶鞍隔先天性发育不全,或肿瘤及手术破坏蝶鞍隔,
使充满脑脊液的蛛网膜下腔向垂体窝（蝶鞍）延伸,压迫腺垂
体,使下丘脑分泌的 GnRH 和多巴胺经垂体门脉循环向垂体
的转运受阻,从而导致闭经,可伴 PRL 水平升高和溢乳。

（三）先天性垂体病变

先天性垂体病变包括单一 Gn 分泌功能低下的疾病和垂
体生长激素缺乏症;前者可能是 LH 或 FSH α、β 亚单位或其
受体异常所致,后者则是由于脑垂体前叶生长激素分泌不足
所致。

（四）Sheehan 综合征

Sheehan（席恩）综合征是由于产后出血和休克导致的腺
垂体急性梗死和坏死,可引起腺垂体功能低下,从而出现低
血压、畏寒、嗜睡、食欲减退、贫血、消瘦、产后无泌乳、脱发
及低 Gn 性闭经。

三、卵巢性闭经

卵巢性闭经是由于卵巢本身原因引起的闭经。卵巢性闭
经时 Gn 水平升高,分为先天性性腺发育不全、酶缺陷、卵巢
抵抗综合征及后天各种原因引起的卵巢功能减退。

（一）先天性性腺发育不全

患者性腺呈条索状,分为染色体异常和染色体正常两种
类型。

1. 染色体异常型:包括染色体核型为 45,X0 及其嵌合
体,如 45,X0/46,XX 或 45,X0/47,XXX,也有 45,X0/46,
XY 的嵌合型。45,X0 女性除性征幼稚外,常伴面部多痣、身
材矮小、蹼颈、盾胸、后发际低、腭高耳低、肘外翻等临床特
征,称为 Turner（特纳）综合征。

2. 染色体正常型:染色体核型为 46,XX 或 46,XY,称
46,XX 或 46,XY 单纯性腺发育不全,可能与基因缺陷有关,
患者为女性表型,性征幼稚。

（二）酶缺陷

包括 17α- 羟化酶或芳香酶缺乏。患者卵巢内有许多始
基卵泡及窦前卵泡和极少数小窦腔卵泡,但由于上述酶缺陷,

雌激素合成障碍，导致低雌激素血症及 FSH 反馈性升高；临床多表现为原发性闭经、性征幼稚。

（三）卵巢抵抗综合征

患者卵巢对 Gn 不敏感，又称卵巢不敏感综合征。Gn 受体突变可能是发病原因之一。卵巢内多数为始基卵泡及初级卵泡，无卵泡发育和排卵；内源性 Gn 特别是 FSH 水平升高；可有女性第二性征发育。

（四）卵巢早衰

卵巢早衰（POF）指女性 40 岁前由于卵巢功能减退引发的闭经，伴有雌激素缺乏症状；激素特征为高 Gn 水平，特别是 FSH 水平升高，$FSH > 40U/L$，伴雌激素水平下降；与遗传因素、病毒感染、自身免疫性疾病、医源性损伤或特发性原因有关。

四、子宫性及下生殖道发育异常性闭经

（一）子宫性闭经

子宫性闭经分为先天性和获得性两种。先天性子宫性闭经的病因包括苗勒管发育异常的 Mayer-Rokitansky-Kuster Hauser（MRKH）综合征和雄激素不敏感综合征；获得性子宫性闭经的病因包括感染、创伤导致宫腔粘连引起的闭经。

1. MRKH 综合征：该类患者卵巢发育、女性生殖激素水平及第二性征完全正常；但由于胎儿期双侧副中肾管形成的子宫段未融合而导致先天性无子宫，或双侧副中肾管融合后不久即停止发育，子宫极小，无子宫内膜，并常伴有泌尿道畸形。

2. 雄激素不敏感综合征：患者染色体核型为 46，XY，性腺是睾丸，血中睾酮为正常男性水平，但由于雄激素受体缺陷，使男性内外生殖器分化异常。雄激素不敏感综合征分为完全性和不完全性两种。完全性雄激素不敏感综合征临床表现为外生殖器女性型且发育幼稚、无阴毛；不完全性雄激素不敏感综合征可存在腋毛、阴毛，但外生殖器性别不清。

3. 宫腔粘连：一般发生在反复人工流产术后或刮宫、宫腔感染或放疗后；子宫内膜结核时也可使宫腔粘连变形、缩小，最后形成瘢痕组织而引起闭经；宫腔粘连时可因子宫内膜无反应及子宫内膜破坏双重原因引起闭经。

（二）下生殖道发育异常性闭经

下生殖道发育异常性闭经包括宫颈闭锁、阴道横隔、阴道闭锁及处女膜闭锁等。宫颈闭锁可因先天性发育异常和后天宫颈损伤后粘连所致，常引起宫腔和输卵管积血。阴道横隔是由于两侧副中肾管融合后其尾端与泌尿生殖窦相接处未贯通或部分贯通所致，可分为完全性阴道横隔及不全性阴道横隔。阴道闭锁常位于阴道下段，其上 2/3 段为正常阴道，由于泌尿生殖窦未形成阴道下段所致，经血积聚在阴道上段。处女膜闭锁系泌尿生殖窦上皮未能贯穿前庭部所致，由于处女膜闭锁而致经血无法排出。

五、其他

（一）雄激素水平升高的疾病

雄激素水平升高的疾病包括多囊卵巢综合征（PCOS）、先天性肾上腺皮质增生症（CAH）、分泌雄激素的肿瘤及卵泡膜细胞增殖症等。

1. PCOS：PCOS 的基本特征是排卵障碍及高雄激素血症；常伴有卵巢多囊样改变和胰岛素抵抗，PCOS 病因尚未完全明确，目前认为，是一种遗传与环境因素相互作用的疾病。临床常表现为月经稀发、闭经及雄激素过多等症状，育龄期妇女常伴不孕。

2. 分泌雄激素的卵巢肿瘤：主要有卵巢性索间质肿瘤，包括卵巢支持 - 间质细胞瘤、卵巢卵泡膜细胞瘤等；临床表现为明显的高雄激素血症体征，并呈进行性加重。

3. 卵泡膜细胞增殖症：卵泡膜细胞增殖症是卵巢间质细胞 - 卵泡膜细胞增殖产生雄激素，可出现男性化体征。

4. CAH：CAH 属常染色体隐性遗传病，常见的有 21 羟化酶和 11β- 羟化酶缺陷。由于上述酶缺乏，皮质醇的合成减少，使 ACTH 反应性增加，刺激肾上腺皮质增生和肾上腺合成雄激素增加；故严重的先天性 CAH 患者可导致女性出生时外生殖器男性化畸形，轻者青春期发病，可表现为与 PCOS 患者相似的高雄激素血症体征及闭经。

（二）甲状腺疾病

常见的甲状腺疾病为桥本病及毒性弥漫性甲状腺肿（Graves病）。常因自身免疫抗体引起甲状腺功能减退或亢进，并抑制 GnRH 的分泌从而引起闭经；也可因抗体的交叉免疫破坏卵巢组织而引起闭经。

不同部位病变所致闭经的分类及病因见表1。

表1 不同部位病变所致闭经的分类及病因

类别	原发性闭经	继发性闭经
下丘脑性闭经	功能性	功能性
	应激性闭经	应激性闭经
	运动性闭经	运动性闭经
	神经性厌食所致闭经	营养相关性闭经
	营养相关性闭经	器质性
	基因缺陷或器质性	下丘脑浸润性疾病
	GnRH 缺乏症	下丘脑肿瘤
	下丘脑浸润性疾病	头部创伤
	下丘脑肿瘤	药物性
	头部创伤	
	药物性	
垂体性闭经	垂体肿瘤	垂体肿瘤
	空蝶鞍综合征	空蝶鞍综合征
	先天性垂体病变	Sheehan 综合征
	垂体单一 Gn 缺乏症	
	垂体生长激素缺乏症	
卵巢性闭经	先天性性腺发育不全	卵巢早衰
	染色体异常	特发性
	Turner 综合征及其嵌合型	免疫性
	染色体正常	损伤性(炎症、化疗、放疗、手术)
	46,XX 单纯性腺发育不全	
	46,XY 单纯性腺发育不全	
	酶缺陷	
	17α-羟化酶缺陷	
	芳香酶缺陷	
	卵巢抵抗综合征	

类别	原发性闭经	继发性闭经
子宫性闭经及下生殖道发育异常性闭经	子宫性	宫腔或宫颈粘连
	MRKH综合征	感染性,多见于结核性感染
	雄激素不敏感综合征	创伤性,多次人工流产术后及反复刮宫
	下生殖道发育异常性	
	宫颈闭锁	
	阴道闭锁	
	阴道横隔	
	处女膜闭锁	
其他	雄激素水平升高的疾病	
	PCOS	
	分泌雄激素的卵巢肿瘤	
	卵泡膜细胞增殖症	
	CAH	
	甲状腺疾病	

诊断与鉴别诊断

一、诊断

(一)病史

包括月经史、婚育史、服药史、子宫手术史、家族史及发病的可能起因和伴随症状,如环境变化、精神心理创伤、情感应激、运动性职业或过强运动、营养状况及有无头痛、溢乳等;对原发性闭经者应了解青春期生长和发育进程。

(二)体格检查

包括智力、身高、体质量、第二性征发育情况、有无发育畸形,有无甲状腺肿大,有无乳房溢乳,皮肤色泽及毛发分布。对原发性闭经、性征幼稚者还应检查嗅觉有无缺失。

（三）妇科检查

内、外生殖器发育情况及有无畸形；已婚妇女可通过检查阴道及宫颈黏液了解体内雌激素的水平。

（四）实验室辅助性检查

有性生活史的妇女出现闭经，必须首先排除妊娠。

1. 评估雌激素水平以确定闭经程度：（1）孕激素试验：孕激素撤退后有出血者，说明体内有一定水平的内源性雌激素影响；停药后无撤退性出血者，则可能存在两种情况：①内源性雌激素水平低下；②子宫病变所致闭经。孕激素试验方法见表 2。（2）雌、孕激素试验：服用雌激素如戊酸雌二醇或17β- 雌二醇 2～4mg/d 或结合雌激素 0.625～1.25mg/d，20～30d 后再加用孕激素，加用方法见表 2；停药后如有撤退性出血者可排除子宫性闭经；停药后无撤退性出血者可确定子宫性闭经。但如病史及妇科检查已明确为子宫性闭经及下生殖道发育异常性闭经，此步骤可省略。

表 2　孕激素试验方法

药物	剂量及用法	用药时间（d）
黄体酮	20mg/d，肌内注射	3～5
醋酸甲羟孕酮	10mg/d，口服	8～10
地屈孕酮	10～20mg/d，口服	10
微粒化黄体酮	100mg/ 次，每天 2 次，口服	10

2. 激素水平测定：建议停用雌、孕激素类药物至少两周后行 FSH、LH、PRL、促甲状腺激素（TSH）等激素水平测定，以协助诊断。（1）PRL 及 TSH 的测定：血 PRL>1.1nmol/L（25mg/L）诊断为高 PRL 血症；PRL、TSH 水平同时升高提示甲状腺功能减退引起的闭经。（2）FSH、LH 的测定：FSH＞40U/L（相隔 1 个月，两次以上测定），提示卵巢功能衰竭；FSH＞20U/L，提示卵巢功能减退；LH<5U/L 或者正常范围提示病变环节在下丘脑或者垂体。（3）其他激素的测定：肥胖或临床上存在多毛、痤疮等高雄激素血症体征时尚需测定胰岛素、雄激素（睾酮、硫酸脱氢表雄酮）、孕酮和 17 羟孕酮，以确定是否存在胰岛素抵抗、高雄激素血症或先天性 21 羟化酶缺陷等疾病。

3. 染色体检查：高 Gn 性闭经及性分化异常者应进行染色体检查。

（五）其他辅助检查

1. 超声检查：盆腔内有无占位性病变、子宫大小、子宫内膜厚度、卵巢大小、卵泡数目及有无卵巢肿瘤。

2. 基础体温测定：了解卵巢排卵功能。

3. 宫腔镜检查：排除宫腔粘连等。

4. 影像学检查：头痛、溢乳或高 PRL 血症患者应进行头颅和（或）蝶鞍的 MRI 或 CT 检查，以确定是否存在颅内肿瘤及空蝶鞍综合征等；有明显男性化体征者，还应进行卵巢和肾上腺超声或 MRI 检查，以排除肿瘤。

二、诊断流程及鉴别诊断

原发性及继发性闭经的诊断流程[2] 及鉴别诊断见图 1、图 2。

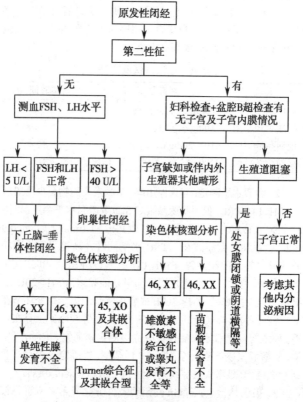

图 1　原发性闭经的诊断流程

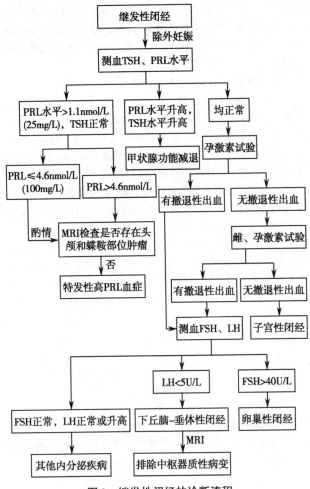

图 2　继发性闭经的诊断流程

治　疗　原　则

一、病因治疗

部分患者去除病因后可恢复月经。如神经、精神应激起因的患者应进行有效的心理疏导[3]；低体质量或因过度节食、消瘦所致闭经者应调整饮食、加强营养；运动性闭经者应适当减少运动量及训练强度；对于下丘脑（颅咽管肿瘤）[4]、垂体肿瘤（不包括分泌 PRL 的肿瘤）及卵巢肿瘤引起的闭经，应手术去除肿瘤；含 Y 染色体的高 Gn 性闭经，其性腺具恶性潜能，应尽快行性腺切除术[5]；因生殖道畸形经血引流障碍而引起的闭经，应手术矫正使经血流出畅通。

二、雌激素和（或）孕激素治疗

对青春期性幼稚及成人低雌激素血症所致的闭经，应采用雌激素治疗。用药原则如下：对青春期性幼稚患者，在身高尚未达到预期高度时，治疗起始应从小剂量开始，如 17β-雌二醇或戊酸雌二醇 0.5mg/d 或结合雌激素 0.3mg/d；在身高达到预期高度后，可增加剂量，如 17β- 雌二醇或戊酸雌二醇 1～2mg/d 或结合雌激素 0.625～1.25mg/d，促进性征进一步发育，待子宫发育后，可根据子宫内膜增殖程度定期加用孕激素（方法见表 2）或采用雌、孕激素序贯周期疗法。成人低雌激素血症闭经者则先采用 17β- 雌二醇或戊酸雌二醇 1～2mg/d 或结合雌激素 0.625mg/d，以促进和维持全身健康和性征发育，待子宫发育后，同样需根据子宫内膜增殖程度定期加用孕激素或采用雌、孕激素序贯周期疗法。青春期女性的周期疗法建议选用天然或接近天然的孕激素，如地屈孕酮和微粒化黄体酮，有利于生殖轴功能的恢复；有雄激素过多体征的患者，可采用含抗雄激素作用的孕激素配方制剂；对有一定水平的内源性雌激素的闭经患者，则应定期采用孕激素治疗（方法见表 2）治疗，使子宫内膜定期脱落。

三、针对疾病病理、生理紊乱的内分泌治疗

根据闭经的病因及其病理、生理机制，采用有针对性的内分泌药物治疗以纠正体内紊乱的激素水平，从而达到治疗目的。如对 CAH 患者应采用糖皮质激素长期治疗；对有明显高雄激素血症体征的 PCOS 患者，可采用雌、孕激素联合的口服避孕药治疗；对合并胰岛素抵抗的 PCOS 患者，可选用胰岛素增敏剂治疗；上述治疗可使患者恢复月经，部分患者可恢复排卵。

四、诱发排卵

对于低 Gn 性闭经者，在采用雌激素治疗促进生殖器官发育，子宫内膜已获得对雌、孕激素的反应后，可采用尿促性素（hMG）联合 hCG 治疗，促进卵泡发育及诱发排卵，由于可能导致卵巢过度刺激综合征（OHSS），故使用 Gn 诱发排卵时

必须由有经验的医师在有B超和激素水平监测的条件下用药;对于FSH和PRL水平正常的闭经患者,由于患者体内有一定水平的内源性雌激素,可首选枸橼酸氯米芬作为促排卵药物;对于FSH水平升高的闭经患者,由于其卵巢功能衰竭,不建议采用促排卵药物治疗。

五、辅助生育治疗

对于有生育要求,诱发排卵后未成功妊娠,或合并输卵管问题的闭经患者,或男方因素不孕者可采用辅助生殖技术治疗。

参 考 文 献

[1] Practice Committee of American Society for Reproductive Medicine. Current evaluation of amenorrhea. Fertil Steril, 2008, 90: 219-225.

[2] Master-Hunter T, Heiman DL. Amenorrhea: evaluation and treatment. Am Fam Physician, 2006, 73: 1374-1382.

[3] Golden NH, Jacobson MS, Schebendach J, et al. Resumption of menses in anorexia nervosa. Arch Pediatr Adolesc Med, 1997, 151: 16-21.

[4] Thomsett MJ, Conte FA, Kaplan SL, et al. Endocrine and neurologic outcome in childhood craniopharyngioma: review of effect of treatment in 42 patients. J Pediatr, 1980, 97: 728-735.

[5] Yen SSC, Jaffe RB. Reproductive endocrinology. 3rd ed. Philadelphia: Saunders, 1991: 511-554.

（通信作者：田秦杰）

（本文刊载于《中华妇产科杂志》2011年第46卷第9期第712-716页）

绝经相关激素补充治疗的规范诊疗流程

中华医学会妇产科学分会绝经学组

随着社会的老龄化,进入绝经期的人群越来越庞大。1 项来自联合国的调研数据显示,至 2011 年,已有 1.57 亿妇女处于 45~64 岁,预计到 2020 年,这部分人群将达到 1.97 亿 [1]。随着人们对自身生活品质的日益重视,绝经过渡期和绝经后人群因月经不规律或绝经相关症状而就医的比例逐渐增加,而就目前的治疗方法来说,激素补充治疗(HRT)是缓解绝经相关症状最有效的方案。根据这一需求,中华医学会妇产科学分会绝经学组制定了《绝经过渡期和绝经后期 HRT 临床应用指南》(以下简称《指南》),并进行了两次更新改版。但在实际推行《指南》的过程中发现,中国目前的现状是临床医师对于 HRT 的合理应用尚缺乏经验,并且现有可参考的文献多基于相关研究,缺乏对临床实践的指导意义,不能全面地覆盖临床上多样化的患者诉求。所以对临床操作具有指导性,并且能系统全面地介绍 HRT 的规范诊疗流程的需求日益强烈。经中华医学会妇产科学分会绝经学组全体成员共同讨论,现拟定了绝经相关 HRT 的诊疗规范流程,旨在为临床医师提供符合中国临床实践的、可操作性强的 HRT 规范诊疗流程。

一、围绝经期的判断

2011 年国际绝经学会(IMS)的相关指南指出,HRT 的安全性很大程度上取决于 HRT 的启用时机,围绝经期和绝经早期是 HRT 应用的重要"窗口期"[2]。如何识别绝经过渡期,在掌握适应证、排除禁忌证的前提下,尽早启用 HRT,显得尤为重要。参考"绝经过渡期生育年龄工作组计划"的分期系统 [3],国内绝经学组专家经讨论达成共识,绝经过渡期的起始标志为:40 岁以上的女性,10 个月内≥2 次临近月经周期与原有周期比较时间相差 7d 以上,即为绝经过渡期的开始,也就是围绝经期的起点。这一学术上的标志点在临床工作中可灵活掌握，因为不同的患者起始症状有所不同，大多数是以月经紊乱为起点，但也有部分人群以潮热、出汗等症状为首发临床表现。

二、绝经相关HRT规范诊疗流程概况

首诊时应采集病史，评价其绝经状态，进行基本的临床检查，并据此判断是否有HRT的适应证、禁忌证或慎用情况。根据判断结果，建议给予该患者健康指导、HRT或其他治疗。接受HRT治疗的患者，建议在用药后1、3、6、12个月分别进行随诊，在用药1年后，建议每年至少随诊1次。绝经相关HRT的诊疗流程见图1。

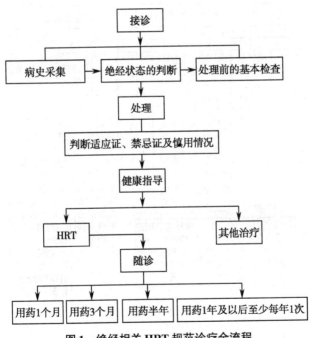

图1　绝经相关HRT规范诊疗全流程

三、接诊流程

1. 病史采集：包括一般个人史：年龄、月经情况、孕产史、既往疾病史、过敏史、家族史等；以全面了解患者的绝经相关

症状，尤其注意收集乳腺癌、子宫内膜癌、动静脉血栓、糖尿病、高血压、骨折及骨质疏松等病史或家族史。

2. 绝经状态的判断：年龄＜40 岁的患者因停经或相关症状就诊，按照闭经的诊断程序进行。年龄≥40 岁的闭经患者，根据接诊医生判断，必要时进行孕激素撤退试验，以判断为绝经过渡期或绝经后期。

3. 处理前的基本检查项目：常规健康体检的女性检查项目已包含本流程中处理前基本检查项目。见图 2。

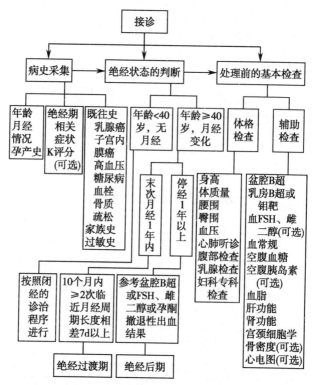

图 2　绝经相关激素补充治疗接诊流程

四、处理流程

1. 启动 HRT 的时机："窗口期"是启动 HRT 的最佳时期，这已为业内公认，"窗口期"指绝经 10 年以内，一般为 60 岁以下女性,在此阶段开始 HRT,效益最高,各种雌孕激素治疗相关风险极低。"窗口期"的概念起源是因 HRT 对心血管的作用而提出的。同样从骨健康角度考虑,结果依然如此,越早开始治疗,获益越多,骨丢失程度越低。从预防阿尔茨海默病的角度观察,目前有限的证据表明,从绝经过渡期开始并长期应用 HRT 达 10 年以上,可有效降低阿尔茨海默病的发生率。总之,对于有适应证、无禁忌证的女性,如果从围绝经期就开始 HRT,潜在益处很多,而风险相对很低。年龄 < 60 岁的患者,有适应证、无禁忌证,按照症状侧重、基本检查结果和患者意愿选择不同的 HRT 方案;年龄 ≥60 岁者,原则上不推荐 HRT。

2. 适应证、禁忌证及慎用情况:(1)适应证和禁忌证判断:根据国际绝经学会(IMS)指南(2011)[2] 和中国指南(2009)[4]进行判断。见图 3。适应证均为循证医学的 A 级推荐。(2)慎

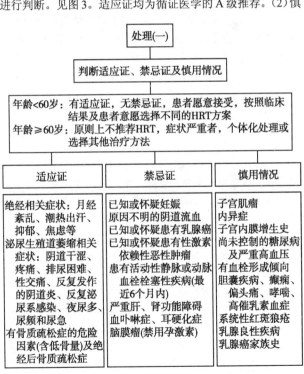

图 3　绝经相关 HRT 适应证、禁忌证及慎用情况

用情况及注意事项：HRT 的慎用情况是指绝经期女性有 HRT 的适应证，同时又合并某些性激素影响性疾病，是否可以启用 HRT，应当根据其具体病情来判定。慎用情况并不是禁忌证，目前尚无充足的循证医学证据证实可用或禁用，在进一步观察和研究后或可获得充足证据，可能转化为 HRT 的非禁忌证或禁忌证。慎用情况包括：

子宫肌瘤：围绝经期女性子宫肌瘤发病率高于女性平均发病率，符合手术指征者应进行手术治疗。鉴于肌瘤体积越小，其增长的风险越小，肌瘤直径 <3cm 者，HRT 可以常规使用，肌瘤直径在 3～5cm 者应加强随访。

内异症：HRT 原则上尽量采用雌孕激素连续联合方案。对于因内异症切除子宫的患者，建议在 HRT 用药早期（2 年左右）仍采用添加孕激素的连续联合方案。

子宫内膜增生：未治疗的子宫内膜增生应先治疗至内膜完全逆转；对于保留子宫的患者，选择雌孕激素联合方案安全性更好；建议子宫内膜不典型增生者先行子宫全切除术；术后患者的 HRT 是否需联合孕激素无明确证据。以上情况均需谨慎评价使用 HRT 的指征，应用 HRT 应密切随访，必要时行诊刮并行内膜病理检查。

糖尿病：HRT 有助于血糖控制 [5]，但仍应与内分泌科密切合作积极治疗糖尿病。在药物方面宜选用对代谢影响小的孕激素制剂。

高血压：长期、严重高血压患者应排查既有的心血管病变。HRT 宜选用无水钠潴留副作用或此副作用较小的孕激素，如具抗盐皮质激素活性的屈螺酮 [2,6]。中度以上高血压患者需与内科医师密切合作，进行正规降压治疗。

胆囊疾病：服用雌激素可增加胆囊疾病发病率和手术风险，须向患者充分解释，经皮雌激素应用对胆囊疾病女性可能更安全。

系统性红斑狼疮：出现卵巢早衰、血管舒缩症状和骨质疏松的情况比健康女性严重，在启用 HRT 前需评价既有心血管病变，密切监测高危因素，充分知情同意。HRT 不宜用于狼疮疾病活动期或有血栓栓塞病史的系统性红斑狼疮患者。

血栓形成倾向：使用经皮雌激素 HRT 与口服途径相比血栓栓塞性疾病风险较低。

癫痫：绝经本身或使用 HRT 可能影响癫痫的发作，需密切观察，必要时调整抗癫痫药的用量；启用 HRT 前需充分知情同意，选择最低有效剂量的 HRT。

哮喘：围绝经期可能是哮喘发作的相对危险期，使用连续联合方案或经皮激素补充等安全性更高，并且密切随访用药期间哮喘发作情况，必要时与专科配合共同处理。

五、治疗方案的选择

根据 HRT 适应证、禁忌证及慎用情况的判断，对于围绝经期女性的具体处理主要包括了健康指导，以及 HRT 治疗。见图4。

围绝经期女性的 HRT 相对绝经 1 年以上女性更加复杂。应仔细询问其伴随症状，并根据其月经改变情况及绝经相关

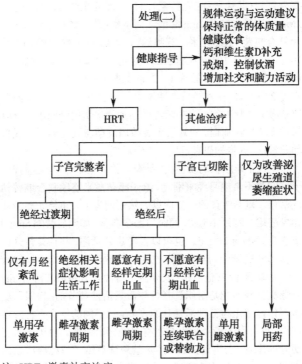

注：HRT：激素补充治疗

图4　绝经相关 HRT 方案的选择

症状是否影响生命质量,给予相应的单纯孕激素或是雌孕激素周期序贯治疗的 HRT 方案。

月经紊乱女性伴随的绝经相关症状尚未影响生命质量时,可用单纯孕激素周期治疗,以恢复规律月经。建议每月服用孕激素 10～14d,推荐应用天然孕激素如微粒化黄体酮 200～300mg/d 或接近天然的孕激素——地屈孕酮 10～20mg/d,也可短期应用安宫黄体酮 4～6mg/d。

当患者月经紊乱的同时伴随绝经相关症状并影响生命质量时(客观上可根据 Kupperman 评分,其中任何 1 项症状超过 2 分,即可定义为绝经期症状影响生命质量;临床实践中,可根据患者主诉和意愿酌情分析),推荐使用雌孕激素序贯治疗,既能恢复规律月经,又能有效缓解绝经相关症状。可选择雌孕激素序贯治疗复方制剂:戊酸雌二醇 / 环丙孕酮片复合包装(其他名称:克龄蒙),11 片 2mg 戊酸雌二醇,10 片 2mg 戊酸雌二醇及 1mg 醋酸环丙孕酮;雌二醇片 / 地屈孕酮片复合包装(其他名称:芬吗通),14 片 1mg 雌二醇,14 片 1mg 雌二醇及 10mg 地屈孕酮。也可选择雌孕激素单药配伍周期应用:戊酸雌二醇片 1～2mg/d 或经皮吸收雌激素,每月应用 21～28d;在月经后半期加用孕激素 10～14d,剂量同单纯孕激素治疗方案。当患者在雌孕激素序贯治疗应用一段时间后无周期出血时,应建议患者改服雌孕激素连续联合或替勃龙治疗,并告知患者已进入绝经后期。

绝经 1 年以上的女性,当绝经相关症状影响生命质量时,子宫完整不希望月经来潮者,给予雌孕激素连续联合或替勃龙治疗。雌孕激素的选择应以天然制剂为主。可给予雌激素如戊酸雌二醇片 1mg/d,同时口服孕激素,如地屈孕酮 5mg/d 或安宫黄体酮 2mg/d。也可以参考患者意愿,并且具体分析个体的疾病风险,选择服用方便的雌孕激素复方制剂,如雌二醇屈螺酮片(其他名称:安今益);每片含 1mg 雌二醇＋2mg 屈螺酮。替勃龙是组织选择性雌激素活性调节剂,口服后能够在体内转化为三种活性代谢产物,对不同的组织有特异性作用,也可用于绝经后不希望有月经样出血者。对于子宫已切除的患者,若有适应证,排除禁忌证后给予单纯雌激素的 HRT。若女性仅为改善泌尿生殖道萎缩症状就诊时,推荐阴道局部用药。

六、随诊流程

对于初始 HRT 患者，第 1 年的绝经门诊（或妇科内分泌门诊）定期随诊非常重要。在初始 HRT 的 1、3 个月两次随诊时，主要观察 HRT 的疗效，用药后出现的不良反应，并根据患者具体情况调整用药及剂量。HRT 相关副作用主要出现在开始 HRT 的 3 个月内。

规范化 HRT 并不增加子宫内膜病变的发生率，但 HRT 启用后有时会出现非预期的阴道出血。有些老年妇女因子宫萎缩、宫腔分泌物排出困难，造成出血淋漓不净。出现阴道出血应当先进行子宫内膜监测，推荐先进行阴道 B 超检查。内膜厚度以 5mm 为警戒值，子宫内膜厚度 >5mm 时，可观察 1～3 个月后复查，如仍 >5mm，建议进行子宫内膜活检，必要时采取宫腔镜检查。非预期阴道出血处理时，如点滴出血可继续在用药中观察；出血如接近月经量，可先停用药物，待出血结束后行 B 超检查子宫内膜，如检查结果正常，内膜厚度 <5mm，可继续使用 HRT；少量频发出血持续 4～6 个月以上时，换用其他治疗方案。

初始 HRT 3 个月内出现乳腺胀痛相对常见，患者可感觉乳房轻中度胀痛，应向患者解释，症状在继续 HRT 后可逐渐减弱。年度乳腺检查结果若有乳腺增生，向患者解释属非病理性改变；若为乳腺结节，建议到乳腺外科就诊，进行专科处理。同时有必要联络乳腺专科医师，向其介绍 HRT 对乳腺影响的正确知识。乳腺结节的患者排除恶性疾病后，建议定期随诊，加强监测，乳腺超声检查可缩短至 4～6 个月 1 次；如乳腺情况有手术治疗指征，建议暂停 HRT 治疗，手术后参考病理诊断结果确定下一步治疗方案。

有少部分患者在 HRT 后出现较轻微的消化道症状，可向患者解释症状可能会在短期内缓解，如消化道症状存在时间较长，可更换 HRT 方案。

HRT 启用 6 个月时，是否来医院随诊，可根据患者具体状态，如没有不适主诉，依从性好可坚持 HRT，不必随访。如症状缓解后对坚持 HRT 有疑虑，或有不适症状可嘱其来院，随诊内容同第 1、3 个月，同时充分沟通，鼓励患者坚持 HRT。用药 1 年及之后的每年至少随诊 1 次，均需进行启动 HRT 治疗前所有的检查。若启用 HRT 前骨密度为正常，则可每 2～

3 年复检 1 次。复查后根据所有检查结果,重新评估该患者 HRT 的禁忌证和慎用情况,评估其个人在 HRT 中的风险与获益。而后根据患者的具体情况,酌情调整用药,确定次年的 HRT 用药方案,同时鼓励患者长期坚持 HRT,获得长远生命获益。HRT 的随诊见图 5。

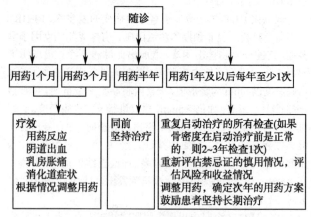

图 5　绝经相关激素补充治疗随诊路线

总之,HRT 是缓解绝经相关症状最有效的治疗方法。中国的绝经女性数量庞大,更加需要广大医生甚至是基层临床医师对 HRT 有一个正确的认识,以及对有需求人群给予正确的临床应用及指导。采用规范化的接诊、处理、随诊步骤,认真判断禁忌证、慎用情况等,对不同主诉的患者进行个体化 HRT 选择,当可在安全前提下,发挥 HRT 的效果,为广大中国女性提供良好的健康服务和保障。

参 考 文 献

[1]　中华人民共和国卫生部. 2012 年中国卫生统计提要[DB/OL].
2012-06-06[2012-12-20-22]. http://www.moh.gov.cn/publicfiles/
business/htmlfiles/mohwsbwstjxxzx/s9092/201206/55044.htm.

[2]　Sturdee DW, Pines A, International Menopause Society Writing
Group, et al. Updated IMS recommendations on postmenopausal
hormone therapy and preventive strategies for midlife health.
Climacteric, 2011, 14: 302-320.

[3] Harlow SD，Gass M，Hall JE，et al. Executive summary of the Stages of Reproductive Aging Workshop + 10: addressing the unfinished agenda of staging reproductive aging. J Clin Endocrinol Metab，2012，97：1159-1168.

[4] 中华医学会妇产科学分会绝经学组. 绝经过渡期和绝经后期激素补充治疗临床应用指南（2009 版）. 中华妇产科杂志，2010，45：635-638.

[5] Gambacciani M，Rosano G，Cappagli B，et al. Clinical and metabolic effects of drospirenone-estradiol in menopausal women：a prospective study. Climacteric，2011，14：18-24.

[6] Board of the International Menopause Society，Pines A，Sturdee DW，et al. IMS updated recommendations on postmenopausal hormone therapy. Climacteric，2007，10：181-194.

（通信作者：郁　琦）

（本文刊载于《中华妇产科杂志》2013 年第 48 卷第 2 期第 155-158 页）

绝经期管理与激素补充治疗临床应用指南(2012版)

中华医学会妇产科学分会绝经学组

　　绝经是一种生命现象,但在人类漫长的历史中,成为一种普遍现象则是近70年左右的事。绝经是现代人类寿命逐渐延长的产物,是一个在进化中被忽略的状态。绝经的本质是卵巢这一妇女必不可少的器官的功能衰竭,由于其伴随着涉及多个系统的多种绝经相关症状,并与骨质疏松症等许多极大占用医疗资源的老年慢性疾病相关,长期以来得到了专业人士和大众的关注。激素补充治疗(hormone replacement therapy,HRT)经历了几十年的历程,在历代学者的潜心研究和不断实践下,目前已经确认,HRT可以有效缓解绝经相关症状,在绝经早期(治疗"窗口期")使用,还可在一定程度上预防老年慢性疾病的发生。因此,对进入围绝经期的妇女进行全面的生活方式调整和健康管理十分必要。

　　HRT的发展过程极其崎岖坎坷,相关研究也从未中断。在本世纪初期完成的妇女健康干预研究(WHI)等结果曾引起了巨大争议和轰动,但在近10年对历史资料充分研讨的基础上,又对HRT停药或继续用药10年后的一些数据进行再分析,催生了一批新的指南和共识。这些指导性建议中的共同之处是:(1)HRT作为一种医疗措施,应该在有适应证、无禁忌证的情况下应用;(2)HRT应尽可能在雌激素缺乏的早期开始使用(即"窗口期"理论);(3)不同的HRT药物,特别是孕激素,具有不同的风险和益处;(4)一项研究的结论只能适用于该项研究所采用的药物和该项研究所针对的人群。为了使国内各级医师更好地管理和防治绝经期相关疾病,更新知识,并与国际接轨,国内绝经研究领域的各位专家在参考了国际绝经协会、北美绝经协会、美国内分泌学会和亚太绝经协会的最新HRT指南[1-5]后,结合我国的具体情况,在我国 2009 版指南 [6] 的基础上多次讨论修改，形成了"绝经期管理与激素补充治疗临床应用指南（2012 版）"。依据本指南，特别制定了实施路线图 [7]，为各级医师顺利开展临床工作奠定了基础，较之 2009 版指南具有更好的实用性和可操作性。中国妇女由于传统上对于激素类药物的恐惧心理，极大地影响了 HRT 的应用，本指南对此也进行了相应的说明。HRT 必须遵循治疗规范，严格掌握治疗的适应证和禁忌证，在适宜人群中推广使用，避免滥用，使适龄妇女在低风险情况下获得最大收益。

一、相关名词和解释

1. 绝经：绝经（menopause）是指妇女一生中的最后 1 次月经，是一个回顾性概念，一般需要在最后 1 次月经 12 个月之后方能确认。绝经的真正含义并非指月经的有无，而是指卵巢功能的衰竭。

2. 人工绝经：人工绝经（artificial menopause）是指通过各种医疗措施导致卵巢功能衰竭。单纯子宫切除的妇女，如卵巢功能正常，不是绝经，不需要进行 HRT，但其卵巢功能衰退可能早于未行子宫切除的妇女，应密切观察卵巢功能变化，及时开始 HRT。

3. 绝经前期：绝经前期（pre-menopausal period）是指卵巢有活动的时期，包括自青春期到绝经的一段时期。

4. 绝经后期：绝经后期（postmenopausal period）是指从绝经一直到生命终止的这段时期。

5. 绝经过渡期：绝经过渡期（menopausal transitional period）是从绝经前的生育期走向绝经的一段过渡时期，是从临床特征，内分泌学及生物学上开始出现绝经趋势（如月经周期紊乱等）直至最后 1 次月经的时期。绝经过渡期又分为绝经过渡期早期和绝经过渡期晚期。进入绝经过渡期早期的标志是40 岁以上的妇女在 10 个月之内发生两次相邻月经周期长度的变化≥7d，进入绝经过渡期晚期的标志是月经周期长度超过原月经周期 2 倍以上。

6. 围绝经期：围绝经期（peri-menopausal period）的起点同绝经过渡期，终点为最后 1 次月经后 1 年。

7. 更年期：更年期（climacteric）是传统名称，指绝经及其前后的一段时间，是从生殖期过渡到老年期的一个特殊生理阶段,包括围绝经期前后。更年期综合征是指妇女在更年期出现的一系列症状。

8. 卵巢早衰:卵巢早衰(premature ovarian failure,POF)同提前绝经(premature menopause),指40岁之前达到卵巢功能衰竭,即类似绝经状态。

9. 循证医学:循证医学(evidence based medicine,EBM)是基于证据判断有效性和安全性的医学模式,将证据分为4个级别(A、B、C、D级)或5个级别(1~5级)。A级证据又称1级证据:分为1a:随机对照试验的系统评价;1b:单个随机对照试验。B级证据包括2级和3级证据:分为2a:队列研究的系统评价;2b:单个队列研究;3a:病例对照研究的系统评价;3b:单个病例对照研究。C级证据又称为4级证据,为病例系列研究。D级证据又称为5级证据,为无明确重要评价或者缺乏基于生理学或规范研究的专家意见。

10. HRT:以往译著"激素替代治疗",因避免可能发生的对雌、孕激素剂量完全代替卵巢所分泌激素的误解,目前多用"HRT"或"激素治疗(hormone therapy,HT)"或"绝经相关激素治疗(menopause related hormone therapy,MHT)"。主要指对卵巢功能衰退的妇女,在有适应证、无禁忌证的前提下,个体化给予低剂量的雌和(或)孕激素药物治疗。对于有子宫者需在补充雌激素的同时添加孕激素,称为雌、孕激素治疗(estrogen progestogen therapy,EPT),而对于无子宫者则可采用单纯雌激素治疗(estrogen therapy,ET)。

11. 窗口期:适合进行治疗的时间段。在HRT领域中特指对绝经早期有症状的中年妇女进行HRT,会形成一个对骨骼、心血管和神经系统的长期保护作用的时间段。一般为绝经10年之内或60岁以前[8-9]。对于仅以预防骨折为目的、既往未用HRT且年龄≥60岁的妇女,不推荐开始使用HRT。

二、关于绝经过渡期和绝经后期管理的决策

应鼓励并推动专业人士,通过媒体和讲堂等多种形式,开展对卫生保健人员和绝经过渡期或绝经后期妇女进行关于绝经期管理(包括HRT)知识的教育;应向中老年妇女进行健康生活方式的教育;应根据HRT的适应证,对有需要的妇女提供HRT的相关信息,特别是HRT可以带来的益处。在妇女开始HRT前,应根据其自身状况告知并分析治疗的利弊;

HRT 应在有适应证、无禁忌证的前提下,在治疗窗口期开始启动,在此阶段对有症状的绝经过渡期和绝经后期妇女开始HRT,会带来长期的对骨骼、心血管系统和神经系统的保护作用;当为妇女提供咨询时,涉及治疗弊端时应提供绝对数字结果而非百分比,如每万人中增加的例数,以避免妇女出现不必要的恐慌。

三、推荐绝经过渡期和绝经后期的健康生活方式和身体锻炼

HRT 是绝经过渡期和绝经后期管理的一个重要组成部分。健康的生活方式不仅有助于整体的身心健康,而且对于心血管系统和神经系统的健康,以及降低乳腺肿瘤发病风险等均具有较大的益处。心理健康是健康的重要组成部分,保持一个良好的心态也同样有益于躯体的健康。参加任何体育活动都比久坐要好。规律运动可以降低总的死亡率和由心血管疾病引起的死亡率;经常参加运动者的身体代谢情况、平衡能力、肌肉力量、认知程度以及生命质量更好,并且其心脏不良事件、卒中、骨折以及乳腺癌的发生率可显著降低;在锻炼中应尽量避免肌肉 - 关节 - 骨骼系统损伤;锻炼的最佳方式为每周至少 3 次,每次至少 30min,强度达中等;另外,每周增加 2 次额外的抗阻力练习会得到更多的益处。保持正常的体重非常重要,肥胖或超重对身体健康造成显著的影响。在绝经后妇女中,肥胖已成为一个日益严重的问题;体重若减轻 5%～10%,便可有效改善那些与肥胖相关的多种异常状况。推荐的健康饮食基本组成包括:每日进食水果和蔬菜不少于 250g,全谷物纤维,每周 2 次鱼类食品,低脂饮食。应限制摄入食盐(低于 6g/d),妇女每日饮酒量应不超过 20g。中国地域辽阔,各地生活方式差异很大,可视当地情况适当调整。提倡戒烟,避免接触二手烟之害。积极改进生活方式,增加社交活动和脑力活动。

四、HRT 的适应证、禁忌证和慎用情况

1. HRT 的适应证:(1)绝经相关症状(A 级证据):月经紊乱、潮热、多汗、睡眠障碍、疲倦、情绪障碍如易激动、烦躁、焦虑、紧张或情绪低落等。(2)泌尿生殖道萎缩的相关症状(A 级证据):阴道干涩、疼痛、性交痛、反复发作的阴道炎、排尿困难、反复泌尿系统感染、夜尿多、尿频和尿急。(3)低骨

量及骨质疏松症（A 级证据）：包括有骨质疏松症的危险因素
及绝经后骨质疏松症。

2. HRT 的禁忌证：已知或可疑妊娠；原因不明的阴道出
血；已知或可疑患有乳腺癌；已知或可疑患有性激素依赖性
恶性肿瘤；患有活动性静脉或动脉血栓栓塞性疾病（最近 6 个
月内）；严重的肝、肾功能障碍；血卟啉症、耳硬化症；已知患
有脑膜瘤（禁用孕激素）。

3. HRT 的慎用情况：慎用情况并非禁忌证，是可以应用
HRT 的，但是在应用之前和应用过程中，应该咨询相应专业
的医师，共同确定应用 HRT 的时机和方式，同时采取比常规
随诊更为严密的措施，监测病情的进展。包括子宫肌瘤、内
异症、子宫内膜增生史、尚未控制的糖尿病及严重的高血压、
有血栓形成倾向、胆囊疾病、癫痫、偏头痛、哮喘、高催乳素血
症、系统性红斑狼疮、乳腺良性疾病、乳腺癌家族史。

五、HRT 应用的总原则

1. 药物剂量：应用 HRT 时，应个体化用药；且应在综合
考虑绝经期具体症状、治疗目的和危险性的前提下，选择能
达到治疗目的的最低有效剂量；可考虑应用较现有标准用法
更低的剂量；对于 POF 妇女，HRT 所用药物的剂量应大于正
常年龄绝经的妇女。

2. 用药时间：在卵巢功能开始减退并出现相关绝经症状
后即开始给予 HRT，可达到最大的治疗益处。HRT 期间应至
少每年进行 1 次个体化受益/危险评估，根据评估情况决定
疗程长短，并决定是否继续应用。根据现有的循证医学证据，
没有必要对 HRT 持续时间进行限制，只要受益大于危险，即
可继续给予 HRT。对于提前绝经者，推荐 HRT 应至少用至正
常绝经年龄，之后按照正常年龄绝经妇女对待。

3. 添加孕激素的基本原则：对于有子宫的妇女，单用雌
激素会增加子宫内膜癌发生的危险性，雌激素的致癌危险性
随剂量加大和治疗时间延长而增加；因此，该类妇女在 HRT
时应加用孕激素。绝经后期 HRT 中，孕激素应用的主要目的
是对抗雌激素，从而保护子宫内膜。对于已切除子宫的妇女，
通常不必加用孕激素。在雌激素持续用药的情况下，孕激素
应持续或周期性添加，周期性添加者每月给予孕激素不短于
10～14d；对使用含孕激素的宫内节育器或不添加孕激素的

超低剂量 ET 的安全性,尚无充分资料证实。

六、HRT 的常用药物

1. 雌激素和孕激素的单方制剂:按照用药途径和剂型分类:(1)口服给药途径:是 HRT 时最常规应用的给药途径,也是最符合大部分人用药习惯的途径。天然雌激素包括戊酸雌二醇、结合雌激素、17β 雌二醇;合成雌激素包括尼尔雌醇。临床推荐应用天然雌激素。天然孕激素包括微粒化黄体酮胶丸和黄体酮胶囊。合成孕激素包括孕酮衍生物、17 羟孕酮衍生物和 19 去甲睾酮衍生物等,其中最接近天然孕激素的是地屈孕酮,较接近天然孕激素的是醋酸甲羟孕酮。初步研究提示,天然孕激素或地屈孕酮与口服或经皮雌二醇联合应用与其他合成孕激素相比,可能具有较低的乳腺癌发病危险。因此建议使用天然或接近天然的孕激素[10]。(2)经皮给药途径:可避免口服雌激素的肝脏首过效应,剂量一般较口服剂量低,减少了肝脏代谢负荷。与口服途径相比,其静脉血栓与心血管事件、乳腺癌、胆囊疾病的发病风险较低。常用药物有:半水合雌二醇贴,每日释放 17β 雌二醇 50μg,每周更换 1 次;雌二醇凝胶,每日经皮涂抹 1.25g,含 17β 雌二醇 0.75mg。(3)经阴道给药途径:是妇女独特的一种用药方式,属于局部用药。因避免了肝脏首过效应,剂量一般较口服的要低。常用药物有:雌三醇乳膏,每克乳膏含雌三醇 1mg;结合雌激素软膏,每克软膏含结合雌激素 0.625mg;普罗雌烯阴道胶囊或乳膏,每粒或每克含普罗雌烯 10mg;氯喹那多 - 普罗雌烯阴道片,每片含普罗雌烯 10mg 和氯喹那多 200mg。

2. 雌、孕激素的复方制剂:复方制剂的优点是服用方便,虽不利于个体化调整,但已可满足大部分患者要求。(1)雌、孕激素序贯制剂——戊酸雌二醇片 / 雌二醇环丙孕酮片复合包装:由 11 片戊酸雌二醇(2mg/ 片)和 10 片戊酸雌二醇(2mg/ 片)+ 醋酸环丙孕酮(1mg/ 片)组成;雌二醇 / 雌二醇地屈孕酮片:有 1/10 和 2/10 两种剂量配伍,均由 14 片 17β 雌二醇和 14 片 17β 雌二醇 + 地屈孕酮(10mg/ 片)组成,而 17β 雌二醇的剂量在 1/10 剂量的配伍中为 1mg/ 片,在 2/10 剂量的配伍中则为 2mg/ 片。(2)雌、孕激素连续联合制剂——雌二醇屈螺酮片:雌二醇屈螺酮片每片含雌二醇 1mg 和屈螺酮 2mg。目前的研究表明,屈螺酮具有一定的抗盐皮质激素和抗雄激素作用，且对乳腺刺激较小，因而对于代谢和心血管系统疾病具有潜在的益处，并可能具有更高的乳腺安全性。

3. 组织选择性雌激素活性调节剂：替勃龙（2.5mg/ 片）口服后代谢成 3 种化合物而产生雌、孕激素活性和较弱的雄激素活性，对情绪异常、睡眠障碍和性欲低下有较好的效果，对乳腺的刺激较小，可能具有更高的乳腺安全性。因其在子宫内膜处具有孕激素活性，有子宫的绝经后妇女应用此药时不必加用其他孕激素[11]。

七、HRT 的具体方案

1. 单纯孕激素补充治疗：适用于绝经过渡期，调整卵巢功能衰退过程中出现的月经问题。地屈孕酮 10～20mg/d 或微粒化黄体酮胶丸或胶囊 200～300mg/d 或醋酸甲羟孕酮 4～6mg/d，每个月经周期使用 10～14d。

2. 单纯雌激素补充治疗：适用于已切除子宫的妇女。结合雌激素 0.3～0.625mg/d 或戊酸雌二醇片 0.5～2.0mg/d 或半水合雌二醇帖（1/2～1）帖 /7d，连续应用。

3. 雌、孕激素序贯用药：适用于有完整子宫、围绝经期或绝经后期仍希望有月经样出血的妇女。这种用药方式是模拟月经生理周期，在用雌激素的基础上，每月加用孕激素 10～14d；按雌激素的应用时间又分为周期序贯和连续序贯，前者每周期停用雌激素 2～7d；后者连续应用雌激素。雌激素多采用戊酸雌二醇 1～2mg/d 或结合雌激素 0.3～0.625mg/d，也可采用半水合雌二醇帖（1/2～1）帖 /7d 或雌二醇凝胶 1.25g/d 经皮涂抹；孕激素多采用地屈孕酮 10mg/d 或微粒化黄体酮胶丸 100～300mg/d 或醋酸甲羟孕酮 4～6mg/d。也可采用复方制剂，在周期序贯方案中，可采用戊酸雌二醇片 / 雌二醇环丙孕酮片复合包装，按 1 片 /d，用完 1 盒后停药 7d，再开始下 1 个周期的治疗；连续序贯方案可采用雌二醇 / 雌二醇地屈孕酮片（1/10 或 2/10 剂量），按序 1 片 /d，用完 1 盒后直接开始下 1 盒，中间不停药。

4. 雌、孕激素连续联合用药：适用于有完整子宫、绝经后期不希望有月经样出血的妇女。该法每日均联合应用雌、孕激素，一般为连续性（连续用药不停顿）给药。雌激素多采用：戊酸雌二醇 0.5～1.5mg/d 或结合雌激素 0.30～0.45mg/d 或半水合雌二醇帖（1/2～1）帖 /7d 或雌二醇凝胶 1.25g/d 经皮涂抹，孕激素多采用：地屈孕酮 5mg/d 或微粒化黄体酮胶丸 100mg/d 或醋酸甲羟孕酮 1～3mg/d。也可采用复方制剂如雌二醇屈螺酮片 1 片 /d。

5．连续应用替勃龙：推荐 1.25～2.50mg/d，适合于绝经后不希望来月经的妇女。

八、阴道局部雌激素的应用

绝经后期妇女阴道干燥、疼痛、性交困难、尿频、尿急等泌尿生殖道萎缩的症状十分常见，12%～15% 的 50 岁以上妇女有上述症状。阴道局部应用雌激素能明显改善泌尿生殖道萎缩的相关症状。

1．局部用药适应证：仅为改善泌尿生殖道萎缩症状，以及对肿瘤手术、盆腔放化疗及其他一些局部治疗后引起的症状性阴道萎缩和阴道狭窄者，推荐阴道局部用药。

2．局部用药方法：阴道用药，每日 1 次，连续使用 2 周，症状缓解后，改为每周用药 2～3 次。

3．局部用药注意事项：使用不经阴道黏膜吸收的雌激素，如普罗雌烯阴道片和乳膏，理论上无需加用孕激素。现有证据表明，短期（3 个月内）局部应用低剂量可经阴道黏膜吸收的雌激素 - 结合雌激素软膏（活性成分：0.625mg/g）和雌三醇乳膏（活性成分：1mg/g）治疗泌尿生殖道萎缩时，通常不需要加用孕激素。但尚无资料提示上述各种药物长期（>1 年）局部应用的全身安全性问题[12-13]。长期使用者应监测子宫内膜。

九、非激素类药物的应用

对于尚不适合使用 HRT（如月经尚规律但有症状者），不愿接受 HRT 或存在 HRT 禁忌证的妇女，可选择其他非激素制剂来治疗绝经症状。

1．植物类药物：主要包括黑升麻异丙醇萃取物、升麻乙醇萃取物。国内外研究表明，此类药物对缓解绝经相关症状安全有效。

2．植物雌激素：目前研究的与绝经相关的植物雌激素主要是大豆异黄酮。对于植物雌激素对机体各个系统的作用存在争议，尚需更大规模的、有统一标准的、前瞻性随机对照研究来明确。

3．中医药：目前临床应用较多的是中成药，在缓解绝经症状方面安全、有效[14]。其他的中医治疗包括按摩、理疗、药膳、针灸及耳穴贴压等也可起到辅助治疗的作用。

4. 其他：选择性 5 羟色胺再摄取抑制剂、选择性 5 羟色胺和去甲肾上腺素双重再摄取抑制剂、可乐定、加巴喷丁等辅助和替代药物。现有资料表明，这些治疗对缓解绝经相关症状有一定效果，但其效果和副作用与 HRT 不同，现阶段尚不能作为 HRT 的替代方案。因此，对于长期使用上述治疗方式的安全性和疗效有待进一步研究。

十、需要关注的几个问题

（一）心血管疾病

1. 心血管疾病是老年妇女最常见的死亡原因。绝经后妇女糖尿病、高血压、冠心病的发生率随绝经年限的延长快速上升。绝经成为绝经后妇女心血管疾病的独立危险因素。

2. 绝大多数临床前研究和观察性研究支持围绝经期开始的 HRT 可以降低心血管疾病的风险。HRT 通过改善血管功能、血压、胰岛素抵抗、脂蛋白谱，从而改善冠心病的危险因素，能够明显降低 2 型糖尿病和心血管疾病的风险。

3. 在 45 岁以前自然绝经或人工绝经的妇女，患冠心病的风险更大。对于早绝经的妇女，HRT 有维护心血管健康的作用。

4. 对于年龄 <60 岁且无心血管疾病的近期绝经的妇女（处于"窗口期"），开始 HRT 不会引起早期危害，并能够降低心血管疾病的发生率和死亡率。年龄 >60 岁的妇女是否继续 HRT 可以根据总体的获益 - 危险分析决定，没有证据对 HRT 的继续使用设定年限。

5. 不推荐仅仅为预防冠心病使用 HRT。健康的生活方式对心血管疾病的预防有很好的帮助，包括：戒烟、限酒、饮食控制、减轻体质量、降低血压、控制血糖及血脂。

6. 单纯雌激素补充治疗可能对冠状动脉有更多的益处。如需要加用孕激素保护子宫内膜，屈螺酮、地屈孕酮、天然孕酮与其他种类的孕激素相比，对心血管的副作用更少，相对更安全。

7. 有静脉血栓栓塞史的妇女应慎用口服 HRT。有潜在或已证实有静脉栓塞和卒中危险因素的妇女，在应用 HRT 前应进行个体化咨询。对于这些妇女，应选择非口服途径的 HRT。

（二）乳腺癌

中国妇女乳腺癌的发病特点不同于美国白人；中国妇女乳腺癌的发病率低、年轻化、发病峰值在 40～50 岁,美国白人妇女发病峰值在 70～80 岁。

雌激素和(或)孕激素补充治疗 5 年内,不会增加患者终生乳腺癌的发生风险；现有的循证医学证据表明,HRT > 5 年者,乳腺癌的发生风险是不确定的,不同文献报道的结果并不一致,即使危险增加,也是很小的(小于每年 0.1%),这种危险性的增加比率小于其他危险因素(如肥胖和每日饮酒超过 2 个标准饮量)的影响。

使用不同种类和不同途径给予雌、孕激素,可能对乳腺癌的发生风险有不同影响。现有的数据提示,天然或某些合成孕激素(如微粒化的黄体酮和地屈孕酮)可能不增加乳腺癌的发生风险；有限的证据表明,屈螺酮和 7 甲基异炔诺酮也可能具有一定的乳腺安全性问题,但目前还没有足够的临床数据来评价；WHI 的数据显示,单用雌激素达 7 年,不会增加乳腺癌的发生危险,甚至稍有下降。但目前的证据表明,乳腺癌仍然是 HRT 的禁忌证。

（三）乳腺良性疾病与乳腺癌家族史

乳腺良性疾病包括乳腺增生、脂肪坏死、乳腺纤维瘤、乳管乳头状瘤等,一般意义上的乳腺增生并非病理性改变,HRT 对其无明确影响。乳腺其他良性疾病的含义和乳腺癌风险尚不确定,在开始 HRT 前,应充分告知病情和治疗选择,并听取相关科室医师的建议。

大多数乳腺癌是散发的,无家族聚集性,有乳腺癌家族史者尚无评价风险的准确措施。有 HRT 适应证者,在充分告知可能的风险后可采用 HRT,同时严密随访。

（四）泌尿生殖道症状

在绝经后期妇女中,生殖、泌尿系统萎缩症状如阴道干涩、疼痛、性交痛、尿频、尿急等非常常见,并且不能自行缓解。HRT 对改善生殖、泌尿系统萎缩症状效果良好,尤其是阴道局部使用雌激素,但须持续治疗才能维持疗效,停止使用后,症状可能再次出现。绝经后妇女反复泌尿系统感染可经阴道使用雌激素进行治疗。对单纯的压力性尿失禁的治疗首选盆底肌训练和手术治疗,HRT 不能预防和治疗压力性尿失禁,但围手术期阴道局部应用雌激素有利于尿失禁和其他盆底功能障碍性疾病手术的操作和术后恢复。对于合并有急迫性尿失禁或膀胱过度活动的绝经后期妇女,一线治疗方法为行为治疗和抗毒蕈碱药物[首选用药:M 受体拮抗剂——托特罗定(toherodine),索利那新(solifenacin)]加阴道局部用雌激素。

(五)妇科恶性肿瘤

1. HRT 与妇科肿瘤发生的关系:HRT 是否增加卵巢上皮性癌和子宫颈腺癌发生的风险目前有争议;HRT 中规范应用孕激素不增加子宫内膜癌发生的风险。

2. 妇科恶性肿瘤患者术后 HRT:目前尚缺乏循证医学研究证据,总体原则应该持慎重态度,与患者充分沟通,知情选择。现有的临床研究资料可得出下列结论:(1)卵巢上皮性癌术后 HRT:多数临床报道,不会缩短大多数病理类型的卵巢上皮性癌的无进展生存期和总生存期;对于卵巢颗粒细胞瘤和子宫内膜样癌等应慎用,目前尚缺乏临床资料。对于绝经相关症状严重者,可以根据患者的情况,权衡利弊进行个体化应用,以提高患者的生命质量。(2)子宫颈癌术后 HRT:不同病理类型的子宫颈癌应区别对待。宫颈鳞癌术后 HRT 没有降低无进展生存期和总生存期的危险,同时可能降低放疗后直肠、膀胱、阴道的副反应,改善绝经相关症状,提高生命质量。对子宫颈腺癌手术后 HRT 尚缺乏相关研究,目前认为可参照子宫内膜癌的处理方法。(3)子宫内膜癌术后 HRT:目前的一些研究结果认为,不会增加 I、II 期子宫内膜癌患者复发和死亡的危险,但在临床使用时要慎重,应该根据患者的具体情况、权衡利弊、个体化的选择治疗药物,HRT 的目的是缓解绝经相关症状,提高生命质量。

(六)认知功能

认知功能包括学习、记忆、语言、注意力、再认识、逻辑推理、解决问题的能力,以及其他高级智能及精确运动功能等多个方面。循证医学证据支持 HRT 对认知功能的影响可能存在治疗窗口期。在近绝经及绝经早期开始应用雌激素可降低妇女认知功能下降或痴呆的风险;窗口期后首次应用 HRT,增加妇女罹患阿尔茨海默病的风险,且不能改善认知能力的衰退。除雌激素外,阿尔茨海默病尚与多种因素有关,如年龄、绝经状态、文化程度,以及吸烟和 ApoE 基因型等。雌激素可改善围绝经期妇女轻度抑郁症状,对伴有重度抑郁症状者需同时服用抗抑郁等精神类药物协同治疗。

(七) POF 与人工绝经

1. POF 患者因低雌激素暴露的时间延长,发生骨质疏松症、心血管疾病的风险均较正常年龄绝经的妇女要高,这些妇女需额外关注。这些患者与正常年龄绝经的妇女相比,HRT 风险更小,收益更大。乳腺癌风险在这些提前绝经的妇女中明显降低。对于这些妇女,绝经期管理时的雌激素剂量应较正常年龄绝经妇女稍大;推荐 HRT 应至少用至正常自然绝经年龄,之后应按照正常年龄绝经妇女进行管理。

2. 人工绝经的妇女发生各种围绝经期相关问题的风险更大,症状会更严重,也是需要特别关注的人群。对于 40 岁以前切除双侧卵巢的妇女,可考虑应用雌激素,必要时可给予雄激素治疗。

(八) 其他热点问题

1. 皮肤:HRT 对延缓皮肤老化有益处,但皮肤老化不是绝经妇女应用 HRT 的指征,HRT 预防皮肤老化应看作是治疗绝经期其他症状的附加好处。

2. 肥胖:绝经本身是妇女体质量增加和出现腹型肥胖的原因,目前认为,绝经后妇女使用 HRT 不增加体质量。

3. 免疫系统疾病:大多数免疫性疾病的发生率妇女明显高于男性,对有绝经症状的患有免疫性疾病的妇女能否进行 HRT,不能一概而论。如:系统性红斑狼疮患者病情处于活动期者,不建议使用 HRT,但病情稳定或处于静止期者,可予 HRT,治疗过程中应密切随访;HRT 对多发性硬化症的病情有缓解作用;HRT 对类风湿性关节炎的治疗也有益处。

4. 胆囊疾病:围绝经期及绝经后妇女 HRT 后胆囊结石发生的风险有所增加,但其增加的风险是有限的,经皮吸收雌激素不增加胆囊疾病风险,因此对于有胆囊疾病者若需要 HRT 推荐使用经皮吸收雌激素。

5. 子宫切除术后:年轻妇女因良性疾病需要子宫切除时应尽量保留卵巢功能;子宫切除保留卵巢者如无绝经症状时不需要 HRT,但子宫切除可能会使妇女绝经年龄提前,对这些患者需要更加关注;子宫切除妇女如果需要 HRT,一般仅需补充雌激素，不需要加用孕激素，但内异症患者须依照残留异位内膜情况酌情个体化处理。

6. 吸烟：吸烟会使妇女绝经年龄提前，因此保持健康生活方式很重要。

参 考 文 献

[1] Sturdee DW, Pines A, International Menopause Society Writing Group, et al. Updated IMS recommendations on postmenopausal hormone therapy and preventive strategies for midlife health. Climacteric, 2011, 14: 302-320.

[2] Panay N, Fenton A. A global consensus statement on menopause hormone therapy--aims, aspirations and action points. Climacteric, 2013, 16: 201-202.

[3] Santen RJ, Allred DC, Ardoin SP, et al. Postmenopausal hormone therapy: an Endocrine Society scientific statement. J Clin Endocrinol Metab, 2010, 95 (7 Suppl 1): S1-66.

[4] Gompel A, Rozenberg S, Barlow DH, et al. The EMAS 2008 update on clinical recommendations on postmenopausal hormone replacement therapy. Maturitas, 2008, 61: 227-232.

[5] North American Menopause Society. The 2012 hormone therapy position statement of: The North American Menopause Society. Menopause, 2012, 19: 257-271.

[6] 中华医学会妇产科学分会绝经学组. 绝经过渡期和绝经后期激素补充治疗临床应用指南（2009 版）. 中华妇产科杂志, 2010, 45: 635-638.

[7] 中华医学会妇产科学分会绝经学组. 绝经相关激素补充治疗的规范诊疗流程. 中华妇产科杂志, 2013, 48: 155-158.

[8] Schierbeck LL, Rejnmark L, Tofteng CL, et al. Effect of hormone replacement therapy on cardiovascular events in recently postmenopausal women: randomised trial. BMJ, 2012, 345: e6409.

[9] Rossouw JE, Prentice RL, Manson JE, et al. Postmenopausal hormone therapy and risk of cardiovascular disease by age and years since menopause. JAMA, 2007, 297: 1465-1477.

[10] Fournier A, Berrino F, Clavel-Chapelon F. Unequal risks for

breast cancer associated with different hormone replacement therapies: results from the E3N cohort study. Breast Cancer Res Treat, 2008, 107: 103-111.

[11] Huang KE, Baber R, Asia Pacific Tibolone Consensus Group. Updated clinical recommendations for the use of tibolone in Asian women. Climacteric, 2010, 13: 317-327.

[12] Sturdee DW, Panay N, International Menopause Society Writing Group. Recommendations for the management of postmenopausal vaginal atrophy. Climacteric, 2010, 13: 509-522.

[13] North American Menopause Society. The role of local vaginal estrogen for treatment of vaginal atrophy in postmenopausal women: 2007 positionstatement of The North American Menopause Society. Menopause, 2007, 14: 355-369.

[14] 陈蓉，林守清，杨欣，等. 坤泰胶囊治疗妇女更年期综合征的临床研究. 中国新药杂志，2005，14: 1472-1476.

（通信作者：郁　琦）

（本文刊载于《中华妇产科杂志》2013年第48卷第10期第795-799页）

异常子宫出血诊断与治疗指南

中华医学会妇产科学分会妇科内分泌学组

异常子宫出血（abnormal uterine bleeding, AUB）是妇科常见的症状和体征，作为总的术语，是指与正常月经的周期频率、规律性、经期长度、经期出血量任何 1 项不符的、源自子宫腔的异常出血 [1]。本指南所述 AUB 限定于育龄期非妊娠妇女，因此需排除妊娠和产褥期相关的出血，也不包含青春发育前和绝经后出血。世界各国描述 AUB 的医学术语和定义存在混淆 [2]，为此，国际妇产科联盟（FIGO）2007 年发表了关于"正常和异常子宫出血相关术语"的共识，2011 年又发表了"育龄期非妊娠妇女 AUB 病因新分类 PALM-COEIN 系统"[3-4]，统一用词，用以指导临床治疗及研究。我国妇科学界于此也存在一些混淆，如 AUB、功能失调性子宫出血（功血）、月经过多这 3 个术语不加区别地混用 [2]。

为了与国际接轨，有必要制定育龄期非妊娠妇女 AUB 临床诊断与治疗指南。本指南的重点为：（1）引进 FIGO"正常和异常子宫出血相关术语以及病因新分类系统"；（2）梳理 AUB 病因诊断治疗流程。

一、FIGO 正常和异常子宫出血相关术语、病因新分类系统

1. 正常子宫出血和推荐的 AUB 术语：正常子宫出血即月经，规范的月经指标至少包括周期的频率和规律性、经期长度、经期出血量 4 个要素，我国暂定的术语标准见表 1，其他还应有经期有无不适，如痛经、腰酸、下坠等。

2. 废用和保留的术语：废用"功血"一词，原因是不同地区的定义和所用诊断检查的资源不同，因此内涵不一致。废用 metrorrhagia（子宫出血）、menorrhagia（月经过多）等具有希腊或拉丁字根的术语，理由是定义模糊且理解不同。

保留的术语：（1）经间期出血（intermenstrual bleeding,

表1 正常子宫出血（月经）与 AUB 术语的范围

月经的临床评价指标	术语	范围
周期频率	月经频发	<21d
	月经稀发	>35d
周期规律性（近1年的周期之间的变化）	规律月经	<7d
	不规律月经	≥7d
	闭经	≥6个月无月经
经期长度	经期延长	>7d
	经期过短	<3d
经期出血量	月经过多	>80ml
	月经过少	<5ml

IMB）；（2）不规则子宫出血；（3）突破性出血（breakthrough bleeding，BTB）：出血较多者为出血（bleeding），量少者为点滴出血（spotting）。

3. 提出的新术语

（1）慢性 AUB：指近6个月内至少出现3次 AUB，医师认为不需要紧急临床处理、但需进行规范诊疗的 AUB。

（2）急性 AUB：指发生了严重的大出血，医师认为需要紧急处理以防进一步失血的 AUB，可见于有或无慢性 AUB 病史的患者。

4. FIGO 的 AUB 病因新分类系统——PALM-COEIN 系统：既往我国将 AUB 病因分为器质性疾病、功能失调和医源性病因3大类[5]。FIGO 将 AUB 病因分为两大类9个类型，按英语首字母缩写为"PALM-COEIN"，"PALM"存在结构性改变、可采用影像学技术和（或）组织病理学方法明确诊断，而"COEIN"无子宫结构性改变。

具体为：子宫内膜息肉（polyp）所致 AUB（简称：AUB-P）、子宫腺肌病（adenomyosis）所致 AUB（简称：AUB-A）、子宫平滑肌瘤（leiomyoma）所致 AUB（简称：AUB-L）、子宫内膜恶变和不典型增生（malignancy and hyperplasia）所致 AUB（简称：AUB-M）；全身凝血相关疾病（coagulopathy）所致 AUB（简称：AUB-C）、排卵障碍（ovulatory dysfunction）相关的 AUB（简称：AUB-O）、子宫内膜局部异常（endometrial）所致 AUB（简

称：AUB-E)、医源性(iatrogenic)AUB(简称：AUB-I)、未分类
(not yet classified)的 AUB(简称：AUB-N)。AUB-L 的肌瘤包
括黏膜下(SM)和其他部位(O)。

任一患者可有 1 个或多个引起 AUB 或与 AUB 有关的病
因,诊断表达为：

单病因,例如：异常子宫出血 - 子宫肌瘤(黏膜下)

多病因,例如：异常子宫出血 - 子宫肌瘤,排卵障碍

另一方面,已发现的疾病,例如浆膜下子宫肌瘤不是目
前 AUB 的原因,则需并列诊断,诊断表达为：

异常子宫出血 - 排卵障碍

子宫肌瘤(浆膜下)

5. PALM-COEIN 系统与我国原 AUB 病因分类的比较：
既往我国 AUB 病因分类中,器质性疾病即指 PALM-COEIN
系统中的 P、A、L、M、C 以及部分 E、N；但 PALM-COEIN 系
统未包括的器质性疾病还有生殖道创伤、异物、甲状腺功能
低减、肝病、红斑狼疮、肾透析等。医源性病因相当于 PALM-
COEIN 系统中的 AUB-I。功能失调强调的是排除器质性疾
病,无排卵性功血即为 AUB-O,有排卵功血则涉及 AUB-O 和
AUB-E。

二、AUB 病因诊断流程

对 AUB(即月经失调)患者,首先要通过详细询问月经改
变的历史,确认其特异的出血模式,也就是患者就诊的主要
问题(即主诉)。应注意询问性生活情况和避孕措施以除外妊
娠或产褥期相关的出血(必要时测定血 hCG 水平),应注意区
别酷似正常月经的出血和异常出血,并以近 1～3 次出血的具
体日期进行核对,重点关注的应是自然月经而非药物诱发的
人工月经。

初诊时全身检查及妇科检查不可或缺,可及时发现相关
体征,如性征、身高、泌乳、体质量、体毛、腹部包块等,有助
于确定出血来源,排除子宫颈、阴道病变,发现子宫结构的异
常；结合必要的辅助检查,明确 AUB 病因。

1. 确定 AUB 的出血模式：流程见图 1。

2. 月经频发、月经过多、经期延长、不规律月经的诊断：
流程见图 2。

3. 月经过少：是 AUB 的 1 种出血模式,在临床上常见。

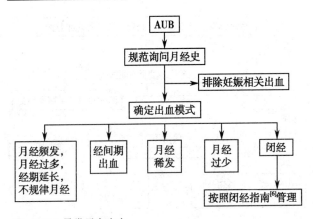

注：AUB：异常子宫出血

图1 确定AUB的出血模式

其病因可由于卵巢雌激素分泌不足、无排卵或因手术创伤、炎症、粘连等因素导致子宫内膜对正常量的激素不反应。诊治流程见图3。

4. 月经稀发：诊治流程见图4。

5. IMB：IMB指有规律、在可预期的月经之间发生的出血，包括随机出现和每个周期固定时间出现的出血。按出血时间可分为卵泡期出血、围排卵期出血、黄体期出血。诊断流程见图5。

三、AUB 9类病因的临床表现、诊断与处理

1. AUB-P：子宫内膜息肉可单发或多发，AUB原因中21%～39%为子宫内膜息肉[7]。中年后、肥胖、高血压、使用他莫昔芬（其他名称：三苯氧胺）的妇女容易出现。临床上70%～90%的子宫内膜息肉有AUB，表现为IMB、月经过多、不规则出血、不孕。少数（0～12.9%）会有腺体的不典型增生或恶变；息肉体积大、高血压是恶变的危险因素。通常可经盆腔B超检查发现，最佳检查时间为周期第10天之前；确诊需在宫腔镜下摘除行病理检查。

直径＜1cm的息肉若无症状，1年内自然消失率约27%，恶变率低，可观察随诊。对体积较大、有症状的息肉推荐宫腔镜下息肉摘除及刮宫，盲目刮宫容易遗漏。术后复发风险3.7%～10.0%；对已完成生育或近期不愿生育者可考虑使用

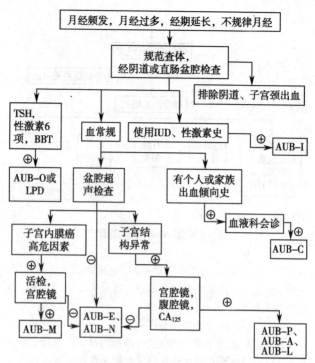

注：性激素 6 项包括 FSH、LH、催乳素（PRL）、雌二醇（E$_2$）、睾酮（T）、孕酮（P）；子宫内膜癌高危因素包括年龄≥45 岁、持续无排卵、肥胖；TSH：促甲状腺素；BBT：基础体温测定；IUD：宫内节育器；AUB：异常子宫出血；AUB-O：排卵障碍相关的 AUB；LPD：黄体功能不足；AUB-I：医源性 AUB；AUB-C：全身凝血相关疾病所致 AUB；AUB-M：子宫内膜恶变和不典型增生所致 AUB；AUB-E：子宫内膜局部异常所致 AUB；AUB-N：未分类的 AUB；AUB-P：子宫内膜息肉所致 AUB；AUB-A：子宫腺肌病所致 AUB；AUB-L：子宫平滑肌瘤所致 AUB

图 2　月经频发、月经过多、经期延长、不规律月经的诊断流程图

短效口服避孕药或左炔诺孕酮宫内缓释系统（LNG-IUS）以减少复发风险[8]；对于无生育要求、多次复发者，可建议行子宫内膜切除术。对恶变风险大者可考虑子宫切除术。

　　2. AUB-A：子宫腺肌病可分为弥漫型及局限型（即为子宫腺肌瘤），主要表现为月经过多和经期延长，部分患者可有

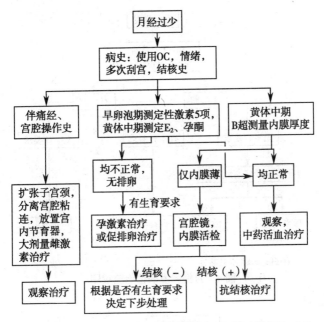

注：性激素 5 项包括 FSH、LH、催乳素（PRL）、雌二醇（E₂）；OC：口服避孕药

图3 月经过少的诊治流程图

IMB、不孕 [9]。多数患者有痛经。确诊需病理检查，临床上可根据典型症状及体征、血 CA₁₂₅ 水平增高做出初步诊断。盆腔超声检查可辅助诊断，有条件者可行 MRI 检查 [10]。

治疗视患者年龄、症状、有无生育要求决定，分药物治疗和手术治疗。对症状较轻、不愿手术者可试用短效口服避孕药 [11]、促性腺激素释放激素激动剂（GnRH-a）治疗 3～6 个月 [12]，停药后症状会复发，复发后还可再次用药。近期无生育要求、子宫大小小于孕 8 周大小者也可放置 LNG-IUS；对子宫大小大于孕 8 周大小者可考虑 GnRH-a 与 LNG-IUS 联合应用。年轻、有生育要求者可用 GnRH-a 治疗 3～6 个月之后酌情给予辅助生殖技术治疗 [13]。无生育要求、症状重、年龄大或药物治疗无效者可行子宫全切除术，卵巢是否保留取决于卵巢有无病变和患者意愿。有生育要求、子宫腺肌瘤患者可考虑局部病灶切除＋GnRH-a 治疗后再给予辅助生殖技术治疗。

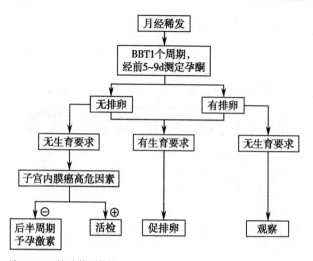

注：BBT：基础体温测定

图4　月经稀发的诊治流程图

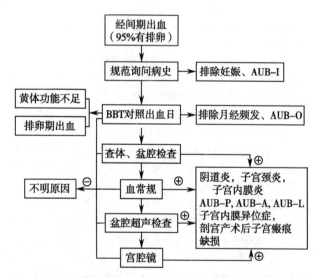

注：BBT：基础体温测定；AUB-I：医源性 AUB；AUB-O：排卵障碍相关的 AUB；AUB-P：子宫内膜息肉所致 AUB；AUB-A：子宫腺肌病所致 AUB；AUB-L：子宫平滑肌瘤所致 AUB

图5　经间期出血（IMB）的诊断流程图

3. AUB-L：根据生长部位，子宫平滑肌瘤可分为影响宫腔形态的黏膜下肌瘤与其他肌瘤，前者最可能引起 AUB。子宫肌瘤可无症状、仅在查体时发现，但也常表现为经期延长或月经过多。黏膜下肌瘤引起的 AUB 较严重，通常可经盆腔B超、宫腔镜检查发现，确诊可通过术后病理检查。

治疗方案决定于患者年龄、症状严重程度、肌瘤大小、数目、位置和有无生育要求等。AUB 合并黏膜下肌瘤的妇女，宫腔镜或联合腹腔镜肌瘤剥除术有明确的优势[14]。对以月经过多为主、已完成生育的妇女，短效口服避孕药和 LNG-IUS 可缓解症状[15]。有生育要求的妇女可采用 GnRH-a、米非司酮治疗 3～6 个月[16]，待肌瘤缩小和出血症状改善后自然妊娠或辅助生殖技术治疗。对严重影响宫腔形态的子宫肌瘤可采用宫腔镜、腹腔镜或开腹肌瘤剥除术等[17]。但这些治疗后肌瘤都可能复发，完成生育后视症状、肿瘤大小、生长速度等因素酌情考虑其他治疗方式。

4. AUB-M：子宫内膜不典型增生和恶变是 AUB 少见而重要的原因。子宫内膜不典型增生是癌前病变，随访 13.4 年癌变率为 8%～29%。常见于多囊卵巢综合征（PCOS）、肥胖、使用他莫昔芬的患者，偶见于有排卵而黄体功能不足者，临床主要表现为不规则子宫出血，可与月经稀发交替发生。少数为 IMB，患者常有不孕。确诊需行子宫内膜活检病理检查。对于年龄≥45 岁、长期不规则子宫出血、有子宫内膜癌高危因素（如高血压、肥胖、糖尿病等）、B超提示子宫内膜过度增厚回声不均匀、药物治疗效果不显著者应行诊刮并行病理检查，有条件者首选宫腔镜直视下活检[18]。

子宫内膜不典型增生的处理需根据内膜病变轻重、患者年龄及有无生育要求选择不同的治疗方案。年龄＞40 岁、无生育要求的患者建议行子宫切除术。对年轻、有生育要求的患者，经全面评估和充分咨询后可采用全周期连续高效合成孕激素行子宫内膜萎缩治疗，如甲羟孕酮、甲地孕酮等，3～6个月后行诊刮加吸宫（以达到全面取材的目的）。如内膜病变未逆转应继续增加剂量，3～6 个月后再复查。如果子宫内膜不典型增生消失则停用孕激素后积极给予辅助生殖技术治疗[19-20]。在使用孕激素的同时，应对子宫内膜增生的高危因素，如肥胖、胰岛素抵抗同时治疗[21]。子宫内膜恶性肿瘤诊治参照相关的临床指南。

5. AUB-C：包括再生障碍性贫血、各类型白血病、各种凝血因子异常、各种原因造成的血小板减少等全身性凝血机制异常。有报道，月经过多的妇女中约 13% 有全身性凝血异常[22]。凝血功能异常除表现为月经过多外，也可有 IMB 和经期延长等表现。有些育龄期妇女由于血栓性疾病、肾透析或放置心脏支架后必须终生抗凝治疗，因而可能导致月经过多。尽管这种 AUB 可归为医源性范畴，但将其归入 AUB-C 更合适。月经过多患者须筛查潜在的凝血异常的线索，询问病史，以下 3 项中任何 1 项阳性的患者提示可能存在凝血异常，应咨询血液病专家[23]，包括：(1)初潮起月经过多；(2)具备下述病史中的 1 条：既往有产后、外科手术后、或牙科操作相关的出血；(3)下述症状中具备两条或以上：每月 1～2 次瘀伤、每月 1～2 次鼻出血、经常牙龈出血、有出血倾向家族史。

治疗应与血液科和其他相关科室共同协商，原则上应以血液科治疗措施为主，妇科协助控制月经出血。妇科首选药物治疗，主要措施为大剂量高效合成孕激素子宫内膜萎缩治疗，有时加用丙酸睾酮减轻盆腔器官充血。氨甲环酸、短效口服避孕药也可能有帮助。药物治疗失败或原发病无治愈可能时，可考虑在血液科控制病情、改善全身状况后行手术治疗。手术治疗包括子宫内膜切除术和子宫全切除术。

6. AUB-O：排卵障碍包括稀发排卵、无排卵及黄体功能不足，主要由于下丘脑 - 垂体 - 卵巢轴功能异常引起，常见于青春期、绝经过渡期，生育期也可因 PCOS、肥胖、高催乳素血症、甲状腺疾病等引起。常表现为不规律的月经，经量、经期长度、周期频率、规律性均可异常，有时会引起大出血和重度贫血。诊断无排卵最常用的手段是基础体温测定（BBT）、估计下次月经前 5～9d（相当于黄体中期）血孕酮水平测定。同时应在早卵泡期测定血 LH、FSH、催乳素（PRL）、雌二醇（E_2）、睾酮（T）、促甲状腺素（TSH）水平，以了解无排卵的病因。

治疗原则是出血期止血并纠正贫血，血止后调整周期预防子宫内膜增生和 AUB 复发，有生育要求者行排卵治疗。止血的方法包括孕激素子宫内膜脱落法、大剂量雌激素内膜修复法、短效口服避孕药或高效合成孕激素内膜萎缩法和诊刮。辅助止血的药物还有氨甲环酸等（详见 2009 年"功血指南"）[5]。

调整周期的方法主要是后半期孕激素治疗,青春期及生育年龄患者宜选用天然或接近天然的孕激素(如地屈孕酮),有利于卵巢轴功能的建立或恢复。短效口服避孕药主要适合于有避孕要求的妇女。对已完成生育或近 1 年无生育计划者可放置 LNG-IUS,可减少无排卵患者的出血量,预防子宫内膜增生。已完成生育、药物治疗无效或有禁忌证的患者可考虑子宫内膜切除术或切除子宫。促排卵治疗适用于无排卵有生育要求的患者,可同时纠正 AUB,具体方法取决于无排卵的病因。

7. AUB-E:当 AUB 发生在有规律且有排卵的周期,特别是经排查未发现其他原因可解释时,可能是原发于子宫内膜局部异常所致。症状如仅是月经过多,可能为调节子宫内膜局部凝血纤溶功能的机制异常[24];此外,还可仅表现为 IMB 或经期延长,可能是子宫内膜修复的分子机制异常,包括子宫内膜炎症、感染、炎性反应异常和子宫内膜血管生成异常[25]。目前尚无特异方法诊断子宫内膜局部异常,主要基于在有排卵月经的基础上排除其他明确异常后而确定。

对此类非器质性疾病引起的月经过多,建议先行药物治疗,推荐的药物治疗顺序为:(1)LNG-IUS,适合于近 1 年以上无生育要求者;(2)氨甲环酸抗纤溶治疗或非甾体类抗炎药(non-steroidal anti-inflammatory drugs,NSAID),可用于不愿或不能使用性激素治疗或想尽快妊娠者;(3)短效口服避孕药;(4)孕激素子宫内膜萎缩治疗,如炔诺酮 5mg 每日 3 次,从周期第 5 天开始,连续服用 21d[26]。刮宫术仅用于紧急止血及病理检查。对于无生育要求者,可以考虑保守性手术,如子宫内膜切除术。

8. AUB-I:AUB-I 指使用性激素、放置宫内节育器或可能含雌激素的中药保健品等因素而引起的 AUB。BTB 指激素治疗过程中非预期的子宫出血,是 AUB-I 的主要原因[1]。引起 BTB 的原因可能与所用的雌、孕激素比例不当有关。避孕药的漏服则引起撤退性出血。放置宫内节育器引起经期延长可能与局部前列腺素生成过多或纤溶亢进有关;首次应用 LNG-IUS 或皮下埋置剂的妇女 6 个月内也常会发生 BTB。使用利福平、抗惊厥药及抗生素等也易导致 AUB-I 的发生。临床诊断需要通过仔细询问用药历史、分析服药与出血时间的关系后确定。必要时应用宫腔镜检查,排除其他病因。

有关口服避孕药引起的出血,首先应排除漏服,强调规律服用;若无漏服可通过增加炔雌醇剂量改善出血。因放置宫内节育器所致,治疗首选抗纤溶药物[8]。应用 LNG-IUS 或皮下埋置剂引起的出血可对症处理或期待治疗,做好放置前咨询。

9. AUB-N: AUB 的个别患者可能与其他罕见的因素有关,如动静脉畸形、剖宫产术后子宫瘢痕缺损、子宫肌层肥大等,但目前尚缺乏完善的检查手段作为诊断依据;也可能存在某些尚未阐明的因素。目前暂将这些因素归于"未分类(AUB-N)"。

动静脉畸形所致 AUB 的病因有先天性或获得性(子宫创伤、剖宫产术后等),多表现为突然出现的大量子宫出血[27]。诊断首选经阴道多普勒超声检查,子宫血管造影检查可确诊,其他辅助诊断方法有盆腔 CT 及 MRI 检查。治疗上,有生育要求的患者,出血量不多时可采用口服避孕药或期待疗法;对于出血严重的患者,首先维持生命体征平稳,尽早采用选择性子宫动脉血管栓塞术,但有报道,术后妊娠率较低。无生育要求者,可采用子宫切除术。

剖宫产术后子宫瘢痕缺损所致 AUB 的高危因素包括剖宫产切口位置不当、子宫下段形成前行剖宫产手术及手术操作不当等,常表现为经期延长[28]。推荐的诊断方法为经阴道超声检查或宫腔镜检查。治疗上,无生育要求者使用短效口服避孕药治疗,可缩短出血时间;药物治疗效果不佳时,可考虑手术治疗。对于有生育要求者,孕前应充分告知有妊娠期子宫破裂风险。手术治疗包括宫腔镜下、腹腔镜下、开腹或经阴道行剖宫产子宫切口憩室及周围瘢痕切除和修补术。

参 考 文 献

[1] Fraser IS, Critchley HO, Broder M, et al. The FIGO recommendations on terminologies and definitions for normal and abnormal uterine bleeding[J]. Semin Reprod Med, 2011, 29: 383-390.

[2] 张以文. FIGO 关于月经异常相关术语的共识和异常子宫出血病因的新分类系统[J]. 国际妇产科学杂志, 2013, 40: 105-107.

[3] Munro MG, Critchley HO, Fraser IS. The FIGO classification of causes of abnormal uterine bleeding in the reproductive years[J]. Fertil Steril, 2011, 95: 2204-2208.

[4] 王春庆, 田秦杰. FIGO 关于育龄期异常子宫出血的病因分类 [J]. 生殖医学杂志, 2013, 22: 963-966.

[5] 中华医学会妇产科学分会内分泌学组, 中华医学会妇产科学分会绝经学组. 功能失调性子宫出血临床诊断治疗指南（草案）[J]. 中华妇产科杂志, 2009, 44: 234-236.

[6] 中华医学会妇产科学分会内分泌学组. 闭经诊断与治疗指南（试行）[J]. 中华妇产科杂志, 2011, 46: 712-716.

[7] Salim S, Won H, Nesbitt-Hawes E, et al. Diagnosis and management of endometrial polyps: a critical review of the literature[J]. J Minim Invasive Gynecol, 2011, 18: 569-581.

[8] Gardner FJ, Konje JC, Bell SC, et al. Prevention of tamoxifen induced endometrial polyps using a levonorgestrel releasing intrauterine system long-term follow-up of a randomised control trial[J]. Gynecol Oncol, 2009, 114: 452-456.

[9] Weiss G, Maseelall P, Schott LL, et al. Adenomyosis a variant, not a disease? Evidence from hysterectomized menopausal women in the Study of Women's Health Across the Nation（SWAN）[J]. Fertil Steril, 2009, 91: 201-206.

[10] 曾平, 郭轶, 舒楠, 等. 子宫腺肌症的 MRI 诊断 [J]. 实用放射学杂志, 2011, 27: 1862-1864.

[11] 傅爽. 复方口服避孕药非避孕作用的临床应用 [J]. 医学理论与实践, 2013, 26: 2280-2281.

[12] Morelli M, Rocca ML, Venturella R, et al. Improvement in chronic pelvic pain after gonadotropin releasing hormone analogue（GnRH-a）administration in premenopausal women suffering from adenomyosis or endometriosis: a retrospective study[J]. Gynecol Endocrinol, 2013, 29: 305-308.

[13] 黄雪坤, 尚慧玲, 张四友, 等. 促性腺激素释放激素激动剂联合监测排卵治疗子宫腺肌症合并不孕症的疗效观察 [J]. 中华临床医师杂志: 电子版, 2011, 5: 3326-3328.

[14] Malek-Mellouli M, Ben AF, Youssef A, et al. Hysteroscopic myomectomy[J]. Tunis Med, 2012, 90: 458-462.

[15] Kim ML，Seong SJ. Clinical applications of levonorgestrel-releasing intrauterine system to gynecologic diseases[J]. Obstet Gynecol Sci，2013，56：67-75.

[16] Shen Q，Hua Y，Jiang W，et al. Effects of mifepristone on uterine leiomyoma in premenopausal women：a meta-analysis[J]. Fertil Steril，2013，100：1722-1726.

[17] Falcone T，Parker WH. Surgical management of leiomyomas for fertility or uterine preservation[J]. Obstet Gynecol，2013，121：856-868.

[18] 葛秦生. 子宫内膜增生[J]. 生殖医学杂志，2003，12：317-320.

[19] Gunderson CC，Fader AN，Carson KA，et al. Oncologic and reproductive outcomes with progestin therapy in women with endometrial hyperplasia and grade 1 adenocarcinoma：a systematic review[J]. Gynecol Oncol，2012，125：477-482.

[20] 曹冬焱，俞梅，杨佳欣，等. 大剂量孕激素治疗早期子宫内膜癌及子宫内膜重度不典型增生患者的妊娠结局及相关因素分析[J]. 中华妇产科杂志，2013，48：519-522.

[21] Pashov AI，Tskhay VB，Ionouchene SV. The combined GnRH-agonist and intrauterine levonorgestrel-releasing system treatment of complicated atypical hyperplasia and endometrial cancer：a pilot study[J]. Gynecol Endocrinol，2012，28：559-561.

[22] Shankar M，Lee CA，Sabin CA，et al. von Willebrand disease in women with menorrhagia：a systematic review[J]. BJOG，2004，111：734-740.

[23] Kouides PA，Conard J，Peyvandi F，et al. Hemostasis and menstruation：appropriate investigation for underlying disorders of hemostasis in women with excessive menstrual bleeding[J]. Fertil Steril，2005，84：1345-1351.

[24] Gleeson NC. Cyclic changes in endometrial tissue plasminogen activator and plasminogen activator inhibitor type 1 in women with normal menstruation and essential menorrhagia[J]. Am J Obstet Gynecol，1994，171：178-183.

[25] Heatley MK. The association between clinical and pathological features in histologically identified chronic endometritis[J]. J

Obstet Gynaecol, 2004, 24: 801-803.

[26] NICE. Heavy menstrual bleeding: NICE clinical guideline 44[EB/OL]. [2014-08-29]. http://www.nice.org.uk/guidance/cg44.

[27] Singh N, Tripathi R, Mala YM, et al. Varied presentation of uterine arteriovenous malformations and their management by uterine artery embolisation[J]. J Obstet Gynaecol, 2014, 34: 104-106.

[28] Tower AM, Frishman GN. Cesarean scar defects: an underrecognized cause of abnormal uterine bleeding and other gynecologic complications[J]. J Minim Invasive Gynecol, 2013, 20: 562-572.

（通信作者：田秦杰）

参与制定"异常子宫出血诊断与治疗指南"的专家：张以文（北京协和医院）、田秦杰（北京协和医院）、陈子江（山东省立医院）、林金芳（复旦大学附属妇产科医院）、乔杰（北京大学第三医院）、刘嘉茵（南京医科大学第一附属医院）、杨冬梓（中山大学孙逸仙纪念医院）、梁晓燕（中山大学附属第六医院）、郁琦（北京协和医院）、姚元庆（解放军总医院）、吴洁（南京医科大学第一附属医院）、阮祥燕（北京妇产医院）、石玉华（山东省立医院）、华克勤（复旦大学附属妇产科医院）

（本文刊载于《中华妇产科杂志》2014年第49卷第11期第801-806页）

人工流产后计划生育服务指南

中华医学会计划生育学分会

    1994年，开罗国际人口与发展大会行动纲领指出，"从任何角度来看，都不应该把人工流产当作计划生育方法"，同时，也明确强调"应及时为妇女提供流产后的咨询、教育和计划生育服务，避免重复流产"。2004年，WHO正式发布的生殖健康战略中，又将"倡导科学避孕、加强流产后计划生育服务"列入"促进生殖健康"战略优先关注的领域[1]。

    计划生育是我国的一项基本国策。我国的计划生育历来强调以"避孕为主"，人工流产只是避孕失败后的补救措施。人工流产，尤其是重复流产，给妇女造成的健康损害难以估量。我国每年人工流产的人次数多，人工流产率远高于发达国家平均水平；更加值得关注的是，某些大城市人工流产妇女中重复流产的比例高于50%。造成此严峻现状的原因颇为复杂，其中一个重要原因是我国各级人工流产服务机构尚未开展较为系统的流产后计划生育服务。

    为了降低我国的人工流产率和重复流产率，尤其是流产后1年以内的再次人工流产，中华医学会计划生育学分会借鉴国际成功经验[1-2]、结合我国具体情况，制定了"人工流产后计划生育服务指南"。建议各级提供人工流产服务的机构参照执行；并希望在执行和开展流产后计划生育服务的工作中，积累和总结经验，向中华医学会计划生育学分会反馈，为今后持久而又高质量地开展此项服务谏言献策，提供实践依据。

一、目标

    1. **总体目标**：提高人工流产后女性的有效避孕率，降低重复人工流产、尤其是流产[1-2]1年以内的再次人工流产现象。

    2. **具体目标**：为达到上述总体目标，应使接受人工流产的妇女在离开流产手术机构前达到以下 4 个具体要求：①具有预防非意愿妊娠的意识。②知情选择一种适合于自己的避孕方法。③获取所选用的或过渡时期适合于自己使用的避孕药具，以保证能够立即落实避孕措施。④有理解并能坚持正确使用所选用的避孕方法的信心和决心。

二、服务形式

应该构建全面的整体服务，即健康教育、咨询和避孕节育服务并重。其中，规范化的避孕节育服务是基础，建立并改进咨询服务是工作的重点，在此基础上强化健康教育。服务工作中，特别要加强青少年、高危人群人工流产后的避孕知识普及和避孕措施的落实。

人工流产后计划生育服务的形式应以单独咨询为主，并配以落实避孕药具发放。

集体咨询不利于个体化避孕服务的落实，因此，仅作为辅助形式。在条件极为有限的情况下，可作为单独咨询的补充，但其必须包括以下"五、咨询的基本信息"中的"1"和"2"两项全部内容。

三、服务时机

初次咨询和人工流产后首次随访这两次服务最为重要。

初次咨询应在人工流产之前，避免在流产当日进行，以保证咨询质量和为流产后立即落实避孕措施做好准备。人工流产后应进行随访，首次随访应在手术流产后或药物流产成功后 1 个月，中、远期随访在手术流产后或药物流产成功后 3 个月、6 个月和 12 个月，可采用复诊或电话随访等形式。

四、服务流程与内容安排

人工流产后计划生育服务流程及内容安排的建议见表 1，可结合各机构现有的条件灵活应用。

五、咨询的基本信息

1. 告知人工流产的危害和可能的并发症：(1)近期和远期可能的并发症。(2)特别应强调重复流产对远期生育能力(不孕不育)和今后妊娠结局(早产、胎儿死亡、胎盘异常)的影响。(3)告知 1 年内，尤其是 6 个月内，重复人工流产的危害最大，称为"高危流产"。

2. 强调 3 条关键信息：(1)流产后再次妊娠的风险，即早孕流产后 2 周即可恢复排卵，如果不避孕，首次月经之前即

表1 人工流产后计划生育服务流程及内容安排

时间	地点	内容
人工流产前准备阶段	候诊区	候诊；发放宣教手册；观看视频和展板
	诊室内 [a]	人工流产前常规准备；预约流产时间
	咨询室 [a]	单独咨询；告知人工流产的危害和可能的并发症；交代流产前后的注意事项；进行流产后避孕咨询；提供流产后用药和必要的避孕药具；预约随访时间
人工流产当日	候诊区	集体咨询；再次交代人工流产注意事项；再次宣教流产后避孕知识
	人工流产手术室	实施人工流产手术；根据流产前咨询结果，对要求放置宫内节育器的妇女，排除禁忌证后可以立即放置
	观察室 [b]	手术流产术后留观，以及药物流产观察；对要求服用避孕药的妇女提醒当天立即开始使用；对于不愿使用避孕药的妇女提供避孕工具
人工流产后随访		
1个月	诊室内或咨询室 [a]	首次随访；了解流产后身体及月经恢复情况；评估避孕方法使用情况
3、6、12个月	诊室内或咨询室 [a]	再次随访或电话随访；了解避孕方法使用情况；指导后续使用；获取后续服务途径

注："a"表示如果有单人诊室的条件，就诊与咨询可以安排在同一房间内；"b"表示应该分别设有人工流产手术后观察室和药物流产观察室

可能再次妊娠。(2)流产后应立即落实避孕措施。(3)必须坚持和正确使用避孕方法。

3. 分析导致本次意外妊娠的原因:(1)对于避孕失败者,要分析是由于方法本身还是使用不正确造成的,进而帮助其继续使用原用的方法或推荐其他有效的方法。(2)对于未避孕者,要分析未避孕的原因,给予全面咨询,落实避孕措施。

4. 避孕方法的知情选择及其正确使用的指导,参见"人工流产后避孕方法选择常规"。

六、随访

随访的主要目的是指导妇女坚持正确使用避孕方法。

1. 近期随访:流产后1个月;了解流产后身体及月经恢复情况,评估避孕方法使用情况,解答疑问,必要时补充避孕药具,并提供后续获取服务的途径。

2. 中、远期随访:通常应在流产后3个月、6个月和12个月,分别了解避孕方法使用情况和依从性,以及是否有再次意外妊娠的现象,必要时再次给予咨询。

七、服务场所、设施和日常工作文件

1. 场所:①单独咨询:必须有能保证隐私的空间(如有一扇门可以关闭,至少应有幕帘能遮挡视线);舒适:可供伴侣双方同时咨询。②集体咨询:最好设有宣教室,也可利用现有的候诊空间。

2. 设施:避孕药具实物展示;有利于讲解的生理模型;宣教展板;可供发放的宣教资料;免费的避孕药具;带锁的咨询记录文件存放柜等。有条件的机构可配备视听设备。

3. 日常工作文件:咨询指南;咨询记录表。其中,记录表应简洁、易保存、保密。

八、咨询服务人员

1. 资质要求:理想的咨询服务人员应是熟悉流产业务的医师或护士;也可选择熟悉流产服务流程、并且具备优秀咨询技巧的非医务人员(例如生殖健康咨询师);还应适当配有后备人员。

2. 技能要求:(1)热爱健康教育和咨询工作。(2)理解妇女自愿和知情同意的必要性。(3)掌握人工流产后服务指南。(4)掌握避孕节育知识。(5)熟练运用咨询技巧和沟通技巧。

3. 培训:作为流产后计划生育咨询服务人员,均应接受适当的培训。包括上岗前初期培训和补充培训,使咨询人员充分理解并掌握上述技能要求,同时能够理解和执行日常工作流程。由于咨询过程是双向交流,而不只是单向陈述,因此,应重视沟通技巧的培训。

4.绩效评估:各级服务机构的负责人应建立定期评估指导制度。例如,定期进行记录表审核、现场监察、现有数据统计分析、收集妇女咨询后的反馈意见等。

九、支持系统和日常督导

人工流产后计划生育服务的开展必须依托所在机构进行。日常运作和人员安排,包括考勤、考核、出外交流和培训等,都应该纳入所在机构的统一管理。机构应对咨询服务活动进行经常性的督导,保证该活动达到上述所有的基本要求。

系统开展流产后计划生育服务是降低重复流产的一项行之有效的举措,重复流产的降低也意味着在整体上人工流产率的下降,对提高我国计划生育、生殖健康水平是一个促进。开展人工流产后计划生育服务一定能得到各级计划生育系统和卫生部门的支持,也会得到本单位的支持。作为计划生育专业的医疗技术学术团体——中华医学会计划生育学分会,将在全国继续、持久地倡导和开展这项服务,制定各项业务规范和标准,进行业务指导和培训,并在适当的时候、在一定范围内开展业务性现场访问。

参 考 文 献

[1] World Health Organization. Safe abortion: technical and policy guidance for health systems. Geneva: WHO, 2003: 103.

[2] World Health Organization. Post-abortion family planning: a practical guide for programme managers. Geneva: WHO, 1997: 1-20.

(吴尚纯 刘晓瑷 顾相应 程利南 整理)

(本文刊载于《中华妇产科杂志》2011年第46卷第4期第319-320页)

皮下埋植避孕方法临床应用专家共识

《皮下埋植避孕方法临床应用专家共识》编写组

皮下埋植避孕是我国诸多可选择的避孕方法之一,是国内外公认的性能优良的高效避孕方法,具有长效、可逆、简便、安全的特点。皮下埋植剂的部分使用者可能会发生不规则出血或点滴出血,以及闭经等月经模式改变现象,但不会影响使用者的健康。少数使用者中可能会伴有激素相关的不良反应,而这些现象随着使用时间的延长可逐渐改善。使用前后良好的咨询指导、正确的放置和适宜的对症处理,对提高其使用满意度具有重要的作用。

由中华医学会计划生育学分会、中华医学会妇产科学分会的多位专家组成的《皮下埋植避孕方法临床应用专家共识》编写组,经过多次研讨,进行反复细致和深入的讨论,以及与国外有关专家的交流,总结探讨最新研究进展和临床经验,结合 WHO 和权威机构的有关指南,形成了《皮下埋植避孕方法临床应用专家共识》,期望为计划生育技术服务提供者在临床提供皮下埋植避孕措施的实践提供指导和参考。

一、皮下埋植避孕方法

1. 简介:皮下埋植避孕是长效可逆避孕方法(long-acting reversible contraception,LARC)中缓释避孕方式之一,皮下埋植剂是将孕激素与硅橡胶或塑胶等缓释材料制成小棒或胶囊,植入皮下后药物缓慢、恒定地释放入血而发挥长期避孕的作用。缓释避孕方式是一次给药后,通过控制释放机制达到每天释放一定的药量,在体内维持相对恒定的有效水平,并作用于靶器官,维持长效作用的同时避免了用药初期过高的血药峰值引起的不良反应和肝脏代谢的首过效应,具有高效、长效、简便、可逆、安全的优点。根据不同作用途径可分为皮下埋植剂、阴道避孕环、宫内缓释避孕系统(IUS)、注射微囊及透皮贴剂等剂型[1-2]。

2.作用机制[1]:(1)干扰下丘脑-垂体-卵巢(HPO)轴,影响优势卵泡的形成,抑制排卵;(2)使宫颈黏液变稠,阻止精子穿透;(3)影响子宫内膜发育,降低内膜对雌激素的反应,使内膜变薄;(4)干扰卵母细胞在输卵管中的输送,使受精卵输送与子宫内膜发育不同步。

3.皮下埋植避孕方法的种类:国内外使用的皮下埋植避孕产品有5种,见表1。

表1　国内外使用的皮下埋植避孕产品

名称	孕激素类型及含量	数量(根)	避孕有效期
Norplant	左炔诺孕酮216mg	6	FDA批准为5年
Jadelle	左炔诺孕酮150mg	2	FDA批准为3年,11个国家批准为5年
Implanon	依托孕烯68mg	1	SFDA及FDA批准为3年
左炔诺孕酮硅胶棒I型	左炔诺孕酮216mg	6	中国部分省市区药品监督管理局批准为7年
左炔诺孕酮硅胶棒II型	左炔诺孕酮150mg	2	中国部分省市区药品监督管理局批准为4年

注:FDA:美国食品药品管理局;SFDA:国家食品药品监督管理局

不同孕激素的生物活性和作用特点:

(1)孕激素受体亲和力:依托孕烯对孕激素受体的亲和力是左炔诺孕酮的3~5倍,其孕激素活性更大,雄激素样活性相关的副作用更小,如痤疮等[3]。

(2)达到有效浓度的时间:左炔诺孕酮皮下埋植剂在埋植后24h血药浓度达到有效避孕浓度[4],而依托孕烯在植入后8h即可达到有效避孕浓度[5-6]。

(3)主要作用机制:使用左炔诺孕酮皮下埋植剂时,卵泡活动部分受到抑制[7]。以孕酮水平高于3mg/L作为排卵标志[8],在使用Norplant皮下埋植剂第2年后约有1/3周期显示有排卵。而使用依托孕烯30个月后,仅有不到5%的使用者出现排卵[9],提示依托孕烯主要通过抑制排卵达到避孕作用。

4. 皮下埋植避孕的优势：(1)高效，有效率 >99.5%；各种避孕方法的有效性比较 [9] 见表2。(2)长效，1 次皮下埋植避孕可以持续 3~7 年。(3)简便，一旦皮下埋植后有效期内无需采取任何其他避孕方式；埋植手术时间短、痛苦小。依托孕烯皮下埋植剂使用特殊装置，植入更方便，单根埋植于皮下，取出简单。(4)可逆，取出后能迅速恢复生育能力。(5)安全，不含雌激素，哺乳期和有雌激素禁忌的妇女均可使用。哺乳期妇女使用时对乳汁及婴幼儿发育无不良影响。研究显示，与宫内节育器避孕相比，产后 28~56d 接受依托孕烯皮下埋植剂避孕不影响哺乳妇女的乳汁分泌总量及乳汁的蛋白质总量、乳糖蛋白含量；随访 3 年，婴儿的生长发育不受干扰，两组婴儿的身长、头围和体质量无差异 [10-11]。(6)非避孕的健康益处：皮下埋植剂可改善痛经和（或）经血过多。研究显示，使用依托孕烯皮下埋植剂 3 年，97% 的痛经妇女症状得到改善 [8]。在内异症伴有痛经的使用者中进行的试验结果显示，能够改善患者的疼痛评分，埋植 1 个月后患者疼痛评分的平均值从术前的 7.08 分降低至 3.72 分（$P<0.05$），3 个月时更降至 0.84 分（$P<0.01$）[12]。有助于防止盆腔感染性疾病。

表2 各种避孕方法的有效性比较 [9]

避孕方法	女性在第 1 年使用时发生意外妊娠的比例（例 /100 妇女年）		持续使用该方法超过 1 年的比例（%）
	常规使用（即使用失败）	完美使用（即方法失败）	
皮下埋植剂	0.05	0.05	84
T 形含铜宫内节育器	0.8	0.6	78
左炔诺孕酮宫内节育器	0.2	0.2	80
醋酸甲羟孕酮长效注射剂	3	0.3	56
复方口服避孕药或单纯孕激素口服避孕药	8	0.3	68

5. 皮下埋植避孕的副作用：皮下埋植剂的安全性良好，不良反应发生率较低，植入和取出手术相关的并发症罕见。

（1）出血模式的改变：皮下埋植避孕是单纯孕激素避孕方法，出血模式改变是此类型避孕方法使用中常见的现象，也是导致停用的常见原因。植入后 5 年，国产左炔诺孕酮Ⅰ型和Ⅱ型皮下埋植剂，由于出血模式改变导致的累积停用率分别为 17.0/100 妇女和 15.3/100 妇女[13]。依托孕烯皮下埋植剂由于出血模式改变而导致的累积停用率是 11/100 妇女[14]。主要表现为出血频率和规律性的变化，如月经频发、月经稀发和闭经；出血量的变化，如经量过多或过少；出血时间的变化，如出血时间延长、经间点滴出血。

（2）激素相关副作用：常见的副作用包括头痛、体质量增加、情绪改变、痤疮等。

①头痛：如为轻度头痛可观察或对症处理。如头痛持续较长时间、加重或反复发作严重头痛，应取出皮下埋植剂，并行进一步的全面检查，包括神经科检查以除外其他疾病[15]。研究显示，女性采用皮下埋植剂避孕后头痛的发生率为 1%～4%[16]。

②体质量增加：在不同的研究报告中，有 4%～9% 的使用者在接受皮下埋植剂植入后出现体质量增加，但没有证据支持皮下埋植剂与体质量改变之间的因果关系[16]。

③情绪改变：抑郁可能与左炔诺孕酮有关，如接受皮下埋植剂后症状加重，则应取出，改用其他非激素类避孕方法[15]。

④痤疮：植入后，患者的痤疮或改善或加重，3%～13% 的女性在植入后痤疮加重，约 13% 痤疮症状改善[16]。依托孕烯皮下埋植剂使用者的痤疮发生率更低。

⑤卵泡增大（功能性卵巢囊肿）：一般可有 5～7cm 直径大小，多数是在盆腔超声检查时发现，部分妇女可有不适感。

二、皮下埋植避孕咨询指导

（一）植入前咨询

研究表明，对皮下埋植避孕方法的知晓程度影响植入后的续用率[17]。专业技术人员应以实事求是的态度，采用面对面的方式详细咨询。除介绍此项避孕方法使用效果的优势外，还需要解释可能出现的出血模式改变和其他不良反应，使服务对象对该避孕方法有全面、充分的了解，做到知情选择。充分的咨询可以提高妇女对不良反应的耐受性，提高续用率。

1. 帮助服务对象选择皮下埋植避孕方法。告知服务对象：绝大多数育龄期妇女均可使用皮下埋植避孕方法，特别是需要一段时间和长期避孕的妇女；生殖器官畸形、子宫肌瘤等导致宫腔变形者；不宜放置宫内节育器者或伴有宫内节育器反复脱落或带器妊娠史的妇女；应用雌激素类药物有禁忌的妇女；感染性流产后即时避孕；现患性传播疾病的妇女；哺乳期妇女（产后 6 周即可开始使用）。

2. 排除禁忌情况。使用筛查表 [18]（见表 3）对服务对象提出下述问题进行初筛。如果服务对象对所有问题的回答均为"否"，只要服务对象接受，即可开始使用皮下埋植避孕方法；如果对某个问题回答为"是"，遵循下列的处理。

表 3   皮下埋植剂植入手术前的筛查表[18]

问题	回答	处理
● 您现在是否在产后 6 周内且进行母乳喂养？	是	分娩后满 6 周即可植入皮下埋植剂
● 您有严重的肝硬化、肝脏炎症或肝脏肿瘤吗？	是	不建议选择激素避孕方法，建议选择不含激素的避孕方式
● 您的腿部或肺部曾出现过血栓引起的疼痛？	是	不建议选择激素避孕方法，建议选择不含激素的避孕方式
● 您现在或曾经患有乳腺癌吗？	是	不建议选择激素避孕方法，建议选择不含激素的避孕方式
● 您是否正在服用治疗癫痫的药物？您是否正在服用利福平治疗肺结核或其他疾病？	是	不建议选择激素避孕方法，建议选择不含激素的避孕方式
● 您是否有不正常的阴道出血问题？	是	提示有妊娠或疾病状态时，皮下埋植避孕方法可使疾病诊断或治疗变得困难，建议在明确诊断、接受治疗并排除妊娠后，再评估能否进行皮下埋植避孕

3. 告知基本信息，包括：(1)皮下埋植避孕方法的优势（见前一、4. 所述）；(2)出血模式改变：是皮下埋植避孕方法的常见现象，但对健康不造成损害（见前一、5. 所述）；(3)激素相

关的副作用(见前一、5.所述)。

经过咨询和服务对象的知情选择,可根据说明书推荐的时间对服务对象实施皮下埋植剂植入手术。

(二)植入后指导

告知服务对象下述信息:

1. 术后需保持植入部位的清洁和干燥。手术2d后可去掉绷带和覆盖的纱布,5d后去掉局部粘贴的创可贴。植入部位可能出现青紫或轻度胀痛,无需治疗即可逐渐消失,但自觉症状加重时须及时就诊。

2. 避孕期限及随访:发放随访卡,相关信息包括:皮下埋植剂类型、避孕有效期限、植入时间和下次随访的时间。随访:时间为植入后1周、1年,以后每年随访,并解释定期随访的必要性和内容。

3. 期外随访:在健康方面有任何明显的改变时,立即复诊。(1)术后局部明显肿胀、淤血、感染或埋植物脱出;(2)持续性多量阴道流血;(3)体质量大幅度增加;(4)可疑意外妊娠;(5)下腹剧烈疼痛或可疑异位妊娠;(6)严重头痛、黄疸、乳房肿块、高血压或视觉障碍等特殊症状。所使用的皮下埋植避孕方法很有可能不是导致上述情况的原因,但应告知接诊的医师正在使用的避孕方法。服务对象如有不良反应的主诉,可倾听其的顾虑,提出建议,进行适当处理。如服务对象或问题不能克服,可以帮助服务对象选择更换其他避孕方法。

4. 发放月经卡,记录出血模式。

(三)皮下埋植剂取出前咨询

1. 到期取出:需告知皮下埋植剂取出后生育能力可立即恢复,如需要继续避孕者,可进行皮下埋植剂的更换,或选择其他避孕措施。

2. 未到期取出:(1)准备生育者,适时取出。(2)由于无法耐受不良反应等因症要求取出者,需要与其讨论取出的必要性,需要继续避孕者,取出同时应选择其他避孕措施。(3)由于其他任何个人或医学原因而终止使用,包括意外妊娠、已绝经等不需要避孕者,应当取出。

三、皮下埋植避孕方法出血模式改变及管理

(一)出血模式改变

月经模式的改变是单纯孕激素避孕方法存在的共性问题,

单纯孕激素会引起子宫内膜微血管和白细胞增加,导致血管
变脆、组织崩解、突破性出血;由于缺乏雌激素对子宫内膜的
增殖作用,月经模式改变的发生率较高。为便于简明、规范
地描述出血模式改变的表现,本文采用 2011 年国际妇产科联
盟(FIGO)的建议[19]。月经模式改变是终止使用皮下埋植剂
的主要原因,占总终止率的 70%[14]。植入前、后对服务对象
进行充分、有效的咨询能提高续用率。埋植最初 3 个月内出
血模式的改变情况一般可提示以后出血模式的改变情况;在
埋植最初 3 个月出现令人不满意的出血模式的使用者中,至
少有 50% 在持续使用后得到改善[20]。以下按月经的特征进
行介绍。

1. 周期频率:正常月经的频率是 24~38d,月经的频率
短于 24d 称为月经频发,超过 38d 称为月经稀发。使用皮下
埋植剂后常见的是月经频发,使用者在第 1 年的发生率约为
6.5%[20]。

2. 周期规律性:月经周期不规律,在使用皮下埋植剂后
较常见的是点滴出血或不规律出血。点滴出血是指月经期
外不规则的少量出血。不规律出血是指来自子宫体的、至少
持续连续 6 个月无法预料的、出血时间延长、出血量异常或
月经间隔异常[21]。1 项对于 417 例使用者观察 3 年的研究发
现,使用者第 1 年、第 2 年和第 3 年出现点滴出血的比例分别
为 4.9%、5.3% 和 3.7%[14]。

3. 出血持续时间:正常月经持续 4~8d。月经出血持续
时间超过 8d 称为月经期延长,短于 4.5d 称为月经期过短。
使用皮下埋植剂后常见的是月经期延长,使用者在第 1 年的
发生率约为 17.5%。

4. 月经量:综合来源于不同种族、地域人群的研究结果,
经测量月经总量超过 80ml 称为月经过多,少于 5ml 称为月经
减少[19]。使用皮下埋植剂后月经量的改变是常见的变化;常
见的是月经减少,或者可有闭经,月经量过多者较少。这是
由于使用皮下埋植剂后,低剂量孕激素持续、稳定地局部释
放,进入外周血液循环后,长期、持续作用于子宫内膜,使内
膜萎缩,月经量减少或闭经。正常月经建立后月经停止 6 个
月或者月经稀发的使用者月经停止 3 个周期以上称为继发性
闭经[22]。因闭经导致的 5 年终止率为 1.6/100 妇女年[15]。到

目前为止,闭经在我国无论对于服务提供者还是服务对象来说都是敏感且不易接受的问题。皮下埋植避孕方法闭经的发生率较高,使服务提供者不能回避和忽视这一问题,而应主动向服务对象提供咨询服务。

植入皮下埋植剂后月经模式的改变虽然很常见,但无伤害,不会导致血红蛋白含量的下降。有效咨询能提高服务对象对出血模式改变的耐受性,为稳妥起见,医护人员对于服务对象应全面了解情况,进行必要的检查,以除外并发的病理情况。

（二）处理

1. 原则

（1）排除妊娠或异位妊娠:在发生月经延迟时,应检测血(或尿)β-hCG,以排除妊娠。月经模式改变时应排除引起出血的其他原因:排除异常子宫出血[按照 FIGO 息肉、子宫腺肌病、平滑肌瘤、恶性肿瘤及增生 - 凝血功能障碍、排卵功能障碍、子宫内膜性、医源性及尚未分类(polyp, adenomyosis, leiomyoma, malignancy and hyperplasia, coagulopathy, ovulatory dysfunction, endometrial, iatrogenic, and not yet classified, PALM-COEIN)分类系统][21]和生殖道肿瘤等导致的异常出血。

（2）咨询为主:告知服务对象皮下埋植剂引起的月经模式改变是单纯孕激素使用后的正常现象,不会影响健康;且随着埋植时间的延长,出血情况可能会改善。

①闭经、月经量减少、经期过短的咨询:消除服务对象的心理负担,明确皮下埋植剂后引起的月经量减少或闭经不等于进入绝经过渡期或是绝经,不仅对身体无害,而且对预防月经过多导致的贫血、改善女性的生命质量和社会活动均有益处。经血也没有蓄积在体内。更不会丧失生育能力。必要时检测女性的雌激素水平,如在正常范围内,且无潮热、多汗、阴道干涩症状,进一步佐证为药源性闭经,不会影响身体健康。

②点滴出血、经期延长、月经频发的咨询:向服务对象说明由于这种出血很少并不会导致贫血,不会对健康产生影响,无需特殊治疗。通常在使用 1 年后减少和消失。

（3）药物治疗:如点滴出血、经期延长、月经频发或出血过多持续时间长,症状明显,且给生活带来不便,使用者迫切要求,可采取相应的治疗手段[23]。药物治疗一般从妇女出血连续超过 8d 时开始。但由于目前对单纯孕激素避孕制剂的出血模式改变产生的机制尚不十分清楚,所以,无有效的治疗方法,且不能保证停药后无复发;个体的出血模式也难以预测。可尝试下列治疗方案[证据级别采用美国预防医学工作组(U.S. Preventive Services Task Force,USPSTF)循证医学分级]。

①补充雌激素,修复子宫内膜。可选用复方口服避孕药(combined oral contraceptives)或单一雌激素(炔雌醇、17β 雌二醇、戊酸雌二醇)进行短期治疗。加用复方口服避孕药或雌激素可能会增加相关风险;不良反应增加,如恶心、呕吐、乳房胀痛、血栓风险等。也可能影响选择不含雌激素的皮下埋植避孕方法的初衷。

具体用法:复方口服避孕药:连续使用 21d,随后停药7d;使用 3 个月;91% 的妇女在 3d 内出血停止[24](证据级别Ⅰ)。炔雌醇:50μg,每日 1 次,连续使用 5~20d;67% 的妇女在 3d 内出血停止[24](证据级别Ⅰ)。17β 雌二醇、戊酸雌二醇:1~2mg,每日 1 次(证据级别Ⅲ)。

②前列腺素合成酶抑制剂:可对各种前列腺素之间进行平衡调节,收缩血管,发挥止血作用。布洛芬:800mg,每日2 次,使用 5d,可减少出血、点滴出血天数及最长出血时间($P<0.05$)[25](证据级别Ⅱ-1)。

③止血药:如氨甲环酸或中药。氨甲环酸可通过抗纤溶、增强血小板功能、降低血管脆性、阻断凝血因子降解达到局部止血效果;中药如宫血宁具有缩短出血和凝血时间及增加血小板凝集,抑制巨噬细胞和白细胞移动,增强子宫内膜抗炎的作用[26]。

具体用法:氨甲环酸:0.5g,每日 2 次,连续服用 5d,用药后1 周明显有效(有效率为 64.7%,安慰剂组为 35.3%,$P=0.012$;证据级别Ⅰ)。宫血宁:2 粒,每日 3 次,连续 9d;总有效率75.2%,高于安慰剂组[27](证据级别Ⅰ)。

2. 处理流程:经咨询,如服务对象仍无法接受出血模式的改变,坚持取出,需告知服务对象:因皮下埋植剂取出后生育能力立即恢复,如服务对象无生育意愿,取出皮下埋植剂后需要立即采取其他避孕方法。出血管理、处理流程见图 1。

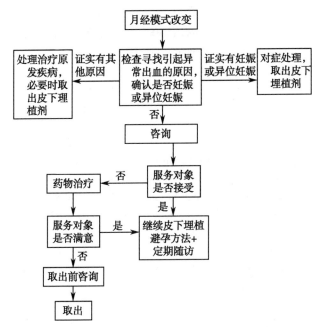

图 1　采取皮下埋植避孕方法妇女的出血管理、处理流程图

　　出血模式的改变是所有单纯孕激素避孕方法使用后的正常现象，不影响健康，也不影响今后的生育情况。出血模式改变是停用皮下埋植剂的主要原因，完善而细致的咨询工作和服务对象的知情选择，寻求有效的治疗措施是提高皮下埋植避孕方法可接受度和续用率的关键[28]。

参 考 文 献

[1] 顾素娟. 计划生育实用技术丛书：皮下埋植避孕. 北京：中国人口出版社，1995：20-27.

[2] 韩学军. 皮下埋植避孕技术进展. 中国实用妇科与产科杂志，2001，17：518-521.

[3] Kloosterboer HJ，Vonk-Noordegraaf CA，Turpijn EW. Selectivity in progesterone and androgen receptor binding of progestagens used in oral contraceptives. Contraception，1988，38：325-332.

[4] Sivin I, Lähteenmäki P, Mishell DR Jr, et al. First week drug concentrations in women with levonorgestrel rod or Norplant capsule implants. Contraception, 1997, 56: 317-321.

[5] Huber J, Wenzl R. Pharmacokinetics of Implanon. An integrated analysis. Contraception, 1998, 58 (6 Suppl): 85S-90S.

[6] 杜明昆, 郑怀美, 郑树衡, 等. 国产18甲基炔诺酮皮下埋植剂的临床研究. 中国计划生育学杂志, 1995, 3: 21-25.

[7] Brache V, Alvarez F, Faundes A, et al. Effect of preovulatory insertion of Norplant implants over luteinizing secretion and follicular development. Fertil Steril, 1996, 65: 1110-1114.

[8] Mäkäräinen L, van Beek A, Tuomivaara L, et al. Ovarian function during the use of a single contraceptive implant: Implanon compared with Norplant. Fertil Steril, 1998, 69: 714-721.

[9] Department of Reproductive Health and Research, WHO. WHO 避孕方法选用的医学标准. 国家人口计生委科学技术研究所, 译. 4版. 北京: 中国人口出版社, 2011: 100-112.

[10] Taneepanichskul S, Reinprayoon D, Thaithumyanon P, et al. Effects of the etonogestrel-releasing implant Implanon and a nonmedicated intrauterine device on the growth of breast-fed infants. Contraception, 2006, 73: 368-371.

[11] Reinprayoon D, Taneepanichskul S, Bunyavejchevin S, et al. Effects of the etonogestrel-releasing contraceptive implant Implanon on parameters of breastfeeding compared to those of an intrauterine device. Contraception, 2000, 62: 239-246.

[12] Ponpuckdee J, Taneepanichskul S. The Effects of Implanon in the symptomatic treatment of endometriosis. J Med Assoc Thai, 2005, 88 Suppl 2: S7-10.

[13] 曾庆枝, 周维谨, 车焱, 等. 国产皮下埋植剂因月经异常停用的影响因素分析. 中国计划生育学杂志, 2005, 13: 739-742.

[14] Blumenthal PD, Gemzell-Danielsson K, Marintcheva-Petrova M. Tolerability and clinical safety of Implanon. Eur J Contracept Reprod Health Care, 2008, 13 Suppl 1: 29-36.

[15] 曹泽毅. 中华妇产科学. 2版. 北京: 人民卫生出版社, 2004: 2724.

[16] National Collaborating Centre for Women's and Children's

Health. Long-acting reversible contraception: the effective and appropriate use of long-acting reversible contraception. NICE Clinical Guidelines, No.30. London: RCOG Press, 2005: 100-112.

[17] 麦小珊. 心理因素对皮下埋植避孕续用率的影响分析. 实用医学杂志, 2008, 24: 201-202.

[18] WHO. 世界卫生组织计划生育服务提供者手册. 国家人口计生委科技司, 译. 北京: 中国人口出版社, 2009: 22-27.

[19] Fraser IS, Critchley HO, Broder M, et al. The FIGO recommendations on terminologies and definitions for normal and abnormal uterine bleeding. Semin Reprod Med, 2011, 29: 383-390.

[20] Mansour D, Korver T, Marintcheva-Petrova M, et al. The effects of Implanon on menstrual bleeding patterns. Eur J Contracept Reprod Health Care, 2008, 13 Suppl 1: 13-28.

[21] Munro MG, Critchley HO, Broder MS, et al. FIGO classification system (PALM-COEIN) for causes of abnormal uterine bleeding in nongravid women of reproductive age. Int J Gynaecol Obstet, 2011, 113: 3-13.

[22] 中华医学会妇产科分会内分泌学组. 闭经诊断与治疗指南 (试行). 中华妇产科杂志, 2011, 46: 712-716.

[23] Guazzelli CA, de Queiroz FT, Barbieri M, et al. Etonogestrel implant in postpartum adolescents: bleeding pattern, efficacy and discontinuation rate. Contraception, 2010, 82: 256-259.

[24] Alvarez-Sanchez F, Brache V, Thevenin F, et al. Hormonal treatment for bleeding irregularities in Norplant users. Am J Obstet Gynecol, 1996, 174: 919-922.

[25] Díaz S, Croxatto HB, Pavez M, et al. Clinical assessment of treatments for prolonged bleeding in users of Norplant implants. Contraception, 1990, 42: 97-109.

[26] Cheng L, Zhu H, Wang A, et al. Once a month administration of mifepristone improves bleeding patterns in women using subdermal contraceptive implants releasing levonorgestrel. Hum Reprod, 2000, 15: 1969-1972.

[27] 程玉梅, 韩丽晖, 张亦心, 等. 宫血宁胶囊治疗使用长效皮

下埋植避孕剂后阴道流血的临床研究. 实用妇产科杂志，2009，25：418-420.

[28] Flores JB，Balderas ML，Bonilla MC，et al. Clinical experience and acceptability of the etonogestrel subdermal contraceptive implant. Int J Gynaecol Obstet，2005，90：228-233.

（通信作者：李　坚）

《皮下埋植避孕方法临床应用专家共识》编写组专家成员：李坚（首都医科大学附属北京妇产医院）、田秦杰（北京协和医院）、顾向应（天津医科大学总医院）、常青（西南医院）、洪顺家（中山大学孙逸仙纪念医院）、黄丽丽（浙江大学医学院附属妇产科医院）、黄紫蓉（复旦大学附属妇产科医院）、柯珮琪（中山大学附属第一医院）、李家福（武汉大学中南医院）、梁惠芳（陕西省妇幼保健院）、刘晓嫒（中国福利会国际和平妇幼保健院）、刘欣燕（北京协和医院）、马文侠（河南省人口和计划生育科学技术研究院）、王海云（上海市第一妇婴保健院）、吴尚纯（国家人口计生委科学技术研究所）、谢梅青（中山大学孙逸仙纪念医院）、谢蜀祥（四川大学华西第二医院）、杨清（中国医科大学附属盛京医院）、张朝红（广东省佛山市顺德区人口和计划生育服务中心）、郑峥（深圳市妇幼保健院）；《皮下埋植避孕方法临床应用专家共识》执笔专家：李坚、田秦杰、顾向应

（本文刊载于《中华妇产科杂志》2013年第48卷第6期第476-480页）

复方口服避孕药临床应用中国专家共识

复方口服避孕药临床应用中国专家共识专家组

复方口服避孕药（combined oral contraceptives，COC）是目前全球范围广泛使用的高效避孕方法之一，是含有低剂量雌激素和孕激素（与女性体内天然的雌激素和孕激素相似）的复合甾体激素制剂。其应用始于 20 世纪 60 年代初，主要通过抑制排卵，发挥避孕作用。炔雌醇的含量≤35μg 的 COC 是 WHO 推荐使用的低剂量 COC。目前，大量的基础和临床研究证实，COC 除了避孕效果显著外，健康获益也远远大于其可能存在的风险。

目前，COC 在我国育龄期妇女的使用率非常低[1]。出于对激素类药物的恐惧心理，对 COC 的了解不足或存在偏见，是我国 COC 使用率甚低的主要原因之一。另一方面，临床医师对 COC 的获益和风险认知不足，对如何应用 COC 存在一些顾虑和误区。为了向大众介绍 COC 在避孕上的显著效果及对一些疾病的的明显疗效，也为了消除顾虑，服务于大众的健康和医务工作者的临床需要，中国妇产科及计划生育专家在 COC 应用的通用准则和方法的基础上，借鉴国内临床用药经验及 WHO 和国外的相关指南，参考近年来发表的相关临床和基础研究的结果，结合国内临床实际情况，经过专家们共同努力形成了《复方口服避孕药临床应用中国专家共识》（以下简称《COC 共识》）。《COC 共识》的制定工作经历了临床调查研究、成立专家组、文献查阅、综合分析、撰写草案、多学科专家咨询研讨、专家审议修改等多步骤的工作。

应用 COC 的主要目标是控制生育、避免非意愿妊娠，并在避孕同时获得额外的受益。应用 COC 应根据患者的不同情况，给予个体化处理，在高效避孕的同时，最大程度防止或减轻心血管疾病等不良反应。由于使用 COC 的妇女个体及临床情况十分复杂，而且，目前在 COC 应用方面还存在许多尚待解决的问题，因此，在今后的工作中还需要通过深入研究及临床实践，进一步完善 COC 应用的专家共识。

COC 的避孕应用

一、COC 的现状

要点：COC 上市 50 余年并不断发展，主要体现在 3 个方面：降低雌激素含量，以减少不良反应；开发不同类型、高活性的孕激素；改变给药方案。

从 1960 年"避孕药之父"美国科学家 Pincus 与美籍华人张觉明共同研制的第 1 个 COC——Enovid 被美国食品药品管理局（FDA）批准在美国上市，至今 COC 已有 50 余年历史。COC 不断发展，体现在以下 3 个方面：（1）雌激素剂量由 Enovid 中的 150μg 减少到 30~35μg，甚至 20μg。（2）发现和应用更具有天然孕激素特性、不同类型的孕激素：第 1 代孕激素伴有较强的雄激素作用，现已少用；第 2 代，避孕效能更高；第 3 代，与第 2 代相比，其抑制排卵的作用更强，且几乎无雄激素作用。新型孕激素有类似于天然孕酮的生理活性，并具有抗雄激素的作用，有些还具有抗盐皮质激素的作用，见表 1。

表 1　不同孕激素在治疗剂量下的药理学特性

孕激素	孕激素活性	雌激素活性	糖皮质激素活性	雄激素活性	抗雄激素活性	抗盐皮质激素活性
天然孕酮	+	−	−	−	±	+
屈螺酮	+	−	−	−	+	+
炔诺酮（第 1 代）	+	−	−	±	−	−
左炔诺孕酮（第 2 代）	+	−	−	±	−	−
孕二烯酮（第 3 代）	+	−	−	±	−	±
诺孕酯（第 3 代）	+	−	−	±	−	−
去氧孕烯（第 3 代）	+	−	−	±	−	−
地诺孕素	+	−	−	−	+	−
醋酸环丙孕酮	+	−	±	−	+	−

注：+ 有活性；− 无活性；± 治疗剂量下活性可忽略

（3）不断改进COC给药方案，从最初模仿自然的28d月经周期，到现代COC（由于组分中孕激素更新、更高效，也称为现代COC）的21d活性激素摄入期、之后为7d的无激素间期（HFI），通过人为降低雌激素和孕激素的血液浓度来诱导每月的撤退性出血。近年来研发出HFI更短的COC（如24/4方案：24d活性激素与4d HFI）能更好地抑制排卵并减少激素水平的波动，从而有可能降低激素撤退相关症状的发生率和严重程度[2-3]。

二、COC的避孕应用

要点：（1）COC通过抑制排卵、改变子宫颈黏液性状、改变子宫内膜形态及功能、改变输卵管功能等多环节共同作用达到控制生育的目的。（2）COC具有高效、简便、可逆等优势。正确使用，COC的避孕有效率可达99%以上。（3）COC适用于健康育龄期妇女的常规避孕，但在使用时需排除COC禁忌证及风险因素。

研究表明，避孕药物的使用可以有效避免孕产妇死亡，如果避孕需求被满足，每年将使孕产妇死亡率降低29%[4]。COC具有高效、简便、可逆等优势。通过抑制排卵、改变子宫颈黏液性状、改变子宫内膜形态及功能、改变输卵管功能等多环节共同作用达到控制生育的目的。大多数COC的给药方案于月经周期的第1~5天开始服用，每天1片；停药4~7d，停药期间有少量阴道流血即撤退性出血。常规、正确使用，COC的避孕有效率可达99%以上。WHO关于COC避孕效果的研究发现，导致COC避孕失败的主要原因是服药不规律和漏服。当1个周期中漏服3片甚至更多药片时，其妊娠的可能性最大。另外，如果同时正在使用影响肝酶代谢的药物，也会对COC的避孕效果产生干扰[5-6]。

倾向于使用COC的妇女认为，这种避孕方法能够由自己控制，并可以随时停用，无需计划生育服务提供者的更多的帮助，不影响性生活。目前，COC除了在临床上被广泛用作避孕、预防非意愿妊娠外，其在使用的同时所带来的健康获益越来越多地被大众所认知，而其已知的健康风险罕见，对大多数育龄期健康妇女都安全和适用[6]。

COC的使用禁忌证见表2、慎用情况见表3。COC的药物相互作用：（1）抗逆转录病毒治疗药物：利托那韦等蛋白酶抑制剂；(2)抗惊厥药物：苯妥英钠、卡马西平、巴比妥、扑米酮、托吡酯、奥卡西平、拉莫三嗪；(3)抗微生物治疗药物：利福平、利福布汀。

表2　COC 的使用禁忌证

类别	描述
个人情况和生育史	母乳喂养产妇：产后 <6 周
	产后未哺乳且合并其他 VTE 风险因素的妇女：产后 <21d（WHO 3 级或 4 级）
	吸烟：年龄≥35 岁且每天≥15 根烟
心血管疾病	冠状动脉疾病多风险因素，如：老龄、吸烟、糖尿病、高血压（WHO 3 级或 4 级）
	高血压：收缩压 >160mmHg 或舒张压 >100mmHg 或伴血管疾病
	DVT 或 PE：DVT 或 PE 病史，急性 DVT 或 PE，DVT 或 PE 并已经抗凝治疗，长期制动的大手术
	已知与血栓形成相关的突变，如：凝血因子V Leiden 突变，凝血酶原突变，蛋白 S、蛋白 C、抗凝血酶缺陷
	缺血性心脏病病史或目前正在患病
	中风（脑血管意外病史）
	复杂性瓣膜性心脏病：肺动脉高压，房颤风险，亚急性细菌性心内膜炎病史
风湿性疾病	抗磷脂抗体阳性或原因不明的 SLE
神经系统情况	持续的无先兆偏头痛，且年龄≥35 岁
	有先兆的偏头痛
生殖系统炎症和疾病	目前患乳腺癌
内分泌情况	糖尿病合并肾、视网膜或神经病变（WHO 3 级或 4 级）
	糖尿病合并其他血管病变（WHO 3 级或 4 级）
	糖尿病病史 >20 年（WHO 3 级或 4 级）
胃肠道情况	初发的病毒性肝炎急性期或发作期
	重度肝硬化（失代偿性）
	肝细胞性腺瘤或肝细胞癌

注：1mmHg＝0.133kPa；COC：复方口服避孕药；VTE：静脉血栓栓塞；DVT：深静脉血栓形成；PE：肺栓塞；SLE：系统性红斑狼疮

表3　COC 的慎用情况

类别	描述
个人情况和 生育史	母乳喂养产妇：产后≥6 周且<6 个月
	产后未哺乳且未合并其他 VTE 风险因素的妇女： 产后<21d
	产后未哺乳且合并其他 VTE 风险因素的妇女： 产后≥21d 且≤42d（WHO 2 级或 3 级）
	吸烟：年龄≥35 岁且每天<15 根烟
心血管疾病	高血压病史且不能评估血压（包括妊娠期高血压）
	充分控制的高血压且血压可被评估
	血压 140～159/90～99mmHg
	已确诊的高脂血症（WHO 3 级或 2 级）
神经系统 情况	持续的无先兆偏头痛，且年龄<35 岁
	初发的无先兆偏头痛，且年龄≥35 岁
生殖系统感 染和疾病	乳腺癌病史：近 5 年未发病
胃肠道情况	有症状且正在治疗的胆囊疾病
	正在发病的有症状的胆囊疾病
	使用 COC 后相关的胆囊炎病史

注：1mmHg＝0.133kPa；COC：复方口服避孕药；VTE：静脉血栓栓塞；DVT：深静脉血栓形成；PE：肺栓塞；SLE：系统性红斑狼疮

COC 的不良反应：（1）类早孕反应：少数妇女常在服药第1～2 周期发生，如轻度的恶心、食欲不振、头晕、乏力、嗜睡、呕吐等，继续服药后即可自行改善。（2）阴道流血：一般发生在服药初期，表现为点滴出血或月经样突破性出血。较常见的原因一部分与服药初期一些妇女体内激素水平波动有关，另外常见的原因为漏服、不定时服用、服药方法错误或药品质量受损等。可在医师检查指导下处理。（3）月经量减少或停经：这是因为 COC 会抑制子宫内膜增殖，导致月经量减少或停经。出现月经量减少一般不需要处理，因为不影响健康，停药后自行恢复正常。对停经的妇女，需排除妊娠的可能。若使用者确实不能接受月经量减少或停经，根据具体情况可停用或更换其他避孕方法。（4）乳房胀痛：一般不需处理，随服药时间延长，症状可自行消失。（5）体质量增加：少数妇女服药后发生水钠潴留，表现为体质量轻度增加。不影响健康,若体质量增加明显可以停药观察。(6)皮肤褐斑:少数妇女服药后出现皮肤褐斑,日晒后加重。不影响健康。停药后多能自行减弱。(7)极少数使用者可出现精神抑郁、头晕、乏力、性欲减退、皮疹、皮肤瘙痒等。

COC 漏服时的补救措施:服用 COC 过程中如出现漏服现象,需立即补救以免出现避孕失败。漏服 1 片且未超时12h,除须按常规服药 1 片外,应立即再补服 1 片,以后继续每天按时服用,无需采用其他避孕措施。如漏服超过 12h 或漏服 2 片及以上时,原则为立即补服 1 片,若剩余药片为 7 片及以上时,可继续常规服药,同时,需要避孕套等屏障避孕法最少 7d,或采用紧急避孕方法,防止非意愿妊娠;若剩余药片不足 7 片,可在常规服用完本周期药片后立即服用下个周期的药片。如在月经来潮第 2～5 天后开始服药,服药最初 7d内最好加用其他避孕措施。若漏服无活性药片,无论几片,丢弃未服用的无活性药片,照常继续服药。

COC 的长期使用安全性

一、COC 与生育的关系

要点:(1)COC 对生育的影响是可逆的,停药后即可恢复。(2)COC 本身无致畸作用,不增加胎儿先天性畸形的风险,对染色体无影响。(3)COC 对生育力有保护作用。

若坚持正确使用 COC,使用 COC 期间可避免妊娠,停用后即可恢复生理周期和生育力,停药第 1 个月经周期就可以恢复排卵,恢复生育功能[7]。而且,对停用 COC 后的妊娠无影响。使用 COC 期间妊娠或妊娠期间误服了 COC,并不增加胎儿先天性畸形的风险,不会导致新生儿致畸[8-10]。而且,停药后即可妊娠,无需等待 3～6 个月。

另外,COC 对生育力有保护作用。首先,COC 具有可靠的避孕效果,可减少非意愿妊娠(宫内或异位妊娠),从而减少了因流产导致的各种并发症及对生育的影响。其次,COC还能调节月经,使妇女免于因月经失调所致的疾病。第三,COC 还能减少盆腔感染的发生,从而对输卵管的功能起到保护作用。COC 使用者异位妊娠的发生风险可减少 90%[11]。

二、COC 与心血管疾病的关系

要点:COC 使用与静脉血栓栓塞(venous thrombo

embolism，VTE）、脑卒中和心肌梗死等心血管疾病风险增加相关，这一直是 COC 安全性的重要关注点。

当前的观点如下：

1. COC 使用与 VTE：VTE 发生风险与多种因素有关，包括高龄、肥胖、妊娠或产后、凝血因子基因突变、VTE 家族和个人史、使用雌激素和孕激素、制动、手术或意外、长途飞行等[12]。COC 中雌激素的剂量与 VTE 发生风险有关，降低 COC 中的雌激素（炔雌醇）含量，能明显降低 VTE 的发生风险。WHO、FDA 和国际计划生育联合会（IPPF）建议使用低剂量 COC，即 COC 中炔雌醇含量≤35μg[5]。但使用低剂量 COC 发生 VTE 的风险并没有降至 0。VTE 是低剂量 COC 的一种罕见不良事件，VTE 发生风险显著低于妊娠和产后[13]。未妊娠、非 COC 使用者的 VTE 发生率为 5/10 000 妇女年，COC 使用者为 9/10 000 妇女年，而妊娠妇女为 29/10 000 妇女年。

使用 COC 的初期（第 1 年）VTE 发生风险最高；使用时间越长，风险越低。若使用间断 4 周以上，则再次使用的初期风险也会增加[13-14]。

凝血因子 V Leiden 突变是目前已明确的与 VTE 相关的遗传缺陷。研究显示，该突变在高加索人群发生率为 5.27%，比亚裔（0.45%）高出 10 余倍，故亚洲人群发生 VTE 的风险远低于高加索人群[15]。

因此，识别危险因素（如年龄、个人史、家族史、肥胖等）是降低使用 COC 妇女 VTE 发生风险的关键。

2. COC 使用与动脉血栓栓塞：动脉血栓栓塞（ATE；包括脑卒中和心肌梗死）发生风险与多种因素有关，主要包括高龄、吸烟、高血压、肥胖、糖尿病、脂代谢异常等。COC 使用者中所有类型的动脉事件总发生率非常低（1/10 000 妇女年～3/10 000 妇女年）。识别危险因素是降低使用 COC 妇女 ATE 发生风险的关键[16]。

3. 关于含不同孕激素 COC 与心血管疾病发生风险的争议：这一争议始于 20 世纪 90 年代。根据 20 多年的争论[13-14, 17-18]，总结证据，可得到目前的结论：（1）第 3 代孕激素 COC（含孕二烯酮、去氧孕烯）发生 VTE 的风险略高于第 2 代孕激素 COC（含左炔诺孕酮），而含屈螺酮的 COC 发生 VTE 的风险介于第 2 代与第 3 代孕激素 COC 之间。（2）第 2 代孕激素 COC 发生 ATE（脑卒中和急性心肌梗死）的风险高于第 3 代孕激素 COC、含屈螺酮的 COC。（3）全面评估表明，新型 COC（第 3 代孕激素 COC、含屈螺酮的 COC）利大于弊，总体获益优于第 2 代孕激素 COC。

总之，心血管疾病发生是多因素共同作用的结果。有高危因素存在时，如吸烟、肥胖、高血压、脂代谢异常、有血栓疾病史等，会增加 COC 使用者发生心血管疾病的风险。但 COC 在健康妇女中使用心血管疾病发生的绝对风险极低。临床医师在应用 COC 时应排除禁忌证，对有高危因素的妇女应根据实际情况而定，以求获益最大，风险最小。

三、COC 与恶性肿瘤的关系

要点：健康妇女使用 COC，可降低卵巢上皮性癌（卵巢癌）、子宫内膜癌和结直肠癌的发生风险；不增加或轻微增加乳腺癌的发生风险；可增加子宫颈癌的发生风险，但不是子宫颈癌的主要风险因素。

1. COC 与卵巢癌：COC 可降低卵巢癌的发生风险。首次服用的年龄越早，服用时间越长，卵巢癌的发生风险越低。这种风险降低在停用 COC 后可持续近 30 年[19-22]。

2. COC 与子宫内膜癌：COC 可显著降低子宫内膜癌的发病风险。随着持续使用 COC 时间的延长，对预防子宫内膜癌的保护作用也逐渐增加，即使停用 COC 多年后预防子宫内膜癌的保护作用仍持续存在[21-22]。

3. COC 与乳腺癌：COC 使用情况与乳腺癌的风险关系，不同研究结论不一致，大多数研究的结论认为，无论近期还是以前使用过 COC，乳腺癌的发生率均与同龄的未使用者无明显差异或仅轻微增加；长期使用 COC 的妇女中，乳腺癌的发生率也未增加或仅轻微增加；即使在那些显示使用 COC 的妇女乳腺癌发生率轻微增加的研究中，这种风险也会在停用 COC10 年内逐渐消失[21-25]。有乳腺癌家族史的妇女，使用 COC 后，其乳腺癌的发生率并未进一步增加。总之，COC 不增加或仅轻微增加乳腺癌的发生风险；对有乳腺癌家族史的妇女，根据 WHO"避孕方法选择的医学标准"，也可以合理选择使用 COC，在使用的过程中，需定期随访[5]。

4. COC 与子宫颈癌：COC 会增加子宫颈癌的发生风险，但不是子宫颈癌的主要风险因素，HPV 感染是子宫颈癌的主要风险因素。COC 仅增加了感染 HPV 的妇女发生子宫颈癌的风险，对未感染 HPV 的妇女并无影响。对曾经使用或正在使用 COC 的妇女，子宫颈癌的发生风险增加。有 HPV 感染并且使用 COC 超过 5 年的妇女，子宫颈癌发生风险增加约 3 倍。在停药后，COC 对子宫颈癌的这种不利影响降低，并在 10 年后恢复到正常人群水平。生殖器官感染 HPV 的概率与避孕方法有关。避孕套、宫内节育器、宫内缓释系统均不增加子宫颈癌的风险；而使用 COC 的妇女，往往不会再同时使用避孕套，这种屏障作用减少了，增加了 HPV 的暴露。雌、孕激素可增加某些 HPV 的基因表达，并通过病毒基因组的激素应答及受体调节刺激子宫颈细胞增殖[21-23, 26]。与其说 COC 增加了子宫颈癌的发生风险，不如说 COC 增加了使用者 HPV 暴露的机会，从而增加了子宫颈癌的发生风险。可以通过预防，将这种风险降至最低，建议使用 COC 的妇女 1 年至少进行 1 次子宫颈癌筛查，尤其是使用超过 5 年的妇女。

5. COC 与结直肠癌：使用 COC 的妇女与从未使用过 COC 的妇女相比，结直肠癌的发病风险降低 15% 左右[23, 27]。

COC 的非避孕应用

一、COC 对异常子宫出血的作用

要点：异常子宫出血（abnormal uterine bleeding，AUB）指非妊娠期源于宫腔的出血，表现在周期、量、频率及持续时间的异常，病因包括有结构性改变和无结构性改变两类。COC 对各种无结构性改变的病因导致的 AUB 有不同程度的治疗作用；另一方面，COC 在用药初期或用药方法不当时又会导致 AUB 的发生。

国际妇产科联盟（FIGO）规定的育龄期妇女正常月经的各参数正常值为：月经周期 24～38d，12 个月内月经周期长度之间的变化范围为 2～20d，经期持续 4.5～8.0d，平均失血量为 5～80ml[28]。我国确定的月经的正常值范围为：月经周期 21～35d，12 个月内月经周期长度之间的变化范围 <7d，经期持续 3～7d，平均失血量为 5～80ml[29]。凡不符合上述标准者均属 AUB。

AUB 的病因有多种，分为有结构性改变和无结构性改变的 AUB[30]，2011 年 FIGO 关于 AUB 的 PALM-COEIN 病因分类具体为：结构性改变病因：子宫内膜息肉（polyp）所致 AUB、子宫腺肌病（adenomyosis）所致 AUB、子宫肌瘤（leiomyoma）所致 AUB、子宫内膜恶变和不典型增生（malignancy and hyperplasia）所致 AUB。无结构性改变病因：凝血相关疾病（coagulopathy）所致 AUB、排卵功能障碍（ovulatory dysfunction）相关的 AUB、子宫内膜局部异常（endometrial）所致 AUB、医源性（iatrogenic）AUB、未分类（not yet classified）的 AUB。

COC 可减少月经量，周期性使用可规律月经周期，连续使用可长期抑制月经 [31]，COC 对各种无结构性改变的病因导致的 AUB 均有不同程度的治疗作用。并无证据证明不同 COC 的治疗效果有不同；周期服用 COC 和连续服用 COC 均有效，而周期服用产生规律的撤退性出血，连续服用 COC 可延长月经间的时间；连续服用 COC 比周期服用 COC 减少出血时间和量的作用更强，但突破性出血和点滴出血症状增多。COC 用于止血治疗，建议每次 1～2 片，每 8～12 小时重复 1 次，血止 3d 后逐渐减量至每天 1 片维持至本周期结束。对于出现中重度贫血的患者，可增加 COC 的服药天数以推迟月经，待贫血改善后停药发生撤退性月经。为调节月经周期，一般在止血用药撤退性出血后，周期性使用 COC 3 个周期，病情反复者可酌情延长至 6 个周期。

COC 治疗排卵功能障碍相关的 AUB 的效果，临床研究发现，与单纯雌激素或单纯孕激素药物相比，COC 的止血率更高、止血所需时间更短。但相关的随机对照临床研究较少，关于哪种治疗方法或哪种制剂更加有效，目前尚不能得出结论 [32-35]。对于青少年排卵功能障碍相关的 AUB 者推荐选择低剂量 COC（20～35µg 炔雌醇），尤其是伴有多毛症和雄激素过多症者，COC 抑制卵巢和肾上腺产生雄激素，增加性激素结合球蛋白（SHBG），进一步减少游离雄激素，改善痤疮和多毛症状，有助于恢复月经周期 [36]。

子宫内膜局部异常所致 AUB 表现为月经周期规律，但月经量过多或经间期出血。系统评价显示，COC 可使出血量减少 35%～69%，效果劣于左炔诺孕酮宫内缓释系统（后者减少 71%～95%），但优于非甾体类抗炎药（后者减少 10%～52%）[37]。

凝血相关疾病所致 AUB 表现为月经量过多，治疗应首先纠正凝血功能, 使用 COC 可减少子宫出血量[38]。

导致医源性 AUB 的因素包括使用外源性激素、宫内节育器、影响性激素水平的非性激素类药物及干扰凝血功能的药物等, 使用外源性激素类避孕制剂及宫内节育器是医源性 AUB 的主要原因[30]。需评估 COC 使用方法有无不当, 以及有无与其他药物相互作用导致药物吸收不良等, 必要时行妊娠试验以排除妊娠, 并确认出血来源于子宫。使用性激素类避孕制剂的最初 3 个月内出现 AUB 比较常见, 继续使用同样的制剂至少 3 个月后 AUB 有可能自然好转; 对于 3 个月后的持续性出血, 可换用含雌激素剂量更高的 COC[39]。宫内节育器(不含激素成分)对子宫内膜的机械性刺激导致宫腔内纤溶酶原激活物、纤溶酶活性增加, 是发生 AUB 的重要原因[40]。随机对照研究显示, COC 能够有效治疗由于放置宫内节育器而导致的 AUB[40]。

二、COC 对经前期综合征的作用

要点: 经前期综合征(premenstrualsyndrome, PMS)是指在月经前周期性发生影响妇女日常生活和工作, 涉及躯体、精神及行为的症候群, 在黄体期发生, 月经来潮后可自然消失。目前发病原因不清, 治疗以 COC 和抗抑郁药物为首选。

1. 诊断: PMS 中伴有严重情绪不稳定者为经前期情绪障碍(premenstrualdysphoricdisorder, PMDD), 发病原因与卵巢激素变化有关[41]。在人群中的发生率差异很大。PMDD 的确诊应包括至少 1 项心理或生理症状并严重影响妇女的日常生活, 为确定诊断应包括至少连续观察 3 个月经周期、症状限制在月经周期的黄体期并且周期性复发[42]。PMDD 的发病因素尚无定论, 存在多种假说, 但卵巢激素的波动是各种假说的基础, 激素波动导致黄体期的水潴留是 PMS 症状发生的重要影响因素[43]。

2. 治疗: 轻度症状可采用改变生活方式、饮食调节、补充维生素和钙剂、社会支持和认知行为治疗。上述治疗效果不佳时, 应选用药物治疗, 药物治疗包括两种治疗方案: 1 种是针对下丘脑 - 垂体 - 卵巢轴抑制性激素水平波动, 如 GnRH 类似物、雌二醇、COC; 另 1 种是针对大脑神经突触的神经递质, 如选择性 5- 羟色胺再摄取抑制剂(SSRI)[42]。

具有抗盐皮质激素和抗雄激素作用的 COC 治疗 PMS 和

PMDD, 可明显改善症状 [44-45]。屈螺酮 3mg + 炔雌醇 20μg COC 的服用模式对 PMS 治疗效果的比较研究表明, 服用 24d 含激素药片 + 4d 空白药片的用法能更好地改善 PMDD 症状 [46-47]。2006 年, FDA 公布支持屈螺酮 3mg + 炔雌醇 20μg COC 的 24d 活性药片 + 4d 空白药片 (即 24/4) 方案用于有避孕要求的 PMDD 妇女。

三、COC 对女性痤疮、多毛症的作用

（一）COC 对女性痤疮的作用

要点：(1) 雄激素水平增高或雄激素受体敏感性增加均可导致皮脂过量分泌, 是导致痤疮发生的重要原因。(2) 所有 COC 对痤疮均有潜在的治疗作用, 对于有避孕要求的女性痤疮患者是理想的选择。(3) 含有低雄激素活性孕激素的 COC, 以及含有抗雄激素作用孕激素的 COC 治疗女性痤疮效果肯定。

1. 发病机制和流行病学：痤疮的发生主要与皮脂分泌过度、毛囊皮脂腺导管异常角化堵塞、大量皮脂排出障碍致细菌感染及炎症反应等有关。其中皮脂腺分泌由雄激素主导, 雄激素水平增高或雄激素受体敏感性增加均可导致皮脂过量分泌, 是导致痤疮的重要原因。12～24 岁的青少年中, 痤疮发病率高达 85%[48]；而在 20～49 岁的妇女中, 痤疮发病率为 26.3%～50.9%[49]。

2. COC 的治疗作用：所有的 COC 对痤疮均有一定的治疗作用, 因为所有的 COC 都能抑制 LH 的分泌, 从而减少卵巢间质细胞中雄激素的合成, 减少皮脂的分泌；COC 还能减少肾上腺产生的雄激素, 但机制不明确, 可能与降低了促肾上腺皮质激素的分泌有关；COC 中的雌激素能促进肝脏合成 SHBG, SHBG 可以与睾酮结合, 从而降低血清游离睾酮 (活性雄激素) 水平；一些具有抗雄激素活性的孕激素如醋酸环丙孕酮、屈螺酮等, 可抑制毛囊皮脂腺上皮细胞 5α- 还原酶的活性, 减少睾酮向双氢睾酮转化, 从而阻断雄激素作用的下游启动；这些具有抗雄激素活性的孕激素还可竞争性与雄激素核受体结合, 拮抗雄激素的作用 [50]。COC 能抑制排卵, 减少 LH 促发的卵巢雄激素生成。所以, 对于有避孕要求的女性痤疮患者, COC 是理想的选择。

COC 中的孕激素种类较多, 包括左炔诺孕酮、屈螺酮、诺

孕酯、地诺孕素等。第 1 代孕激素（炔诺酮）和第 2 代孕激素（左炔诺孕酮）有兴奋雄激素受体的作用，削弱了治疗痤疮的作用，因此不首先推荐使用。第 3 代孕激素（去氧孕烯、孕二烯酮、诺孕酯等）仅有微弱雄激素活性，可用于治疗痤疮。环丙孕酮是 17- 羟孕酮衍生物，是抗雄激素作用最强的孕激素。醋酸环丙孕酮单独使用、含醋酸环丙孕酮的 COC 治疗痤疮的效果明显。新型孕激素（屈螺酮、地诺孕素、诺美孕酮、曲美孕酮等）与 PR 的结合更具选择性且无雄激素活性，也可以用于治疗痤疮。其中屈螺酮是螺内酯类似物，具有抗雄激素和抗盐皮质激素的作用，含屈螺酮成分的 COC 也可有效治疗痤疮。

3. 不同类型 COC 的优势对比：不同类型 COC 在治疗痤疮方面的优势对比研究有限。目前已有的研究表明，含去氧孕烯的 COC 比含左炔诺孕酮的 COC 效果明显[51]；含屈螺酮的 COC 效果好于含诺孕酯的 COC[52]；含醋酸环丙孕酮的 COC 比含去氧孕烯的 COC 效果明显[53]。研究显示，COC 使用 6 个月可明显减少前额、前胸和背部的皮脂分泌，改善痤疮症状[54-55]。不同类型 COC 在治疗痤疮方面的优劣还需要进一步研究，含有抗雄激素作用孕激素（醋酸环丙孕酮、屈螺酮）的 COC 可能会略占优势。

（二）COC 对女性多毛症的作用

要点：（1）女性多毛症最常见的病因是多囊卵巢综合征（PCOS）。（2）含有第 3 代孕激素的 COC，以及含有抗雄激素作用孕激素的 COC 是治疗多毛症的一线用药。（3）对于易栓症人群可考虑使用含有第 2 代孕激素的 COC 治疗多毛症，以降低血栓风险。

1. 发病机制：女性多毛症的定义为女性性征区域毛发增多且呈现男型分布，这些区域包括上唇、下颌、胸部、后背、上下腹、近端手臂和大腿等[56]。育龄期妇女多毛症的发生率为 5%～10%，主要与体内雄激素过多或对雄激素过度敏感有关。多毛症最常见的病因是多囊卵巢综合征（PCOS），占多毛症的 72%～82%[57-58]。在治疗多毛症时，要注意鉴别各种引起雄激素水平增高的疾病，特别要注意排除恶性肿瘤[59]。

2. 治疗：多毛症的治疗原则是纠正性激素不平衡、减缓毛发生长或使其停止、改善生命质量[60]。COC 通过增加 SHBG，抑制卵巢雄激素合成来降低血清游离睾酮水平达到治疗多毛症的目的。目前，COC已成为绝经前无妊娠要求的妇女治疗多毛症的一线药物。不同类型COC治疗多毛症的效果有所不同。含有第3代孕激素（如去氧孕烯、孕二烯酮）的COC，其孕激素成分具有低雄激素活性，能够用于治疗多毛症；含有抗雄激素活性的孕激素（如醋酸环丙孕酮、屈螺酮）的COC治疗多毛症效果肯定。另外，因为终毛的更新比较慢，通常至少需要6个月的抗雄激素药物治疗才能有疗效[61]，国外的临床指南也推荐使用COC 1～2年治疗多毛症，因为有研究显示，在长期使用COC停药后，血清雄激素水平仍能被持续抑制长达2年之久[53]。

四、COC对子宫内膜异位症、子宫腺肌病及痛经的作用

要点：（1）COC是原发性痛经和子宫内膜异位症（内异症）相关疼痛的一线治疗药物，并可以治疗子宫腺肌病相关疼痛和月经量增多，可选择周期性或连续用药。（2）COC可以预防内异症手术后疼痛和异位囊肿的复发。（3）不推荐COC用于治疗内异症合并不孕的患者。

内异症的主要症状有疼痛［痛经、慢性盆腔痛（CPP）、性交痛等］、不孕等[62]。内异症影响5%～10%的育龄期妇女[63]。目前，治疗内异症的方法主要包括手术及药物。手术治疗可以明确诊断，切除病灶，恢复盆腔解剖，从而减轻症状，有助于妊娠。药物治疗可以抑制卵巢功能，阻止内异症进展，减少内异症病灶的活性，从而控制疼痛症状，减少复发[62]。

COC治疗内异症疼痛的机制是通过抑制排卵和子宫内膜生长，从而减少月经量和前列腺素分泌，降低宫腔压力和子宫痉挛[64]。COC治疗原发性痛经和内异症相关疼痛的有效率达75%～90%或以上[65-67]。

COC在内异症和子宫腺肌病中的应用主要是以下几个方面：

1. 内异症相关疼痛症状的控制：对于轻中度痛经患者，如果无手术指征且无生育要求，可以不经手术确诊内异症而进行经验性药物治疗[64]。COC是一线治疗药物，用药方式可选择周期性或连续用药[68]。对重度痛经的内异症患者，可以先使用促性腺激素释放激素激动剂（GnRH-a）治疗3～6个月，之后可使用COC进行后续治疗[69]。COC也可用于治疗

内异症相关的慢性盆腔痛（CPP）、性交痛和排便痛。

2. 预防术后复发：子宫内膜异位囊肿或深部浸润型内异症手术后使用 COC 或 GnRH-a3～6 个月并后续使用 COC，可预防术后疼痛和内膜异位囊肿的复发[70]。如果无 COC 的使用禁忌且无生育要求，COC 可以长期使用。治疗期间应随诊内异症病情的变化。

3. 治疗子宫腺肌病相关疼痛和月经量增多：子宫腺肌病可以引起严重的痛经和月经量增多。COC 可使子宫内膜及异位内膜萎缩，使月经量减少，痛经减轻[71]。治疗原则同内异症。

周期性 COC 用法是模拟月经模式，突破性出血的机会较少，患者依从性较好。COC 连续用药可以避免月经来潮，减少激素撤退症状，效果比周期性用药好，但突破性出血的发生率较高[72]。痛经可以先周期性用药，如果无效，则可改成连续用药[68]。内异症相关的非周期性 CPP 则建议连续用药[68]。如果连续用药仍无效，则改用其他方法如二线药物治疗。

五、COC 治疗 CPP

要点：（1）CPP 原因众多，应该积极查找病因，进行源头治疗。（2）COC 是治疗 CPP 首选的经济实惠药物，连续用药效果可能优于周期性用药。（3）COC 有助于降低 CPP 发生率。

美国妇产科医师协会（ACOG）将 CPP 定义为发生在盆腔、前腹壁、腰背及臀部的非周期性疼痛，持续至少 6 个月，而且导致功能障碍和需要医疗干预[73]。CPP 的发病率为 5.7%～26.6%。CPP 的高危因素包含有多种心理共病现象，妇科疾病包括内异症、盆腔炎症性疾病（PID）、月经过多、盆腔静脉淤血综合征、盆腔粘连等，其中以内异症最常见[74]。

治疗上，应积极寻找病因，采取针对性的治疗。对内异症、子宫腺肌病和盆腔静脉淤血综合征等疾病导致的疼痛，推荐使用 COC、孕激素和 GnRH-a 治疗，通常能取得一定疗效，其中 COC 因为经济实惠可作为 CPP 的首选治疗药物。COC 能够显著改善痛经，COC 能有效治疗原发性痛经。2005 年，加拿大妇产科医师协会（SOGC）的原发性痛经指南建议将 COC 应用于原发性痛经的治疗。由于 COC 有避孕作用，对于有避孕要求的患者可作为一线治疗。若出现撤退性出血和 COC 使用相关疼痛（多出现在使用 COC 空白片期间）可以改为连续服用 COC,疗程一般为 6~12 个月。鉴于内异症相关疼痛的机制复杂,现多主张对内异症采取长期综合个体化治疗。COC 缓解内异症相关 CPP 的效果与 GnRH-a 相仿,但是潮热、阴道干涩等不良反应较少[75],而且相对价廉,因此,目前国内外推荐 COC 作为缓解内异症相关疼痛的一线治疗药物。内异症手术后常需药物来控制疼痛,可周期性使用 COC,若效果不佳,可改为连续用药,后者控制痛经复发的效果更佳[76]。经 2~3 个月的治疗后若疼痛症状仍无明显改善,则需改用 GnRH-a 治疗。

COC 还有助于降低 CPP 发生率。COC 的避孕成功率达 99% 以上,使非意愿妊娠发生率和人工流产率降低,有助于减少流产后感染和宫腔粘连,防止 PID 和异位妊娠发生,从而降低此类疾病引起的 CPP。

六、COC 对子宫肌瘤的作用

要点:(1)COC 不影响子宫肌瘤生长,子宫肌瘤患者可以规范使用 COC。(2)COC 不能缩小子宫肌瘤的体积,但可以减少月经量并控制月经周期。

子宫肌瘤多见于 30~50 岁妇女,发生发展的确切机制仍未明确。生育年龄的高发病率和绝经后发病率降低的临床特点,提示该病可能与性激素有关[77]。并无证据显示,低剂量 COC 促进肌瘤的生长[78],WHO 指出,子宫肌瘤患者无使用 COC 的限制[5]。

子宫肌瘤的治疗包括保守治疗和手术治疗,保守治疗的目的是缓解症状,目前治疗子宫肌瘤的药物包括孕激素、COC、非甾体类抗炎药、GnRH-a。在治疗子宫肌瘤的药物中,COC 的不良反应最小。COC 不能缩小子宫肌瘤的体积,但可以减少月经量并且规律月经周期。临床上应用 COC 能暂时治疗子宫肌瘤相关的出血,从而在一定程度上改善临床症状[79]。

七、COC 对 PID 的作用

COC 可以通过多种途径减少 PID 的发生、发展:

1. COC 的孕激素成分使子宫颈黏液的黏度增加并增厚,不利于细菌生长,子宫颈黏液栓的形成可以抑制细菌的上行感染途径,减少 PID 的发生。

2. COC 的规律使用可以减少月经量及 AUB 的发生率,从而减少 PID 发生的机会。

3．COC 的使用可以减少非意愿妊娠的发生和随后的终止妊娠手术，在一定程度上减少了宫腔操作，减少 PID 的发生机会。

PID 的及早诊断和有效治疗可以减少 PID 后遗症（如输卵管因素不孕、异位妊娠和 CPP 等）的发生。在 PID 的病原菌中，性传播感染（sexuallytransmittedinfection，STI）的病原体如淋病奈瑟菌、沙眼衣原体是其主要的致病原[80]。

关于 COC 与子宫内膜炎的关系，有研究认为，与未使用 COC 的妇女相比，COC 使用者在使用期间可以降低子宫内膜炎的发生率。COC 使用是炎性疾病的保护性因素，同时发现，之前使用 COC 但停用较长时间如 2～4 年后，COC 的炎性疾病保护作用会逐渐减弱。一些流行病学研究证明，与未使用避孕方法或使用屏障避孕方法的妇女相比，使用 COC 会使输卵管炎的发生风险降低 50%～80%[81]；可能的保护机制包括 COC 的孕激素成分使子宫颈黏液的黏度增加并增厚，不利于细菌生长，子宫颈黏液栓的形成可以抑制细菌的上行感染途径，另外，COC 可以减少月经量，从而减少经血逆流到输卵管的可能性。COC 对 PID 的发生提供保护作用[81]。COC 的使用可以减少非意愿妊娠的发生和随后的终止妊娠手术，在一定程度上减少了宫腔操作，减少 PID 的发生机会，同时减少输卵管妊娠和不孕不育问题的发生。

八、COC 对子宫内膜息肉的作用

要点：（1）COC 是子宫内膜息肉的保护性因素。（2）育龄期妇女，子宫内膜息肉保守治疗可以选择 COC 使用 3～6 个月。（3）育龄期妇女，宫腔镜子宫内膜息肉切除术（TCRP）后联合 COC 治疗 3～6 个月，可以减少子宫内膜息肉的复发。

子宫内膜息肉的发病率有不同的报道，为 2.7%～8.0%，随着宫腔镜技术的普及，报道的发病率也在增加。其在 35 岁后高发，在绝经后妇女中也有一定的发生率。其发病机制不明，长期持续高雌激素及炎症等刺激使局部子宫内膜过度增殖可形成息肉。有研究表明，使用 COC 与子宫内膜息肉负相关，是子宫内膜息肉的保护性因素[82]。

子宫内膜息肉保守治疗可以选择 COC 使用 3～6 个月[83]。

子宫内膜息肉手术后配合药物治疗可以减少复发。TCRP 术后使用短效 COC 不但在减少术后出血、调整月经周期等方面有一定疗效[84]，而且，可显著控制息肉复发[85]。手术后加用孕激素、COC和孕三烯酮均能明显降低子宫内膜息肉的复发率。COC和孕三烯酮的疗效优于孕激素，其中COC的接受性和依从性优于孕三烯酮[85]。建议TCRP术后联合COC治疗3~6个月以减少子宫内膜息肉的复发。

　　COC是目前全球范围内广泛应用的避孕方式之一，其具有高效、简便、可逆等优势。合理规范的应用COC可以使避孕效果达到99%以上。COC不断发展，以降低使用过程中的不良反应，增加药物的额外获益。禁止对有禁忌证的妇女使用COC，在应用COC时需注意高危因素，并结合个体情况具体处理，以将COC可能发生的不良反应降到最低，增加使用者的接受性和依从性。在避孕的同时，临床上也应用COC治疗AUB、PMS、PMDD、痤疮、多毛症、痛经、内异症、CPP、PID、子宫肌瘤、子宫内膜息肉等，而且已经经过多年发展，已使使用者获得了多方面的受益。在临床治疗时需结合患者的避孕需求，对作为一线治疗的疾病应尽早应用，对作为手术辅助用药时需考虑应用的必要性。

参 考 文 献

[1] Wang C. Trends in contraceptive use and determinants of choice in China: 1980-2010[J]. Contraception, 2012, 85(6): 570-579.

[2] Klipping C. Suppression of ovarian activity with a drospirenone-containing oral contraceptive in a 24/4 regimen[J]. Contraception, 2008, 78(1): 16-25.

[3] Christin-Maitre S, Serfaty D, Chabbert-Buffet N, et al. Comparison of a 24-day and a 21-day pill regimen for the novel combined oral contraceptive, nomegestrol acetate and 17β-estradiol (NOMAC/E2): a double-blind, randomized study[J]. Hum Reprod, 2011, 26(6): 1338-1347.

[4] Ahmed S, Li Q, Liu L, et al. Maternal deaths averted by contraceptive use: an analysis of 172 countries[J]. Lancet, 2012, 380(9837): 111-125.

[5] WHO. Medical eligibility criteria for contraceptive use. A WHO family planning cornerstone[M]. 4th ed. Geneva: WHO, 2009.

[6] WHO. Family planning: a global handbook for providers. A WHO family planning cornerstone[M]. Geneva: WHO, 2007.

[7] Cronin M, Schellschmidt I, Dinger J. Rate of pregnancy after using drospirenone and other progestin-containing oral contraceptives[J]. Obstet Gynecol, 2009, 114 (3): 616-622.

[8] Harlap S, Shiono PH, Ramcharan S, et al. Chromosomal abnormalities in the Kaiser-Permanente birth defects study, with special reference to contraceptive use around the time of conception[J]. Teratology, 1985, 31 (3): 381-387.

[9] Bracken MB. Oral contraception and congenital malformations in offspring: a review and meta-analysis of the prospective studies[J]. Obstet Gynecol, 1990, 76 (3 Pt 2): 552-557.

[10] Waller DK, Gallaway MS, Taylor LG, et al. Use of oral contraceptives in pregnancy and major structural birth defects in offspring[J]. Epidemiology, 2010, 21 (2): 232-239.

[11] 彭舟丽, 阮祥燕. 复方口服避孕药与盆腔炎和异位妊娠 [J]. 实用妇产科杂志, 2004, 20 (6): 326-327.

[12] Anderson FA Jr, Spencer FA. Risk factors for venous thrombo-embolism[J]. Circulation, 2003, 107 (23 Suppl 1): 9-16.

[13] Dinger JC, Heinemann LA, Kühl-Habich D. The safety of a drospirenone-containing oral contraceptive: final results from the European Active Surveillance Study on oral contraceptives based on 142, 475 women-years of observation[J]. Contraception, 2007, 75 (5): 344-354.

[14] Dinger J, Assmann A, Mohner S, et al. Risk of venous thromboembolism and the use of dienogest- and drospirenone-containing oral contraceptives: results from a German case-control study[J]. J Fam Plann Reprod Health Care, 2010, 36 (3): 123-129.

[15] 赵永强. 我国静脉血栓栓塞症的研究现状 [J]. 中华内科杂志, 2005, 44 (2): 83-84.

[16] Baillargeon JP, McClish DK. Association between the current use of low-dose oral contraceptives and cardiovascular arterial disease: a meta-analysis[J]. J Clin Endocrinol Metab, 2005, 90 (7): 3863-3870.

[17] Dinger J, Bardenheuer K, Heinemann K. Cardiovascular and general safety of a 24-day regimen of drospirenone-containing combined oral contraceptives: final results from the International Active Surveillance Study of Women Taking Oral Contraceptives[J]. Contraception, 2014, 89(4): 253-263.

[18] Ouellet-Hellstrom R, Graham DJ, Staffa JA, et al. Combined hormonal contraceptives(CHCs) and the risk of cardiovascular endpoints [EB/OL]. 2011 [2014-09-26]. http://www.fda.gov/downloads/Drugs/DrugSafety/UCM277384.pdf.

[19] Beral V, Doll R, Hermon C, et al. Ovarian cancer and oral contraceptives: collaborative reanalysis of data from 45 epidemiological studies including 23, 257 women with ovarian cancer and 87, 303 controls[J]. Lancet, 2008, 371(9609): 303-314.

[20] Havrilesky LJ, Gierisch JM, Moorman PG, et al. Oral contraceptive use for the primary prevention of ovarian cancer[J]. Evid Rep Technol Assess(Full Rep), 2013, 212: 1-514.

[21] Hannaford PC, Selvaraj S. Cancer risk among users of oral contraceptives: cohort data from the Royal College of General Practitioner's oral contraception study[J]. BMJ, 2007, 335(7621): 651.

[22] Vessey M, Yeates D. Oral contraceptive use and cancer: final report from the Oxford-Family Planning Association contraceptive study[J]. Contraception, 2013, 88(6): 678-683.

[23] Gierisch JM, Coeytaux RR. Oral contraceptive use and risk of breast, cervical, colorectal, and endometrial cancers: a systematic review[J]. Cancer Epidemiol Biomarkers Prev, 2013, 22(11): 1931-1943.

[24] Zhu H, Lei X, Feng J, et al. Oral contraceptive use and risk of breast cancer: a meta-analysis of prospective cohort studies[J]. Eur J Contracept Reprod Health Care, 2012, 17(6): 402-414.

[25] Kahlenborn C, Modugno F, Potter DM, et al. Oral contraceptive use as a risk factor for premenopausal breast cancer: a meta-analysis[J]. Mayo Clin Proc, 2006, 81(10): 1290-1302.

[26] 王平, 郑芳, 田小飞, 等. 口服避孕药的应用与宫颈上皮性

鳞癌关系的系统评价 [J]. 现代肿瘤医学, 2009, 17 (5): 917-920.

[27] Bosetti C, Bravi F, Negri E, et al. Oral contraceptives and colorectal cancer risk: a systematic review and meta-analysis[J]. Hum Reprod Update, 2009, 15 (5): 489-498.

[28] Munro MG, Critchley HO, Fraser IS. The FIGO systems for nomenclature and classification of causes of abnormal uterine bleeding in the reproductive years: who needs them?[J]. Am J Obstet Gynecol, 2012, 207 (4): 259-265.

[29] 中华医学会妇产科分会妇科内分泌学组. 异常子宫出血诊断与治疗指南 [J]. 中华妇产科杂志, 2014, 49 (11): 801-806.

[30] Munro MG, Critchley HO, Broder MS, et al. FIGO classification system (PALM-COEIN) for causes of abnormal uterine bleeding in nongravid women of reproductive age[J]. Int J Gynaecol Obstet, 2011, 113 (1): 3-13.

[31] ACOG Practice Bulletin No. 110: noncontraceptive uses of hormonal contraceptives[J]. Obstet Gynecol, 2010, 115 (1): 206-218.

[32] Committee on Practice Bulletins—Gynecology. Practice bulletin no. 136: management of abnormal uterine bleeding associated with ovulatory dysfunction[J]. Obstet Gynecol, 2013, 122 (1): 176-185.

[33] Hickey M, Higham JM, Fraser I. Progestogens with or without oestrogen for irregular uterine bleeding associated with anovulation[J]. Cochrane Database Syst Rev, 2012, 9: CD001895.

[34] 孙春玲, 袁桂兰, 章颖. 口服雌激素、孕激素、避孕药治疗青春期功能性子宫出血的效果 [J]. 中国妇幼保健, 2011, 26 (16): 2551-2553.

[35] 蔡琼. 优思明治疗功能性子宫出血的临床观察 [J]. 中国医药科学, 2012, 2 (16): 76-79.

[36] Wilkinson JP, Kadir RA. Management of abnormal uterine bleeding in adolescents[J]. J Pediatr Adolesc Gynecol, 2010, 23 (6 Suppl): S22-S30.

[37] Matteson KA, Rahn DD, Wheeler TL 2nd, et al. Nonsurgical

management of heavy menstrual bleeding: a systematic review[J]. ObstetGynecol, 2013, 121(3): 632-643.

[38] Nichols WL, Hultin MB, James AH, et al. vonWillebrand disease(VWD): evidence-based diagnosis and management guidelines, the National Heart, Lung, and Blood Institute (NHLBI)Expert Panel report(USA)[J]. Haemophilia, 2008, 14(2): 171-232.

[39] Faculty of Sexual and Reproductive Healthcare. Management of unscheduled bleeding in women using hormonal contraception [EB/OL]. 2009 [2014-06-28]. http://www.fsrh.org/pdfs/ unscheduledbleedingmay09.pdf.

[40] 黎燕玲. 短期口服避孕药防治放环后不规则阴道出血的效果 [J]. 华夏医学, 2013, 26(4): 677-679.

[41] 曹泽毅. 中华妇产科学 [M]. 2 版. 北京: 人民卫生出版社, 2004: 2487-2494.

[42] Committee for Medicinal Products for Human Use(CHMP). Guideline on the treatment of premenstrual dysphoric disorder (PMDD)[EB/OL]. 2011 [2014-09-26]. http://www.ema. europa.eu/docs/en_GB/document_library/Scientific_guideline/ 2011/08/WC500110103.pdf.

[43] Barnhart KT, Freeman EW, Sondheimer SJ. A clinician's guide to premenstrual syndrome[J]. Med Clin North Am, 1995, 79(6): 1457-1472.

[44] 周茜. 一种含屈螺酮的新型单相口服避孕药对经前期综合征的影响 [J]. 国外医学计划生育分册, 2002, 21(4): 248.

[45] Lopez LM, Kaptein AA, Helmerhorst FM. Oral contraceptives containing drospirenone for premenstrual syndrome[J]. Cochrane Database Syst Rev, 2012, 2: CD006586.

[46] Yonkers KA, Brown C, Pearlstein T, et al. Efficacy of a new low-dose oral contraceptive with drospirenone in premenstrual dysphoric disorder[J]. Obstet Gynecol, 2005, 106(3): 492-501.

[47] 付艺, 宓为峰, 李玲芝, 等. 屈螺酮炔雌醇片治疗经前期情绪障碍的疗效及安全性 [J]. 中华妇产科杂志, 2014, 49(7): 506-509.

[48] 涂平. 痤疮治疗新进展: 中国痤疮治疗共识会推荐治疗方

案[J]. 中华皮肤科杂志, 2003, 36 (7): 421-422.

[49] Williams HC, Dellavalle RP, Garner S. Acne vulgaris[J]. Lancet, 2012, 379 (9813): 361-372.

[50] Imperato-McGinley J, Gautier T, Cai LQ, et al. The androgen control of sebum production. Studies of subjects with dihydro-testosterone deficiency and complete androgen insensitivity[J]. J Clin Endrocrinol Metab, 1993, 76 (2): 524-528.

[51] Winkler UH, Ferguson H, Mulders JA. Cycle control, quality of life and acne with two low-dose oral contraceptives containing 20 microg ethinylestradiol[J]. Contraception, 2004, 69 (6): 469-476.

[52] Thorneycroft lH, Gollnick H, Schellschmidt I. Superiority of a combined contraceptive containing drospirenone to a triphasic preparation containing norgestimate in acne treatment[J]. Cutis, 2004, 74 (2): 123-130.

[53] Bhattacharya SM, Jha A. Comparative study of the therapeutic effects of oral contraceptive pills containing desogestrel, cyproterone acetate, and drospirenone in patients with polycystic ovary syndrome[J]. Fertil Steril, 2012, 98 (4): 1053-1059.

[54] Archer JS, Chang RJ. Hirsutism and acne in polycystic ovary syndrome[J]. Best Pract Res Clin Obstet Gynaecol, 2004, 18 (5): 737-754.

[55] Tan JK, Ediriweera C. Efficacy and safety of combined ethinyl estradiol/drospirenone oral contraceptives in the treatment of acne[J]. Int J Womens Health, 2010, 1: 213-221.

[56] Brodell LA, Mercurio MG. Hirsutism: diagnosis and management[J]. Gend Med, 2010, 7 (2): 79-87.

[57] Carmina E, Rosato F, Janni A, et al. Extensive clinical experience: relative prevalence of different androgen excess disorders in 950 women referred because of clinical hyperandrogenism[J]. J Clin Endocrinol Metab, 2006, 91 (1): 2-6.

[58] Azziz R, Sanchez LA, Knochenhauer ES, et al. Androgen excess in women: experience with over 1000 consecutive patients[J]. J Clin Endocrinol Metab, 2004, 89 (2): 453-462.

[59] Bode D, Seehusen DA, Baird D. Hirsutism in women[J]. Am

Fam Physician, 2012, 85 (4): 373-380.

[60] Escobar-Morreale HF, Carmina E, Dewailly D, et al. Epidemiology, diagnosis and management of hirsutism: a consensus statement by the Androgen Excess and Polycystic Ovary Syndrome Society[J]. Hum Reprod Update, 2012, 18 (2): 146-170.

[61] Amsterdam ESHRE/ASRM-Sponsored 3rd PCOS Consensus Workshop Group. Consensus on women's health aspects of polycystic ovary syndrome (PCOS)[J]. Hum Reprod, 2012, 27 (1): 14-24.

[62] 中华医学会妇产科学分会子宫内膜异位症协作组. 子宫内膜异位症的诊断与治疗规范 [J]. 中华妇产科杂志, 2007, 42 (9): 645-648.

[63] Vercellini P, Viganò P, Somigliana E, et al. Endometriosis: pathogenesis and treatment[J]. Nat Rev Endocrinol, 2014, 10 (5): 261-275.

[64] Hauksson A, Ekström P, Juchnicka E, et al. The influence ofa combined oral contraceptive on uterine activity and reactivity to agonists in primary dysmenorrhea[J]. Acta Obstet Gynecol Scand, 1989, 68 (1): 31-34.

[65] Lefebvre G, Pinsonneault O, Antao V, et al. Primary dysmenorrhea consensus guideline[J]. J Obstet Gynaecol Can, 2005, 27 (12): 1117-1146.

[66] Davis L, Kennedy SS, Moore J, et al. Modern combined oral contraceptives for pain associated with endometriosis[J]. Cochrane Database Syst Rev, 2007, 3: CD001019.

[67] Wong CL, Farquhar C, Roberts H, et al. Oral contraceptivepill for primary dysmenorrhea[J]. Cochrane Database Syst Rev, 2009, 4: CD002120.

[68] Giudice LC. Clinical practice. Endometriosis[J]. N Engl J Med, 2010, 362 (25): 2389-2398.

[69] 张绍芬, 陈珣, 张剑峰, 等. 促性腺激素释放激素激动剂与口服避孕药联合治疗重度子宫内膜异位性疾病的研究 [J]. 中国实用妇科与产科杂志, 2006, 22 (12): 912-914.

[70] Vercellini P, DE Matteis S, Somigliana E et al. Long-term adjuvant therapy for the prevention of postoperative endometrioma

recurrence: a systematic review and meta-analysis[J]. Acta Obstet Gynecol Scand, 2013, 92(1): 8-16.

[71] Johnson NP, Hummelshoj L, World Endometriosis Society Montpellier Consortium. Consensus on current managementof endometriosis[J]. Hum Reprod, 2013, 28(6): 1552-1568.

[72] Machado RB, de Melo NR, Maia H Jr. Bleeding patterns and menstrual-related symptoms with the continuoususe of a contraceptive combination of ethinylestradiol and drospirenone: a randomized study[J]. Contraception, 2010, 81(3): 215-222.

[73] ACOG Committee on Practice Bulletins—Gynecology. ACOG Practice Bulletin No. 51. Chronic pelvic pain[J]. Obstet Gynecol, 2004, 103(3): 589-605.

[74] Latthe P, Mignini L, Gray R, et al. Factors predisposing women to chronic pelvic pain: systematic review[J]. BMJ, 2006, 332(7544): 749-755.

[75] Ozawa Y, Murakami T, Terada Y, et al. Management of the pain associated with endometriosis: an update of the painful problems[J]. Tohoku J Exp Med, 2006, 210(3): 175-188.

[76] Seracchioli R, Mabrouk M, Frascà C, et al. Long-term oral contraceptive pills and postoperative pain management after laparoscopic excision of ovarian endometrioma: a randomized controlled trial[J]. Fertil Steril, 2010, 94(2): 464-471.

[77] Terry KL, De Vivo I, Hankinson SE, et al. Reproductive characteristics and risk of uterine leiomyomata[J]. Fertil Steril, 2010, 94(7): 2703-2707.

[78] Lefebvre G, Vilos G, Allaire C, et al. The management of uterine leiomyomas[J].J Obstet Gynaecol Can, 2003, 25(5): 396-418.

[79] Farquhar C, Arroll B, Ekeroma A, et al. An evidence-based guideline for the management of uterine fibroids[J]. Aust N Z J Obstet Gynaecol, 2001, 41(2): 125-140.

[80] 中华医学会妇产科学分会感染性疾病协作组. 盆腔炎症性疾病诊治规范（草案）[J]. 中华妇产科杂志, 2008, 43(7): 556-558.

[81] Wolner-Hanssen P, Eschenbach DA, Paavonen J, et al. Decreased

risk of symptomatic chlamydial pelvic inflammatory disease associated with oral contraceptive use[J]. JAMA, 1990, 263 (1): 54-59.

[82] Dreisler E, Sorensen SS, Lose G. Endometrial polyps and associated factors in Danish womenaged 36-74 years[J]. Am J Obstet Gynecol, 2009, 200(2): 147.

[83] Wada-Hiraike O, Osuga Y, Hiroi H, et al. Sessile polyps and pedunculated polyps respond differently to oral contraceptives[J]. Gynecol Endocrinol, 2011, 27(5): 351-355.

[84] 薛晖, 金力. 短效口服避孕药在子宫内膜息肉切除术后的应用 [J]. 中国妇幼保健, 2009, 19(24): 2746-2747.

[85] 滑玮, 邹伟, 刘朵朵, 等. 宫腔镜下子宫内膜息肉切除术后应用不同类型药物预防复发的疗效分析 [J]. 现代医药卫生, 2013, 29(5): 672-674.

（通信作者：郎景和）

复方口服避孕药临床应用中国专家共识专家组成员：郎景和（北京协和医院）、范光升（北京协和医院）、徐苓（北京协和医院）、冷金花（北京协和医院）、郁琦（北京协和医院）、李坚（北京妇产医院）、周应芳（北京大学第一医院）、陈子江（山东大学附属省立医院）、狄文（上海交通大学医学院附属仁济医院）、张治芬（杭州市第一人民医院）

（本文刊载于《中华妇产科杂志》2015 年第 50 卷第 2 期第 81-91 页）